**Geschichte
der deutschen Hals-Nasen-Ohren-Kliniken
im 20. Jahrhundert**

Springer-Verlag Berlin Heidelberg GmbH

Tilman Brusis

Geschichte der deutschen Hals-Nasen-Ohren-Kliniken im 20. Jahrhundert

Mit einem Anhang
„Portraits einiger Firmen, die in den letzten Jahrzehnten
wesentliche Beiträge zur Weiterentwicklung der
technischen Grundlagen der Hals-Nasen-Ohren-Heilkunde
geleistet haben"

Herausgegeben von der
Deutschen Gesellschaft für Hals-Nasen-Ohren-Heilkunde,
Kopf- und Hals-Chirurgie
anlässlich ihres 80-jährigen Jubiläums 2001

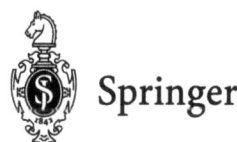

Professor Dr. Tilman Brusis
Krankenhaus Köln-Holweide
Klinik für HNO-Heilkunde, Kopf- und Halschirurgie
Neufelder Str. 32
51058 Köln

ISBN 978-3-540-41704-0

Die Deutsche Bibliothek – CIP-Einheitsaufnahme
Brusis, Tilman:
Geschichte der deutschen HNO-Kliniken im 20. Jahrhundert/Tilman Brusis.
Hrsg. von der Deutschen Gesellschaft für Hals-Nasen-Ohren-Heilkunde, Kopf-
und Hals-Chirurgie anlässlich ihres 80-jährigen Jubiläums 2001 – Berlin;
Heidelberg; New York; Barcelona; Hongkong; London; Mailand; Paris;
Singapur; Tokio: Springer, 2002
    ISBN 978-3-540-41704-0   ISBN 978-3-642-56301-0 (eBook)
    DOI 10.1007/978-3-642-56301-0

Dieses Werk ist urheberrechtlich geschützt. Die dadurch begründeten Rechte, insbesondere die der
Übersetzung, des Nachdrucks, des Vortrags, der Entnahme von Abbildungen und Tabellen, der Funksendung, der Mikroverfilmung oder der Vervielfältigung auf anderen Wegen und der Speicherung in
Datenverarbeitungsanlagen, bleiben, auch bei nur auszugsweiser Verwertung, vorbehalten. Eine Vervielfältigung dieses Werkes oder von Teilen dieses Werkes ist auch im Einzelfall nur in den Grenzen der gesetzlichen Bestimmungen des Urheberrechtsgesetzes der Bundesrepublik Deutschland vom 9. September
1965 in der jeweils geltenden Fassung zulässig. Sie ist grundsätzlich vergütungspflichtig. Zuwiderhandlungen unterliegen den Strafbestimmungen des Urheberrechtsgesetzes.

http://www.springer.de/medizin

© Springer-Verlag Berlin Heidelberg 2002
Ursprünglich erschienen bei Springer-Verlag Berlin Heidelberg New York 2002

Die Wiedergabe von Gebrauchsnamen, Handelsnamen, Warenbezeichnungen usw. in diesem Werk berechtigt auch ohne besondere Kennzeichnung nicht zu der Annahme, dass solche Namen im Sinne der
Warenzeichen- und Markenschutz-Gesetzgebung als frei zu betrachten wären und daher von jedermann
benutzt werden dürften.

Produkthaftung: Für Angaben über Dosierungsanweisungen und Applikationsformen kann vom Verlag
keine Gewähr übernommen werden. Derartige Angaben müssen vom jeweiligen Anwender im Einzelfall
anhand anderer Literaturstellen auf ihre Richtigkeit überprüft werden.

Umschlaggestaltung: design & production GmbH, Heidelberg
Satz: K+V Fotosatz GmbH, Beerfelden

Gedruckt auf säurefreiem Papier   SPIN 10798320   26/3130SM – 5 4 3 2 1 0

Vorwort

Zum 75-jährigen Jubiläum der Deutschen Gesellschaft für Hals-Nasen-Ohren-Heilkunde, Kopf- und Hals-Chirurgie im Jahre 1996 erschien von Konrad Fleischer und Hans Heinz Naumann eine systematische Übersicht über die Geschichte der Hals-Nasen-Ohren-Heilkunde an den deutschen Universitäten. In dieser historischen Dokumentation werden die akademischen Lehrstätten und Lehrer der Oto-Rhino-Laryngologie im 20. Jahrhundert beschrieben. Gleichzeitig enthält das Buch eine Sammlung von Portraits von Firmen, die in den letzten Jahrzehnten wesentliche Beiträge zur Weiterentwicklung der technischen Grundlagen der Hals-Nasen-Ohren-Heilkunde geleistet haben. Diese zusätzliche Dokumentation kam auf Anregung und durch Einsatz von Harald Feldmann zustande. Das verdienstvolle Projekt der Autoren Fleischer, Naumann und Feldmann schlägt eine Brücke vom Beginn der HNO-Heilkunde Ende des vorletzten Jahrhunderts bis in unsere Tage und gewährleistet, dass die spannenden Entwicklungen und Ereignisse dem Vergessen entzogen und für alle Zeiten festgehalten werden.

Jene Veröffentlichung beschrieb aber nur die Universitätskliniken mit ihren Leitern und Schülern. Nach Erscheinen des Buches wurde von vielen Seiten der Vorschlag gemacht, in einem weiteren Band auch die Entwicklung der Hals-Nasen-Ohren-Heilkunde an den hauptamtlichen HNO-Kliniken darzustellen. Diese Aufgabe soll die hier vorliegende Dokumentation erfüllen.

Während im ersten Band insgesamt 40 Universitäts-Kliniken – einschließlich der Kliniken in den ehemaligen Ostgebieten – beschrieben wurden, mussten wir feststellen, dass die Zahl der heutigen und früheren städtischen und konfessionellen HNO-Kliniken mit mehr als 140 ungleich höher ist, wodurch umfangreiche Anstrengungen notwendig wurden.

Die ersten Schwierigkeiten stellten sich bei dem Bemühen heraus, alle HNO-Kliniken vollständig zu erfassen. Dabei war die so genannte Chefärzte-Kartei im Mitgliederverzeichnis unserer Gesellschaft nur eine ungenügende Hilfe, da es tatsächlich weit mehr „Chefarztkliniken" gibt, als in dem grünen Verzeichnis genannt sind. Überraschend war ferner, dass selbst den Landesärztekammern aber auch den Landesverbänden der Deutschen Krankenhausgesellschaft die Zahl und die Anschriften hauptamtlich geführter HNO-Kliniken nur teilweise bekannt sind. Daher war eine zusätzliche Kontaktaufnahme mit zahlreichen öffentlichen Stellen und Privatpersonen notwendig, um keine Klinik zu übersehen.

In den letzten Jahren wurden alle erfassten Kliniken angeschrieben, es wurden Manuskripte entworfen, wieder und wieder korrigiert und versandt. Als weitere Informationsquellen dienten Auskünfte von Krankenhaus- und

Friedhofsverwaltungen, von Vertriebenenverbänden, von der Bundeswehr sowie Stadt- und Universitäts-Archive, Krankenhausprospekte, das Deutsche Krankenhaus-Adressbuch usw.

In den Universitäts-Kliniken ist die Historie meist bekannt und gut dokumentiert. Vom Studium oder unserer Ausbildung her kennen wir die „Ahnengalerien" in den Hörsälen der Universitätskliniken. In den Städtischen Kliniken ist das anders. Hier zählt der ehemalige Chef meist wenig. Nach Jahren ist es oft schwierig, vollständige Namen und Lebensdaten früherer Klinikchefs in Erfahrung zu bringen und Informationen über ihre wissenschaftlichen und klinischen Schwerpunkte zu erhalten. Fotografische Abbildungen von ehemaligen Chefs sind oft „nicht vorhanden" oder „nicht verfügbar". Lebensdaten sind oft in Vergessenheit geraten. In vielen Fällen konnten die Mitgliederverzeichnisse der Deutschen Gesellschaft, des Berufsverbandes, der Regionalgesellschaften aber auch das Bundestelefonbuch der Telekom auf CD-ROM erfolgreich genutzt werden, um lange im Ruhestand weilende frühere Chefärzte an ihren unbekannten Wohnorten oder an ihren Alterssitzen in der Eifel, im Harz, in Bayern oder im Riesengebirge zu finden.

Berücksichtigt wurden alle bestehenden oder ehemaligen HNO-Kliniken, soweit diese einer hauptamtlichen Abteilung entsprachen und Unterlagen vorlagen oder beschafft werden konnten. Schwierig war dies meist bei inzwischen nicht mehr existierenden Abteilungen oder Kliniken, die vor längerer Zeit in Belegabteilungen überführt worden waren. Berücksichtigt wurden frühere Abteilungen vor allem dann, wenn in ihnen besondere ärztliche Persönlichkeiten tätig gewesen waren (z.B. Theodor Hünermann im Marienhospital Düsseldorf, Horst Ludwig Wullstein im Evangelischen Jung-Stilling-Krankenhaus Siegen usw.). Die vielen kleineren Abteilungen in der ehemaligen DDR, die nach der Wende in Belegabteilungen umgewandelt wurden, konnten nur teilweise berücksichtigt werden, da es in diesen Fällen außerordentlich schwierig war, an vollständige Informationen zu gelangen. Das Gleiche gilt für HNO-Kliniken in den ehemaligen Ostgebieten (z.B. Krankenhaus der Barmherzigkeit in Königsberg mit dem Chefarzt Artur Blohmke, St. Georg Krankenhaus in Breslau mit dem früheren Chefarzt Georg Boenninghaus u.a.). Trotz eines Aufrufs in den Mitteilungsblättern der Vertriebenenverbände gelang es nicht, an ausreichende Informationen über diese Häuser zu kommen. Des Weiteren wurden Privatkliniken „ausgespart", obwohl diese Kliniken von hervorragenden Wissenschaftlern und Forschern der HNO-Heilkunde aufgebaut und geführt wurden (z.B. Privatklinik Fritz Thies in Leipzig, Privatklinik Schweckendiek in Marburg usw.). Dies ist auch insofern schade, als die von den Politikern hausgemachte Krankenhaus-Misere unserer Tage gerade jetzt zum Entstehen immer neuer Privatkliniken geführt hat.

Die umfangreichen Anstrengungen bei der Erstellung des vorliegenden Bandes haben dem Autor und seinen Mitarbeitern sehr viel Freude gemacht und gezeigt, dass es sich bei der HNO-Heilkunde, Kopf- und Hals-Chirurgie um ein breit gefächertes Fachgebiet handelt, das viele operative Eingriffe im Kopf-Hals-Bereich umfasst und sich auch auf die Physiologie und Pathophysiologie nahezu aller Sinnesorgane erstreckt. An der Erstellung dieser Dokumentation haben viele Personen mitgearbeitet, denen an dieser Stelle gedankt werden soll: Fachkollegen, die durch eine – meist – schnelle Bearbeitung und Rücksendung der Manuskripte geholfen haben, und den Mitarbeitern des eigenen Redaktionsteams. Ausdrücklich gedankt werden soll an dieser Stelle dem Berliner Medizinhistoriker Manfred Stürzbecher, der bei der Bearbeitung der für einen Außenstehenden sehr komplizierten Verhältnisse der Berliner HNO-Kliniken immer und immer wieder geholfen hat. Besonderer Dank gilt auch den Firmen, die durch eine großzügige Unterstützung zur Herausgabe des Buches beigetragen haben.

Köln, im Frühjahr 2001   Tilman Brusis

Danksagung

Dieses Buch wäre ohne die stetige und engagierte Mithilfe von Mitarbeitern der HNO-Klinik Köln-Holweide nicht möglich gewesen.

Christian Puder, langjähriger Oberarzt der Klinik, hat die eintreffenden Manuskriptentwürfe gesichtet, bearbeitet und in die notwendige Textform gebracht. Fehlende Manuskripte hat er mit freundlichem Nachdruck telefonisch angefordert. Allein die wiederholte Nennung seines Namens hat in vielen Vorzimmern dazu geführt, dass Klinikleiter sich veranlasst sahen, die angeblich fertigen Manuskripte schnellstens abzusenden.

Ellengard Deutsch hat die zahlreichen Kapitel des Manuskriptes geschrieben und die ständig erforderlichen Änderungen und Ergänzungen mit Geduld und Liebenswürdigkeit – neben ihrer täglichen Arbeit – durchgeführt. Auch die immer wieder auftretenden Schwierigkeiten der Computertechnik hat sie gemeistert. Ihr verdanke ich, dass die Flut von Manuskripten und eintreffenden Informationen in die vorliegende Schriftform umgesetzt werden konnte.

Brigitte Werk, ebenfalls seit vielen Jahren Mitarbeiterin im Vorzimmer der Klinik, hat mit Ausdauer und Beharrlichkeit telefonische Recherchen betrieben und hat auf viele Gesprächsteilnehmer – seien es Ärzte, deren Angehörige oder Nachkommen sowie Behördenvertreter – freundlichen Druck ausgeübt, um weitere Details in Erfahrung zu bringen. Ihr verdanke ich, dass durch ihre unbeirrten Nachfragen ausstehende Informationen wie Namen, Jahresdaten, aber auch Fotos doch noch beschafft werden konnten.

Inhaltsverzeichnis

Die deutschen Hals-Nasen-Ohren-Kliniken 1

Arnstadt
Kreiskrankenhaus 7

Aue
HELIOS Klinikum 8

Augsburg
Zentralklinikum 10

Bad Hersfeld
Kreiskrankenhaus 13

Bad Lippspringe
Karl-Hansen-Klinik 16

Bad Saarow-Pieskow
Humaine-Klinikum 19

Bad Salzungen
Kreiskrankenhaus 22

Bautzen
Kreiskrankenhaus 25

Berlin
Bundeswehrkrankenhaus, vormals Volkspolizei-Krankenhaus 28
HELIOS Klinikum Berlin – Klinikum Buch 31
Krankenhaus Hellersdorf, Standort Kaulsdorf* 35
Krankenhaus im Friedrichshain 38
Krankenhaus Neukölln 40
Krankenhaus Prenzlauer Berg* 43
Park-Klinik Weißensee 46
Rudolf-Virchow-Krankenhaus 49

---

* Hauptamtliche HNO-Klinik existiert nicht mehr.

Sankt-Gertrauden-Krankenhaus 58
St.-Hedwig-Krankenhaus* 61
Unfallkrankenhaus 64
Wenckebach-Krankenhaus* 65

Bielefeld
Städtische Kliniken 67

Bitterfeld
Kreiskrankenhaus 69

Bonn-Bad Godesberg
Evangelisches Krankenhaus 71

Borna
HELIOS Klinik 73

Brandenburg
Städtisches Klinikum 75

Braunschweig
Städtisches Klinikum 77

Bremen
DIAKO 80
Krankenhaus St.-Joseph-Stift 82
Zentralkrankenhaus St.-Jürgen-Straße 84

Bremerhaven
Zentralkrankenhaus Reinkenheide 89

Buchholz
Kreiskrankenhaus 91

Chemnitz
Klinikum 93

Cottbus
Carl-Thiem-Klinikum 96

Darmstadt
Klinikum 100

Dessau
Städtisches Klinikum 103

Dortmund
Städtische Kliniken 107
St.-Johannes-Hospital 112

Dresden
Krankenhaus Dresden-Friedrichstadt 115

Düsseldorf
Dominikus-Krankenhaus 120
Evangelisches Krankenhaus 121
Marienhospital* 123

Duisburg
Malteser Krankenhaus St. Anna 126

Eberswalde
Werner-Forßmann-Krankenhaus 128

Erfurt
HELIOS Klinikum 131

Essen
Alfried Krupp Krankenhaus 136
Kliniken Essen-Süd, Katholisches Krankenhaus St. Josef 140

Frankfurt/Main
Städtische Kliniken Hoechst 142
St. Marienkrankenhaus 145

Frankfurt/Oder
Klinikum 148

Fulda
Klinikum 153

Gelsenkirchen
Marienhospital 157

Gera
Wald-Klinikum 158

Gerolzhofen
Geomed-Klinik Gerolzhofen 161

Görlitz
Städtisches Klinikum 163

Güstrow
Krankenhaus 167

Gummersbach
Kreiskrankenhaus 169

Hagen
St.-Marien-Hospital 172

Halberstadt
St.-Salvator-Krankenhaus 175

Halle/Saale
Städtisches Krankenhaus Martha-Maria 177

Hamburg
Allgemeines Krankenhaus Altona 180
Allgemeines Krankenhaus Barmbek* 183
Allgemeines Krankenhaus Harburg 186
Allgemeines Krankenhaus St. Georg 188
Bundeswehrkrankenhaus 194
Klinikum Nord/Heidberg 195
Marienkrankenhaus 198

Hamm
Bundeswehrkrankenhaus 200

Hannover
Klinikum Hannover Nordstadt 202

Heilbronn
Klinikum 206

Hennigsdorf
Kreiskrankenhaus 208

Hettstedt
Klinikum Mansfelder Land 210

Hoyerswerda
Klinikum 211

Kaiserslautern
Westpfalz-Klinikum 213

Karlsruhe
Evangelisches Diakonissenkrankenhaus 216
Städtisches Klinikum 217
St.-Vincentius-Krankenhäuser 224

Kassel
Klinikum 228

Koblenz
Bundeswehrzentralkrankenhaus 231
Krankenhaus Marienhof 233

Köln
Städtisches Krankenhaus Köln-Holweide 235
St. Elisabeth-Krankenhaus 239
St. Franziskus Hospital 241

Königs Wusterhausen
Achenbach-Kreiskrankenhaus 245

Krefeld
Städtische Krankenhäuser 247

Lahr
Klinikum 251

Leipzig
Bundeswehrkrankenhaus, vormals NVA-Krankenhaus 253
Städtisches Klinikum „St. Georg" 256

Ludwigshafen
Klinikum der Stadt Ludwigshafen am Rhein 258

Lübben
Spreewaldklinik 264

Lübeck
Städtische Krankenanstalten* 266

Lüdenscheid
Kreiskrankenhaus 267

Magdeburg
Städtisches Klinikum 270

Minden/Westfalen
Klinikum Minden 271

Mönchengladbach
Kliniken Maria Hilf 273

München
Krankenhaus München-Schwabing 275
Kreiskrankenhaus München-Pasing 277

Neubrandenburg
Klinikum Neubrandenburg 280

Neuruppin
Ruppiner Kliniken 282

Neuss
Lukaskrankenhaus 286

Nordhausen
Südharz-Krankenhaus 288

Nürnberg
Städtische Krankenanstalten 292

Oldenburg
Evangelisches Krankenhaus 295
Städtische Kliniken 297

Osnabrück
Marienhospital 299

Pforzheim
Krankenhaus Siloah 302

Pirna
Kreiskrankenhaus 304

Plauen
Krankenhaus Bethanien 307

Potsdam
Klinikum Ernst von Bergmann 310

Quedlinburg
Klinikum Dorothea Christiane Erxleben 313

Radebeul
Kreiskrankenhaus 316

Recklinghausen
Prosper-Hospital 318

Remscheid
Sana-Klinikum Remscheid, Krankenhaus Burgerstraße 320

Ribnitz-Damgarten
Bodden-Kliniken 322

Riesa
Kreiskrankenhaus 324

Rotenburg (Wümme)
Diakoniekrankenhaus 328

Rüsselsheim
Stadtkrankenhaus 330

Saarbrücken
Caritasklinik St. Theresia 333

Schwedt/Oder
Klinikum Uckermark 335

Schwerin
Klinikum 336

Siegen
Evangelisches Jung-Stilling-Krankenhaus* 340

Solingen
Städtisches Klinikum 343

Stade
Elbe-Klinikum Stade 347

Stollberg/Erzgebirge
Kreiskrankenhaus 349

Stralsund
Klinikum der Hansestadt Stralsund 352

Straubing
Klinikum St. Elisabeth 354

Stuttgart
Klinikum Stuttgart Katharinenhospital 356
Marienhospital 359
Olgahospital 363

Suhl
Zentralklinikum Suhl 366

Templin
Kreiskrankenhaus* 368

Trier
Krankenanstalten Mutterhaus der Borromäerinnen 369

Ulm
Bundeswehrkrankenhaus 372

Waren (Müritz)
Müritz-Klinikum 374

Weimar
Sophien- und Hufeland-Klinikum 376

Wiesbaden
Dr.-Horst-Schmidt-Kliniken 380

Winsen (Luhe)
Krankenhaus Buchholz und Winsen 384

Wolfsburg
Stadtkrankenhaus 386

Wolmirstedt
Ohrekreis-Klinikum 388

Wuppertal
Kliniken St. Antonius 390
Klinikum Wuppertal 392

Zeitz
Georgius-Agricola-Klinikum 395

Zwickau
Heinrich-Braun-Krankenhaus 397

Namenverzeichnis 401

Firmenportraits 431

Die deutschen Hals-Nasen-Ohren-Kliniken...

Mitte des 19. Jahrhunderts war die *Otologie* eine *Otochirurgie*, da es meist galt, otogene Komplikationen entzündlicher Erkrankungen operativ zu behandeln. Dagegen wurde die *Laryngologie* von Vertretern der *Inneren Medizin* betrieben. Beide Spezialfächer waren bereits Ende des 19. Jahrhunderts etabliert und wurden wegen der gemeinsamen Anatomie mit Schleimhaut ausgekleideter Höhlen im Kopfbereich – trotz erbitterter Widerstände Einzelner – zusammengeführt. Außerdem waren für die Untersuchung der Erkrankungen des Ohres und des Kehlkopfes – aber auch der Nase – die gleichen Spiegeltechniken erforderlich.

Im Jahre 1899 wurde auf Initiative von *Otto Körner* die erste gemeinsame Universitäts-HNO-Klinik für das gesamte Fach HNO-Heilkunde in Rostock eingerichtet. Bereits seit 1891 hatte Christian Lemcke in Rostock das Fach gemeinsam vertreten, er unterrichtete sowohl Kehlkopfheilkunde als auch Ohrenheilkunde. In den folgenden Jahren erfolgte an allen Universitäten die Vereinigung der otologischen mit den laryngologischen Lehrstühlen bzw. Kliniken – zuletzt im Jahre 1934 unter *Wilhelm Brünings* in München.

Parallel zu den Gründungen universitärer HNO-Kliniken sind aber bereits früh auch HNO-Kliniken an Städtischen Häusern gegründet worden. *1901* entstand durch *Friedrich Wilhelm Hansberg* die HNO-Klinik *Dortmund*, die mit 106 Betten heute die größte Klinik ist. Bereits sieben Jahre zuvor – im Jahre *1894* – gab es im *St.-Georg-Krankenhaus Hamburg* eine Ohrenklinik unter *Carl Johann Ludewig*, in der einige Jahre später die Erkrankungen des gesamten HNO-Faches behandelt wurden. Eine selbstständige Abteilung für HNO-Heilkunde wurde in *Bremen* in den *Städtischen Krankenanstalten St.-Jürgen-Straße 1905* eingerichtet. Sie wurde von *Hermann Noltenius* geführt. In *Berlin* sind zwischen *1905* und *1920* die meisten Kliniken mit HNO-Abteilungen ausgestattet worden. Die Gründung selbständiger HNO-Kliniken hat in den folgenden Jahrzehnten angehalten. In Deutschland gibt es heute – neben 37 Universitäts-HNO-Kliniken – weitere 129 hauptamtliche Kliniken an städtischen oder konfessionellen Häusern bzw. Bundeswehrkrankenhäusern. Daneben sind weitere ca. 1700 HNO-Ärzte belegärztlich an Krankenhäusern tätig.

An den Universitäten tragen die Kliniken überwiegend die Bezeichnung *Klinik für Hals-Nasen- und Ohrenkranke, Klinik für Hals-Nasen-Ohrenerkrankungen, Klinik für Hals-Nasen-Ohrenkrankheiten* oder einfach *HNO-Klinik*. Auch die Klinikbezeichnung mit dem antiquarisch anmutenden Attribut „Heilkunde" ist noch anzutreffen. Sechs Universitätskliniken haben den Kliniknamen um *Kopf- und Halschirurgie* bzw. *Plastische Kopf- und Halschirur-*

gie oder *Gesichts- und Halschirurgie* erweitert. Diese Ergänzung geht auf die Umbenennung der *Deutschen Gesellschaft für HNO-Heilkunde* in *Deutsche Gesellschaft für HNO-Heilkunde, Kopf- und Halschirurgie* im Jahre 1968 zurück. Diese Namensänderung soll dem großen operativen Aufgabengebiet des HNO-Arztes gerecht werden, der in erster Linie Chirurg ist und alle Erkrankungen im Kopf-Halsbereich mit Ausnahme des neurochirurgischen und ophthalmologischen Gebietes behandelt.

Bei den außeruniversitären Kliniken gibt es ebenfalls *Abteilungen* bzw. *Kliniken für Hals-Nasen- und Ohrenkranke* oder *Hals-Nasen- und Ohrenkrankheiten* oder Kliniken, die sich der *Hals-Nasen- und Ohrenheilkunde* widmen. Die „neue" umfangreichere Fachbezeichnung unter Einschluss der *Kopf- und Halschirurgie* ist sehr viel häufiger von den außeruniversitären Krankenhausträgern gewählt worden. In sehr vielen Fällen findet sich auch der Zusatz *Plastische Gesichts- und Halschirurgie* oder *Plastische Chirurgie im Kopf- und Halsbereich*.

Einige HNO-Kliniken tragen auch Zusatzbezeichnungen nach der Weiterbildungsordnung der Ärztekammern: *Plastische Operationen, Stimm- und Sprachstörungen, Umweltmedizin, Kommunikationsstörungen, Allergie* oder *Lasertherapie*.

Die meisten Universitätskliniken verfügen über Abteilungen für *Phoniatrie und Pädaudiologie*. Diese sind entweder selbständig oder – nach wie vor – der HNO-Klinik angeschlossen. Auch bei den hauptamtlichen Kliniken gibt es – wenn auch seltener – zusätzliche Abteilungen für Phoniatrie und Pädaudiologie, insgesamt an 24 HNO-Kliniken. Auch in diesen Fällen sind die Abteilungen entweder selbständig oder den HNO-Kliniken angegliedert.

Die HNO-Kliniken werden von *Chefärzten* geleitet. Bei manchen Kliniken gibt es auch die Bezeichnung „*Leitender Arzt*" oder „*Abteilungsarzt*", bei einigen größeren Kliniken den Diensttitel „*Direktor*", wie an Universitäts-Kliniken üblich. Um eine Chefarztposition zu erlangen, ist die Habilitation nach wie vor eine wichtige aber nicht unbedingte Voraussetzung. *75 HNO-Kliniken* werden von habilitierten Chefärzten, Privatdozenten oder Professoren geleitet. Aber auch ohne Habilitation ist es möglich, Chefarzt einer HNO-Klinik zu werden. *54 Kliniken*, meist Kliniken mit geringerer Bettenzahl und wenigen Mitarbeitern – werden von nichthabilitierten Chefärzten geführt. Bei einigen Kliniken gab es die Dienstbezeichnung „*Nebenamtlicher Chefarzt*". Dabei handelte es sich um Klinikleiter, die gleichzeitig eine Kassenpraxis außerhalb der Klinik auf eigenen Wunsch oder auf Verlangen des Krankenhausträgers betrieben. Derartige Vertragskonstruktionen existierten früher z. B. in *Bremerhaven* und in *Bad Hersfeld*.

Das *Durchschnittsalter der Chefärzte* zum Zeitpunkt ihrer Wahl wurde mit *43 Jahren* ermittelt – bei einer „Standardabweichung" von sieben Jahren. Einem Kollegen gelang es, die Position im Alter von *31 Jahren* zu erreichen. Der älteste Chefarzt war zum Zeitpunkt seiner Ernennung *62 Jahre* alt. Hier handelte es sich um die Versetzung eines Chefarztes, dessen Abteilung gerade geschlossen worden war. Um einen Lehrstuhl zu erhalten, muss man eine längere medizinische Erfahrung aufweisen: Im Durchschnitt kann man in Deutschland mit *45 Jahren* ein *Ordinariat* in der HNO-Heilkunde erlangen. Auch hier gibt es Extremwerte: Der *Jüngste* war *36 Jahre* alt und der *Älteste*

58 Jahre alt. – Früher war es an vielen Häusern üblich, dass die Chefärzte ihren Dienst über das 65. Lebensjahr hinaus versahen. Ein Chefarzt arbeitete sogar bis zu seinem 80. Geburtstag und ging dann in den Ruhestand.

Die meisten hauptamtlichen HNO-Kliniken beteiligen sich an universitären Aufgaben, indem Studenten des Praktischen Jahres (PJ-Studenten) ausgebildet werden. *Drei Viertel aller Kliniken, insgesamt 96,* tragen die Bezeichnung „Akademisches Lehrkrankenhaus". Nur *33 HNO-Kliniken* führen diese Bezeichnung nicht. Für die Erlangung einer Lehrbefugnis für das Praktische Jahr ist die Habilitation keine Voraussetzung, da auch nichthabilitierte Krankenhauschefs einen Lehrauftrag erhalten können.

Bei einer Klinik stellte sich ein ungewöhnlicher Umstand heraus: Die Klinik ist Lehrkrankenhaus einer *ausländischen Universität.* Es handelt sich um das *Klinikum Uckermark in Schwedt an der Oder.* Akademische Beziehungen bestehen zur Pommerschen Medizinischen Akademie in *Stettin in der Republik Polen!*

Wie an den Universitäten gibt es auch an den hauptamtlichen Kliniken große und kleine Abteilungen – gemessen an der Bettenzahl und der Zahl der Mitarbeiter. Die *meisten HNO-Kliniken haben ca. 40–50 Betten.* Dabei ist zu berücksichtigen, dass aus Sparmaßnahmen in den letzten Jahren erhebliche Bettenkürzungen und Reduzierungen der Stellenpläne vorgenommen wurden. In den neuen Bundesländern gibt es einige sehr kleine Abteilungen mit 20–30 Betten. Dieser Umstand hängt damit zusammen, dass es das *Belegarztsystem* in der ehemaligen DDR nur ausnahmsweise gab und meist auch in kleineren Städten hauptamtlich geführte HNO-Kliniken – mit zusätzlichen Polikliniken – eingerichtet wurden.

Nach wie vor bestehen viele *große HNO-Kliniken mit 60–80 Betten.* Größere Kliniken verfügen verständlicherweise über mehr Assistenten als kleinere Kliniken. Ganz große Kliniken mit weit über 100 Betten gehören aufgrund der Bettenkürzungen der Vergangenheit an. Spitzenreiter sind heute die *Städtische HNO-Klinik Dortmund* mit 106 Betten und 16,5 Ärzten, das *Stuttgarter Katharinen-Hospital* mit 99 Betten und 20 Ärzten sowie die *Nürnberger HNO-Klinik* mit 96 Betten, mit 16,5 Ärzten.

Die *größte HNO-Abteilung,* die in Deutschland je bestanden hat, Universitäten eingerechnet, war mit *220 Betten* die *HNO-Abteilung des Krankenhauses Prenzlauer Berg.* Das Krankenhaus wurde 1940, zunächst nur bestehend aus HNO- und Infektions-Abteilung, in Betrieb genommen. Von den 220 Betten waren 40 Spezialbetten für hno-ärztliche Komplikationen von Scharlacherkrankungen aus ganz Berlin reserviert. Bis in die sechziger Jahre ging die Bettenzahl deutlich zurück. Ausgerechnet diese Klinik wurde Ende 1999 im Rahmen des angestrebten Bettenabbaus in Berlin vollständig geschlossen. – Am Ende der Liste stehen vier Kliniken mit nur 20 Betten und zwei bzw. drei bzw. fünf Mitarbeitern. Eine hauptamtliche Klinik mit zwei Ärzten verfügt sogar nur über 13 Betten.

Verständlicherweise ist es nicht einfach, die *Position eines Chefarztes* zu erlangen. Man könnte sich daher denken, dass diese Position dem Erfolgreichen genügend berufliche Befriedigung gibt. Dennoch haben es immer wieder Einzelne versucht, noch höhere akademische Weihen zu erlangen, indem sie sich um den Posten eines *Ordinarius einer Universitätsklinik* beworben

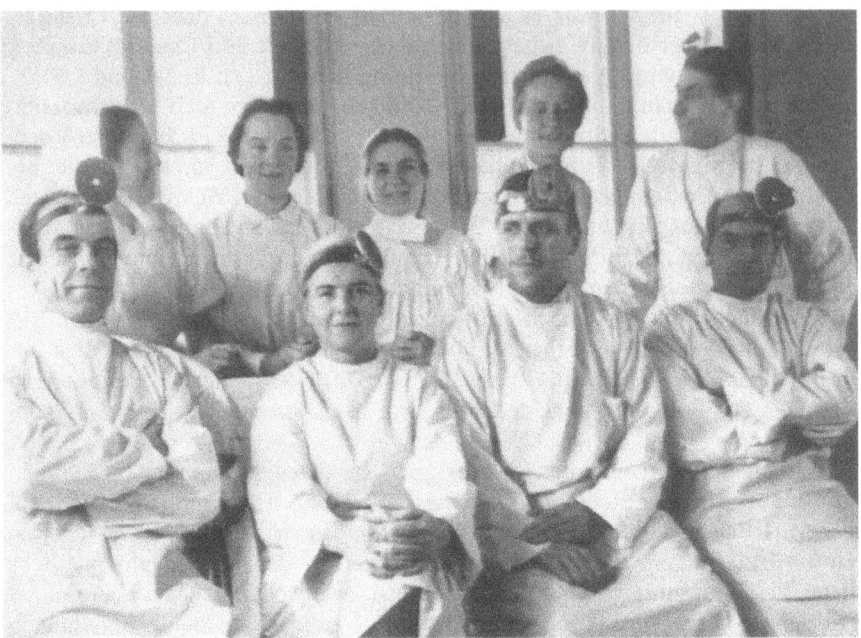

Ärzte und Schwestern der HNO-Klinik Berlin Prenzlauer Berg im Jahre 1943 unter dem Leitenden Arzt Ludwig Martins. Die HNO-Klinik Prenzlauer Berg war damals mit 220 Betten die größte HNO-Klinik in Deutschland

haben. Soweit es sich aus den vorliegenden Unterlagen ergibt, ist dieser Karrieresprung insgesamt 31 Chefärzten gelungen: *Hermann Frenzel*, u. a. bekannt durch die Frenzelbrille, war zunächst von 1935–1942 Chefarzt der HNO-Klinik der Städtischen Kliniken Dortmund, nachdem er seinem Kölner Kollegen und jüngeren Mitoberarzt Leonhard Seiferth den „väterlichen" Rat gegeben hatte, die an diesen zuvor ergangene Wahl nicht anzunehmen. 1942 bekam Frenzel dann einen Ruf auf den Lehrstuhl nach Göttingen, den er bis zu seiner Emeritierung im Jahre 1963 innehatte.

Ein zweites Beispiel: Die HNO-Klinik des Städtischen Klinikums Karlsruhe. Von dieser Klinik gelang sogar drei Chefärzten der Karrieresprung an eine Universität. *Richard Mittermaier* ging 1948 nach Marburg, *Max Schwarz* wechselte 1951 nach Tübingen und *Hans-Georg Boenninghaus* erhielt 1965 den Ruf an die Ruprecht-Karls-Universität Heidelberg. In einer Broschüre des Krankenhauses Karlsruhe ist nachzulesen, dass der Krankenhausträger und die zurückbleibenden Kollegen einerseits stolz darauf waren, dass mehrere Chefärzte zu Lehrstuhlinhabern berufen wurden, es andererseits aber bedauerten, ihre hoch qualifizierten Chefärzte nach wenigen Jahren wieder zu verlieren!

Sogar aus einer *Kassenarztpraxis* ist der Aufstieg möglich. Vier qualifizierte Kollegen, die sich aus unterschiedlichen Gründen niedergelassen hatten, wurden nach ein bzw. drei Jahren zu Chefärzten großer HNO-Kliniken ernannt!

In den letzten Jahrzehnten gab es mehrere HNO-Kliniken, die aus verschiedenen Gründen geschlossen wurden. Als Beispiel ist die HNO-Abteilung des *Evangelischen Jung-Stilling-Krankenhauses Siegen* zu nennen. Bei der Erwähnung des Namen *Wullstein* denkt man meist an die Tympanoplastik und die Universitäts-HNO-Klinik Würzburg. Wenigen ist aber bekannt, dass *Siegen* die Geburtsstätte der Tympanoplastik ist, wo Wullstein zuvor von 1947–1955 als Chefarzt tätig war.

Eine weitere Abteilung, die *HNO-Klinik des Rudolf-Virchow-Krankenhauses Berlin*, existiert nicht mehr als Städtisches Krankenhaus. 1986 wurde sie zum Universitäts-Klinikum „Rudolf-Virchow" der Freien Universität Berlin. Im Rudolf-Virchow-Krankenhaus waren seit der Gründung im Jahre 1907 *hervorragende Fachvertreter der HNO-Heilkunde* tätig, wie z.B. Arthur Hartmann, einer der bedeutendsten und vielseitigsten Ärzte unseres Fachgebietes.

1965 wurde das *Marienhospital in Düsseldorf* wegen anhaltender Salmonellenverseuchung vollständig abgerissen. Beim Wiederaufbau wurde auf eine HNO-Klinik – zugunsten einer Augenklinik – verzichtet. Dadurch musste *Theodor Hünermann* – ebenfalls einer der begabtesten und engagiertesten Vertreter unseres Faches – seine klinische Laufbahn im 72. Lebensjahr beenden.

Während der Arbeit an dieser Dokumentation wurden außerdem von den Berliner Gesundheitsbehörden – aus Ersparnisgründen – vier von zwölf Berliner HNO-Kliniken geschlossen (*Hellersdorf, Prenzlauer Berg, St. Hedwig und Wenckebach*). Außerdem wurden alle zehn kommunalen Krankenhäuser Berlins zu einer stadteigenen Einheits-GmbH überführt und damit privatisiert. Vom Hamburger Landesbetrieb der Krankenhäuser wurden zwei Kliniken unter einem Dach zusammengelegt (*St. Georg und Barmbek*), als erster Schritt für eine geplante Fusion. Absicht ist auch hier, Betten und ärztliche Kapazitäten – dem Zeitgeist entsprechend – einzusparen.

In der *50-jährigen Geschichte der DDR* hat es neben den Universitäts-HNO-Kliniken und großen Städtischen HNO-Kliniken nur ausnahmsweise Belegabteilungen gegeben. Stattdessen wurden – in der Regel – auch in kleineren Städten Vollabteilungen eingerichtet, die ca. 20–25 Betten hatten und wo drei bis vier Ärzte arbeiteten. Nach der Wende wurden die meisten dieser kleinen Abteilungen aufgelöst bzw. in belegärztliche Abteilungen überführt, z.B. in Altenburg, Annaberg-Buchholz, Colditz, Diensdorf, Döbeln, Eisenach, Eisleben, Erlabrunn, Forst, Löbau, Markkleeberg, Pasewalk, Schönebeck, Staaken, Wismar, Wurzen, Zittau u.a. An diesen Häusern wurde über Jahrzehnte die hno-ärztliche Versorgung der Bevölkerung umfassend wahrgenommen.

Auch die *Bundeswehrkrankenhäuser* haben eine eigene wechselvolle Geschichte. Bis zur Wiedervereinigung im Jahre 1990 verfügte die Bundeswehr über insgesamt 12 Krankenhäuser, die bis 1970 Lazarette hießen. Durch die Umbenennung in Bundeswehrkrankenhäuser sollte verdeutlich werden, dass diese vergleichbaren zivilen Krankenhäusern entsprechen und auch Zivilpersonen offen stehen.

Außer den großen Bundeswehrkrankenhäusern *Koblenz* und *Ulm* hatten auch die mittleren Bundeswehrkrankenhäuser *Hamburg*, *Gießen* und

München eine HNO-Abteilung. Hinzu kam das Bundeswehrkrankenhaus *Detmold*, das bis zu seiner Schließung die größte HNO-Abteilung in einem Bundeswehrkrankenhaus besaß.

Im Zuge der Wiedervereinigung und der Eingliederung der NVA in die Bundeswehr wurden die Bundeswehrkrankenhäuser *Leipzig* und *Berlin* in den Organisationsbereich der Zentralen Sanitätsdienststellen der Bundeswehr überführt, sodass die Anzahl der Bundeswehrkrankenhäuser zwischenzeitlich auf 14 anstieg. Dem Bedarf der Bundeswehr entsprechend wurden in den folgenden Jahren vier Bundeswehrkrankenhäuser geschlossen, so in *München* und *Detmold*. Hier war je eine hno-ärztliche Abteilung in Betrieb.

Als Kompensation für die geschlossene HNO-Abteilung am Bundeswehrkrankenhaus Detmold wurde am Bundeswehrkrankenhaus *Hamm* eine hno-ärztliche Abteilung mit 25 Betten eingerichtet. Mit den zusätzlich durch das Bundeswehrkrankenhaus Berlin hinzugekommenen HNO-Betten entsprach dies in etwa dem Bedarf der Bundeswehr nach der Umstrukturierung auf die neue Größe von 370 000 Soldaten im Jahre 1993. Einer weiteren Reduzierung fielen im Laufe der nächsten Jahre die Bundeswehrkrankenhäuser *Gießen* und *Kiel* zum Opfer. Von diesen beiden Krankenhäusern hatte lediglich das Bundeswehrkrankenhaus *Gießen* eine HNO-Abteilung gehabt.

Geschlossen wurden die HNO-Abteilungen der Bundeswehrkrankenhäuser *Detmold* (in Funktion von 1982–1993; Leitende Ärzte: Günther von Nordheim, Udo Börger und Heinz-Peter Weibel); *Gießen* (in Funktion von 1958–1997; Leitende Ärzte: Rudolf Schröer und Klaus Heckrodt) und *München* (in Funktion von 1976–1993; Leitende Ärzte: Wolfgang Lesoine und Michael Wahls). Von den jetzt bestehenden *acht Bundeswehrkrankenhäusern* verfügen die Bundeswehrkrankenhäuser *Berlin*, *Hamburg*, *Hamm*, *Koblenz* und *Ulm* über eine HNO-ärztliche Abteilung. Daneben gibt es weitere Krankenhäuser mit einer sogenannten fachärztlichen Untersuchungsstelle.

Die *Geschichte der HNO-Kliniken in den letzten 100 Jahren* ist u. a. durch Weltkriege, Wirtschaftskrisen und Unrechtssysteme gekennzeichnet. Dennoch hat sich die HNO-Heilkunde durch den Einsatz hervorragender Persönlichkeiten als umfassendes operatives Fachgebiet etabliert. Heute drohen neue Gefahren durch administrative Eingriffe und politische Regulierungsversuche von außen. Außerdem sind Arbeitsfriede, Krankenversorgung und Weiterentwicklung des Fachgebietes zunehmend durch Kommerzialisierung, wirtschaftlichen Druck und Überfrachtung des ärztlichen und pflegerischen Personals mit Verwaltungsaufgaben gefährdet.

Arnstadt

Kreiskrankenhaus Arnstadt – HNO-Abteilung

Das Krankenhaus Arnstadt wurde im Jahre 1892 als Städtisches Krankenhaus gegründet. Vor 1979 wurde die hno-ärztliche Versorgung durch Belegärzte sicher gestellt. Danach wurde eine hauptamtliche HNO-Abteilung eingerichtet. Erster Chefarzt wurde Egon Rempt.

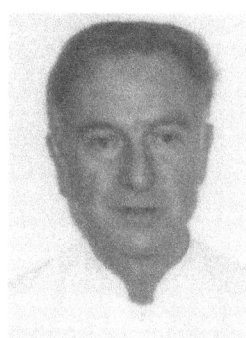

Egon Rempt (*1936)
Amtszeit seit 1979
1968 Oberarzt in Erfurt bei Kurt Schröder

Rempt erhielt seine hno-ärztliche Ausbildung bei Kurt Schröder an der HNO-Klinik der Medizinischen Akademie Erfurt und war anfangs als Assistent und von 1968–1979 als Oberarzt an der Hochschulklinik tätig. Rempts wissenschaftliches Interesse liegt auf den Gebieten Lärmprophylaxe, Auswirkungen von ototoxischen Medikamenten auf das Gehör, sinubronchiales Syndrom und Pollinosis. Operative Schwerpunkte sieht er in der Mikrochirurgie des Ohres, der endoskopisch-endonasalen Nasennebenhöhlenchirurgie und der Parotischirurgie. Von 1975–1989 war Rempt Schatzmeister der Thüringer HNO-Gesellschaft.

Die Klinik liegt in einem 1999 fertig gestellten Klinikneubau mit eigenem Op.-Trakt. Dieser verfügt über fünf Operationssäle, die gemeinsam von allen chirurgisch tätigen Fachrichtungen genutzt werden. Die Abteilung umfasst 20 Betten. Außerdem besteht eine HNO-Ambulanz. Es werden die üblichen modernen diagnostischen Untersuchungen, einschließlich objektiver Audiometrie, durchgeführt.

Wichtige Mitarbeiterin ist die Oberärztin Wiete Wrobel.
Arztschlüssel: 1–1

Aue

**HELIOS Klinikum Aue GmbH – Akademisches Lehrkrankenhaus
der Medizinischen Fakultät, Carl Gustav Carus
der Technischen Universität Dresden – Hals-Nasen-Ohren-Klinik**

Im Jahre 1954 wurde die HNO-Klinik durch Karl Herrmann gegründet.

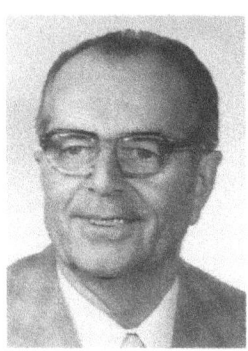

Karl Herrmann (1914–1989)
Amtszeit: 1954–1980

Karl Herrmann erhielt seine hno-ärztliche Facharztausbildung in Dresden bei Woldemar Tonndorf. Dort war er von 1943 – mit Unterbrechung – bis 1949 tätig. Anschließend ging er nach Oelsnitz im Vogtland, wo er für fünf Jahre in einer Poliklinik mit Station arbeitete. 1954 wurde er Chefarzt in Aue.

Nach Herrmanns Ausscheiden übernahm Lothar Zipfel die Leitung der Klinik.

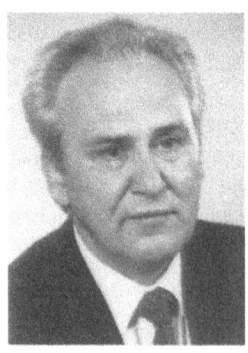

Lothar Zipfel (*1936)
Amtszeit: 1981–1995
seit 1995 Chefarzt in Zwickau

Unter der Leitung von Zipfel wurde das Arbeits-Spektrum der Klinik deutlich erweitert. Zipfels Schwerpunkte lagen in der Traumatologie, der Tumorchirurgie sowie in der gehörverbessernden Mittelohrchirurgie. Zipfel wurde 1995 Chefarzt der HNO-Klinik des Heinrich-Braun-Krankenhauses in Zwickau.

Seit 1996 ist Bernd Enger Chefarzt der Klinik.

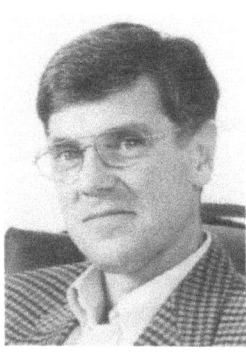

Bernd Enger (*1950)
Amtszeit seit 1996

Nach einer Fachausbildung in Anästhesie und Intensivmedizin begann Enger 1975 seine hno-ärztliche Ausbildung bei Günter Laage am Krankenhaus Zwickau. Die Facharztanerkennung erhielt er 1979 bei Werner Kup in Berlin-Buch. Zwischen 1985 und 1989 war er als Oberarzt der HNO-Abteilung am Krankenhaus Marienhof in Koblenz unter Leitung von Helmut Jung tätig. Von 1990–1996 arbeitete er als niedergelassener HNO-Arzt mit Belegabteilung am Kreiskrankenhaus St. Franziskus in Saarburg. 1996 wurde er in Aue zum Chefarzt gewählt. Die klinischen Schwerpunkte Engers liegen in der Mittelohrchirurgie sowie in der endonasalen Nasennebenhöhlenchirurgie und in der Traumatologie.

Die Klinik verfügt über 23 Betten und einen klinikeigenen Operationssaal. Im Jahr 2000 erfolgte der Umzug in einen Neubau mit zentraler Operations-Abteilung.

Arztschlüssel: 1-0-4

Augsburg

Zentralklinikum – Krankenhauszweckverband Augsburg – Hals-Nasen-Ohren-Klinik

1983 wurde am neuerrichteten Zentralklinikum Augsburg erstmals eine Hauptabteilung für Hals-, Nasen-, Ohrenheilkunde eingerichtet.
Der erste Chefarzt der Abteilung war Peter Bumm.

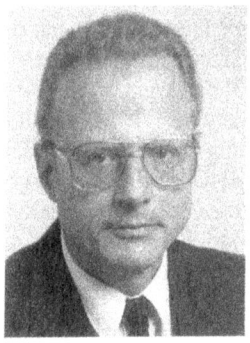

Peter Bumm (1938–1994)
Amtszeit: 1983–1994
1977 Habilitation in Erlangen bei Malte Wigand
1978 Leitender Oberarzt in Kiel
bei Heinrich Rudert
1982 apl. Professur

In München geboren, war Bumm nach dem Staatsexamen zunächst wissenschaftlicher Assistent am 1. Physiologischen Institut der Universität Erlangen. Seine Ausbildung zum Hals-Nasen-Ohrenarzt begann er 1970 bei Horst Ludwig Wullstein in Würzburg und setzte sie 1972 unter Malte Wigand in Erlangen fort. Hier habilitierte er sich mit dem Thema „Die Registrierung antidrom geleiteter Aktionspotentiale des Nervus facialis. Eine neue Methode zur Elektrodiagnostik peripherer Fazialisparesen". 1978 ging er als Leitender Oberarzt zu Heinrich Rudert an die Universitätsklinik Kiel.

Bald nach Eröffnung der Augsburger Klinik war es ihm gelungen, diese als ein anerkanntes Zentrum für die moderne endonasale Nebenhöhlenchirurgie zu etablieren. Ein weiterer Schwerpunkt lag in der Behandlung von onkologisch erkrankten Patienten sowie in der Durchführung gehörverbessernder Operationen.

Bumms wissenschaftliches Interesse galt unter anderem der Entwicklung eines Platzhalters für Kieferhöhlenfenster sowie eines starren Endoskops als Intubationshilfe. Weiterhin war er an einer Multi-Center-Studie über therapeutische Maßnahmen beim Hörsturz beteiligt. Durch viele Publikationen wurde sein breites wissenschaftliches Interesse deutlich. Für seine Veröffentlichung „Antidrome Aktionspoteniale des Nervus facialis" erhielt er 1979 den Anton-von-Tröltsch-Preis. Außerdem war er Gründungsmitglied der „Sir Charles Bell Society" und Mitglied der „European Academy of Facial Surgery".

Wichtige ärztliche Mitarbeiter waren Clemens Dürr und Setoslav Botev.

Nach Bumms Tod wurde die Klinik zwei Jahre lang kommissarisch von folgenden Chefärzten geleitet: Setoslav Botev, Godber Sönke Godbersen, Harald Enzmann, Thomas Deitmer und Dirk Knöbber.

Nach dieser zweijährigen Übergangszeit wurde Franz Xaver Brunner Chefarzt der HNO-Klinik Augsburg.

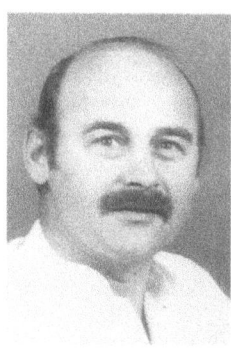

Franz Xaver Brunner (*1948)
Amtszeit seit 1996
1985   Oberarzt in Würzburg bei Walter Kley
1986   Habilitation in Würzburg bei Walter Kley
1990   C3-Professur auf Lebenszeit

Der in Ingolstadt geborene Brunner absolvierte neben dem humanmedizinischen auch ein zahnmedizinisches Studium. Seine Ausbildung zum HNO-Arzt begann er 1974 als Doktorand an der Würzburger Universitäts-HNO-Klinik unter Horst Ludwig Wullstein. Nach einer zweijährigen Tätigkeit als wissenschaftlicher Assistent am dortigen Anatomischen Institut setzte er 1978 seine Ausbildung an der Universitäts-HNO-Klinik fort. Unter Walter Kley und später unter Jan Helms war er bis 1996 zunächst wissenschaftlicher Assistent, dann Oberarzt und schließlich Leitender Oberarzt der Klinik. 1996 habilitierte sich Brunner mit dem Thema „Tierexperimentelle Untersuchungen zur Anwendungsmöglichkeit der Fibrinklebung in der mikrovaskulären Chirurgie". Neben Publikationen, Vorträgen und Videofilmen über zahlreiche Themengebiete hielt Brunner auf der 64. Versammlung der Deutschen Gesellschaft für HNO-Heilkunde, Kopf- und Halschirurgie in Münster 1993 das Hauptreferat „Klinik, Diagnostik und Chirurgie der vorderen Schädelbasis und ihrer angrenzenden Gebiete – Implantatmaterialien und konservierte Transplantate".

Klinische Schwerpunkte sieht Brunner in der Mikrochirurgie, Tumorchirurgie und Traumatologie von Mittelgesicht, Rhinobasis und Nebenhöhlen sowie in der Otochirurgie, Oro- und Hypopharynxchirurgie. Sein Interesse gilt außerdem der Immunologie, Allergologie und Umweltmedizin. In verschiedenen internationalen Veröffentlichungen wurden diese Bereiche von ihm dargestellt.

Die Augsburger Klinik verfügt über eine Ambulanz mit 6 Behandlungseinheiten sowie Funktionseinheiten für Audiologie, Elektrophysiologie, Allergologie und Stimm- und Sprachstörungen. Der Klinik stehen derzeit 42 reguläre Betten zur Verfügung. Bei Bedarf können zusätzliche Betten der Kinderklinik sowie der anästhesiologischen Intensivstation belegt werden.

Wichtige ärztliche Mitarbeiter: Komm. Leitender Oberarzt Thomas Müller.

Arztschlüssel: 1-3-9,5

Bad Hersfeld

Kreiskrankenhaus Bad Hersfeld GmbH – Akademisches Lehrkrankenhaus der Justus-Liebig-Universität Gießen – Klinik für Hals-Nasen- und Ohren-Krankheiten

Das ursprüngliche Kreiskrankenhaus Bad Hersfeld (bis 1939 „Landkrankenhaus") entstand 1872. Es wurde für die 6000 Einwohner zählende Stadt Bad Hersfeld mit 50 Betten geplant. Die Kosten für das ganze Objekt betrugen 27500 Taler. 1943 kam das Hilfskrankenhaus in der Dudenstraße mit 125 Betten hinzu. Nach dem Krieg wurde die HNO-Abteilung – die 1937 gegründet worden war – renoviert und modernisiert, da starke Kriegsbeschädigungen entstanden waren. Es folgte ein langsamer aber stetiger Ausbau der Abteilung, die durch den ständigen Patientenzustrom kontinuierlich expandierte. Im Oktober 1945 ergab sich hierdurch die Notwendigkeit zur Einstellung eines weiteren HNO-Arztes als Assistenten. 80–100 stationäre Patienten wurden pro Monat behandelt. Während im Jahre 1945 noch 386 Operationen durchgeführt wurden, betrug die Zahl der Operationen im Jahre 1947 bereits 1047. Im Jahre 1959 übergab der hessische Ministerpräsident August Zinn den ersten Bauabschnitt des neuen Kreiskrankenhauses auf dem Wendeberg seiner Bestimmung. Im Jahre 1960 fand die Einweihung des westlichen Bettenhauses statt. Damit standen nun insgesamt 556 Betten für Erwachsene und 50 Betten für Kinder zur Verfügung.

Erster nebenamtlicher Chefarzt der HNO-Klinik war Friedrich Claas.

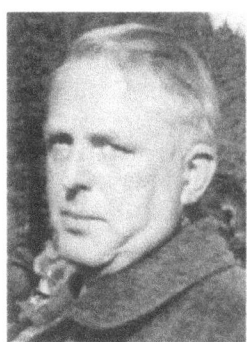

Friedrich Claas (1904–1993)
Amtszeit: 1937–1969

Claas studierte in Marburg, Hamburg und Frankfurt und arbeitete danach mehrjährig in einem pathologischen Institut und an einer medizinischen Poliklinik. Von 1933–1937 wurde er an der Universitätsklinik Kiel bei Alfred Seiffert zum Facharzt für HNO-Heilkunde ausgebildet. 1937 nahm er den Dienst an der neueingerichteten HNO-Abteilung als nebenamtlicher Chefarzt auf und gründete gleichzeitig eine Praxis in Bad Hersfeld. Die Tätigkeit wurde zeitweise durch Kriegsdienst und Gefangenschaft unterbrochen. 1962 wurde Claas zum Kreismedizinalrat und 1964 zum Kreisobermedizinalrat ernannt und damit in das Beamtenverhältnis übernommen.

Operativ wurden alle im Fach anfallenden Eingriffe einschließlich kleiner Tumorchirurgie, Mikrochirurgie des Ohres und NNH-Chirurgie durchgeführt. Hierzu gehörten auch Nottracheotomien wegen Diphtherie und Fremdkörperentfernungen aus Oesophagus oder Bronchialsystem. Nach Kriegsende erfolgten vermehrt große rekonstruktive operative Maßnahmen mit freien und gestielten plastischen Lappen bei Kriegsverletzten. Nach deren Abnahme ergab sich häufig die Notwendigkeit traumatologischer Versorgungen von Verkehrsopfern.

Im Jahre 1969 übernahm Ernst Hens die Nachfolge von Claas.

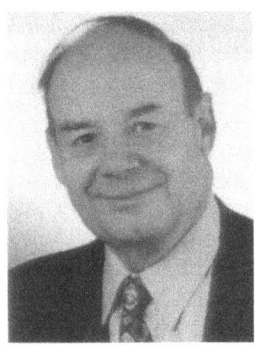

Ernst Hens (*1931)
Amtszeit: 1969–1988

Hens wurde in Berlin an den Universitätskliniken Charlottenburg und Steglitz unter Hans Heinz Naumann zum HNO-Arzt ausgebildet, wo er zuletzt als Oberarzt tätig war. Unter Hens' Leitung wurde das operative Spektrum der Klinik erweitert. Es umfasste die komplette Tumorchirurgie aber auch die Ohroperationen und die Traumatologie des Fachgebietes. Im Jahre 1983 wurden die neuen Behandlungs- und Ambulanzräume in Betrieb genommen, 1985 standen für den stationären Bereich 30 Betten zur Verfügung. Außerdem gab es eine Operationseinheit für das ambulante Operieren. Seit 1982 versah Hens einen Lehrauftrag der Justus-Liebig-Universität Gießen. 1988 schied Hens auf eigenen Wunsch vorzeitig aus und war bis 1996 Chefarzt und zeitweiliger ärztlicher Direktor im King Fahd Specialist Hospital in Buraydah-Al Qassim im Königreich Saudi Arabien.

1988 übernahm Lubomir Rehurek die Leitung der Klinik.

Lubomir Rehurek (*1936)
Amtszeit seit 1988

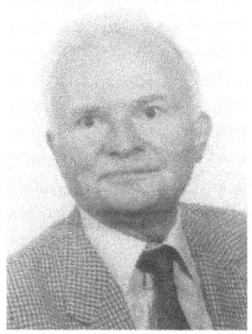

Rehurek erhielt seine hno-ärztliche Ausbildung an der HNO-Klinik des Akademischen Lehrkrankenhauses in Aussig, Sudetenland (CSSR), wo er 1960 angefangen hatte. Von 1966-1969 war er an dieser Klinik als Oberarzt tätig und übernahm zwischen 1969 und 1972 die kommissarische Leitung der Klinik. Zwischen 1972 und 1978 hat er als Chefarzt die HNO-Klinik in Aussig geleitet. Von 1978-1979 war er als ENT-Consultant auf Malta tätig. Nach der Übernahme der Chefarztfunktion an der HNO-Klinik im US-Army-Hospital in Augsburg von 1979-1981 war er zwischen 1981 und 1987 erster Oberarzt und ständiger Vertreter von Joachim Heermann am Alfried-Krupp-Krankenhaus in Essen. Hier erhielt er 1982 die Anerkennung als Arzt für Hals-Nasen-Ohren-Krankheiten. Im Jahre 1988 übernahm Rehurek als Chefarzt die HNO-Klinik des Kreiskrankenhauses Bad Hersfeld. Rehureks wissenschaftliches Interesse kommt in zahlreichen Veröffentlichungen zu otologischen, rhinologischen und laryngologischen Themen zum Ausdruck. Seine operativen Schwerpunkte liegen im Bereich der Tympanoplastik, der Nasennebenhöhlenchirurgie sowie der Laserchirurgie von Kehlkopf und Oropharynx.

Seit 1995 verfügt die Klinik über einen neu ausgebauten stationären Bereich. In der Ambulanz sind neben Audiometrie, Vestibulometrie auch ein Funktionsraum für Akupunktur und ein eigener Operationssaal vorhanden.

Die Klinik verfügt offiziell über 30 Betten, eine Betreuung von 37 stationären Patienten ist möglich.

Ehemalige und heutige Oberärzte: Wolfgang von Tschilschke (1975-1980), Eckhart Pein (1981-1983), Etelka Utry-Pütz (1983-1987), Ghassan Al-Rifai (1980-1989) und Luzian Pradelski (seit 1989).

Arztschlüssel: 1-1-3,5

Bad Lippspringe

Karl-Hansen-Klinik GmbH – Träger Stadt Bad Lippspringe und Kreis Paderborn – Klinik für Hals-Nasen-Ohren-Krankheiten, Kopf- und Halschirurgie, Plastische Operationen

Im Jahre 1955 wurde die HNO-Klinik Arminispark gegründet. Erster Chefarzt war Willfried Rüdiger.

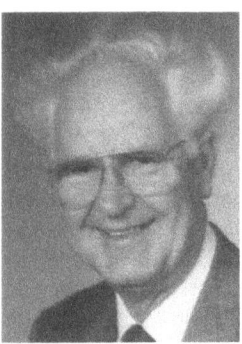

Willfried Rüdiger (*1922)
Amtszeit: 1955–1987

Zwischen 1940 und 1945 studierte Rüdiger an der Marineärztlichen Akademie Tübingen sowie den Universitäten Tübingen, Marburg und Göttingen. Das Studium wurde durch Front- und Lazaretteinsätze unterbrochen. Ab 1944 wurde Rüdiger als Marinehilfsarzt eingesetzt. Nach Staatsexamen, Approbation und Promotion begann er seine klinische Tätigkeit zunächst an der Medizinischen Klinik am Stadtkrankenhaus Kassel bei Toennissen, bevor er das Fach wechselte und im gleichen Haus seine hals-nasen-ohrenärztliche Ausbildung bei Wolfgang v. Behm begann. Hier war er zuletzt als Oberarzt tätig. 1955 übernahm er die Leitung der HNO-Klinik Bad Lippspringe und setzte eine Erhöhung der Bettenzahl nach und nach von 12 auf zuletzt 68 durch. Unter seiner Leitung erfolgte im Jahre 1967 der Umzug der HNO-Klinik aus dem Gebäude Arminispark nach Dammhof in die Brunnenstraße sowie im Jahre 1973 der Umzug in die neugegründete „Karl-Hansen-Klinik für Atemwegs- und Lungenkrankheiten, Allergie".

Rüdiger war 1969 Gründungsmitglied des Ärzteverbandes Deutscher Allergologen. Hier war er lange Jahre im Vorstand als geschäftsführender Arzt tätig. Er gehört dem Verband derzeit noch als Ehrenpräsident an. 1989 war er Mitbegründer des Allergie-Dokumentations- und Informationszentrums (ADIZ) Bad Lippspringe, wo er weiterhin als stellvertretender Kuratoriumsvorsitzender tätig ist. Des Weiteren ist Rüdiger Träger des Bundesverdienstkreuzes 1. Klasse und des Allergie-Staffel-Preises. Rüdigers wissenschaftliches Interesse galt vorwiegend den Atemwegserkrankungen, der Rhinomanometrie und allergologischen Fragestellungen. Dies manifestiert sich in zahlreichen Veröffentlichungen sowie der Weiterentwicklung von Methoden und der Routinediagnostik zum Intranasaltest.

Seit 1987 ist Berthelm Karl Maass Chefarzt der Klinik.

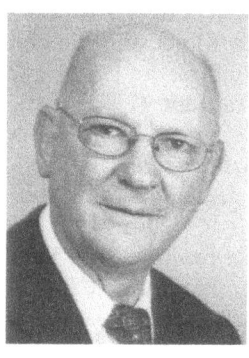

Berthelm Karl Maass (*1937)
Amtszeit seit 1987
1977   Habilitation in Düsseldorf bei
*   Alf Meyer zum Gottesberge*
1977   Leitender Oberarzt in Köln-Hohenlind
*   bei Hellmuth Decher*
1980   C3-Professur in Gießen
1980   Vertreter von Konrad Fleischer in Gießen
1984   Leitender Oberarzt in Bad Lippspringe
*   bei Willfried Rüdiger*
1987   Honorarprofessor

Maass erhielt seine hals-nasen-ohrenärztliche Ausbildung bei Alf Meyer zum Gottesberge an der Universitäts-HNO-Klinik Düsseldorf. Hier habilitierte er sich 1977 mit dem Thema „Tierexperimentelle Untersuchungen des sympathischen Einflusses auf die Innenohrfunktion". Zwischen 1977 und 1980 war er Leitender Oberarzt am Elisabeth-Krankenhaus in Köln-Hohenlind bei Hellmuth Decher. 1980 wurde er auf eine C3-Professur an die Universitäts-HNO-Klinik Gießen zu Konrad Fleischer berufen, zu dessen Vertreter er ernannt wurde. 1984 erfolgte der Wechsel an die Hals-Nasen-Ohren-Klinik der Stadt Bad Lippspringe als Leitender Oberarzt mit garantierter Chefarztnachfolge. Diese konnte er im April 1987 antreten. Seitdem ist Maass Honorarprofessor.

Zu Maass' wissenschaftlichen Schwerpunkten zählen die größtenteils am Max-Planck-Institut für Systemphysiologie in Dortmund unter Dietrich Lübbers und an der Universitäts-HNO-Klinik Düsseldorf unter Alf Meyer zum Gottesberge durchgeführten Untersuchungen zur Sauerstoffversorgung und Mikrozirkulation des Innenohres – insbesondere ihrer Blutdruckabhängigkeit – und zur Klärung der Autoregulation sowie der sympathischen Beeinflussbarkeit der Innenohrdurchblutung. Während seiner Tätigkeit in Gießen wurde unter Maass' Leitung ein DFG-Forschungsprojekt zur Messung von Mikrozirkulation und Sauerstoffdruckverhalten der Cochlea unter den Bedingungen akuter Schallbelastung einschließlich Knalltrauma und unter den Bedingungen einer experimentellen Otitis media – jeweils unter Berücksichtigung ihrer Blutdruckabhängigkeit – durchgeführt und erfolgreich beendet.

Operative Schwerpunkte sind die Mikrochirurgie des Ohres und der Nasennebenhöhlen sowie die fachgebundenen plastischen Operationen und die Tumorchirurgie einschließlich der laserchirurgischen Therapieverfahren. Die HNO-Klinik verfügt über 68 Betten und seit 1992 über 3 eigene Operationssäle. Hier stehen 2 CO_2-Laser und ein Nd-Yag-Laser für operative Eingriffe zur Verfügung. Die Anästhesieabteilung betreut ausschließlich Patienten der HNO-Klinik. In der großen Ambulanz wird eine gesonderte Sprechstunde für Angehörige der British-Rhine Army und deren Familien angeboten. Bis 1996 erfolgte außerdem in der HNO-Klinik die Behandlung von AHB-Patienten der Arbeitsgemeinschaft für Krebsbekämpfung mit 15 Betten. Seit 1996 werden diese Patienten in einer gesonderten Klinik der Kurgesellschaften Bad Lippspringe – der Cecilienklinik – betreut. An die Klinik angebunden ist seit 1996 die Abteilung für Phoniatrie und Pädaudiologie und eine zur Karl-Hansen-Klinik GmbH gehörende Logopäden-Lehranstalt (Lippe-Institut), die von Helga Freund ärztlich geleitet werden. Die Karl-Hansen-Klinik unterhält daneben eine Schmerzambulanz und ein Schlafmedizinisches Zentrum mit 12 Polysomnographie-Einheiten, welches von der HNO-Klinik mitbetreut wird.

Wichtige ärztliche Mitarbeiter: Die früheren Oberärzte Joachim Wolf Rehberg, habilitiert unter Karl-Heinz Gramowski in Jena, Wolfgang Mäuerle, Diethelm Nagel, Reinhard Simon und Peter Wunderle sowie die heutigen Oberärzte Emil Zenev und Daniela Seitz.

Arztschlüssel: 1-3-6,5

Bad Saarow-Pieskow

Humaine-Klinikum Bad Saarow – Ost-Brandenburgisches Tumorzentrum – Akademisches Lehrkrankenhaus des Universitätsklinikums Charité der Humboldt-Universität zu Berlin – Klinik für HNO-Heilkunde, Kopf- und Halschirurgie, Plastische Operationen

Im Jahre 1954 wurde die HNO-Klinik in dem neuen Zentralen Armeelazarett als selbständige Abteilung mit 64 Betten eingerichtet.
Erster Leiter war Hans-Rudolf Gestewitz.

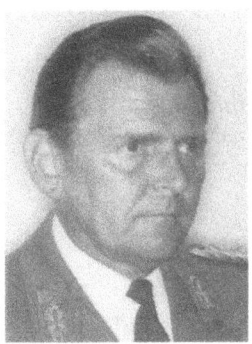

Hans-Rudolf Gestewitz (1921–1998)
Amtszeit: 1954–1969
1961 Habilitation in Berlin bei
         Alfred Schulz van Treeck
1963 Berufung zum Professor

Gestewitz war Schüler an der Charité bei Alfred Schulz van Treeck, wo er sich 1961 mit dem Thema „Schalldruckmessung im Gehörgang, ein Weg zur objektiven Messung des Hörvermögens" habilitierte. 1963 erhielt er die Berufung zum Professor für Hals-Nasen-Ohren-Heilkunde. Gestewitz' Schwerpunkte lagen vornehmlich im Bereich der Otoneurologie und speziell in der Vestibularisdiagnostik. Ergebnis langjähriger Forschungs- und Entwicklungsarbeiten waren unter der späteren Leitung von Rolf Mehner das in einer Kleinserie hergestellte Impedanz-Compliance-Messgerät (ICMG 80) zur objektiven Audiometrie und Tubenfunktionsdiagnostik. Die zur Nystagmuserkennung weiterentwickelte Photoelektronystagmographie wurde durch den Einsatz der EDV vervollkommnet, sodass die Photoelektronystagmographie unter Leitung von Horst Schaffrath dank der Entwicklungsarbeiten des funktionsdiagnostischen Labors einen hohen Stellenwert in der Vestibularisdiagnostik in der damaligen DDR erlangte.

Gestewitz betreute fünf Habilitationen sowie 30 Promotionsarbeiten. Sein wissenschaftliches Interesse kam in zahlreichen Vorträgen auf nationalen und internationalen Kongressen zum Ausdruck. Durch seine Beschäftigung mit den Problemen der Vestibularisforschung erreichte Gestewitz nationale und internationale Bekanntheit.

Seit 1969 war Gestewitz Chef des Zentralen Armeelazaretts („Ärztlicher" Direktor und oberster militärischer Vorgesetzter des Hauses) und hat in dieser Funktion entscheidenden Einfluss auf den Ausbau und die wissenschaftliche Profilierung dieser zentralen militärmedizinischen Einrichtung genommen. Im Lauf der folgenden Jahre hatten sich insgesamt 20 medizinische Disziplinen etabliert, sodass 1981 das Zentrale Armeelazarett in den Status einer Militärmedizinischen Akademie erhoben wurde, um die militärmedizinische Forschung sowie die Aus- und Weiterbildung des militärärztlichen Nachwuchses zu gewährleisten. Damit verbunden war das Promotionsrecht (A und B). Bis zu seinem Ausscheiden aus dem aktiven Dienst 1987 war Gestewitz Vorsitzender des wissenschaftlichen Rates und Chef der Militärmedizinischen Akademie und hat zur Verwirklichung seiner wissenschaftlichen Tätigkeit nachhaltigen Einfluss auf die Forschungsthemen der HNO-Klinik genommen.

1969 wurde Rolf Mehner Leiter der Klinik.

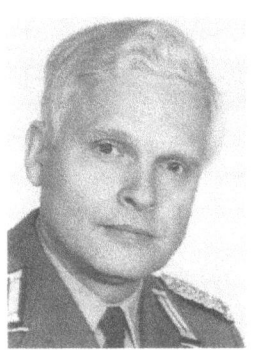

Rolf Mehner (*1932)
Amtszeit: 1969–1990
1977 Dissertation (B) = „Habilitation"
1980 Honorarprofessor Militärmedizin/
Oto-Rhino-Laryngologie
1981 ordentlicher Professor

Mehner war Schüler in Bad Saarow bei Gestewitz, wo er sich 1977 mit dem Thema „Untersuchungen zu Fragen der Physiologie und einiger pathophysiologischer Aspekte des opto-vestibulo-spinalen Systems mit dem PENG-Gerät nach GESTEWITZ" habilitierte. 1969 mit der Leitung der HNO-Klinik betraut, unterlag er weiter dem fachlichen Einfluss seines Dienstvorgesetzten, dem er sich nur schwer entziehen konnte. Wichtige Beiträge auf dem Gebiet der Otoneurologie erbrachte er in Zusammenhang mit den Entwicklungsarbeiten der Photoelektronystagmographie, des Impedanz-Compliance-Messgerätes und der Tubenfunktionsdiagnostik. Hervorragende Ergebnisse erreichte er auf seinem operativen Hauptbetätigungsfeld bei der sanierenden und hörverbessernden Mittelohrchirurgie. Dank seiner liberalen Leitung konnten sich Mitarbeiter der Klinik auf unterschiedlichen Gebieten fachlich qualifizieren, sodass das Behandlungsspektrum erheblich verbreitert und dem Leistungsprofil medizinischer Hochschuleinrichtungen angepasst werden konnte. Mit dem Ende der DDR und der NVA verlor Mehner 1990 sein Amt.

Im Zuge der Wiedervereinigung wurde die zunächst von der Bundeswehr übernommene Einrichtung wesentlich reduziert und umstrukturiert. Das Krankenhaus wurde in ein Krankenhaus mit Schwerpunktaufgaben der regionalen Krankenhausversorgung überführt.
1990 übernahm Dieter Liebe die Leitung der Klinik.

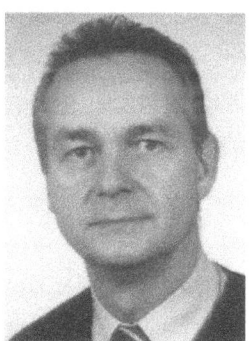

Dieter Liebe (*1942)
Amtszeit seit 1990
1985 Oberarzt in Bad Saarow bei Rolf Mehner

Liebe war zunächst bis 1975 als Truppenarzt bei der Nationalen Volksarmee tätig. Seine hals-nasen-ohrenärztliche Fachausbildung erhielt er an der Militärmedizinischen Akademie Bad Saarow unter dem klinischen Leiter Rolf Mehner. Ab 1985 war er als Oberarzt an der HNO-Klinik Bad Saarow-Pieskow tätig und übernahm im Oktober 1990 die Leitung der Klinik als Chefarzt. Klinische Schwerpunkte Liebes liegen im Bereich der endoskopisch gestützten Nasennebenhöhlenchirurgie sowie der sanierenden und hörverbessernden Ohroperationen. Ferner beschäftigt er sich mit der Onkologie, mit der Traumatologie und der plastisch-rekonstruktiven Chirurgie im HNO-Fachgebiet.

Die HNO-Klinik verfügt über 25 Betten sowie zusätzliche Belegbetten in der Kinderklinik.

Wichtige ärztliche Mitarbeiter der Klinik: Hans Eube, 1971-1985 Oberarzt, danach Leiter des Lazaretts Leipzig, 1977 Habilitation, 1986 Ernennung zum Professor am Lehrstuhl der Militärmedizinischen Akademie. - Klaus-Gert Lode, 1971-1982 Oberarzt, 1984 Habilitation. - Volkhart Schmidt, 1975-1984 Oberarzt, 1988 Habilitation und Herrmann Schmidt, 1984-1990 Oberarzt und Leiter der Abteilung Phoniatrie, 1989 Habilitation.

Arztschlüssel: 1-1-2,5

Bad Salzungen

Kreiskrankenhaus gGmbH Bad Salzungen – Krankenhaus Dr. Sulzberger – Akademisches Lehrkrankenhaus der Friedrich-Schiller-Universität Jena – HNO-Klinik

Stifter des Krankenhauses war Dr. Sulzberger, ein wohlhabender Bürger der Stadt. Die HNO-Klinik wurde 1959 von Ulrich Vogt gegründet.

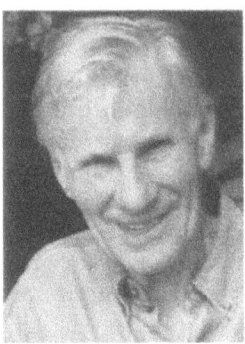

***Ulrich Vogt** (*1925)*
Amtszeit: 1959–1963

Vogt erhielt seine hno-ärztliche Ausbildung an der Universitäts-HNO-Klinik in Erfurt bei Rosemarie Albrecht. Sein Verdienst war es, in einer Region, die hno-ärztlich unterversorgt war, unter äußerst schwierigen Bedingungen eine HNO-Klinik etabliert zu haben. Vogt führte die Klinik bis 1963 und war danach in Gotha als HNO-Arzt mit Belegbetten am dortigen Kreiskrankenhaus und später am Armeelazarett tätig.

Zum Nachfolger wurde Hans-Eckart Kanzenbach gewählt.

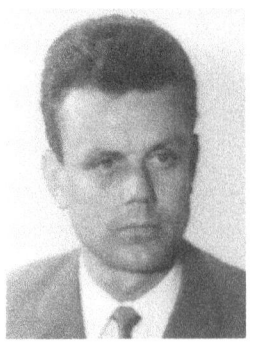

***Hans-Eckart Kanzenbach** (*1933)*
Amtszeit: 1964–1977

Kanzenbach wurde in Greifswald bei Kurt Dietzel und Rudolf Zippel zum Facharzt ausgebildet. In Bad Salzungen war Kanzenbach längere Zeit allein für die ambulante und stationäre Versorgung der ca. 80000 Einwohner des damaligen Kreises Bad Salzungen zuständig. In der Klinik, die über 26 Betten verfügte, wurden alle Routineeingriffe einschließlich der Ohrchirurgie durchgeführt. Außerdem wurden die HNO-Patienten des Solbades badeärztlich betreut. In der Amtszeit Kanzenbachs erfolgte, soweit unter politischen und finanziellen Zwängen möglich, der weitere Ausbau der HNO-Klinik. Von 1977–1998 war Kanzenbach als niedergelassener HNO-Arzt, mit Belegbetten am örtlichen Kreiskrankenhaus, in Oldenburg/Holstein tätig.

Die Nachfolge Kanzenbachs übernahm Reinhard Huch.

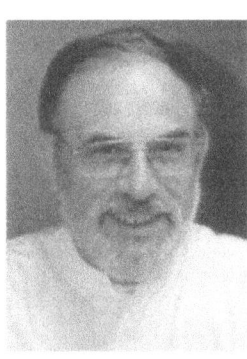

Reinhard Huch (*1939)
Amtszeit seit 1977

Nach Assistenzarztzeiten am Kreiskrankenhaus Bad Salzungen in den Fächern Chirurgie, HNO, Innere Medizin und nach einem allgemeinmedizinischen Jahr in der Poliklinik Vacha/Rhön schloss Huch seine hno-ärztliche Ausbildung im Jahre 1970 an der HNO-Klinik der Universität Jena bei Rosemarie Albrecht ab. Nachdem die Klinik zwischen 1977 und 1981 renoviert worden war, übernahm Huch zunächst kommissarisch, ab 1981 dann hauptamtlich die Leitung der Klinik.

Huchs klinisches Interesse gilt der Audiologie und der Phoniatrie. Schon zu DDR-Zeiten erreichte er durch HdO-Importgeräte eine Verbesserung der Rehabilitation Hörgeschädigter. Die apparative Ausstattung der Klinik stand bis 1989 hinter dem modernen Standard zurück, weil weder ausreichend modernes Instrumentarium noch materielle Voraussetzungen zur Verfügung gestellt wurden. Erst nach der Wiedervereinigung konnte das diagnostische und operative Spektrum der Klinik durch Anschaffung von endoskopischen Instrumenten, Videosystemen und vielem mehr erweitert werden. Bis 1998 war die Klinik in einer ehemaligen Villa untergebracht und verfügte nicht einmal über einen Fahrstuhl, obwohl sich die Bettenstation über drei Etagen erstreckte. Erst mit dem Umzug in eine „Containerklinik" verbesserten sich die Voraussetzungen.

Zur Zeit verfügt die Klinik über insgesamt 20 Betten sowie einen eigenen Operationssaal. Zusätzliche Betten für nichtoperativ betreute Kinder stehen in der Kinderklinik zur Verfügung. In dem zur Zeit in der Rohbauphase befindlichen Klinikneubau mit 435 Betten sind für die HNO-Abteilung 20 Betten vorgesehen. Hierdurch soll der 200000 Einwohner zählende Wartburg-

Kreis hno-ärztlich versorgt werden. Dann sollen u. a. auch Tumoroperationen, gehörverbessernde Operationen sowie die Traumatologie des Fachgebiets ins Operationsspektrum aufgenommen werden.

Arztschlüssel: 1-1-1

Bautzen

Klinikum Bautzen-Bischofswerda – Kreiskrankenhaus Bautzen – Akademisches Lehrkrankenhaus der Carl-Gustav-Carus TU Dresden – Klinik für Hals-Nasen-Ohren-Heilkunde

Nachdem die hno-ärztliche Versorgung in Bautzen seit Anfang des Jahrhunderts von Belegärzten getragen worden war, wurde 1962 eine hauptamtliche HNO-Klinik gegründet. Die Klinik war bis 1990 vom Kreiskrankenhaus Bautzen örtlich getrennt. Sie befand sich in einer Villa, etwa 3 km vom Kreiskrankenhaus entfernt.

Zum ersten Chefarzt wurde Heinrich John gewählt.

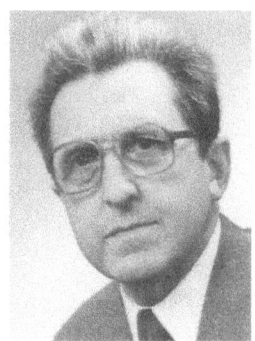

Heinrich John (*1925)
Amtszeit: 1962–1990
1959 Oberarzt in Greifswald bei Kurt Dietzel

John erhielt seine hno-ärztliche Ausbildung von 1956–1959 an der Universitäts-HNO-Klinik Leipzig bei Woldemar Tonndorf. Danach war er von 1959–1962 als Oberarzt an der Universitäts-HNO-Klinik in Greifswald bei Kurt Dietzel tätig. In Bautzen versorgte John die 17 Erwachsenen- und 10 Kinderbetten der Klinik vorwiegend ohne weitere Assistenzärzte. Für die Bereitschaftsdienste wurde ein für die organisatorisch getrennte Poliklinik eingeteilter Facharzt zu einem Drittel der Dienste mit hinzugezogen. In unregelmäßigen Abständen waren – jeweils für einige Monate – Ausbildungsassistenten an der Klinik tätig. Das operative Spektrum umfasste neben den Operationen des gesamten Fachgebietes vor allen Dingen die Traumatologie und die Tumordiagnostik des Fachgebietes sowie die endoskopische Entfernung von Oesophagus- und Tracheal-Fremdkörpern in Oberflächenanaesthesie und die Ohrmuschelkorrekturen.

Zum Nachfolger Johns wurde Georg Hentsch gewählt.

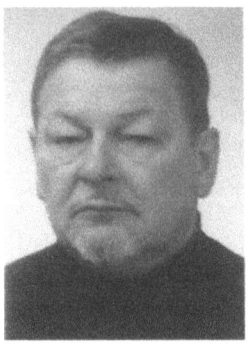

Georg Hentsch (*1938)
Amtszeit: 1990–1993

Georg Hentsch wurde von 1967–1970 an der Universitäts-HNO-Klinik Leipzig bei Fritz Moser zum Facharzt ausgebildet. Danach vervollständigte er seine Ausbildung in Mittelohr- und Tumorchirurgie an derselben Klinik. Von 1975–1990 war Hentsch dann Chefarzt an der 35-Betten-Klinik des Kreiskrankenhauses Pasewalk. Diese wurde nach seinem Weggang in eine Belegabteilung umgewandelt. 1990 übernahm Hentsch die HNO-Klinik in Bautzen. Unter Hentsch' Leitung erfolgte 1991 der Umzug der Klinik in das Areal des Kreiskrankenhauses Flinzstraße. Seit 1993 ist er in Königswinter/ Oberpleis als HNO-Arzt niedergelassen.

Seit 1993 ist Thomas Raue Chefarzt der Klinik.

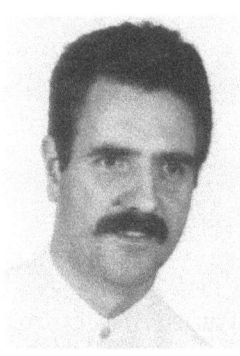

Thomas Raue (*1958)
Amtszeit seit 1993

Nach dem Studium der Medizin an der Humboldt-Universität Berlin erhielt Raue seine Facharztausbildung in Bautzen bei Heinrich John, in Görlitz bei Claus Götz und an der Medizinischen Akademie Dresden bei Lutz Kessler. Außerdem war er im Pathologischen Institut Görlitz bei Roland Goertchen tätig. 1990 erhielt er seine Facharztanerkennung und arbeitete danach zunächst als Assistenzarzt in der HNO-Klinik Bautzen bei Heinrich John und Georg Hentsch. 1993 wurde er zum Chefarzt der HNO-Klinik ernannt.

Am 3.10.1998 wurde ein Neubau in der Flinzstraße bezogen. Hier verfügt die Klinik über 20 Betten. Der Zentraloperationstrakt wird gemeinsam mit der Chirurgischen Abteilung und der Augenklinik genutzt. Aufgabe der HNO-Klinik ist die Regelversorgung.

Wichtiger ärztlicher Mitarbeiter ist Jose-Maria Zamora.

Arztschlüssel: 1-1-1

Berlin

Bundeswehrkrankenhaus, vormals Volkspolizei-Krankenhaus – Akademisches Lehrkrankenhaus des Universitätsklinikums Charité der Humboldt-Universität zu Berlin – Hals-Nasen-Ohren-Abteilung

Auf Befehl des preußischen Königs Friedrich Wilhelm IV. wurde 1853 das heutige Bundeswehrkrankenhaus als „Garnisonslazarett Nr. 1" auf dem Gelände des früheren Invalidenparks mit 500 Betten gegründet. Um die Jahrhundertwende „trat auch in der Armee das Bedürfnis hervor, die Behandlung Ohrenkranker auf spezialistisch vorgebildete Ärzte zu übertragen". Daher wurde eine besondere Ohrenstation eingerichtet. In einer Krankenstube wurde ein 27,3 qm großes Operationszimmer eingerichtet, dessen Fußboden mit Linoleum belegt war und dessen Wände und Decken mit weißer Ölfarbe gestrichen waren. Eine auf eisernen Trägern ruhende Schieferplatte trug Bunsenbrenner und Fischkessel. Die Instrumente waren in einem Schrank aus Eisen und Glas untergebracht. Ein besonderer Untersuchungs- und Operationsstuhl mit Kopfstütze genügte für kleinere Eingriffe. Für größere Operationen war ein eiserner Operationstisch mit verschiebbarer Lehne vorhanden. Die bei Gehörprüfungen notwendige völlige Ruhe wurde durch eine Doppeltür erreicht, die 1903 angebracht wurde.

Bis 1919 wurde das Krankenhaus als Garnisonslazarett genutzt. Danach gehörte es im Jahr 1920 kurzzeitig zum Reichsarbeitsministerium zur Behandlung von Kriegsversehrten. Ab 1921 wurde es als Staatskrankenhaus der Polizei weitergeführt und während des Zweiten Weltkriegs erneut als Lazarett genutzt. Nach starker Zerstörung während des Krieges wurde es 1945 als „Polizeikrankenhaus von Berlin" wieder aufgebaut. Der erste dirigierende Arzt war Erich Lattermann (1891–1949), der von 1928–1949 im Krankenhaus tätig war. Neben ihm arbeitete in dieser Abteilung nur eine Krankenschwester. Die Abteilung verfügte über maximal acht Betten. Der Nachtdienst wurde von einer Schwester der Inneren Abteilung versehen. Nach dem Tod von Erich Lattermann im Jahr 1949 wurde die Abteilung vorübergehend geschlossen und erst am 1.5.1949 unter Fritz Rudolf Esch wieder eröffnet.

Im Polizeikrankenhaus wurden hauptsächlich Polizeiangehörige und deren Familien, aber auch „zivile" Patienten aus ganz Berlin behandelt. 1950/51 wurde es in „Krankenhaus der Volkspolizei" umbenannt. Bis zum Mauerbau im Jahre 1961 stand es noch Patienten aus ganz Berlin zur Verfügung. Bis zum 30.9.1990 war es weiterhin Krankenhaus der Volkspolizei. Da Polizeiaufgaben nach der Wiedervereinigung Ländersache wurden und das

Land Berlin an einem Krankenhaus für Polizeibeamte kein Interesse hatte, wurde das Krankenhaus für zwei Tage am 1. und 2.10.1990 NVA-Lazarett. Damit war sichergestellt, dass die Bundeswehr das Haus ab dem 3. Oktober 1990 übernehmen konnte.
1949 wurde Fritz Rudolf Esch Leiter der HNO-Klinik.

Fritz Rudolf Esch (1912-1991)
Amtszeit: 1949-1953

Esch erhielt seine hno-ärztliche Ausbildung an der Universitäts-HNO-Klinik Leipzig. Unter seiner Leitung erfolgte der Aufbau einer HNO-Abteilung mit anfänglich 12 Betten und einer Poliklinik, die 1950 organisatorisch getrennt wurden.
Sein Nachfolger wurde Hans Günther Pfeiffer-Bothner.

Hans Günther Pfeiffer-Bothner (1905-1975)
Amtszeit: 1953-1961

Pfeiffer-Bothner wurde in der HNO-Klinik des Krankenhauses Am Urban in Berlin bei Werner Hüsten ausgebildet, der die HNO-Klinik von 1946 bis zu ihrer Schließung im Jahr 1969 geführt hatte. Im Jahre 1953 übernahm Pfeiffer-Bothner die inzwischen auf 36 Betten vergrößerte HNO-Klinik des VP-Krankenhauses, die über eine eigene Audiometrie-Einheit verfügte.
Sein Nachfolger wurde Günter Bothe.

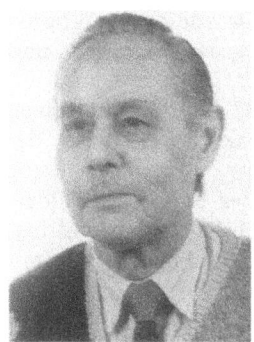

Günter Bothe (*1921)
Amtszeit: 1961-1986
1955 Oberarzt im Polizeikrankenhaus Berlin
bei Hans Günther Pfeiffer-Bothner

Bothe begann seine medizinische Ausbildung im Jahre 1949 als Medizinal-Assistent am Polizeikrankenhaus Berlin bei Fritz Rudolf Esch. Hier wurde er von 1951-1955 zum HNO-Arzt ausgebildet. Danach war er von 1955-1961 als Oberarzt an der Klinik tätig. Im Jahre 1961 übernahm er die Klinik als Chefarzt und führte sie bis zum Jahre 1986.
Unter der Leitung von Bothe erfolgte durch Renovierung und Neubau eine Bettenerweiterung auf 34 Erwachsenenbetten und acht Kinderbetten. Außerdem war dem Klinikchef die neuerrichtete selbständige Poliklinik unterstellt.
Schwerpunkt Bothes war die operative HNO-Heilkunde. Während Bothes Amtszeit wurde das Krankenhaus um einen Bettenbau mit modernen Operationssälen und eine Abteilung für Physiotherapie erweitert. Durch die Ver-

besserung der Operationsmöglichkeiten und die Anschaffung moderner Operationsinstrumentarien konnte die operative Tätigkeit optimiert werden. Daneben erfolgte zentral die Begutachtung schalltraumatisch geschädigter Polizeiangehöriger.

Von 1969–1976 war Werner Koch, später Chefarzt in Riesa, in der HNO-Klinik bei Bothe tätig.

Nach Bothe wurde Friedrich-Wilhelm Lorentz Leiter der HNO-Klinik des Volkspolizei-Krankenhauses.

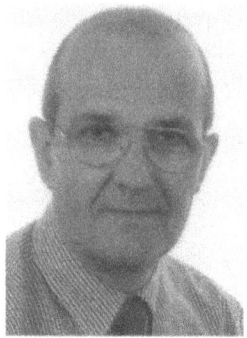

Friedrich-Wilhelm Lorentz (*1934)
Amtszeit: 1986–1993
1965–1986 Chefarzt der HNO-Abteilung
des NVA-Lazarettes Leipzig
1984 Habilitation an der Militärärztlichen
Akademie in Bad Saarow
bei Hans-Rudolf Gestewitz

Lorentz leitete zuvor die HNO-Abteilung des NVA-Lazarettes Leipzig (seit 1991 Bundeswehrkrankenhaus Leipzig). Während der Amtszeit von Lorentz wurde das operative Profil der Klinik erweitert. Schwerpunkte waren u. a. die funktionellen und rekonstruktiven Mittelohreingriffe und die Einführung der endoskopischen Nebenhöhlenchirurgie. Außerdem wurde die Funktionsdiagnostik u. a. durch die EDV-gestützte Fotoelektronystagmographie und die Impedanzaudiometrie erweitert.

Lorentz, der sich 1984 habilitiert hatte, kam von 1987–1992 Lehraufträgen im Fach „HNO-Heilkunde" an der Medizinischen Fakultät (Charité) der Humboldt-Universität Berlin nach.

Am 3. Oktober 1990 wurde das Krankenhaus von der Bundeswehr übernommen und als „Bundeswehrkrankenhaus Berlin" mit 370 Betten und insgesamt 15 Fachabteilungen weitergeführt. Lorentz wurde Anfang 1991 mit der Weiterführung der HNO-Abteilung bis zum Jahre 1993 beauftragt. In diesen Jahren war er an der Integration des ehemaligen Polizei-Krankenhauses in die Bundeswehr und an der erforderlichen stabilen Weiterarbeit während der nicht unkomplizierten Umstrukturierung beteiligt. Daneben wurde die Zusammenarbeit mit der HNO-Klinik der Medizinischen Fakultät der Humboldt-Universität Berlin gefördert. Seit 1993 ist das Bundeswehrkrankenhaus Berlin Akademisches Lehrkrankenhaus der Humboldt-Universität Berlin (Charité).

Zum ersten Leiter der HNO-Abteilung des Bundeswehrkrankenhauses Berlin wurde Michael Wahls ernannt.

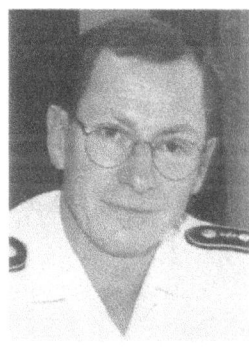

Michael Wahls (*1957)
Amtszeit seit 1993

Wahls war seit 1988 Leiter der HNO-Abteilung im Bundeswehrkrankenhaus München, bevor er zum 1. September 1993 die Leitung der HNO-Abteilung des Bundeswehrkrankenhauses Berlin übernahm.

Schwerpunkt der Klinikarbeit ist die operative HNO-Heilkunde, hier insbesondere die CT-gestützte Nasennebenhöhlenchirurgie sowie die mikrochirurgischen Eingriffe im Kehlkopf- und Mittelohrbereich.

Die HNO-Abteilung verfügt über 35 Betten sowie den Funktionsbereich Audiometrie.

Arztschlüssel: 1–3–2

Berlin – HELIOS Klinikum Berlin – Klinikum Buch – Hals-Nasen-Ohren-Klinik – HELIOS Kliniken GmbH Fulda – Akademisches Lehrkrankenhaus des Universitätsklinikums Charité der Humboldt-Universität zu Berlin

Der Bau der Städtischen Krankenanstalten Berlin-Buch begann 1900 als damals größtes Städtisches Bauvorhaben mit der „III. Berliner Irrenanstalt", die 1907 eröffnet wurde. Die Krankenanstalten gehören in ihrer Gesamtheit zu den beeindruckendsten Werken des Baumeisters Ludwig Hoffmann. Ab der Jahreswende 1940/1941 leitete Johannes Mauß, zuvor Chefarzt im Krankenhaus Berlin-Westend, eine Hals-Nasen-Ohrenstation mit ca. 35 Betten, in die während des Krieges 1943 die HNO-Klinik der Charité verlegt wurde. Nach der Rückverlagerung wurde eine neue HNO-Abteilung im Ludwig-Hoffmann-Hospital eröffnet. Das Klinikum Buch, das 1963 durch die Zusammenlegung von fünf Bucher Krankenhäusern entstand, hatte 5000 Betten und war das größte Krankenhaus in Ostdeutschland.

Die HNO-Klinik wurde von 1947–1950 von Ernst Müller geleitet, der später Lehrstuhlinhaber in Kiel war.

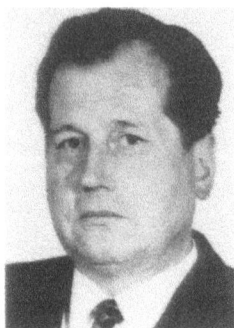

***Ernst Müller** (1908–1996)*
Amtszeit: 1947–1950
1943   Habilitation in Jena bei Johannes Zange
1960–1976 Lehrstuhlinhaber in Kiel
(s. Band I, S. 182)

Müller war Schüler von Alfred Güttich in Köln, Johannes Zange in Kiel und Max Schwarz in Tübingen. 1960 erhielt er den Ruf nach Kiel. Sein Nachfolger wurde Hans-Günther Stoll.

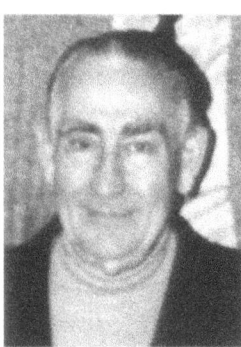

***Hans-Günther Stoll** (1916–1989)*
Amtszeit: 1951–1960

Stoll hatte seine Facharztausbildung in der HNO-Klinik des Krankenhauses Prenzlauer Berg erhalten. Unter ihm wurde die Klinik 1950 in das Hufeland-Krankenhaus des Klinikums Buch verlegt, wo es sich noch heute befindet. Später war Stoll als niedergelassener HNO-Arzt und Belegarzt in Buchen (Odenwald) tätig. – 1961 wurde Herbert Walter Chefarzt der Klinik.

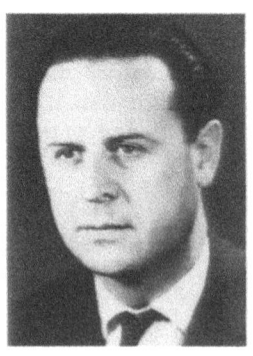

***Herbert Walter** (*1924)*
Amtszeit: 1961–1964

Walter erhielt seine Facharztausbildung von 1951–1956 bei Hans-Günther Stoll in Berlin-Buch. Dort war er anschließend als Oberarzt tätig und übernahm die Klinik danach für drei Jahre. Sein operativer Schwerpunkt war die kosmetische Gesichtschirurgie. 1963 erreichte Walter eine Erhöhung der Bettenzahl auf 80. Außerdem wurde eine eigene Kinderstation eingerichtet. Nach 1964 führte Walter eine HNO-Praxis in West-Berlin. – Ihm folgte Werner Kup als nächster Chefarzt.

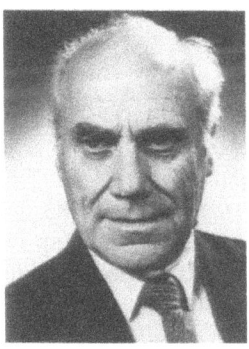

Werner Kup (*1928)
Amtszeit: 1965–1989
1965 Habilitation
1972 Honorarprofessor mit Lehrstuhl

Nach dem plötzlichen Weggang von Herbert Walter übernahm 1965 ein Oberarzt der Charité-HNO-Klinik, Werner Kup, die Klinikleitung in Berlin-Buch. Dieser hatte sich im gleichen Jahr an der Charité mit dem Thema „Verwendung lyophilisierter Substanzen bei der Tympanoplastik" habilitiert. Nach sechsmonatiger kommissarischer Leitung wurde er als Chefarzt eingesetzt und 1972 auf den HNO-Lehrstuhl der Akademie für Ärztliche Fortbildung berufen. Hier war Kup als Vorsitzender der zentralen Fachkommission, deren Facharztkolloquien nur an der Akademie für ärztliche Fortbildung durchgeführt werden konnten, für die HNO-Facharztausbildung der gesamten DDR zuständig. Kup war außerdem von 1974–1979 Vorsitzender der „Gesellschaft für Otorhinolaryngologie und cervicofaciale Chirurgie" der DDR.

1971 erschien die Monografie: Kaiser-Meinhardt und Kup: „HNO-Erkrankungen in der allgemeinen Praxis". 1979 verfasste er zusammen mit Oeken, Dieroff und Wilke das Werk „Hals-Nasen-Ohren-Heilkunde und Arbeitsmedizin". Weitere wichtige Arbeiten waren sein Beitrag zur „Infektologie" von Oeken und seine zusammen mit Gudrun Staude publizierte Arbeit „Antineoplastische Chemotherapie bei bösartigen Tumoren im Kopf-Hals-Bereich". 1984 bearbeitete er in einem Handbuch der Berufskrankheiten das Thema „Lärmschwerhörigkeit".

Klinisch hat sich Kup intensiv mit der plastisch-rekonstruktiven Chirurgie der Larynx- und Trachealstenosen befasst und hierüber zahlreiche Vorträge gehalten. Unter Kups Leitung wurden verschiedene Modernisierungsmaßnahmen vorgenommen, u. a. Patientensäle in Zimmer umgewandelt und Operationssäle modernisiert.

Oberärzte bzw. Abteilungsleiter unter Kup waren: Horst Schneeweiß (klinischer Bereich), Günter Hermenau (Poliklinik), Manfred Birke (Audiologische Abteilung, später Chefarzt in Eberswalde), Günter Köpsel (Otoneurologie), Jürgen Fatschel (Rhinologie/Allergologie), Gudrun Staude (Onkologie) und Renate Fenger (Phoniatrie).

Kups Nachfolger von 1989–1993 wurde sein Oberarzt Horst Schneeweiß.

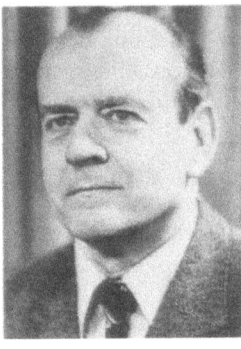

Horst Schneeweiß (*1932)
Amtszeit: 1989–1993

Schneeweiß erhielt seine Ausbildung zum HNO-Arzt von 1959–1965 an der Charité bei Konrad Fleischer. Nach 1965 war er als Oberarzt bei Kup in Berlin-Buch tätig und danach bis 1993 als Chefarzt. Klinische Schwerpunkte waren die Mikrochirurgie des Kehlkopfs, die operative Behandlung von Trachealstenosen und die Tumorchirurgie.

Von 1993–1994 wurde die Klinik kommissarisch von Gudrun Staude geleitet.

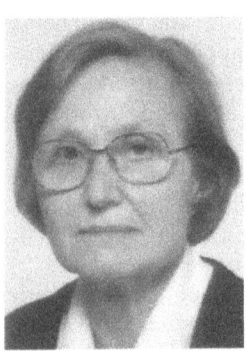

Gudrun Staude (*1935)
Amtszeit: 1993–1994

Gudrun Staude erhielt ihre HNO-Ausbildung von 1959–1964 unter Stoll und Walter in Berlin-Buch. Später war sie Oberärztin und für die Onkologie zuständig.

1994 wurde Detlev Adler Chefarzt der Klinik.

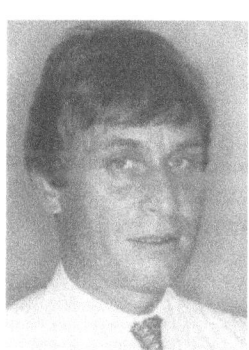

Detlev Adler (*1943)
Amtszeit seit 1994
1982 Habilitation in Heidelberg
  bei Hans-Georg Boenninghaus
1988 Leitender Oberarzt in Heidelberg
1989 apl. Professur

Adler erhielt seine Facharztausbildung bei Hans-Georg Boenninghaus in Heidelberg, wo er später als Oberarzt tätig war und sich 1982 mit dem Thema: „Klinische und experimentelle Untersuchungen zur Frage von Innenohrstörungen bei terminaler Niereninsuffizienz" habilitierte. Ab 1988 war er in der Universitäts-HNO-Klinik Heidelberg Leitender Oberarzt und ab 1989 apl. Professor. Klinische Schwerpunkte Adlers sind die Tumorchirurgie der Malignome, die Mikrochirurgie des Ohres, die plastisch-korrektive und rekonstruktive Chirurgie des Gesichts sowie die Chirurgie der Tränenwege.

Unter Adler wurde die Klinik grundlegend saniert und ein Neubau des Operationstraktes durchgeführt. Im Zuge der allgemeinen Bettenreduzierung in Berlin wurde die Zahl der Patientenbetten von 55 auf inzwischen 40 reduziert.

Wichtige ärztliche Mitarbeiter sind der stellvertretende ärztliche Leiter Oberarzt Wolfgang Flügel und der 2. Oberarzt Sebastian Schütze.
Arztschlüssel: 1–2–7,5

Berlin – Krankenhaus Hellersdorf, Standort Kaulsdorf – früher Krankenhaus Kaulsdorf – Akademisches Lehrkrankenhaus des Universitätsklinikums Charité der Humboldt-Universität zu Berlin, HNO-Klinik*

1939 wurde das Gelände des Krankenhauses Kaulsdorf für den Bau einer Fremdarbeiterunterkunft erschlossen. Am 1. September 1943 fand die Eröffnung des Krankenhauses Kaulsdorf zunächst als Hilfslazarett statt. Am 1. September 1945 wurde es als Hilfskrankenhaus mit den Abteilungen Chirurgie, Innere Medizin und Dermatologie der zivilen Nutzung übergeben. Später kamen die Abteilungen Gynäkologie, Anästhesie und Orthopädie hinzu. Eine hauptamtliche Hals-Nasen-Ohren-Klinik wurde am 1. April 1949 eröffnet.

---

* Die HNO-Klinik wurde am 1. September 1997 geschlossen.

Ehemaliger Klinikleiter:
Willi Reinke *(*1913–1993)*
Amtszeit: 1952–1958
1958 übernahm Schreiber die Klinik.

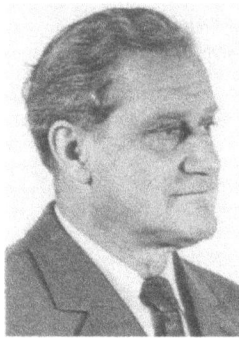

Horst Schreiber *(*1920)*
Amtszeit: 1958—1960
1955 Oberarzt am VP-Krankenhaus Berlin bei
      Fritz Rudolf Esch
      und Hans Günther Pfeiffer-Bothner

Schreiber erhielt seine hno-ärztliche Facharztausbildung zwischen 1951 und 1954 an der HNO-Abteilung des Volkspolizei-Krankenhauses in Berlin bei Fritz Rudolf Esch und Hans Günther Pfeiffer-Bothner. 1960 verließ er die DDR und war danach viele Jahre in Wittmund bzw. Jever/Ostfriesland hno-ärztlich tätig. – Ihm folgte für kurze Zeit Walter Hesse.

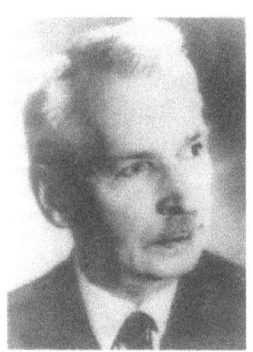

Walter Hesse *(1894–1984)*
Amtszeit: 1961
1928   Habilitation in Königsberg bei
           Paul Stenger
1946–1961 Direktor der Universitäts-HNO-Klinik
           Rostock (s. Band I, S. 265)

Nach seiner Emeritierung in Rostock übernahm Hesse für ein Jahr die Leitung der HNO-Klinik des Krankenhauses Berlin-Kaulsdorf.

Miklos Steffl *(*1914)*
Amtszeit: 1961–1965

Miklos Steffl stammte aus Brünn in der Tschechoslowakei und war lange in Nord-Vietnam als HNO-Arzt tätig, bevor er nach Kaulsdorf kam. Später ging er in die CSSR zurück.

Nächster Chefarzt wurde Stephan Schoffke.
Stephan Schoffke (*1927)
Amtszeit: 1965–1979

Stephan Schoffke stammt aus Chemnitz, studierte zunächst Zahnmedizin und dann Humanmedizin. Er war doppelapprobiert und doppelpromoviert. Seine hno-ärztliche Fachausbildung erhielt er bei Rosemarie Albrecht in Erfurt und Jena sowie bei Harry Mennig in Berlin. Später war er Oberarzt in Kaulsdorf und dann Chef der Klinik. Danach ging er nach Hennickendorf in Brandenburg.

1979 wurde Karl-Friedrich Mahler Leiter der HNO-Klinik.

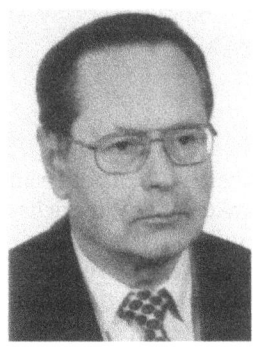

Karl-Friedrich Mahler (*1935)
Amtszeit: 1979–1997
1997–2000   Chefarzt der HNO-Klinik
             des Wenckebach-Krankenhauses

Mahler war zwischen 1962 und 1979 zunächst als Assistenzarzt, dann als Oberarzt an der HNO-Klinik der Charité unter Isolde Kaiser-Meinhardt und Hans-Jürgen Gerhardt tätig. Mahlers klinische Schwerpunkte waren die Mittelohrchirurgie, die Traumatologie des Mittelgesichts sowie die Chirurgie der Nasennebenhöhlen und der Parotis.

Die Klinik verfügte über 30 Betten und 2 Operationsplätze. Bis 1989 waren der Klinik eine Poliklinische Abteilung mit Allergologie sowie eine Phoniatrie mit eigener Logopädin angeschlossen.

Wichtige ärztliche Mitarbeiter waren die Oberärzte Gerhard Ringk und Renate Schneider.

Arztschlüssel: 1-1-5

Nach dem Berliner Rahmenkrankenhausplan wurde die HNO-Klinik zum 1. September 1997 geschlossen. Mahler übernahm daraufhin die Leitung der HNO-Klinik am Städtischen Wenckebach-Krankenhaus in Berlin-Tempelhof. Die Aufgaben der HNO-Klinik Kaulsdorf wurden der HNO-Klinik des Unfallkrankenhauses Berlin im benachbarten Stadtteil Marzahn übertragen.

Berlin – Krankenhaus im Friedrichshain – Krankenhausbetrieb von Berlin-Friedrichshain – Akademisches Lehrkrankenhaus des Universitätsklinikums Charité der Humboldt-Universität zu Berlin – HNO-Abteilung

1945 wurde im schwer zerstörten Krankenhaus Friedrichshain von Hans Schmidt zunächst eine HNO-Ambulanz eröffnet. 1954 erfolgte eine Erweiterung durch einige HNO-Betten in der Inneren Abteilung. Im gleichen Jahr wurde das große Bettenhaus errichtet. Die HNO-Klinik verblieb in drei Pavillons, die heute unter Denkmalschutz stehen. Sie wurde auf 34 Betten erweitert, außerdem erhielt sie einen eigenen Operationstrakt mit 2 Sälen.
Ehemalige Leiter waren:

Gerhard Schmidt (*1921)
Amtszeit: 1952–1954

Schmidt war Assistent an der Charité bei von Eicken und Schulz van Treeck. Mit 31 Jahren wurde er als Chefarzt in das Krankenhaus Friedrichshain „abkommandiert". Dort wurde die gesamte große HNO-Chirurgie durchgeführt. 1954 floh er aus politischen Gründen in den Westen. Von 1955 bis 1986 hatte Schmidt eine Praxis in Münster. Seit 1986 praktiziert Schmidt als HNO-Arzt in Torroella de Montgri bei Barcelona.

Günter Kuhs (*1920)
Amtszeit: 1954–1958
1952 Oberarzt in Berlin-Buch bei Hans-Günther Stoll

Günter Kuhs erhielt seine hno-ärztliche Ausbildung in Berlin-Buch bei Ernst Müller und Hans-Günther Stoll, bei dem er auch als Oberarzt tätig war. Nach seiner FLucht aus der ehemaligen DDR führte er bis 1992 eine HNO-Praxis mit Belegbetten in Oberhausen
Kuhs wurde von 1949–1952 am Städtischen Hufeland-Krankenhaus Berlin-Buch zum HNO-Arzt ausgebildet. Anschließend war er dort als Oberarzt tätig. 1958 wurde Günther Rumpf zum Chefarzt gewählt

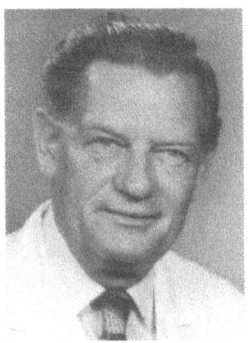

Günther Rumpf (1922–2000)
Amtszeit: 1958–1988

Der ärztliche Direktor des Städtischen Krankenhauses im Friedrichshain war gleichzeitig Inhaber des Lehrstuhls für Notfallmedizin der Akademie für Ärztliche Fortbildung der DDR. Daher lag der klinische und wissenschaftliche Schwerpunkt in der Diagnostik, Therapie und Auswertung von Notfällen, insbesondere von Schädeltraumen aller Art, einschließlich der Hörstürze und der akuten Ausfälle des N. vestibularis. Ein weiterer Schwerpunkt betraf das pädaudiologische Gebiet, wobei eine sehr gute Zusammenarbeit mit der benachbarten Sonderschule für hörbehinderte Kinder bestand.

Bis 1960 arbeitete Hans-Jürgen Gerhardt als Oberarzt an der Klinik. Er wechselte dann zur Charité, habilitierte sich 1966 und wurde 1974 dort Lehrstuhlinhaber und Klinikdirektor (s. Band I, S. 24).

Jetziger Klinikleiter ist seit 1989 Horst-Dietrich Otto.

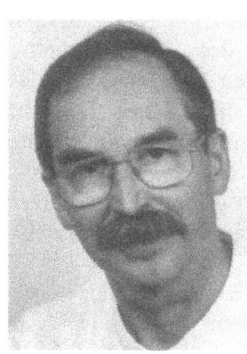

Horst-Dietrich Otto (*1937)
Amtszeit seit 1989
1981-1988 Oberarzt in Berlin bei
Hans-Jürgen Gerhardt
1981 Habilitation bei Hans-Jürgen Gerhardt
1982 Facultas Docendi

Otto, 1937 geboren, war von 1963-1965 am Anatomischen Institut der Humboldt-Universität zu Berlin tätig. Von 1965-1969 erhielt er seine Ausbildung an der HNO-Klinik der Charité. Von 1970-1978 war er ambulant als Facharzt in der Zentralen Poliklinik der Bauarbeiter in Berlin beschäftigt und kehrte 1978 an die HNO-Klinik der Charité zurück, wo er von 1981-1988 als Oberarzt tätig war.

Wissenschaftliche Schwerpunkte Ottos sind die Ontogenese von Gesicht, Kauapparat, Ohr, ZNS und Hals sowie die Pathogenese der Fehlbildungen dieser Regionen. Klinische Schwerpunkte sind die Chirurgie von Mittelohr und Parotis, die endoskopische Nasennebenhöhlenchirurgie und die Tumorchirurgie.

Die Klinik verfügt über 40 Betten, zuzüglich 4-5 Betten in der Kinderabteilung des Krankenhauses. Bis 1990 bestand zusätzlich eine Poliklinik mit 6 HNO-Ärzten.

Wichtige ärztliche Mitarbeiter: Willi Schielinski und Ute Francke.
Arztschlüssel: 1-2-6,5

Berlin – Krankenhaus Neukölln – NET-GE Kliniken für Berlin GmbH – Akademisches Lehrkrankenhaus der Freien Universität Berlin – Klinik für Hals-Nasen-Ohren-Heilkunde, Kopf- und Halschirurgie

Das heutige Krankenhaus Neukölln wurde 1909 als „Rixdorfer Krankenhaus" mit zunächst 450 Betten und vier medizinischen Fachabteilungen eröffnet. 1912 wurde das Rixdorfer Krankenhaus in „Städtisches Krankenhaus Neukölln" umbenannt. Damals war es für die Angestellten der Klinik noch Pflicht, auf dem Krankenhausgelände zu wohnen. Pflegekräfte, Verwaltungsangestellte und Ärzte wohnten im Dachgeschoss des Hauses, in dem sie auch arbeiteten. Lediglich die leitenden Mediziner hatten Wohnungen mit kleinen Gärten auf dem Klinikgelände. Nach dem Ersten Weltkrieg erfolgte in den Jahren 1919–1932 der Ausbau des Hauses. Während des Dritten Reiches mussten jüdische Mitarbeiter aufgrund der rassistischen Gesetzgebung das Krankenhaus verlassen. 1943 wurde das Haus durch einen Bombenangriff weitgehend zerstört, alle Dachstühle des Pavillons brannten aus. Es konnte nur ein Notbetrieb aufrecht erhalten werden. 1945 wurde das Krankenhaus Neukölln zunächst als russisches und dann als amerikanisches Lazarett bzw. Krankenhaus benutzt. Der Kern des eigentlichen Krankenhausbetriebes existierte ausgelagert in einer Schule weiter.

Am 1.9.1975 wurden drei bis dahin unabhängige Krankenhäuser (Städtisches Krankenhaus Neukölln, Krankenhaus Britz sowie Abteilungen des Krankenhauses am Mariendorfer Weg) zum Krankenhaus Neukölln, Krankenhausbetrieb von Berlin, zusammengefügt. Seit 1975 ist das Krankenhaus Neukölln Akademisches Lehrkrankenhaus der Freien Universität Berlin. Auch im derzeitigen Krankenhausplan ist das Krankenhaus Neukölln als eines von sechs Unfallschwerpunkt-Krankenhäusern des Landes Berlin vorgesehen. Die derzeitige Bettenzahl beträgt nach verschiedenen Bettenstreichungen noch 1250 Betten. Damit ist das Krankenhaus Neukölln noch immer das größte kommunale Krankenhaus der Stadt. Mit Beschluss des Abgeordnetenhauses von Berlin vom 16.11.2000 wurden zehn kommunale Krankenhäuser zu einer Einheits-GmbH zusammengefasst und in 100% Trägerschaft des Landes Berlin privatisiert.

Frühere Klinikleiter waren:

Wilhelm Kreidewolf (1894–1972)
Amtszeit: 1930–1932

Kreidewolf erhielt seine Facharztanerkennung im Jahr 1929. 1930 wurde die HNO-Klinik des Krankenhauses Neukölln mit einer Station eröffnet. Kreidewolf leitete die Abteilung von 1930–1932.

Anschließend folgte Alfred Jauerneck als Chefarzt.

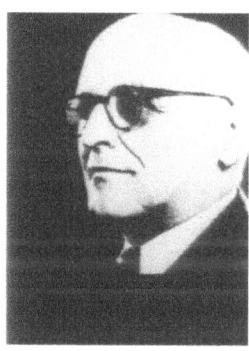

Alfred Jauerneck (1892–1968)
Amtszeit: 1932–1945

In den Jahren von 1932–1945 wurde unter Jauerneck das operative Spektrum der Klinik vor allem in der Ohrchirurgie ausgeweitet. Von 1945–1948 war Jauerneck niedergelassener HNO-Arzt in Berlin-Köpenick. Danach übernahm Jauerneck die Hals-Nasen-Ohren-Klinik am Rudolf-Virchow-Krankenhaus.

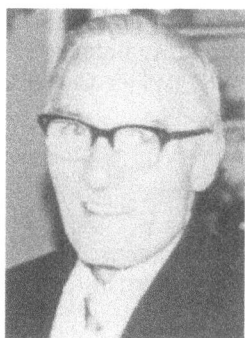

Georg Zinser (1906–1983)
Amtszeit: 1945–1971

Von 1945–1971 führte Zinser die im Krieg stark zerstörte 70-Betten-Klinik. Die Klinik wurde in diesem Zeitraum wieder auf- und ausgebaut und verfügte jahrelang über die größte und am besten ausgestattete audiologische Abteilung West-Berlins. Am Aufbau der audiologischen Abteilung war maßgeblich Odo von Arentsschild beteiligt, der später als Audiologe und Phoniater an der Freien Universität Berlin tätig war. Es wurde ferner eine Beratungsstelle für hörbehinderte Kinder aufgebaut. Diese wurde später selbstständig und steht jetzt unter Leitung von Gottfried Aust. Dieser Beratungsstelle wurde im Jahr 2000 das Cochlear Implant Centrum „Werner-Otto-Haus" der Berlin-Brandenburgischen Cochlear Implant Gesellschaft (BBCIG) e.V. angegliedert. Eine umfangreiche von Zinser angelegte Hörgerätesammlung wurde nach dessen Tod der Akademie für Hörgeräte-Akustik in Lübeck übereignet.

Ab 1971 leitete Hans-Rudolf Nitze die Klinik.

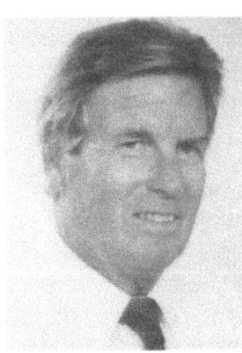

Hans-Rudolf Nitze (*1936)
Amtszeit: 1971–1997
1969 Habilitation in Frankfurt/Main
        bei Karl-Heinz Vosteen
1975 Honorar-Professur

Nitze erhielt seine chirurgische Ausbildung unter Rudolf Geisendörfer an der Chirurgischen Universitätsklinik in Frankfurt/Main und wurde weiter von Richard Mittermaier und Karl-Heinz Vosteen an der Universitäts-HNO-Klinik in Frankfurt/Main ausgebildet, wo er sich 1969 habilitierte. Von 1982 bis 1996 war Nitze Leiter des Onkologischen Zentrums. Seit 1990 ist er Vorsitzender der Otolaryngologischen Gesellschaft zu Berlin. Die Klinik verfügte über 52 Betten sowie seit 1976 über eine angeschlossene logopädische Abteilung. Der Schwerpunkt der Klinik lag in Tumorchirurgie und Audiologie.

Wichtiger ärztlicher Mitarbeiter: Petros Chryssikopoulos (später Chefarzt in Korfu).

Zum Nachfolger im Amt wurde Volker Schilling gewählt.

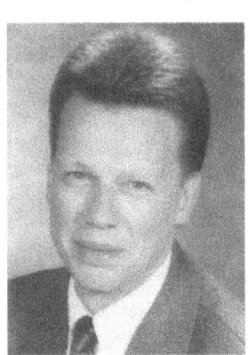

Volker Schilling (*1958)
Amtszeit seit 1998
2000 Habilitation in München-Großhadern
        an der Ludwig-Maximilians-Universität
        bei Ernst Rudolf Kastenbauer

Schilling erhielt seine Facharztausbildung von 1983–1986 bei Kastenbauer in Berlin am Klinikum Charlottenburg und von 1986–1998 in München an der Ludwig-Maximilians-Universität, ebenfalls bei Kastenbauer. In München erfolgte auch seine Habilitation mit dem Thema „Mittelohrcholesteatom – Pathogenese, Klinik und Therapie".

Im Zuge der durch die Wiedervereinigung notwendig gewordenen erheblichen Bettenkürzungen in der Stadt Berlin wurde die HNO-Abteilung von 52 auf 40 Betten reduziert. Gleichzeitig mit dieser Bettenreduzierung war es möglich, die Klinik komplett zu renovieren und mit ihr innerhalb des Hauses in einen restaurierten Bereich des Altbaus umzuziehen. Da das Krankenhaus Neukölln auch nach den Umstrukturierungen in Berlin weiterhin Tumorzentrum und Kopfzentrum ist, nimmt die Versorgung von Tumorpatienten und Unfallopfern weiterhin breiten Raum in der Patientenversorgung ein. Die enge Verbindung mit der Kinderklinik umfasst auch das generelle Hörscreening für Neugeborene. Weitere Schwerpunkte sind die Ohrchirurgie sowie die plastisch-rekonstruktive Chirurgie des gesamten Fachgebiets.

Wichtige ärztliche Mitarbeiter sind der langjährige 1. Oberarzt Franc Brcan und der 2. Oberarzt Hans Nehring.

Arztschlüssel: 1–2–6,5

Berlin – Krankenhaus Prenzlauer Berg – Krankenhausbetrieb von Berlin-Prenzlauer Berg – Akademisches Lehrkrankenhaus des Universitätsklinikums Charité der Humboldt-Universität zu Berlin – Hals-Nasen-Ohren-Abteilung *

Bis 1940 wurde das Hauptgebäude in der Nordmarkstraße 15 als nächtliches Obdach für Männer und Frauen, Kinderheim, Sonderheim für Rückwanderer, Wohlfahrtsstelle und für die Volksspeisung genutzt. Das Krankenhaus Prenzlauer Berg wurde am 16.7.1940 – zunächst nur bestehend aus einer HNO-Abteilung und einer Infektionsabteilung – gegründet. Die HNO-Abteilung wurde mit 220 Betten eröffnet und war damals die größte HNO-Einrichtung Deutschlands. Davon waren 40 Betten speziell für Komplikationen von Scharlacherkrankungen aus ganz Berlin vorgesehen. In den fünfziger Jahren wurden jährlich etwa 5000 Operationen durchgeführt. 1959 hatte die HNO-Klinik noch 190 Betten! In den sechziger Jahren ging die Bettenzahl aufgrund der Einführung modernerer Operationsverfahren sowie durch Einführung der Antibiotika erheblich zurück, da die Liegedauer deutlich kürzer geworden war. Die Nachbehandlung der Ohroperationen dauerte in den Kriegs- und Nachkriegsjahren mindestens 6–7 Wochen, häufig sogar bis zu einem viertel Jahr. Noch zwischen 1955 und 1965 wurden vier bis fünf Wochen veranschlagt, während die Liegedauer nach sanierenden und hörverbessernden Operationen danach auf ein bis zwei Wochen zurückging. Außerdem haben sich Mastoidektomien, die früher vor allem im Säuglings- und Kleinkindesalter mehrmals täglich durchgeführt wurden, heute zur Rarität entwickelt. 1970 wurde die zur HNO-Abteilung gehörende Poliklinik räumlich abgetrennt.

1963 wurde eine Abteilung für Phoniatrie gegründet, die bis Anfang der siebziger Jahre die einzige im kommunalen Gesundheitswesen der ehemaligen DDR gewesen ist. Die Abteilung war der HNO-Klinik angegliedert. Sie diente als Ausbildungseinrichtung für angehende HNO-Ärzte, Sprechwissenschaftler, HNO-Ärzte in der Subspezialisierung „Phoniatrie" und phoniatrisch-audiologische Assistentinnen. Dispensairemäßig wurden die Hochschule für Schauspielkunst, die Spezialschule für Musik, die Hochschule

---

* Die HNO-Abteilung wurde am 31. Dezember 1999 geschlossen.

„Hanns Eisler" sowie Mitarbeiter der Volksbildung der Stadtbezirke Prenzlauer Berg, Berlin-Mitte, Berlin-Friedrichshain und Berlin-Weißensee betreut. Weitere Schwerpunkte waren Stimmtauglichkeitsuntersuchungen für Patienten in Sprechberufen, die Therapie von Aphasikern und Kehlkopflosen sowie die Phonochirurgie. Erster Leiter war Jürgen Wendler (später Inhaber des Lehrstuhles für Phoniatrie an der HNO-Klinik der Charité). 1970 übernahm Anne-Margret Heinicke die Leitung. Nach Schließung der HNO-Klinik am 31.12.1999 blieb die Phoniatrie noch als selbstständige Abteilung bestehen.

Frühere Klinikleiter waren:

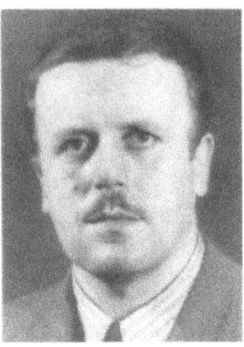

Ludwig Martins *(1901–1951)*
Amtszeit: 1940–1944

Martins stammte aus Schwerin/Mecklenburg. Seine Facharztausbildung erhielt er im Diakonischen „Krankenhaus der Barmherzigkeit" in Königsberg/Ostpreußen bei Artur Blohmke zwischen 1928 und 1932. Anschließend war er bis 1934 Oberarzt in der HNO-Klinik des Katholischen Krankenhauses in Erfurt bei Franz Nuernbergk. 1935 ließ er sich in Berlin-Weißensee nieder und führte bis 1939 eine Belegabteilung in der „Park-Klinik Weißensee". Von 1940-1944 leitete er die Hals-Nasen-Ohrenabteilung des Städtischen Krankenhauses Berlin-Prenzlauer Berg. Am Aufbau der Klinik war Ludwig Martins maßgeblich beteiligt. Erster Oberarzt der Klinik war Hans Wucherer. Die Arbeitsschwerpunkte Martins waren die Ohrchirurgie, die Nasennebenhöhlenchirurgie und die Laryngologie. Nach Kriegsende war Martins von 1946-1951 als HNO-Arzt in Schwerin niedergelassen.

1944 übernahm Schilling die Klinik.

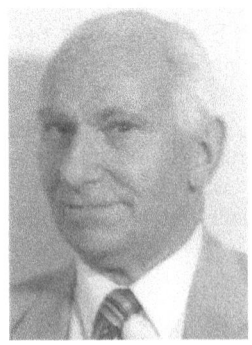

Joachim Schilling *(1908–2000)*
Amtszeit: 1944–1958
1942 Oberarzt des Rudolf-Virchow-Krankenhauses Berlin

Schilling erhielt seine HNO-Ausbildung im Westend- und Rudolf-Virchow-Krankenhaus Berlin. 1942 wurde er zum Oberarzt im Rudolf-Virchow-Krankenhaus ernannt. Von August 1943 bis Oktober 1944 übernahm er vertretungsweise dessen Leitung. Danach führte Schilling die HNO-Klinik Prenzlauer Berg bis 1958. Anschließend war Schilling bis 1986 niedergelassener Arzt in Berlin-Charlottenburg. Zu seinen Patienten gehörten viele prominente Schauspieler und Künstler. – Ihm folgte Rudolf Krienitz als nächster Chefarzt.

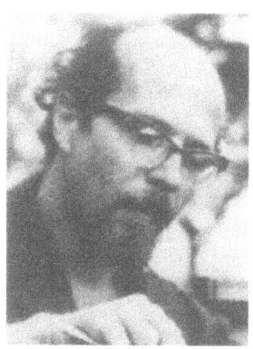

Rudolf Krienitz *(1921–1993)*
Amtszeit: 1958–1976

Krienitz hatte seine Fachausbildung im Hause seit 1946 absolviert und war dann langjähriger Oberarzt. Er galt als sehr geschickter Operateur, der in seiner Freizeit Malerei und Bildhauerei als Hobby betrieb. Daneben absolvierte er ein Abendstudium an der Kunsthochschule Weißensee und beteiligte sich mehrmals an der Ausstellung „mit Stethoskop und Palette". Aus gesundheitlichen Gründen musste er vorzeitig ausscheiden. Zwischen 1960 und 1972 wurden von Rudolf Krienitz und seinem Oberarzt Erwin Degen zweimal wöchentlich HNO-Sprechstunden in Schwedt an der Oder abgehalten. Erst als in der Stadt Schwedt ein HNO-Arzt seine Arbeit aufnahm, wurden diese zusätzlichen Aufgaben eingestellt.

Sein Nachfolger wurde Günter Loewe.

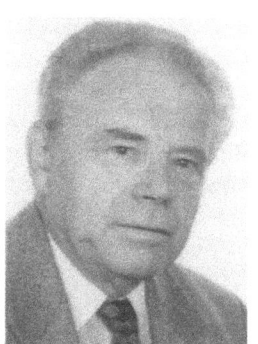

Günter Loewe *(*1932)*
Amtszeit: 1976–1997
1965   Ernennung zum Oberarzt an der HNO-Klinik
der Charité
1977   Promotion B (Habilitation)
1981   apl. Professur

Günter Loewe wurde von 1958–1963 unter Isolde Kaiser-Meinhardt an der Charité zum HNO-Arzt ausgebildet, wo er danach als Oberarzt tätig war. 1976 übernahm er die HNO-Klinik Prenzlauer Berg und wurde gleichzeitig

Ärztlicher Direktor des Krankenhauses. Unter seiner Leitung nahm die HNO-Klinik einen erheblichen qualitativen Aufschwung. Zur Schwerpunktarbeit gehörten die Mittelohr- und Tumorchirurgie, die Phoniatrie und die otoneurologische Funktionsdiagnostik. Nach einer umfassenden Rekonstruktion und Modernisierung der Klinik im Jahre 1995 umfasste die Klinik nun 44 stationäre Betten. Außerdem verfügte sie über einen Operations-Bereich mit zwei Sälen.

1998 wurde Karin Behncke kommissarische Chefärztin der Klinik.

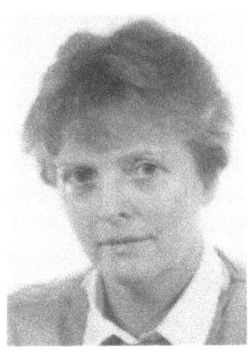

Karin Behncke (*1940)
Amtszeit: 1998 bis Ende 1999

Karin Behncke hatte ihre Fachausbildung an der Universitäts-HNO-Klinik Leipzig unter Friedrich-Wilhelm Oeken erhalten und wechselte 1985 als Oberärztin in die HNO-Klinik Prenzlauer Berg. Nach dem Ausscheiden von Günter Loewe führte sie die Abteilung noch zwei Jahre.

Wichtige langjährige ärztliche Mitarbeiter der Klinik waren die Oberärzte Erwin Degen, Veronika Konow, Helmut Eigel-Hanus (Leiter der Audiometrie-Abteilung von 1978–1985) und Thomas-Uwe Brandt (seit 2000 Chefarzt der HNO-Klinik der Spreewald-Klinik Lübben).

Arztschlüssel: 1–2–1,5

Die HNO-Abteilung wurde Ende Dezember 1999 geschlossen.

Berlin – Park-Klinik Weißensee – Akademisches Lehrkrankenhaus des Universitätsklinikums Charité der Humboldt-Universität zu Berlin – Abteilung für Hals-Nasen-Ohren-Heilkunde, Hals- und Gesichtschirurgie

Im Jahre 1900 wurde das Auguste-Victoria-Krankenhaus in Berlin-Weißensee eröffnet. Dieses wurde später in „Krankenhaus Weißensee" umbenannt. Im Jahre 1953 wurde hier eine poliklinische Abteilung für Hals-Nasen-Ohren-Krankheiten eingerichtet. 1954 wurde in einem „Exklave-Gebäude" der chirurgischen Klinik eine HNO-Station mit 18 Betten eröffnet.

Der erste Leiter der Klinik war Rudolf Ingelmann.

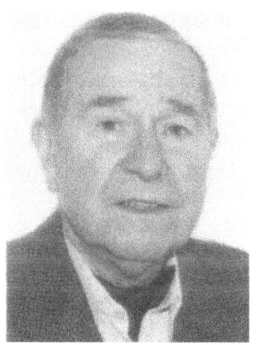

Rudolf Ingelmann (*1921)
Amtszeit: 1953–1961
1951   Oberarzt an der Charité
bei Isolde Kaiser-Meinhardt

Ingelmann erhielt seine hno-ärztliche Ausbildung zwischen 1948 und 1951 in Leipzig bei Wilhelm Lange und Woldemar Tonndorf. Anschließend arbeitete er als Oberarzt an der 2. HNO-Klinik der Charité bei Isolde Kaiser-Meinhardt. Während seiner Amtszeit als Chefarzt machte er sich um die Entwicklung und den Ausbau der HNO-Klinik verdient. Ihm ist die Einführung operativer und endoskopischer Eingriffe in Intubationsnarkose zu verdanken. Ferner begann er an der Klinik mit mikroskopischen Ohr-Operationen. Während seiner Amtszeit konnte die Bettenzahl erhöht werden. Später zog die HNO-Klinik in einen Neubau ein. Ingelmann war außerdem Mitbegründer der „Arbeitsgemeinschaft für Lärmschutz". 1961 siedelte er von Ost-Berlin nach West-Deutschland über. Danach führte er viele Jahre eine Praxis in Monschau in der Eifel.

Nach ihm übernahm Peter Strümpel die Leitung der Klinik.

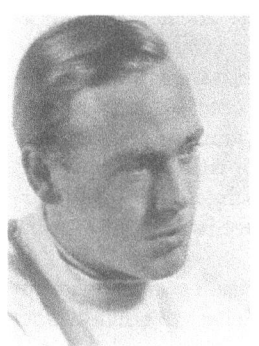

Peter Strümpel (*1929)
Amtszeit: 1961–1994
1959   Oberarzt an der Charité bei Konrad Fleischer

Nach dem Studium an der Martin-Luther-Universität in Halle arbeitete Strümpel von 1953–1954 als wissenschaftlicher Assistent am Physiologischen Institut der Humboldt-Universität in Berlin und promovierte 1954 mit einem experimentellen Thema zur Blutdruckregulation. Seine Facharztausbildung erhielt er zwischen 1955 und 1957 unter Alfred Schulz van Treeck an der Universitäts-HNO-Klinik der Charité. Hier wurde er 1959 zum Oberarzt ernannt. Seine weitere Ausbildung erhielt er hier unter Konrad Fleischer zwischen 1959 und 1961, der im Zusammenhang mit dem Mauerbau in Berlin sein Charité-Ordinariat aufgab. 1961 übernahm Strümpel die Leitung der HNO-Klinik in Berlin-Weißensee, die er 33 Jahre inne hatte.

Zu Strümpels Verdiensten zählt die Einführung der Adenotomie und Tonsillektomie am hängenden Kopf bei Kindern sowie der Tonsillektomie in Intubationsnarkose. Ferner wurde von ihm die Methode der „nicht mikrooptischen sphenoidhöhlengesteuerten Pansinusoperation" entwickelt und an seiner Klinik etabliert.

Seit dem 1. September 1994 wird die Abteilung von Hans Behrbohm geleitet.

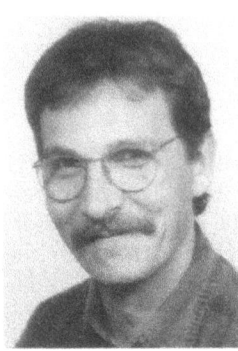

Hans Behrbohm *(*1955)*
Amtszeit seit 1994
1990 Habilitation in Berlin bei
       Hans-Jürgen Gerhardt
1990 Oberarzt an der HNO-Klinik der Charité
1997 apl. Professur

Nach dem Studium an der Humboldt-Universität von 1973–1979 erhielt Behrbohm seine Facharztausbildung zwischen 1982 und 1985 an der HNO-Klinik der Charité. Hier war er von 1988–1994 Leiter der Abteilung für Rhinologie/Allergologie. 1990 habilitierte er sich mit dem Thema des mukoziliären Transports in den Nasennebenhöhlen unter physiologischen und pathologischen Bedingungen. Von 1990–1994 war er als Oberarzt an der HNO-Klinik der Charité tätig. 1997 erhielt er eine apl. Professur an der Humboldt-Universität zu Berlin.

Unter Behrbohms Leitung werden regelmäßig – gemeinsam mit der HNO-Klinik des Universitätsklinikums Charité – Operationskurse zu den Themen „Diagnostik und Therapie chronisch entzündlicher Erkrankungen der Nasennebenhöhlen" sowie „Mikroskopische und endoskopische Therapie der vorderen Schädelbasis und der Nasennebenhöhlen" durchgeführt. 2000 wurde Behrbohm erster Präsident der Nordostdeutschen Gesellschaft für Otorhinolaryngologie und zervikofaziale Chirurgie.

Die HNO-Abteilung verfügt über 40 Betten. Sieben Kinderbetten sind auf einer interdisziplinären Kinderstation untergebracht. Neben der Funktionsdiagnostik, zu der auch die BERA-Untersuchung, die Otoneurologie mit ENG, die Computerrhinomanometrie und die Allergologie gehören, liegt der operative Schwerpunkt in der Mikrochirurgie der Nasennebenhöhlen und des Mittelohres sowie der plastischen Chirurgie des Fachgebietes.

Wichtige ärztliche Mitarbeiter: Die Oberärzte Thomas Hildebrandt, Constanze Fleuter und Ulrike Röke.

Arztschlüssel: 1-2-5

Berlin – Rudolf-Virchow-Krankenhaus – Hals-Nasen-Ohren-Abteilung *
– Hals-Nasen-Ohren-Klinik im Universitätsklinikum Rudolf Virchow (Standort Wedding)

Durch den weltweiten wirtschaftlichen Aufschwung in der zweiten Hälfte des 19. Jahrhunderts entwickelte sich Berlin zu einer industriellen Metropole mit einem enormen Anstieg der Bevölkerung von ca. 50 000 Einwohnern jährlich. Ein überproportionaler Bevölkerungsanstieg war insbesondere für den Bezirk Wedding zu verzeichnen, dessen Einwohnerzahl sich in gut 40 Jahren um das Zwanzigfache erhöht hatte.

Seit den 90er-Jahren des vorangegangenen Jahrhunderts gab es daher den Plan, für die Bevölkerung des Industriebezirks Wedding ein leistungsfähiges und für die Behandlung aller Leiden geeignetes Krankenhaus zu erbauen. Rudolf Virchow, welcher der Städtischen Krankenhaus-Deputation angehörte, war hier die treibende Kraft. Am 1. Oktober 1906 wurde das Rudolf-Virchow-Krankenhaus eingeweiht. Es war im Pavillon-Stil erbaut worden. 53 Pavillongebäude waren durch Straßen von insgesamt 12 km Länge miteinander verbunden. Das Krankenhaus galt als das größte Krankenhaus seiner Zeit in Europa, ja sogar weltweit. In Berlin, Deutschland und im Ausland diente die Pavillonbauweise des Rudolf-Virchow-Krankenhauses als Vorbild für nachfolgende moderne Krankenhausbauten, wie z. B. 1910 für den Bau des Metschnikow-Krankenhauses in St. Petersburg. Während internationaler Kongresse gehörten Führungen durch die Krankenhausanlage zum Programm. Im Jahre 1930 verfügte das Krankenhaus über 2 680 Betten.

Am 6. April 1907 wurde eine „Abteilung für Hals-Ohren-Nasenkranke" mit anfänglich 30 Betten eröffnet, zu deren Dirigierendem Arzt Arthur Hartmann gewählt wurde. Zum ersten Mal verfügte damit ein Städtisches Berliner Krankenhaus über eine Abteilung, in der das gesamte HNO-Fachgebiet vertreten wurde.

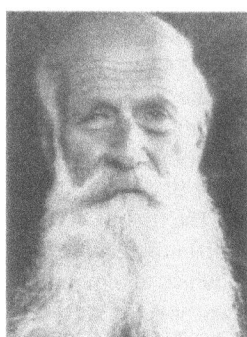

Arthur Hartmann (1849–1931)
Amtszeit: 1907–1911
1902 Ernennung zum Professor

Hartmann wurde am 1. Januar 1849 als Sohn des Besitzers der damaligen Baumwollspinnerei – der heutigen Verbandstoff-Fabrik – Paul Hartmann sen. in Heidenheim (Württemberg) geboren. Er studierte Medizin in Tübin-

---
* Seit 1988 Universitätsklinikum (s. Band I).

gen, Leipzig und Freiburg. Während des Krieges gegen Frankreich 1870/71 unterbrach Hartmann sein Studium für ein Jahr und diente freiwillig als Feldunterarzt im Württembergischen Sanitätskorps. Aufgrund der im Krieg gemachten Erfahrung, dass nur unzulängliches Verbandmaterial zur Verfügung stand, überzeugte Hartmann seinen Vater, als Erster in Deutschland die fabrikmäßige Produktion von Verbandwatte aufzunehmen. Die Verbreitung dieser Verbandwatte führte zur Spezialisierung der elterlichen Baumwollspinnerei auf Verbandstoffe und begründete später den weltweiten Ruf der Firma, die heute zu den führenden Herstellern von Verbandstoffen, Medizinalprodukten und Hygieneerzeugnissen in Europa zählt.

Nach Beendigung seines Studiums begann Hartmann 1875 seine Ausbildung in Wien bei den Otologen Adam Politzer und Josef Gruber sowie den Laryngologen Johann Schnitzler, Leopold von Schrötter und Karl Störk. Ferner hospitierte er außerdem in der dortigen Anatomie. Hier erwarb er das Grundlagenwissen für seine später viel beachtete Präparatesammlung. Nach weiteren otiatrischen Studien in England und Frankreich eröffnete Hartmann 1876 in Berlin eine Praxis und verfügte bald auch über eine Privatklinik. Seine hervorragenden Leistungen sicherten ihm nicht nur ein ansehnliches Einkommen sondern verschafften ihm auch einen Ruf, der bis zur Behandlung der Kaiserfamilie reichte. Neben seiner praktischen ärztlichen Tätigkeit wirkte er als Forscher und Lehrer und veranstaltete zwischen 1881–1894 Kurse in Otologie und Laryngologie, in denen er auch in englischer, französischer und italienischer Sprache unterrichtete. Viele später berühmt gewordene Persönlichkeiten wie Gustav Killian, Hermann Noltenius und Carl Zarniko begannen ihre otologische und laryngologische Laufbahn unter Hartmann.

Hartmann galt als außerordentlich geschickter Operateur. Er entwickelte und modifizierte zahlreiche Untersuchungs- und Operationsmethoden und entwarf eine Vielzahl neuer Instrumente (z. B. Hartmann-Zängelchen, Hartmann-Parazentesemesser usw.). Hartmann beschäftigte sich aber auch mit technischen Neuentwicklungen. Sein 1878 vorgestelltes „Akumeter" beruhte auf einer Kombination der Helmholtzschen elektrischen Stimmgabel mit dem Bellschen Telefonhörer. Damit gehört Hartmann auch zu den Pionieren auf dem Gebiet der Audiometertechnik. Im Lehrbuch der Ohrenheilkunde von Politzer von 1878 schrieb Hartmann das Kapitel über die Rhinologie. In den folgenden Jahren erschienen die Monografien „Experimentelle Studien über die Funktion der Eustachischen Röhre" und „Die Krankheiten des Ohres und deren Behandlung" sowie sein „Atlas der Anatomie der Stirnhöhlen und der vorderen Siebbeinzellen". Daneben widmete sich Hartmann Fragen des medizinischen Unterrichts, der ärztlichen Prüfungsordnung sowie der Vereinigung von Otologie und Laryngologie. Außerdem zeigte er einen unermüdlichen, lebenslangen Einsatz für die Belange Schwerhöriger und Ertaubter und veröffentlichte Monografien, die in zahlreiche Sprachen übersetzt wurden („Taubstummheit und Taubstummenbildung", „Lehr- und Lernbuch für Schwerhörige zur Erlernung des Ablesens vom Munde", „Die Schwerhörigen in der Schule" und „Der Unterricht für hochgradig Schwerhörige in Deutschland"). Schon zu Lebzeiten wurde Hartmann als Gründer der Schwerhörigenerziehung geehrt. Auf sozialpolitischem Gebiet widmete sich Hartmann der Säuglingsfürsorge und dem Schularztwesen.

Große Verdienste erwarb er sich außerdem durch seinen unermüdlichen Einsatz für wissenschaftliche Fachgesellschaften. Er war Gründer sowie Vorstandsmitglied zahlreicher otologischer Fachgesellschaften in ganz Deutschland und in der Schweiz. 1922 wurde er Ehrenmitglied der kurz zuvor gegründeten Deutschen Gesellschaft der Hals-Nasen-Ohrenärzte. Daneben war Hartmann 15 Jahre lang Mitherausgeber der „Zeitschrift für Ohrenheilkunde".

1902 wurde Hartmann zum Professor ernannt, 1909 wurde ihm der Titel „Geheimer Sanitätsrat" verliehen. Außerdem ehrte man ihn durch die Verleihung zahlreicher Orden. Die Wahl zum Dirigierenden Arzt der „Hals-Ohren- und Nasenabteilung" des neuerbauten Rudolf-Virchow-Krankenhauses sah Hartmann als höchste Ehrung an und betrachtete sie als Verpflichtung. Um die Behandlungsmöglichkeiten erweitern zu können, ging er als fast Sechzigjähriger nach Wien zu Ottokar von Chiari, um sich dort auf dem Gebiet der Laryngologie weiterzubilden, denn er wollte die damals weit verbreitete Kehlkopftuberkulose behandeln können.

1911 – in seinem dreiundsechzigsten Lebensjahr – legte er überraschend alle Ämter nieder und kehrte in seine Vaterstadt Heidenheim zurück. Nach Ausbruch des Ersten Weltkrieges stellte er sich – als Veteran von 1870/71 – sofort zur Verfügung und diente bis 1918 als Chef eines Reservelazaretts. In seiner Heimatstadt Heidenheim hat Hartmann nicht mehr regelmäßig praktiziert. Er widmete sich vielmehr allgemeinen medizinischen und literarischen Fragen. Zum 50. Todestag Ludwig Uhlands schrieb er ein mehrfach aufgelegtes Volksbuch. Außerdem gründete Hartmann ein alkoholfreies Speisehaus und einen „Verein wider den Alkoholmissbrauch". In seinem Buch „Rohkost und fleischlose Ernährung" legte er 1928 seine Gedanken über Ernährungsfragen und über eine gesunde Lebensweise nieder. Noch heute zeugt sein als „Hartmann-Brot" bekanntes Reformbrot von diesem Abschnitt seines Wirkens. Am 28. August 1931 ist Hartmann im Alter von 83 Jahren in Heidenheim verstorben.

Aufgrund seiner vielseitigen Fähigkeiten und zahlreichen Verdienste gehört Hartmann zweifellos zu den großen Ärzten seiner Zeit und zu den bedeutendsten Vertretern unseres Fachgebietes.

Zu seinem Nachfolger wurde Hans Claus gewählt.

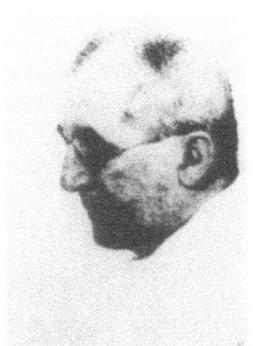

Hans Claus (1873–1938)
Amtszeit: 1911–1938
1913 Verleihung des Professorentitels

Hans Claus wurde am 7. November 1873 in Berlin geboren. Von 1899 bis 1904 war er Assistent an der Universitäts-Poliklinik für Hals- und Nasenkranke bei Bernhard Fraenkel. Von 1904–1911 erfolgte die Ausbildung zum Ohrenarzt an der Universitäts-Ohrenklinik bei August Lucae und Adolf Passow. Am 1. Februar 1911 übernahm H. Claus die inzwischen mit 39 Betten ausgestattete „Abteilung für Hals-, Ohren- und Nasenkrankheiten". Hans Claus besaß wie sein Vorgänger das Geschick zur Konstruktion von Instrumenten, die noch heute u. a. im Instrumentenkatalog der Fa. Martin/Tuttlingen unter seinem Namen angeboten werden. Unter seiner Leitung wurde die HNO-Abteilung ein Zentrum zur Behandlung der in dem Fachgebiet auftretenden entzündlichen Komplikationen wie Hirnabszesse, Sinusthrombosen, Labyrintherkrankungen, Meningitiden und septische Komplikationen nach vorausgegangenen Anginen.

Am 1. Oktober 1926 wurde der HNO-Abteilung eine separate septische Halsstation mit 25 Betten angegliedert.

Hans Claus sind bahnbrechende wissenschaftliche und operativ-technische Grundlagen für die Heilung der bis dahin fast immer tödlichen tonsillogenen Sepsis zu verdanken. Er war der Erste der vorantibiotischen Ära, dem es in großem Rahmen gelang, erkrankte Patienten durch umfangreiche und schwierige Eingriffe an den Halsgefäßen zu retten. In bedrohlichen Fällen führte H. Claus auch die kollare Mediastinotomie durch und konnte die Heilungsquote auf über 70% steigern. H. Claus stellte auch ein Operationsverfahren für chronisch erkrankte Kieferhöhlen vor, bei dem lediglich die erkrankte Schleimhaut reseziert wurde. Außerdem erarbeitete er eine Modifikation und Vereinfachung der von J. M. West empfohlenen endonasalen Chirurgie der Tränenwege, die als West-Claus-Operation in die Lehrbücher eingegangen ist. Daneben war Hans Claus – zusammen mit Passow – an der Herausgabe von Operationslehren beteiligt. Wie bereits in der Charité bot H. Claus Fortbildungsunterricht für Ärzte an, die regelmäßig im Rudolf-Virchow-Krankenhaus stattfanden.

1927 war die Hals-Nasen-Ohren-Abteilung noch immer die einzige derartige selbstständige Abteilung an den Städtischen Krankenanstalten in Berlin und hatte sich zugleich zu einer der größten Abteilungen Deutschlands entwickelt. Es wurde ein Neubau mit 105 Betten geplant, dessen Durchführung jedoch nie erfolgte. Dabei war vorgesehen, ein gemeinsames Gebäude für HNO-Heilkunde, Augenheilkunde sowie Kiefer- und Zahnheilkunde zu erstellen, sozusagen gedanklich ein Vorläufer der 1983 eingeweihten Klinik für Spezialchirurgie, der sog. Kopfklinik. Hans Claus hat als Chefarzt das Bild der Abteilung 27 Jahre lang geprägt und hat als Mensch und Arzt eine beeindruckende Ausstrahlungskraft besessen. Am 1. April 1938 ist er mit Erreichen der Altersgrenze in den Ruhestand getreten und noch im gleichen Jahr verstorben.

Seine Nachfolge trat Georg Claus an.

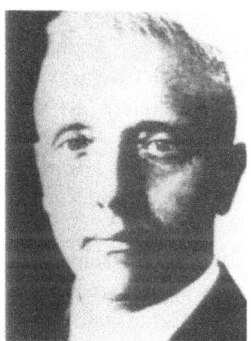

Georg Claus (1890–1945)
Amtszeit: 1938–1939 und 1942–1943
1930 Habilitation in Berlin an der Charité
bei Carl von Eicken
1935 Ernennung zum a.o. Professor

Am 1. August 1938 trat Georg Claus (nicht verwandt mit seinem Amtsvorgänger Hans Claus) sein Amt als Dirigierender Arzt der HNO-Abteilung an, die zwischenzeitlich von Erwin Giesing geleitet worden war. Georg Claus wurde am 28. September 1890 in Berlin geboren und studierte an der Kaiser-Wilhelms-Akademie für das militärärztliche Bildungswesen zu Berlin. Nachdem er am 4. Juni 1919 sein Staatsexamen abgelegt hatte, wurde er Assistent in der Ohren- und Nasenklinik (ab 1922 Ohren-Nasen- und Halsklinik) der Charité, die damals von Adolf Passow und nach dessen Tod im Jahre 1926 von Carl von Eicken geleitet wurde. Seine Habilitation erfolgte 1930 und fünf Jahre später die Ernennung zum a.o. Professor.

Bereits zuvor, 1934, war er aus der Charité ausgeschieden, um sich in einer Privatpraxis niederzulassen. Operationen führte er am Franziskus-Krankenhaus durch.

Nachdem Georg Claus etwas mehr als ein Jahr als Chefarzt im RVK tätig war, wurde er am 18. September 1939 zur Wehrmacht eingezogen und diente als Oberstabsarzt in verschiedenen Lazaretten in Frankreich und Russland. Im Februar 1942 kam er von der Front zurück, um wieder seine alte Abteilung zu übernehmen. Nur 1 1/2 Jahre später setzte jedoch ein Schlaganfall, der ihn rechtsseitig vollständig lähmte, seiner beruflichen Tätigkeit ein vorzeitiges Ende. Am 17. August 1945, erst 54 Jahre alt, erlag er den Folgen eines erneuten Schlaganfalls. Wegen seiner Einberufung zur Wehrmacht war Georg Claus nicht einmal volle drei Jahre Dirigierender Arzt der HNO-Abteilung gewesen.

Das wissenschaftliche Interesse Georg Claus' galt akustisch-physikalischen Problemen. Er berichtete über Studien zum Einfluss von Erkrankungen der Nase und ihrer Nebenhöhlen auf den Weberschen Versuch. Georg Claus beschäftigte sich des Weiteren mit experimentellen Studien über den Verschluss der Tuba Eustachii, mit röntgenologischen Untersuchungen der Nasennebenhöhlen und anatomischen Studien zur Beschaffenheit des Schläfenbeins. Im Mittelpunkt seiner operativen Entwicklungen stand ein plastisches Verfahren zur Beseitigung retroaurikulärer Defekte nach Ohrradikaloperation sowie das operative Vorgehen bei rhinogenen und dentogenen Sinusitiden und ferner die tonsillogene Sepsis, die er als Oberarzt gehäuft im Kriegslazarett beobachtet hatte. Aufgrund seiner Erfahrungen empfahl er die Einrichtung spezieller Anginastationen unter laryngologischer Leitung in den Kriegslazaretten jeder Armee.

Während seiner Abwesenheit wurde die Abteilung von Johannes Mauß (zuvor Krankenhaus Westend und Krankenhaus Am Urban, später Krankenhaus Buch), von Alois Friedrich sowie Joachim Schilling (später Chefarzt der HNO-Abteilung des Krankenhauses Am Prenzlauer Berg) geleitet. In den letzten Kriegsjahren und über das Kriegsende hinaus wurde die Abteilung von Thea Doepner geführt, danach in der Nachkriegszeit durch die kommissarische ärztliche Leiterin Tatiana Wodke, die nach ihrer Heirat den Namen Clement-Cassau führte.

Im Dezember 1943 wurde das RVK durch einen Bombenangriff schwer in Mitleidenschaft gezogen. In den Endkämpfen um Berlin wurde das RVK sechs Tage lang heftig umkämpft. Von den ursprünglich 60 Gebäuden waren im Laufe des Krieges 18 vollständig und 9 teilweise zerstört sowie 19 Gebäude schwer beschädigt worden. Nach den Kampfhandlungen lagen russische Truppen bis Ende Mai 1945 im Rudolf-Virchow-Krankenhaus. Nach Räumung des Krankenhauses waren nur noch wenige Betten, die in verschiedenen Kellerräumen aufgestellt waren, belegungsfähig. Trotzdem wurde die Bettenzahl am 30. September 1945 wieder mit 1 231 angegeben.

Zum ersten Chefarzt der Nachkriegsära wurde Alfred Jauerneck gewählt.

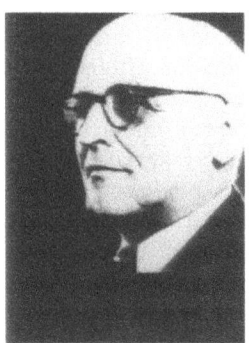

Alfred Jauerneck (1892–1968)
Amtszeit: 1948–1958
1932–1945 Chefarzt der HNO-Klinik Neukölln

Am 1. Oktober 1948 begann Alfred Jauerneck als erster Chefarzt der HNO-Abteilung nach dem Krieg mit deren Wiederaufbau. Alfred Jauerneck wurde am 5. April 1892 in Posen geboren. Das Studium absolvierte er in München und an der Kaiser-Wilhelms-Akademie für das militärärztliche Bildungswesen zu Berlin. Nach einem Einsatz als Feldunterarzt, Feldhilfsarzt und Bataillonsarzt im Ersten Weltkrieg begann Jauerneck seine hals-nasenohrenärztliche Fachausbildung an der Charité als Schüler von Adolf Passow und Jakob Katzenstein. Als Facharzt übernahm er anschließend die Leitung der HNO-Abteilung des Staats-(Polizei-)Krankenhauses in Berlin und wurde im Januar 1932 Chefarzt der „Abteilung für Ohren-, Nasen- und Halskranke" am Städtischen Krankenhaus Neukölln. Diese Stelle musste er nach Kriegsende 1945 aufgeben und ließ sich anschließend in freier Praxis in Berlin-Köpenick nieder. Als Jauerneck 1948 die Leitung der HNO-Abteilung im RVK übernahm, standen der Klinik nur 32 Betten zur Verfügung. Neben Jauernecks ärztlichem Können war in der Wiederaufbauphase sein organisatorisches Talent von entscheidender Bedeutung. Bereits 1949 konnte er bewirken, dass die Abteilung auf 45 Betten vergrößert wurde. 1950 waren es dann 48 und im Notfall sogar 56 Betten. 1956 verfügte die Abteilung dann bereits über 68 Betten. Oberärzte der Abteilung waren Heinz-Ulrich Neumann-Kleinpaul und Günther Mashoff, später Chefarzt in Fulda.

Jauerneck war vor allem ein praktischer Ohrenarzt mit hervorragenden klinischen und operativen Leistungen. Als technisch begabter, phantasievoller Operateur überwogen in seinen wissenschaftlichen Veröffentlichungen klinische Beobachtungen sowie Berichte über eigene Operations- und Behandlungsmethoden. Mehrere Arbeiten befassen sich mit der Meningitisbehandlung, insbesondere durch intralumbale Azetylen-Einblasung zur Verhinderung von Verklebungen und zur Ausnutzung der bakteriziden Wirkung, ferner mit der endonasalen Tränensack-Operation – insbesondere das Vorgehen bei der Tränensackeiterung von Säuglingen – sowie der Durchführung von Labyrinthoperationen. Nach dem Krieg war Jauerneck der Erste, der in Berlin hörverbessernde Operationen in größerem Umfang durchführte. Bereits 1950 berichtete er über zahlreiche Fälle von Fensterungsoperationen bei Otosklerose, die er im gleichen Jahr vorgenommen hatte. Mit Erreichen der Altersgrenze ist Jauerneck 1958 in den Ruhestand getreten und am 20. Juni 1968 im Rudolf-Virchow-Krankenhaus nach längerer Krankheit gestorben.

Sein Nachfolger wurde Dietrich Pellnitz.

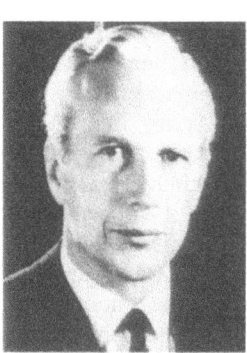

Dietrich Pellnitz (*1913)
Amtszeit: 1958–1977
1949 Oberarzt in Berlin bei Werner Kindler
1953 Habilitation
1954 Leitender Oberarzt in Berlin bei Rudolf Link
1960 apl. Professur

Dietrich Pellnitz, damals Privat-Dozent und Leitender Oberarzt der HNO-Klinik der Freien Universität Berlin, wurde 1958 Chefarzt der HNO-Abteilung des Rudolf-Virchow-Krankenhauses. Pellnitz wurde am 31. Oktober 1913 in Bernburg an der Saale geboren und wuchs ab 1916 in Berlin auf. Er studierte an der Militärärztlichen Akademie in Berlin und in Würzburg, Königsberg sowie München. Von September 1939 bis Dezember 1942 war Pellnitz Hilfsarzt und schließlich Regimentsarzt eines Infanterieregiments an der West- und Ostfront. Nach einer Verwundung wurde er am 1. Januar 1943 als Chef eines Jahrgangs an die Militärärztliche Akademie in Berlin versetzt. Im Oktober 1946 wurde Pellnitz wissenschaftlicher Assistent bei Hermann Marx an der Universitäts-HNO-Klinik Würzburg, die ab 1948 von Max Meyer geleitet wurde. Am 1. November 1949 wurde er Oberarzt bei Werner Kindler, der im Juli des Jahres 1949 zum Ordinarius für Hals-, Nasen- und Ohrenheilkunde an die neu gegründete Freie Universität Berlin berufen worden war. 1953 habilitierte sich Pellnitz mit dem Thema „Neue Erkenntnisse für Diagnostik und Therapie der Bronchus- und Lungentuberkulose durch systematische Anwendung bronchoskopischer Methoden". Nachdem Kindler einen Ruf nach Heidelberg angenommen hatte, leitete Pellnitz von Juli bis Dezember 1953 die Universitäts-HNO-Klinik kommissarisch und blieb auch unter dem Nachfolger Rudolf Link vom 1. Januar 1954 bis zum 31. Mai 1958 Leitender Oberarzt der Klinik. Im März 1960 wurde er zum außerplanmäßigen Professor ernannt.

Im Rudolf-Virchow-Krankenhaus galt es, den von Alfred Jauerneck begonnenen Wiederaufbau fortzusetzen. 1967 verfügte die Abteilung mit 82 Betten über fast ein Viertel der in West-Berlin vorhandenen städtischen HNO-Betten. Später erfuhren Audiologie und Operationsbereich einen großzügigen Ausbau.

Pellnitz' wissenschaftliches Interesse galt vor allem praktisch-klinischen Fragen, wie z.B. endoskopischen Untersuchungen. Später wandte sich Pellnitz vorwiegend anaesthesiologischen Fragen zu und beschäftigte sich mit historischen Themen. In mehreren Mitteilungen gab Pellnitz genaue Daten über die Vergrößerung knorpeltragender Gewebe, z.B. der Ohrmuscheln, der Nase und des Kehldeckels im Laufe des Lebens an. Daneben wies er durch spätere experimentelle Untersuchungen auf die Schallausbreitung im Schädel beim Meißeln am Ohr hin und stellte fest, dass starke Meißelschläge bedenkliche Lautstärken, nicht nur für das operierte sondern auch für das Gegenohr verursachen können. Bereits 1948 war er – noch wissenschaftlicher Assistent – Schriftführer der Vereinigung Süd-Westdeutscher HNO-Ärzte bei deren Neugründung durch Max Meyer in Rothenburg und 1949 Schriftführer der Deutschen Gesellschaft der HNO-Ärzte bei deren Neugründung unter dem Präsidium „von Eicken" in Karlsruhe. 1977 wurde er zum zweiten Mal in den Vorstand der nunmehr Deutschen Gesellschaft für HNO-Heilkunde, Kopf- und Halschirurgie gewählt, um 1979 als deren Präsident die 50. Jahrestagung in Berlin zu leiten. Auch für die Otolaryngologische Gesellschaft in Berlin setzte sich Pellnitz seit deren Neugründung am 20. April 1951 durch seinen damaligen Chef Werner Kindler ununterbrochen ein. Zunächst als stellvertretender Schriftführer, dann als Schriftführer und später jahrelang als Vorsitzender. Im Februar 1984 erhielt Pellnitz das Verdienstkreuz erster Klasse des Verdienstordens der Bundesrepublik Deutschland. 1985 wurde Pellnitz Ehrenmitglied der Deutschen Gesellschaft für HNO-Heilkunde, Kopf- und Halschirurgie. 1994 erhielt er die Goldene Verdienstmedaille der Deutschen Gesellschaft. Nachdem Pellnitz die HNO-Abteilung des RVK fast 20 Jahre lang als Chefarzt geleitet hatte, schied er am 31. Dezember 1977 mit 64 Jahren aus diesem Amt und war weiter viele Jahre als Konsiliarius der Schlosspark-Klinik und des Martin-Luther-Krankenhauses in eigener Fachpraxis – bis zum 78. Lebensjahr – tätig.

Die Hauptverdienste von Pellnitz sind in seinen organisatorischen Leistungen und in seiner erfolgreichen Menschenführung zu sehen. Während der Spaltung der Stadt und Deutschlands praktizierte Pellnitz einen engen kollegialen und wissenschaftlichen Kontakt unter den Berliner HNO-Ärzten.

Oberärzte waren u.a. Günther Mashoff (später Chefarzt der Städtischen HNO-Abteilung in Fulda) und Michael Huppertz (später Chefarzt der HNO-Abteilung des Städtischen Wenckebach-Krankenhauses Berlin-Tempelhof).

Zum nächsten Chefarzt wurde Volker Jahnke gewählt.

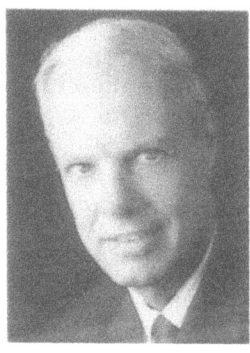

Volker Jahnke (*1937)
Amtszeit seit 1978
1970 Habilitation in Marburg bei Julius Berendes
1971 Ernennung zum außerordentlichen Professor in Marburg bei Julius Berendes
1973 Oberarzt in München bei Hans Heinz Naumann
1976 Leitender Oberarzt in München bei Hans Heinz Naumann
1985 Umhabilitation an die Freie Universität Berlin, Fachbereich Humanmedizin, Universitätsklinikum Charlottenburg
1988 Direktor der HNO-Kliniken im neuen Universitätsklinikum Rudolf Virchow, Standort Wedding u. Standort Charlottenburg (s. Band I, S. 38)
1995 Direktor der HNO-Kliniken der Medizinischen Fakultät der Humboldt-Universität Berlin, Charité und Virchow-Klinikum. Umbenennung seit 1998: Campus Charité Mitte und Campus Virchow-Klinikum

Am 1. Januar 1978 wurde Volker Jahnke Chefarzt der HNO-Abteilung. Jahnke wurde am 6. September 1937 in Stettin geboren und studierte in Kiel, München, Wien und Hamburg. 1963/64 erhielt er ein Forschungs-Stipendium am Institut de médecine et de chirurgie expérimentales der Université de Montréal bei Hans Selye. Von 1964–1969 war er an der HNO-Klinik des New York University-Bellevue Medical Center bei J.F. Daly als wissenschaftlicher Assistent und später als Oberarzt tätig. Während dieser Zeit erhielt er als Stipendiat des National Institutes of Health eine siebenmonatige Ausbildung in Elektronenmikroskopie an den HNO-Kliniken der Washington University School of Medicine, St. Louis, bei Catherine Smith, anschließend für weitere vier Monate am Karolinska Sjukhuset in Stockholm bei Jan Wersäll. 1970 kehrte er nach Deutschland an die HNO-Klinik der Philipps-Universität Marburg unter Julius Berendes zurück. In demselben Jahr erfolgten die Facharztanerkennung, die Ernennung zum Oberarzt sowie die Habilitation und ein Jahr später die Ernennung zum außerordentlichen Professor. Als Oberarzt wechselte Jahnke 1973 an die HNO-Klinik der Ludwig-Maximilians-Universität München unter Hans Heinz Naumann, wo er 1976/77 als Leitender Oberarzt tätig war.

Jahnke war bereits bei seiner Wahl zum Chefarzt Mitglied mehrerer internationaler Fachgesellschaften. Schwerpunkte seiner wissenschaftlichen Arbeit sind elektronenmikroskopische Untersuchungen des Innenohres und der Nasenschleimhaut sowie histologische Forschungen. Thema seiner Habilitationsschrift war „Elektronenmikroskopische Untersuchungen an der normalen und allergischen Schleimhaut des Menschen einschließlich der Polyposis". In der klinischen Arbeit bilden die plastische und rekonstruktive Chirurgie sowie die Krankheiten der Zunge Schwerpunkte seiner Tätigkeit.

Am 4. Juni 1983 wurden im Neubau der Spezialchirurgie (Kopfklinik) eine räumliche Vereinigung der HNO-Abteilung mit den Abteilungen für Augenheilkunde, Kieferchirurgie, Neurologie und Neurochirurgie erreicht. Die HNO-Abteilung verfügte 1988 – wie die anderen Abteilungen – über 54 Betten und zusätzlich über eine von allen Abteilungen gemeinsam belegte Kinderstation mit mehr als 26 Betten.

1986 wurde beschlossen, das Universitäts-Klinikum Charlottenburg in das Städtische Rudolf-Virchow-Krankenhaus zu verlegen. Damit wurde das Rudolf-Virchow-Krankenhaus als Städtisches Krankenhaus aufgelöst und zum Universitätsklinikum Rudolf Virchow der Freien Universität Berlin. 1988 wurde Jahnke zum C4-Professor und Lehrstuhlinhaber der HNO-Kliniken (Standort Wedding und Standort Charlottenburg) des Universitätsklinikums Rudolf Virchow berufen.

Zusätzlich hat er 1995 die Leitung der HNO-Klinik der Charité übernommen, seitdem das Virchow-Klinikum zur Humboldt-Universität gehört und 1998 ein gemeinsames Universitätsklinikum Charité geschaffen wurde mit dem Campus Virchow-Klinikum und dem Campus Charité Mitte.

Berlin – Sankt-Gertrauden-Krankenhaus – Gemeinnützige Gesellschaft der Katharinenschwestern mbH – Akademisches Lehrkrankenhaus des Universitätsklinikums Charité der Humboldt-Universität zu Berlin – Abteilung für Hals-Nasen-Ohren-Heilkunde, Plastische Gesichts- und Halschirurgie

Das Sankt-Gertrauden-Krankenhaus in Berlin-Wilmersdorf wurde 1929/1930 erbaut. Als eine der ersten Berliner Abteilungen nach der Charité wurde eine Hals-Nasen-Ohren-Abteilung eingerichtet. Der erste Leiter der Klinik war Wilhelm Döderlein, der hier einen otologischen Schwerpunkt etablierte.

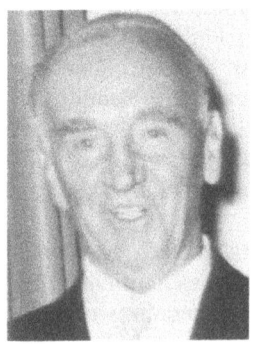

Wilhelm Döderlein (1885–1975)
Amtszeit: 1932–1965
1921 Habilitation in Köln bei Hermann Preysing

Döderlein promovierte 1910 an der Universität seiner Heimatstadt Straßburg und erhielt seine otologische Ausbildung unter Adolf Passow an der

Universitäts-HNO-Klinik der Charité in Berlin und habilitierte sich später bei Hermann Preysing an der Universitäts-HNO-Klinik Köln. 1922 wechselte er wieder an die „Ohrenklinik der Universität Berlin", wo er später zum Professor ernannt wurde. 1932 übernahm er die HNO-Klinik im Sankt-Gertrauden-Krankenhaus, die er bis zu seinem 80. Geburtstag leitete.

Nach dem Ende der Amtszeit Döderleins wurde die Leitung der Klinik von Hermann Saland übernommen, der unter Döderlein seine otorhinolaryngologische Ausbildung erhalten hatte.

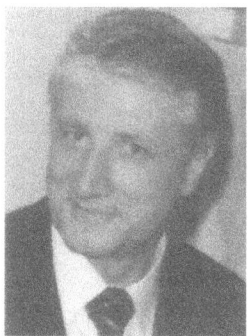

Hermann Saland (*1924)
Amtszeit: 1965–1990
1961 Oberarzt im Sankt-Gertrauden-Krankenhaus bei Wilhelm Döderlein

Die Klinik umfasste zu diesem Zeitpunkt 44 Betten, die durch den Klinikleiter, einen Oberarzt und zunächst einen, später zwei Assistenten versorgt wurden.

Saland trat 1952 ins St.-Gertrauden-Krankenhaus ein und machte seinen Facharzt für Chirurgie bei Werner Block. Anschließend war er von 1958 bis 1961 Assistenzarzt unter Döderlein und erhielt 1961 seine Facharztanerkennung für das Fach HNO-Heilkunde. Anschließend arbeitete er in der gleichen Abteilung bis 1965 als Oberarzt und wurde dann Nachfolger Döderleins. Schwerpunkte seiner Tätigkeit bildeten die Chirurgie der Nasennebenhöhlen und die Tumorchirurgie des Halses.

1990 übernahm Michael Axhausen die Leitung der Klinik.

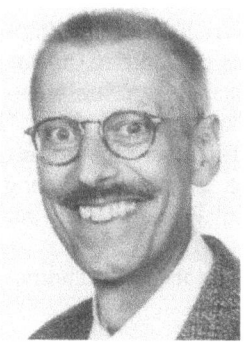

Michael Axhausen (1949–1998)
Amtszeit: 1990–1998

Axhausen erhielt seine Ausbildung im Universitätsklinikum Steglitz unter Dietmar Zühlke, Michael Handrock und Hans Scherer sowie am Universitätsklinikum Rudolf Virchow unter Volker Jahnke. Er beschäftigte sich insbesondere mit onkologischen Arbeiten wie der Chemoresistenz an Tumorzellkolonien, einer klinischen Interferon-Studie an Nasopharynx-Carcinom-Patienten sowie dem Aufbau einer EDV-gestützten Tumorkartei.

1992 wurde der Neubau des Bettenhauses errichtet und die Abteilung von 40 auf 62 Betten erweitert. Hier taten zwei Oberärzte und zehn Assistenten Dienst.

Der Schwerpunkt der Abteilung lag u.a. in der Zusammenarbeit mit den Fächern Neurochirurgie und Augenheilkunde des Hauses sowie der plastischen Chirurgie und der Traumatologie.

Wichtige ärztliche Mitarbeiter unter Axhausen waren Jiri Kuba und Dragan Stojiljkovic.

Nach dem frühen Tode Axhausens wurde Oliver Kaschke zum Chefarzt gewählt.

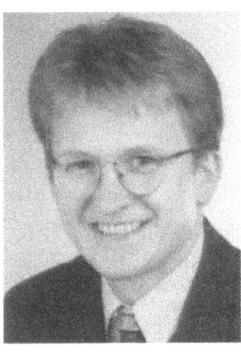

Oliver Kaschke (*1958)
Amtszeit seit 1999
1994 Habilitation in Berlin bei
Hans-Jürgen Gerhardt

Kaschke erhielt seine Facharztausbildung im Universitätsklinikum Charité Berlin unter Hans-Jürgen Gerhardt. Bei ihm habilitierte er sich 1994 mit dem Thema: „Grundlagenuntersuchung zur Entwicklung eines alloplastischen Trachealersatzes". Später arbeitete er als Oberarzt unter Volker Jahnke.

Kaschkes wissenschaftliches Interesse kommt in 45 wissenschaftlichen Publikationen zum Ausdruck. Er ist Mitherausgeber der Monographie „Endoskopische Diagnostik und Therapie in der HNO". Seine wissenschaftlichen und klinischen Schwerpunkte liegen in den Bereichen Biomaterialien, Tissue Engineering, laryngotracheale Chirurgie, endotracheale Stents und in der Chirurgie der Nasennebenhöhlen. Kaschke erweiterte das Klinikspektrum um endoskopische Operationstechniken und die Chirurgie des Akustikusneurinoms.

Die Klinik verfügt über 2 Stationen mit 60 Betten. Die zwei Operationssäle sind mit moderner Endoskopietechnik ausgestattet. Zur Durchführung laserchirurgischer Eingriffe stehen Nd-Yag-, CO_2- und Erbium-Laser zur Verfügung.

Wichtige ärztliche Mitarbeiter sind Dominique Rumor und Thomas Letzsch.

Arztschlüssel: 1-2-9

Berlin – St.-Hedwig-Krankenhaus – Akademisches Lehrkrankenhaus des Universitätsklinikums Charité der Humboldt-Universität zu Berlin – Abteilung für Hals-Nasen-Ohren-Krankheiten, Plastische Gesichts- und Halschirurgie*

Zwischen 1905 und 1920 wurden die großen städtischen Krankenhäuser Berlins mit HNO-Hauptabteilungen ausgestattet. Möglicherweise wurde am St.-Hedwig-Krankenhaus schon vor dieser Zeit eine eigenständige HNO-Station durch Belegärzte betreut.

Erster HNO-Chefarzt am St.-Hedwig-Krankenhaus wurde Alexander Tichy.

Alexander Tichy (*1873)
Amtszeit: 1912–1947

Tichy wurde 1873 in Berlin geboren. Er studierte 11 Semester Medizin in Berlin und wurde 1904 unter Befreiung von der Ableistung des praktischen Jahres approbiert.

Sein Nachfolger wurde Alfred Heinze.

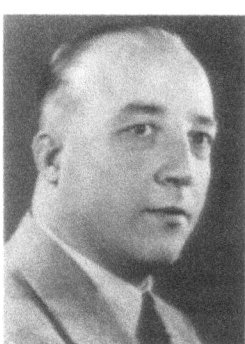

Alfred Heinze (1909–1971)
Amtszeit: 1947–1959

Heinze wurde 1909 in Berlin-Neukölln geboren und studierte in Berlin Medizin. Mit dem Bestehen des Staatsexamens schloss er 1935 sein medizinisches Studium ab.

Hiernach übernahm Walther Reinke die Leitung der Abteilung.

Reinke wurde in Berlin-Pankow geboren und studierte an der Friedrich-Wilhelm-Universität Berlin und an der Johann-Wolfgang-Goethe-Universität zu Frankfurt am Main. Seine Ausbildung zum HNO-Arzt erhielt er am Städtischen Krankenhaus Berlin-Neukölln bei Alfred Jauerneck. Nach Wehrdienst und Kriegsgefangenschaft auf Kreta war Reinke vier Jahre als HNO-Arzt in Ägypten tätig.

---

* Die HNO-Abteilung wurde Ende 1999 geschlossen.

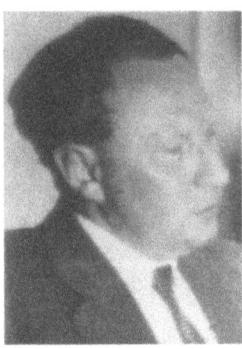

Walther Reinke (*1911)
Amtszeit: 1959–1961

Von 1959 bis 1961 war Reinke Chefarzt im St.-Hedwig-Krankenhaus Berlin. 1961 verließ er die DDR und führte von 1964 bis 1977 eine Praxis in Berlin-Charlottenburg. Zur Zeit lebt Reinke hochbetagt in Berlin-Wilmersdorf.
1961 übernahm Erich Boewer die Leitung der Klinik.

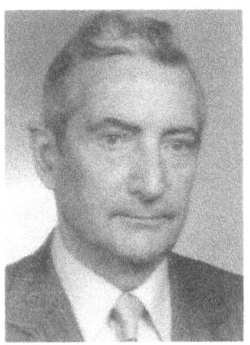

Erich Boewer (1914–1987)
Amtszeit: 1961–1982

Von 1961–1982 wurde die Abteilung als Belegabteilung durch E. Boewer geführt. Boewer gehörte zu den ganz wenigen privat niedergelassenen HNO-Ärzten in der DDR, die vom Staatlichen Gesundheitswesen geduldet wurden.
Danach übernahm Hans-Rainer Mahn die Leitung der wiederum hauptamtlichen Klinik als Chefarzt.

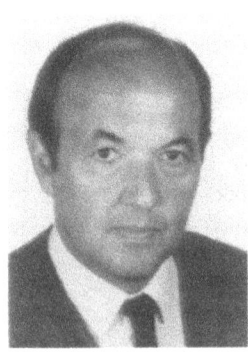

Hans-Rainer Mahn (*1943)
Amtszeit: 1982–1989

Mahn erhielt seine Facharztausbildung bei Harry Jakobi in Halle und spezialisierte sich danach bei Harry Mennig in der Klinik für Gesichtschirurgie der Charité. Nach Umstrukturierung der Charité war er weitere zwei Jahre bei Hans-Jürgen Gerhardt an der HNO-Klinik tätig. Mahn sah seinen Schwerpunkt im Bereich der plastisch-chirurgischen Gesichtsoperationen und machte dadurch die HNO-Abteilung zum Aushängeschild des St.-Hedwig-Krankenhauses. Seit 1991 ist Mahn als niedergelassener HNO-Arzt in Bremen tätig.

In den Jahren der Wende und Wiedervereinigung leitete Wolfgang Müller die Klinik.

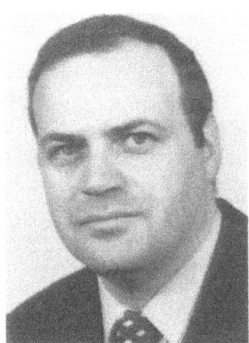

Wolfgang Müller (*1940)
Amtszeit: 1989–1992

Wolfgang Müller arbeitete an der Universitäts-HNO-Klinik der Charité zunächst bei Isolde Kaiser-Meinhardt und dann bei Hans-Jürgen Gerhardt. 1972 erhielt er seine Facharztanerkennung als HNO-Arzt. Nach 20-jähriger Tätigkeit wurde Müller Chefarzt der HNO-Klinik des St.-Hedwig-Krankenhauses. Klinisch beschäftigte sich Müller mit der Onkologie des Fachgebietes, plastischen Operationen und mit der Kyrochirurgie. Seit 1992 ist er in Berlin als HNO-Arzt niedergelassen.

Nach 1992 war Berndt Artur Mayer Chefarzt der Klinik.

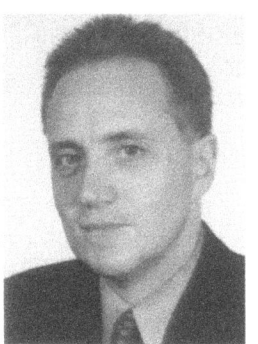

Berndt Artur Mayer (*1953)
Amtszeit: 1992–1999
1988 Oberarzt in Fulda bei Wolfgang Draf
1989 Oberarzt in Berlin bei Volker Jahnke
1990 Habilitation in Berlin bei Volker Jahnke

Mayer erhielt die Facharztanerkennung 1984 in Heidelberg bei Hans-Georg Boenninghaus. Zwischen 1986 und 1988 erweiterte er seine Ausbildung im Sinne einer Zusatzausbildung in plastischen Operationen bei Rodolphe Meyer in Lausanne, M. Eugene Tardy in Chicago, T. Rees und J. McCarthy in New York, P. I. Pitanguy und T. M. A. Nassiv in Rio de Janeiro, J. Baudet in Bordeaux sowie bei G. Jost, P. Tessier und D. Krastinova in Paris. Wie in zahlreichen nationalen und internationalen Veröffentlichungen zum Ausdruck kommt, liegt Mayers wissenschaftlicher und klinischer Schwerpunkt im Bereich der plastisch-rekonstruktiven und plastisch-ästhetischen Gesichts- und Halschirurgie. Von 1988–1989 war er Oberarzt bei Wolfgang Draf. Mayer habilitierte sich 1990 bei Volker Jahnke, bei dem er von 1989 bis 1992 als Oberarzt tätig war, mit dem Thema „Rekonstruktion im Kopf-Hals-Bereich mit dem freien mikrochirurgischen Lappen-Transfer: Grenzen der klinischen Anwendung, Untersuchungen zur Weiterentwicklung der Transfertechnologie und zum Schnelltransfer".

Die HNO-Klinik verfügte über 23 Betten. Sie wurde Ende 1999 vom Senat im Rahmen der Bettenkürzung geschlossen.

Arztschlüssel: 1–1–0,5

Berlin – Unfallkrankenhaus Berlin mit Berufsgenossenschaftlicher Unfallklinik (BG-Unfallklinikum Berlin) e.V. – Akademisches Lehrkrankenhaus der Freien Universität Berlin – Klinik für HNO-Heilkunde, Kopf- und Halschirurgie im UKB

1997 wurde die Klinik durch die gewerblichen Berufsgenossenschaften gemeinsam mit dem Land Berlin gegründet. Besonderheiten ergeben sich durch die Komplexversorgung von Polytraumatisierten und Patienten mit Schädelbasiserkrankungen.

Erster Klinikdirektor ist Arne Ernst.

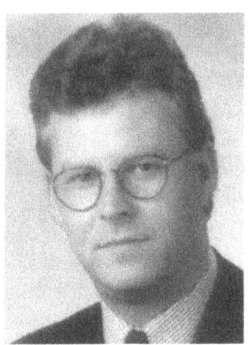

Arne Ernst (*1958)
Amtszeit seit 1997
1988 Oberarzt in Tübingen bei Hans-Peter Zenner
1992 Habilitation an der Universitäts-HNO-Klinik Tübingen bei Hans-Peter Zenner
1993 Geschäftsführender Oberarzt in Hannover bei Thomas Lenarz

Ernst, 1958 in Halle geboren, erhielt seine Facharztausbildung an der Martin-Luther-Universität in Halle. 1992 habilitierte er sich an der Eberhard-Karls-Universität Tübingen bei Hans-Peter Zenner mit dem Thema „Lipidmediatoren und strialer Ionentransport: Untersuchungen zur Innenohrschwerhörigkeit". Bis 1997 arbeitete er an der HNO-Klinik der Medizinischen Hochschule Hannover unter Thomas Lenarz. Schwerpunkte der Arbeit von Ernst sind Theorie und Klinik der audiovestibulären Funktionsstörungen (inklusive operative Rehabilitation mittels Cochlear-Implants und aktiven Mittelohrimplants), die operative Traumatologie und Rehabilitation sowie die HWS-bedingten Erkrankungen im HNO-Fachgebiet und die Schädelbasischirurgie.

Die Klinik verfügt über 24 permanente Betten, wobei zusätzlich Floating- und Frührehabilitationsbetten im Haus verfügbar sind. Es existiert eine moderne Gehör- und Gleichgewichtsabteilung inklusive Trainingseinrichtungen sowie eine spezialisierte HWS-Diagnostik und Therapie.

Wichtige ärztliche Mitarbeiter: Rainer Seidl und Thomas Nielitz.

Arztschlüssel: 1–3–8 sowie ein Ingenieur für Akustik und ein Medizintechniker.

Berlin – Wenckebach-Krankenhaus – Krankenhausbetrieb von Berlin-Tempelhof – Akademisches Lehrkrankenhaus der Freien Universität Berlin – HNO-Klinik*

Das Wenckebach-Krankenhaus wurde 1878 als II. Garnisonslazarett Berlin mit 504 Betten gegründet und gebaut. Nach 67-jähriger Funktion als Militärlazarett wurde das Haus ab dem 1. Juni 1945 Zivilkrankenhaus des Berliner Bezirks Tempelhof. In den folgenden Jahren wurden die Abteilungen Augen, Chirurgie, Anästhesie, Gynäkologie, Innere Medizin, Neurologie-Psychiatrie, Pathologie und Röntgen-Nuklearmedizin sowie die Hals-Nasen-Ohrenabteilung eingerichtet. Ab 1975 erfolgte eine bauliche und strukturelle Umgestaltung des Hauses zusammen mit der Modernisierung der HNO-Abteilung. Im Laufe der Jahre 1977/1978 wurde auch der Operationstrakt modernisiert.

Frühere Klinikleiter waren:

Werner Feichtmayer (1910–1993)
Amtszeit: 1946–1962

Feichtmayer kam aus Ostrowo (Provinz Posen) und studierte in Innsbruck, Rostock und Berlin. 1937 erhielt er seine Bestallung als Arzt.

Heinrich Kaller (1915–1978)
Amtszeit: 1962–1977

Kallers Engagement galt der frühzeitigen Einführung der Mikrolaryngoskopie und der Fotodokumentation der erhobenen Kehlkopfbefunde.

1977 wurde Huppertz zum Chefarzt gewählt.

---

* Die HNO-Klinik wurde am 31. Dezember 2000 geschlossen.

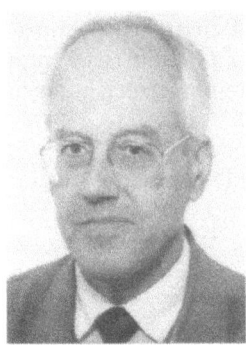

Michael Huppertz (*1930)
Amtszeit: 1977-1997

Huppertz war nach seiner chirurgischen Ausbildung unter Fritz Linder am Klinikum Westend der Freien Universität Berlin sowie einer weiteren infektiologischen Ausbildung unter Felix-Otto Höring am Rudolf-Virchow-Krankenhaus von 1965-1977 Leitender Oberarzt der HNO-Abteilung des Rudolf-Virchow-Krankenhauses unter Dietrich Pellnitz. Seine wissenschaftlichen und klinischen Schwerpunkte waren die Mikrochirurgie des Ohres mit Weiterentwicklung gehörverbessernder Eingriffe, die plastische Versorgung von Trachealstenosen sowie die endonasale Tränensackchirurgie. Huppertz war im Vorstand der Otolaryngologischen Gesellschaft zu Berlin, in der Ärztekammer Berlin sowie im Weiterbildungsausschuss aktiv.

1997 übernahm Karl Friedrich Mahler die Leitung der Klinik.

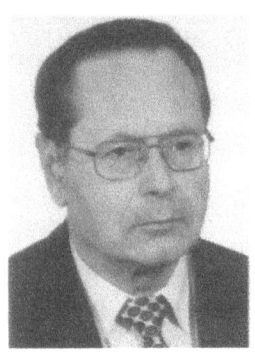

Karl Friedrich Mahler (*1935)
Amtszeit: 1997-2000
1979-1997 Chefarzt Berlin, Krankenhaus Hellersdorf

Mahler erhielt seine Facharztausbildung an der Universitäts-HNO-Klinik der Charité bei Isolde Kaiser-Meinhardt und Hans-Jürgen Gerhardt, bei dem er als Oberarzt tätig war. Zwischen 1979 und 1997 war er als Chefarzt der HNO-Klinik am Krankenhaus Kaulsdorf tätig, welches 1997 geschlossen wurde. Klinische Schwerpunkte von Mahler waren die Klinische Audiologie sowie die Mittelohrchirurgie.

Die HNO-Klinik verfügte über 40 Betten, einen eigenen Operationstrakt mit drei Sälen, die Möglichkeit zum operativen Lasereinsatz und eine umfangreiche Endoskopie. Außerdem war ein otoneurologisches Labor vorhanden. Die Klinik wurde am 31.12.2000 geschlossen.

Wichtige ärztliche Mitarbeiter waren die Oberärzte Dietrich von Puttkamer und Dieter Klein; Letzterer war Leiter des otoneurologischen Labors.

Arztschlüssel: 1-2-6

Bielefeld

Städtische Kliniken Bielefeld gem. GmbH – Akademisches Lehrkrankenhaus der Westfälischen Wilhelms-Universität Münster – HNO-Klinik

Die Städtischen Kliniken wurden bereits 1842 gegründet und befinden sich seit 1899 an ihrem jetzigen Standort. Seit 1987 prägt ein Neubau mit modernster Architektur das Stadtbild. Die HNO-Klinik wurde am 1. Juli 1987 gegründet.
Leitender Chefarzt ist Wolfgang Elies.

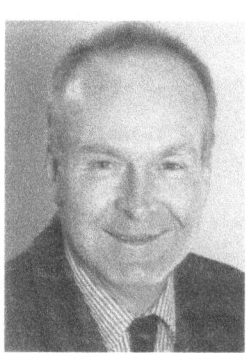

Wolfgang Elies (*1942)
Amtszeit seit 1987
1982 *Geschäftsführender Oberarzt an der RWTH Aachen bei Georg Schlöndorff*
1983 *Habilitation an der RWTH Aachen bei Georg Schlöndorff*
1991 *apl. Professur*

Elies wurde 1942 in Potsdam geboren. Nach dem Studium der Humanmedizin in Berlin und Tübingen war er zwischen 1968 und 1970 als Stipendiat der Deutschen Forschungsgemeinschaft am Pharmakologischen Institut der Universität Tübingen tätig. Von 1970–1977 arbeitete er als Assistent und Facharzt für Neurochirurgie in der neurochirurgischen Abteilung der Chirurgischen Universitätsklinik Tübingen bei Driesen. Von 1977 an war er als Assistent und ab 1980 als Oberarzt an der HNO-Klinik der Universität Tübingen tätig.
1982 wurde er unter Georg Schlöndorff geschäftsführender Oberarzt in der Abteilung für Hals-Nasen-Ohren-Heilkunde, plastische Kopf- und Halschirurgie der Medizinischen Fakultät der Rheinisch-Westfälischen Technischen Hochschule Aachen, wo er bis 1987 tätig war. Elies habilitierte sich 1983 unter Georg Schlöndorff mit dem Thema „Beiträge zur Ätiologie und Pathogenese ein- und doppelseitiger cochleo-vestibulärer Störungen".

Elies wissenschaftliche Tätigkeit auf dem Gebiet der Oto- und Neurochirurgie, der gehörverbessernden Mikrochirurgie des Mittelohres, der Mikrochirurgie bei Hörsturz und Meniérescher-Erkrankung sowie bei der Antibiose im HNO-Bereich zeigt sich in zahlreichen Publikationen.

Die HNO-Klinik verfügt über 46 Betten.

Wichtige ärztliche Mitarbeiter: Jörg Bendorff und Hans-Jürgen Basse.

Arztschlüssel: 1-2-6

Bitterfeld

**Kreiskrankenhaus Bitterfeld/Wolfen –
Eigenbetrieb des Landkreises Bitterfeld – Hals-Nasen-Ohren-Klinik**

Die HNO-Klinik des Kreiskrankenhauses Bitterfeld wurde im März 1965 gegründet und in einer Stadtvilla in Zörbig untergebracht. Zuvor beherbergte dieses Haus seit Ende des 2. Weltkrieges eine Tuberkulose-Isolierstation und später – bis zur Einrichtung der HNO-Klinik – eine Entbindungsklinik. 1998 wurde die HNO-Klinik am Standort Zörbig aufgelöst und im neuerbauten Kreiskrankenhaus Bitterfeld untergebracht.

Aufgebaut und geleitet wurde die HNO-Klinik von Obermedizinalrat Hansjürgen Bögel.

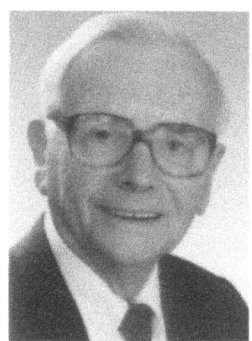

*Hansjürgen Bögel (*1928)
Amtszeit: 1965–1994*

Bögel erhielt seine hno-ärztliche Ausbildung bei Hans-Rudolf Gestewitz zwischen 1958 und 1963 in Bad Saarow. Danach war er ein Jahr in der Poliklinik des Krankenhauses Burgstädt bei Chemnitz tätig. 1965 wurde er zum Chefarzt der HNO-Klinik des Kreiskrankenhauses Bitterfeld berufen. Unter Bögel wurden alle mikroskopischen und endoskopischen Eingriffe des Fachgebietes einschließlich der Tympanoplastik durchgeführt. Die Klinik hatte damals 32 Betten, zeitweise wurden bis zu 40 Patienten behandelt.

Nach der Verabschiedung von Hansjürgen Bögel in den Ruhestand übernahm Wieslaw Skurczynski die Leitung der Klinik.

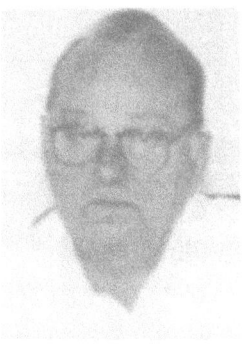

Wieslaw Skurczynski (*1928)
Amtszeit: 1994–1996

Wieslaw Skurczynski war zuvor 1. Oberarzt an der Universitäts-HNO-Klinik Halle, an der er Anfang der 50er-Jahre seine klinische Laufbahn begonnen hatte. Besondere Verdienste sind ihm hinsichtlich der Etablierung und Weiterentwicklung der Parotis- und Fazialis-Chirurgie sowie der otoneurologischen Diagnostik im ostdeutschen Raum anzurechnen.

1996 wurde Skurczynski in den Ruhestand entlassen.

Seit 1997 leitet Erik Mai die HNO-Klinik des Kreiskrankenhauses Bitterfeld in Zörbig.

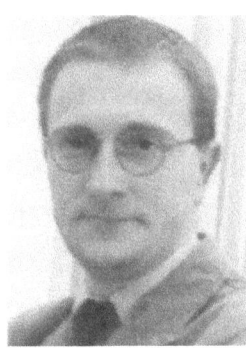

Erik Mai (*1963)
Amtszeit seit 1997

Mai absolvierte seine Facharztausbildung an der Universitäts-HNO-Klinik Halle und folgte Wieslaw Skurczynski 1994 an die HNO-Klinik Zörbig.

Die Klinik verfügt über 24 Planbetten, einschließlich fünf Kinderbetten. Stationär werden jährlich 1650 Patienten behandelt. Es werden 1450 ITN-Eingriffe vorgenommen. Der Klinik steht im Zentral-OP ein eigener, hochmodern eingerichteter OP-Saal zur Verfügung.

Durchgeführt werden die Routineeingriffe des Fachgebietes mit den Schwerpunkten mikroendoskopische NNH-Chirurgie, Ohrchirurgie und Traumatologie. Außerdem verfügt die HNO-Klinik über ein für ein Kreiskrankenhaus überdurchschnittlich gut ausgestattetes otoneurologisches Labor einschließlich Videonystagmographie-Drehstuhl.

Arztschlüssel: 1-1-2

Bonn-Bad Godesberg

Evangelisches Krankenhaus Bad Godesberg – Gemeinnützige GmbH – Akademisches Lehrkrankenhaus der Rheinischen Friedrich-Wilhelm-Universität Bonn – Abteilung für Hals-, Nasen-, Ohrenerkrankungen, Plastische Operationen sowie Stimm- und Sprachstörungen

Im Jahre 1970 wurde mit Eröffnung des Evangelischen Krankenhauses Bad Godesberg auch eine Hals-Nasen-Ohren-Abteilung in Betrieb genommen. Erster Leiter der Klinik wurde Rolf Maurer.

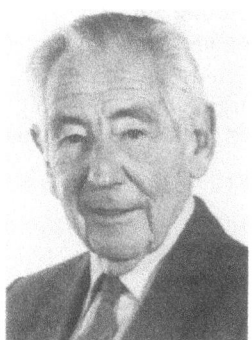

Rolf Maurer (1919–2000)
Amtszeit: 1970–1984
1953 Habilitation in Bonn bei Michael Thielemann
1959 apl. Professur in Bonn

Unter Maurers Leitung wurden als Schwerpunkte der Klinik die Chirurgie der Nasennebenhöhlen und Speicheldrüsen sowie die regionale Tumorchirurgie ausgebaut.

Ende der 70er-Jahre erfolgte die Umbenennung der Klinik in „Abteilung für Hals-Nasen-Ohrenheilkunde, plastische Operationen sowie Stimm- und Sprachstörungen".

1975 war Maurer Vorsitzender der Vereinigung Westdeutscher HNO-Ärzte und leitete deren Jahrestagung in Bonn-Bad Godesberg.

1984 übernahm Gerhard Strohm die Leitung der Abteilung, er war bis zu diesem Zeitpunkt Oberarzt der Klinik gewesen.

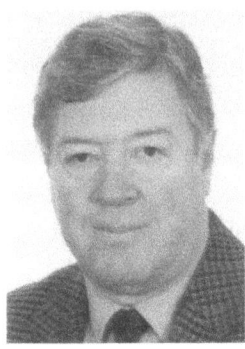

Gerhard Strohm (*1943)
Amtszeit seit 1984
*1974   Oberarzt in Bonn-Bad Godesberg
          bei Rolf Maurer*

Nach dem Studium in Bonn war Strohm zunächst von 1974–1984 als Assistenz- und Oberarzt bei Rolf Maurer tätig, bevor er 1984 die Leitung der Abteilung übernahm. Unter seiner Führung wurden das operative Spektrum, insbesondere die Mikrochirurgie des Ohres, sowie die regionale plastische Chirurgie weiter ausgebaut.

Die Bettenzahl der Klinik erhöhte sich unter seiner Leitung auf 43.

Im Frühjahr 1995 erfolgte die Eröffnung eines neuen Operationstraktes.

Wichtige ärztliche Mitarbeiter sind die Oberärzte Aiman Mahdi-Joest für die regionale plastische Chirurgie und die Tumorchirurgie sowie Jörg Heppelmann für die Mikrochirurgie des Ohres und die Chirurgie der Speicheldrüsen.

Arztschlüssel: 1-2-3

Borna

HELIOS Klinik Borna – HELIOS Kliniken Leipziger Land GmbH – HNO-Abteilung

Bis 1958 erfolgte die stationäre und ambulante hno-ärztliche Versorgung in Borna ausschließlich durch den HNO-Arzt Heinz Sonntag. Nach dessen Weggang war die stationäre und operative Versorgung in Borna zwischen 1958 und 1962 unterbrochen, eine eingeschränkte hno-ärztliche Versorgung wurde auf der Basis von Verträgen mit den Ärzten der Karl-Marx-Universität Leipzig aufrecht erhalten. Von den Ärzten der HNO-Klinik Leipzig hat Hardy Strobel den wesentlichen Anteil an der Aufrechterhaltung einer HNO-Sprechstunde in Borna.

1962 wurde Fredo Rothermundt, ein in der HNO-Fachausbildung stehender Arzt, eingestellt. Von diesem Zeitpunkt an wurde wieder regelmäßig an einem Wochentag der Sprechstundenbetrieb aufgenommen. 1963 erfolgte eine Erweiterung der Sprechstundentätigkeit auf zwei Wochentage.

Zum ersten Chefarzt der Klinik wurde Gerhard Hornig gewählt.

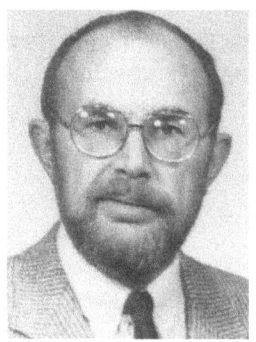

Gerhard Hornig (*1933)
Amtszeit: 1964–1994

Hornig machte seine Facharztausbildung von 1961–1964 bei Fritz Moser in Leipzig.

Der stationäre und operative Betrieb der HNO-Abteilung wurde im November 1964 aufgenommen. Im Vordergrund der klinischen Tätigkeit stand die Grundversorgung einschließlich Mittelohr- und Nasennebenhöhlen-Chirurgie. Unter Hornigs Leitung wurde außerdem die ambulante Versorgung der Bevölkerung weiterausgebaut.

Nach seinem Ausscheiden ist Hornig weiter als niedergelassener HNO-Arzt in Borna tätig.
Zum Nachfolger Hornigs wurde Frieder Bauer gewählt.

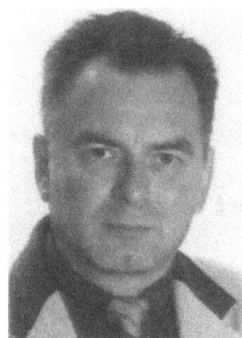

***Frieder Bauer** (*1953)*
Amtszeit: 1994–2000
1994   Oberarzt an der Universitäts-HNO-Klinik Leipzig bei Wolfram Behrendt

Vor seiner medizinischen Tätigkeit hatte Bauer eine Ausbildung zum Werkzeugmacher absolviert und arbeitete in diesem Beruf zwischen 1973 und 1976. Nach dem Medizinstudium erhielt er seine hno-ärztliche Ausbildung zwischen 1982 und 1987 bei Klaus Küttner an der HNO-Klinik Suhl. Zwischen 1987 und 1994 war er als wissenschaftlicher Assistent und Oberarzt bei Friedrich-Wilhelm Oeken, Hartmut Michalski und Wolfram Behrendt an der Universitäts-HNO-Klinik Leipzig tätig.

Bauers operative Interessen gelten der korrigierenden und wiederherstellenden plastischen Chirurgie im Kopf-Hals-Bereich. Ein weiterer Schwerpunkt liegt in der minimal invasiven endoskopischen Chirurgie der Nasennebenhöhlen. Die Behandlung von Tumorerkrankungen erfolgt gemeinsam mit dem Tumorzentrum der Universität Leipzig. Die Klinik verfügt über 25 Betten.

Wichtige ärztliche Mitarbeiterin: Oberärztin Mengiste Frehiwot, die 1994 und 2001 mit der kommissarischen Leitung der Abteilung betraut wurde.

Arztschlüssel: 1–1–1

Brandenburg

**Städtisches Klinikum Brandenburg GmbH –
Akademisches Lehrkrankenhaus des Universitätsklinikums Charité
der Humboldt Universität zu Berlin – Klinik für HNO-Krankheiten,
Gesichts- und Halschirurgie**

1953 wurde am Städtischen Klinikum Brandenburg in einer Baracke die erste hauptamtliche HNO-Abteilung mit 21 Betten gegründet.
Erster Klinikleiter war Kurt Bremer.

Kurt Bremer (1901–1986)
Amtszeit: 1953–1958

1959 wurde die Klinik in die Außenstelle Brandenburg-Kirchmöser verlegt. Zum Klinikleiter wurde Herbert Vetter gewählt. Unter ihm wurde die Klinik auf 36 Betten erweitert.

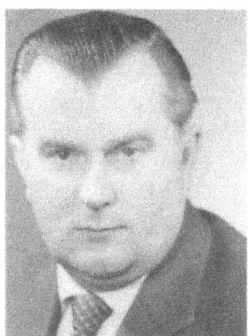

Herbert Vetter (1922–1980)
Amtszeit: 1959–1972

Vetter erhielt seine Ausbildung zum Hals-Nasen-Ohrenarzt bei Adolf Eckert-Möbius in Halle. Unter seiner Leitung wurde die Klinik von zunächst 21 auf 36 Betten vergrößert.

1973 übernahm – wegen Erkrankung Vetters – Hans-Peter Jung die Klinikleitung.

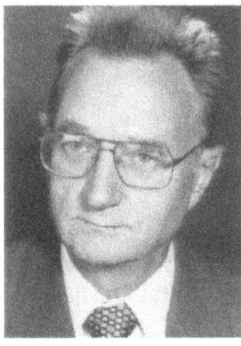

Hans-Peter Jung (*1936)
Amtszeit: 1973–2001
1967 *Oberarzt in Dresden-Friedrichsstadt bei Götz Fabian*
1992 *Habilitation in Greifswald bei Eberhard Werner*

Jung, 1936 in Hainichen, Sachsen, geboren, begann 1963 unter Götz Fabian in Dresden-Friedrichstadt seine Facharztausbildung. 1967 wurde er zum Oberarzt ernannt. 1973 übernahm er die freie Chefarztstelle an der HNO-Klinik des Bezirkskrankenhauses in Brandenburg an der Havel. 1992 habilitierte er sich bei Eberhard Werner an der Medizinischen Fakultät der Ernst-Moritz-Arndt-Universität in Greifswald mit dem Thema: „Endonasale Mikrochirurgie der Nasennebenhöhlen". Jung war von 1976–1996 Vorstandsmitglied der Berliner HNO-ärztlichen Gesellschaft. Seit 1991 ist er stellvertretender Vorsitzender der Nordostdeutschen Gesellschaft für Otorhinolaryngologie und zervikofaziale Chirurgie.

Schwerpunkte seiner klinischen Tätigkeit sind die Tympanoplastik sowie die endonasale Mikrochirurgie. 1994 wurde die Hals-Nasen-Ohren-Klinik in einen Neubau mit 40 Betten verlegt. Sie erhielt einen eigenen Operationstrakt mit zwei Operationssälen. Die Klinik verfügt über ein eigenes Schlaflabor.

Wichtige ärztliche Mitarbeiter: Birgit Klee (seit 1. Februar 2001 Nachfolgerin im Amt) und Andreas Wichterei sowie die früheren Oberärzte Alexander Fabian, später Chefarzt in Pirna, und Norbert Stasche, später Chefarzt in Kaiserslautern.

Arztschlüssel: 1–2–4,5

Braunschweig

Städtisches Klinikum Braunschweig – Akademisches Lehrkrankenhaus der Medizinischen Hochschule Hannover – Hals-Nasen-Ohren-Klinik

Das Braunschweiger Klinikum Holwedestraße ist nach dem Geheimen Sanitätsrat Dr. Benno von Holwede benannt, der die Krankenanstalt von 1878 bis 1924 leitete. Die HNO-Klinik wurde 1962 im ehemaligen Städtischen Krankenhaus Holwedestraße gegründet und ging aus drei Belegabteilungen hervor. Mit Planung und Aufbau wurde Hans-Heinrich Stenger – Sohn von Paul Stenger, dem ehemaligen Ordinarius für Hals-Nasen-Ohren-Heilkunde in Königsberg – beauftragt.

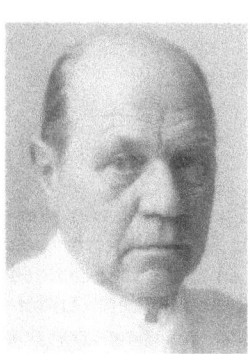

Hans-Heinrich Stenger (*1914)
Amtszeit: 1962–1979
1954   Habilitation in Göttingen
*   bei Hermann Frenzel*
1960   apl. Professur in Göttingen

Stenger begann seine hno-fachärztliche Ausbildung 1939 bei Otto Steurer in Rostock. Während des Zweiten Weltkriegs war Stenger als Marinesanitätsoffizier überwiegend allgemeinmedizinisch und chirurgisch tätig. Die weitere hno-ärztliche Fachausbildung erfolgte bei Hermann Frenzel in Göttingen, wo er sich 1954 mit dem Thema „Über Lagerungsnystagmus unter besonderer Berücksichtigung des Provokationsnystagmus in der Sagittalebene" habilitierte. Beruhend auf seinen Untersuchungen wurden die Prüfungen auf Lagerungsschwindel und -nystagmen Teil der Vestibularisprüfung und von besonderer Bedeutung für das Begutachtungswesen.

Durch Stengers Engagement wurde die Klinik auf 54 Betten vergrößert; eine Ambulanz sowie ein großzügiger Operationstrakt wurden eingerichtet. Unter Stengers Leitung als Ärztlicher Direktor des Gesamtklinikums wurde die Entwicklung des Großklinikums Braunschweig vorangetrieben. In Braunschweig wurde u. a. eine der ersten Abteilungen für Stimm- und Sprachheilkunde in Deutschland, zunächst unter der Leitung von Irena Golebiowska, eingerichtet.

Stengers wissenschaftliche Schwerpunkte lagen in der Neurootologie unter besonderer Berücksichtigung der Pathophysiologie des Labyrinthes. Er schrieb die drei Artikel im Handbuch der Hals-Nasen-Ohren-Heilkunde: „Schwindelanalyse, Untersuchung auf Spontan- und Provokationsnystagmus", „Klinik der peripheren Vestibularisstörungen" sowie „Vestibularisuntersuchung in der Praxis".

Zusammen mit Bernhard Minnigerode überarbeitete er Hermann Frenzels Monographie „Spontan- und Provokationsnystagmus". Stenger ist Gründungsmitglied der Arbeitsgemeinschaft deutschsprachiger Audiologen und Neurootologen (ADANO). Seit 1965 gehört er der Barany-Society, Uppsala, an. Als Vorsitzender der Nordwestdeutschen Vereinigung der HNO-Ärzte leitete er ihre Jahrestagung 1968 in Braunschweig.

1980 übernahm Karsten Paulsen die Leitung der Klinik.

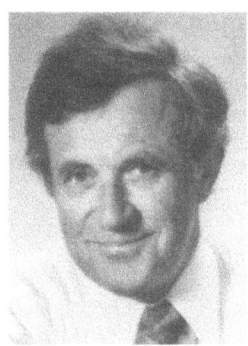

Karsten Paulsen (*1929)
Amtszeit: 1980–1994
1965   Habilitation in Kiel bei Ernst Müller
1970   apl. Professor in Kiel
1975–1976 Chefarzt in Bremen am St.-Joseph-Stift

Paulsen erhielt seine hno-ärztliche Ausbildung bei Julius Berendes in Marburg sowie bei Klaus Vogel und Ernst Müller in Kiel. Er habilitierte sich 1965 mit dem Thema „Das Prinzip der Stimmbildung in der aufsteigenden Wirbeltierreihe und beim Menschen". 1968 wurde Paulsen mit dem Anton-von-Tröltsch-Preis ausgezeichnet. Nach kurzer Tätigkeit als Chefarzt der HNO-Klinik am St.-Joseph-Stift in Bremen (1975/1976) war er von 1976 bis 1979 als Hals-Nasen-Ohrenarzt in Kiel niedergelassen. 1980 übernahm er die Leitung der Hals-Nasen-Ohren-Klinik am Städtischen Klinikum Braunschweig.

Paulsens wissenschaftliche Schwerpunkte lagen im Bereich des Mittel- und Innenohres, später der Nase (besonders der Muscheln), der Nasennebenhöhlen und der plastischen Chirurgie des Fachgebietes. Paulsen veröffentlichte die Monographien: „Einführung in die rekonstruktive Mikrochirurgie des Mittel- und Innenohres" sowie „Endonasale Mikrochirurgie". Daneben erschien von ihm als Taschenbuch „Einführung in die Hals-Nasen-Ohren-Heilkunde".

Zwischen 1965 und 1976 war Paulsen Schriftführer der Nordwestdeutschen Vereinigung der HNO-Ärzte. Als ihr Vorsitzender leitete er 1985 die Jahrestagung in Braunschweig.

Zwischen 1987 und 1993 veranstaltete er Operationskurse für endonasale Chirurgie und Mikrochirurgie in Braunschweig und trug hiermit zur weiten Verbreitung der mikroskopischen Nasen- und Nasennebenhöhlenchirurgie bei.

Unter Paulsen erfolgte der Ausbau und die Modernisierung von Operations-Bereich und Bettenstationen, deren Kapazität auf 60 Erwachsenenbetten erweitert wurde. 1988 etablierte er die Abteilung für Neurootologie, deren Leitender Abteilungsarzt Michael Martins wurde.

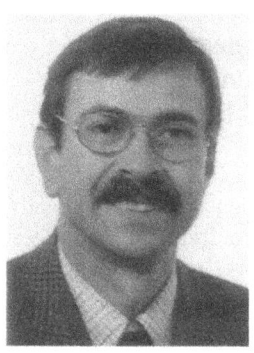

Heinz-Georg Schroeder (*1948)
Amtszeit seit 1994
1983 Oberarzt in Marburg bei Oskar Kleinsasser
1988 Habilitation in Marburg
bei Oskar Kleinsasser
1993 apl. Professur in Marburg

Schroeder erhielt seine hno-ärztliche Fachausbildung bei Oskar Kleinsasser in Marburg. Dort habilitierte er sich 1988 mit dem Thema „Adenokarzinome der inneren Nase und Holzstaubexposition" und wurde hierfür 1990 mit dem Anton-von-Tröltsch-Preis ausgezeichnet.

Schroeders wissenschaftliche und klinische Arbeitsgebiete liegen in den berufsbedingten Tumoren im Kopf-Hals-Bereich, in der Versorgung von Gesichtsschädel- und Frontobasisfrakturen. Für Letztere erarbeitete er eine eigene Klassifikation. Weitere Schwerpunkte sind die Sonographie im Kopf-Hals-Bereich und die gebietsbezogene plastische Chirurgie sowie die Larynxchirurgie.

Schroeder ist Mitglied der European Laryngologic Society (ELS) und der European Rhinologic Society (ERS). Ferner wirkt er als Seminarleiter der Deutschen Gesellschaft für Ultraschall in der Medizin an verschiedenen Ultraschallkursen mit.

Unter Schroeders Leitung wurde das operative Spektrum der Klinik um die Versorgung von Gesichtsschädelfrakturen, osteoplastische Eingriffe am Gesichtsschädel sowie die Schädelbasischirurgie erweitert. Die Zusammenarbeit mit der 1996 in Braunschweig neugegründeten Neurochirurgischen Klinik unter Wolf Peter Sollmann wurde ausgebaut.

Die Klinik verfügt über 60 Erwachsenenbetten sowie zusätzliche Betten in der Kinderklinik in demselben Hause sowie zwei Intensivpflegebetten.

Zur Klinik gehören die Abteilungen Neurootologie und Stimm- und Sprachheilkunde.

Langjähriger ärztlicher Mitarbeiter ist der Leitende Oberarzt Michael Martins, Sohn von Ludwig Martins, dem Gründer der HNO-Klinik Berlin-Prenzlauer Berg.

Arztschlüssel: 1-2-5,5 davon 2 Abteilungsärzte

Bremen

DIAKO – Evangelisches Diakonie-Krankenhaus – Akademisches Lehrkrankenhaus der Georg-August-Universität Göttingen, Klinik für Hals-Nasen-Ohren-Krankheiten und Plastische Gesichtschirurgie

Bei dem Evangelischen Diakoniekrankenhaus in Bremen, früher Evangelische Diakonissenanstalt Bremen, handelt es sich um ein freigemeinnütziges Krankenhaus der Schwerpunktversorgung im Bremer Westen mit insgesamt 518 Betten. 1867 wurde in Bremen nach dem Kaiserswerther Vorbild auf Initiative des Pfarrers H. Henrici sowie der Ärzte L. Thölken, E. Lorent und G. Pauli ein Mutterhaus gegründet. Das Krankenhaus wurde zunächst mit 14 Betten in Betrieb genommen. 1879/80 erfolgte der Neubau der Diakonissenanstalt mit 80 Krankenbetten an der Nordstraße, nahe dem heutigen Europahafen. 1914 erbrachten erste Erweiterungsbauten eine Vergrößerung des Hauses auf insgesamt 185 Betten und 1927 auf 275 Betten. 1944 wurde das Krankenhaus durch Fliegerangriffe komplett zerstört. Der Krankenhausbetrieb wurde in Ausweichquartieren provisorisch aufrecht erhalten. 1947 wurde das damalige „Lloyd-Heim" zum Krankenhaus mit insgesamt 250 Betten ausgebaut, 1961 erfolgte der Neubau des jetzigen Krankenhausgebäudes. Seit 1979 ist die Diakonissenanstalt Akademisches Lehrkrankenhaus der Universität Göttingen. Seit 1998 wird das Krankenhaus als GmbH geführt.

Erster Chefarzt der Hals-Nasen-Ohrenklinik war Hans Georg Mauß.

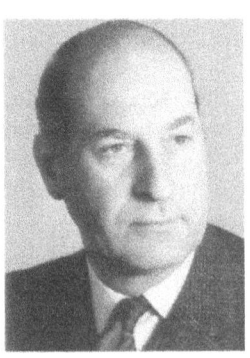

Hans Georg Mauß (1911–1996)
Amtszeit: 1948–1977

Mauß hatte seine hno-ärztliche Facharztausbildung an der Charité in Berlin erhalten. Nach dem Krieg war er von 1946–1948 in Stade tätig, bevor er nach Bremen ging.

Mauß war entsprechend der damaligen Verträge niedergelassener HNO-Arzt in Bremen und gleichzeitig Chefarzt der Hals-Nasen-Ohren-Abteilung der Evangelischen Diakonissenanstalt.
1977 übernahm Karsten Ritter die Leitung der Klinik.

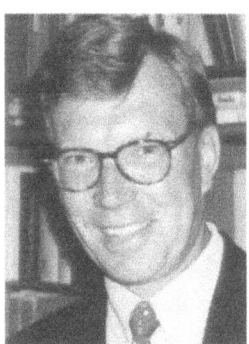

Karsten Ritter (*1940)
Amtszeit seit 1977
1975 Habilitation und Professur in Mainz bei Walter Kley
1976 Oberarzt in Mainz bei Walter Kley

Nach einer Assistenzarztzeit an der Neurochirurgischen Klinik der Universitätsklinik in Mainz von 1969–1970 bei Kurt Schürmann begann Ritter seine hno-ärztliche Ausbildung bei Walter Kley an der HNO-Klinik der Universität Mainz, wo er sich nach der Facharztanerkennung 1973 im Jahr 1975 mit dem Thema „Angioarchitektonik und Vasomotion der Gefäßstrombahn der Cochlea, experimentelle Untersuchungen zur Topographie, Morphologie und Funktion der Vaskularisation der Meerschweinchenschnecke" habilitierte. Ab 1976 war er bei Walter Kley als Oberarzt tätig. Ritters wissenschaftliche Schwerpunkte liegen im Bereich rheologischer Themen. Auf dem Deutschen HNO-Kongress in Hamburg 1977 hielt er das Hauptreferat mit dem Thema „Die Durchblutung des Innenohres". Ritter wurde 1976 mit dem Anton-von-Tröltsch-Preis ausgezeichnet und war 1997/98 Vorsitzender der Nordwestdeutschen Vereinigung der Hals-Nasen-Ohren-Ärzte, deren Kongress er 1998 in Bremen leitete. Ritters klinische Schwerpunkte liegen in der Mittelohrchirurgie, der Tumorchirurgie sowie der plastischen Gesichtschirurgie.

Die Klinik verfügt über 41 Betten sowie 3 eigene Operationssäle. Insbesondere im Bereich der Tumor- und der rekonstruktiven Chirurgie sowie der Traumatologie besteht eine enge Zusammenarbeit mit der kieferchirurgischen Klinik.

Wichtiger ärztlicher Mitarbeiter ist der Oberarzt Einer Godt.
Arztschlüssel: 1–1–6

Bremen – Krankenhaus St.-Joseph-Stift Bremen – Akademisches Lehrkrankenhaus der Georg-August-Universität Göttingen – Hals-, Nasen- und Ohren-Abteilung

Aufgrund der Typhusepidemien in den Jahren 1868/69 wurde zur Versorgung – insbesondere katholischer – Kranker das St.-Joseph-Stift von Mauritzer-Schwestern aus Münster gegründet. 1893 wurde eine HNO-Belegabteilung unter E. Winckler eröffnet. Als HNO-Belegärzte waren dann zwischen 1910 und 1928 Paul Konietzko und von 1948–1956 Herbert Vogel tätig.

1956 wurde die hauptamtliche HNO-Abteilung gegründet. Ihre Leitung übernahm Friedrich Pfander.

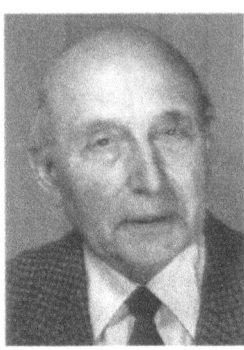

Friedrich Pfander (1908–1999)
Amtszeit: 1956–1975
1950 Habilitation in Göttingen
bei Hermann Frenzel
1956 apl. Professur

Pfander, 1908 in Halberstadt geboren, studierte an den Universitäten Würzburg, Köln, London und München. 1933 begann er seine medizinische Ausbildung am Pathologischen Institut des Universitätskrankenhauses Hamburg-Eppendorf. Nach chirurgischer Ausbildung in Magdeburg war er an der Universitätsfrauenklinik in Greifswald tätig. Danach erhielt er seine HNO-Ausbildung an der Charité in Berlin. Während der Kriegszeit war er Truppenarzt, Führer einer Sanitätskompanie und Chefarzt eines Ortslazaretts. Nach dem Krieg wurde Pfander zunächst Assistenzarzt und dann Oberarzt an der HNO-Klinik der Universität Göttingen, wo er sich 1950 habilitierte und 1956 die apl. Professur für Hals-Nasen-Ohren-Heilkunde erhielt. Während seiner Tätigkeit an der Göttinger Universitätsklinik befasste sich Pfander u. a. mit der Strahlentherapie des Kehlkopfes in Form einer Radiumbehandlung durch ein operativ geschaffenes Schildknorpelfenster. Außerdem hat Pfander sich in zahlreichen Untersuchungen insbesondere mit akustischen Einwirkungen von Impulsschall und Knallereignissen auf das Gehör beschäftigt. Pfander entwickelte ein international anerkanntes Grenzpegeldiagramm über die Belastungsgrenzen des Gehörs. Er ist Autor der Bücher „Das Knalltrauma" und „Das Schalltrauma". Er gehörte von 1963–1965 dem Wehrmedizinischen Beirat des Bundesverteidigungsministeriums und 1978 als Berater dem Walter Reed Army Institute of Research in Washington an. 1979 wurde er deutscher Vertreter in der Nato-Forschungskommission Noise Induced Hearing Loss. Pfander wurde mit dem Bundesverdienstkreuz 1. Klasse ausgezeichnet und erhielt 1979 den Ludwig-Hay-

mann-Preis. 1984 wurde er zum Ehrenmitglied der Deutschen Gesellschaft für HNO-Heilkunde, Kopf- und Halschirurgie ernannt.
Von 1975–1976 wurde die Klinik von Karsten Paulsen geführt.

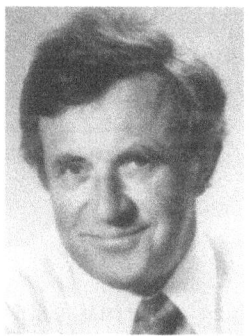

Karsten Paulsen (*1929)
Amtszeit: 1975–1976
1965 Habilitation in Kiel bei Ernst Müller
1970 apl. Professur
1980–1994 Chefarzt in Braunschweig

Paulsen erhielt seine hno-ärztliche Ausbildung bei Julius Berendes in Marburg sowie bei Klaus Vogel und Ernst Müller in Kiel. Von 1975–1976 war er Chefarzt der HNO-Klinik am St.-Joseph-Stift in Bremen. Danach war Paulsen von 1976–1979 als Hals-Nasen-Ohrenarzt in Kiel niedergelassen. 1980 übernahm er die Leitung der Hals-Nasen-Ohren-Klinik am Städtischen Klinikum Braunschweig.

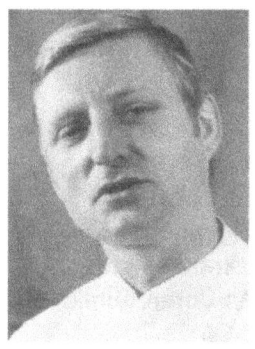

Manfred Quante (1938–1983)
Amtszeit: 1976–1983
1972 Oberarzt an der Universitäts-HNO-Klinik
bei Alf Meyer zum Gottesberge
1974 Habilitation in Düsseldorf
bei Alf Meyer zum Gottesberge
1976 apl. Professur

Nach Studium und Ausbildung in Berlin und Düsseldorf Tätigkeit als wissenschaftlicher Assistent bei Alf Meyer zum Gottesberge in Düsseldorf. 1970 Facharztanerkennung, ab 1972 Oberarzt der HNO-Universitätsklinik in Düsseldorf. 1974 habilitierte sich Quante über „Haarzellschäden am Cortiorgan des Meerschweinchens nach kombinierter Einwirkung von Lärm und ototoxischen Antibiotika".
1976 wurde er zum Chefarzt der HNO-Abteilung des St.-Joseph-Stifts in Bremen gewählt. Sein wissenschaftlicher Schwerpunkt lag im Bereich der Innenohrforschung. Klinisch standen mikrochirurgische Eingriffe, insbesondere hörverbessernde Operationen, im Mittelpunkt. 1983 erlag Manfred Quante im Alter von 44 Jahren einem Herzinfarkt während eines Skiurlaubes in Chur (Schweiz).

Der jetzige Klinikleiter ist Klaus-Dieter Franke.

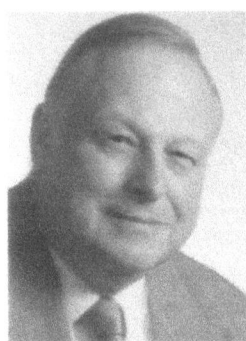

Klaus-Dieter Franke (*1940)
Amtszeit seit 1983
1974　Oberarzt in Hannover bei Ernst Lehnhardt
1978　Habilitation in Hannover
　　　bei Ernst Lehnhardt
1982　apl. Professur

Franke, 1940 geboren, erhielt seine Facharztausbildung bei Ernst Lehnhardt in Hannover. Hier habilitierte er sich im Jahre 1978 mit dem Thema „Elektronenoptische Struktur des perilymphatischen Gewebes des Innenohres". Sein wissenschaftliches Interesse gilt der Innenohrforschung. Der operative Schwerpunkt der Klinik liegt in der Mikrochirurgie der Ohren sowie der Tumorchirurgie.

In der Klinik stehen 49 Betten zur Verfügung. In der Ambulanz sind zwei Audiometristinnen tätig. Die Klinik ist mit zahlreichen Geräten für elektrophysiologische Untersuchungen (DPOA, TOAE, BERA, CERA, ENG, Luzerner Messplatte) und CO_2-Laser ausgestattet.

Wichtige Mitarbeiter sind die Oberärzte Sven Bartels, Thomas Gerste und Rickmer Andres

Arztschlüssel: 1–3–7,5

Bremen – Zentralkrankenhaus St.-Jürgen-Straße – Eigenbetrieb der Freien Hansestadt Bremen – Akademisches Lehrkrankenhaus der Georg-August-Universität Göttingen – Hals-Nasen-Ohren-Klinik

Im Jahre 1851 wurde das Krankenhaus St.-Jürgen-Straße gegründet.

Hier wurde am 1. Oktober 1905 eine selbständige Abteilung für Hals-Nasen-Ohren-Heilkunde eingerichtet.

Die Abteilung war zunächst innerhalb der Klinik für Innere Medizin untergebracht und bestand aus zwei Krankensälen, einem Operations- und einem Inhalationsraum. Zum Leitenden (dirigierenden) Arzt wurde Hermann Noltenius bestellt, der dort bereits seit 1897 als konsultierender Arzt tätig war.

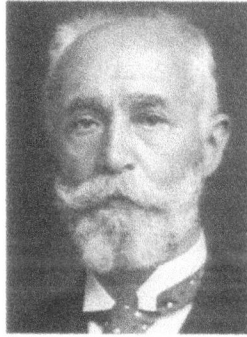

Hermann Noltenius (1861–1938)
Amtszeit: 1905–1932

Noltenius erhielt seine otolaryngologische Ausbildung bei Arthur Hartmann in Berlin und Viktor von Urbantschitsch in Wien. 1890 gründete er in Bremen eine hals-nasen-ohrenärztliche Praxis, zunächst zusammen mit H. Förster, später mit Konrad von Rohden. 1897 wurde er konsultierender Arzt und 1905 Chefarzt der neugegründeten Hals-Nasen-Ohren-Abteilung der Städtischen Krankenanstalten.

Er baute die zunächst als kleine Belegabteilung angelegte Klinik zu einer für die damalige Zeit modernen HNO-Klinik aus, wobei er von vornherein den Schwerpunkt der Klinik im operativen Sektor setzte. In Anerkennung seiner Tätigkeit wurde Noltenius im Jahre 1916 vom Bremer Senat zum Professor ernannt. 1929 konnte die Ohrenklinik erheblich erweitert werden, da die Innere Klinik aus dem ursprünglichen Gebäude in ein neues Gebäude übersiedelte. 1932 übernahm der Schwiegersohn von Noltenius, Konrad von Rohden, die Leitung der Klinik.

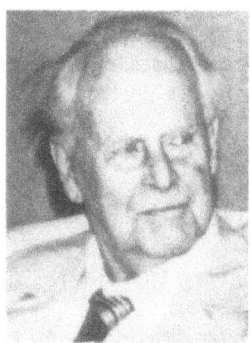

Konrad von Rohden (1893–1981)
Amtszeit: 1932–1943

Konrad von Rohden war zunächst als Assistenzarzt des durch Thomas Manns „Zauberberg" bekannt gewordenen Professor Jessen in Davos tätig. Er erhielt seine hals-nasen-ohrenärztliche Fachausbildung an der Tübinger Universitäts-Ohrenklinik unter Walther Albrecht.

Bei seiner Amtsübernahme im Jahre 1932 war die Zahl der Hals-Nasen-Ohren-Betten auf 40 angewachsen. Mit Beginn des Zweiten Weltkrieges wurde er zusätzlich Hals-Nasen-Ohren-Konsiliararzt für weitere Kliniken in der Umgebung.

1943 wurde von Rohden zum Lazarettdienst einberufen. Die Leitung der Klinik wurde Otto Leisse übertragen. Nach Entlassung aus englischer Gefangenschaft im Jahr 1948 führte von Rohden bis 1968 eine HNO-Praxis in Bremen.

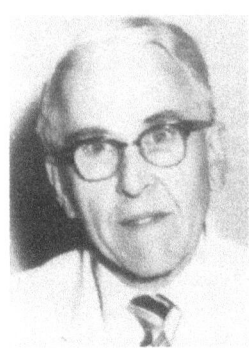

Otto Leisse (1893–1983)
Amtszeit: 1943–1961

Leisse erhielt seine Facharztausbildung bei Alfred Zimmermann in Kiel und eröffnete im Jahre 1927 eine hals-nasen-ohrenärztliche Praxis in Bremen. 1943 übernahm er die Leitung der HNO-Abteilung der Städtischen Krankenanstalten. Mittlerweile war die Bettenzahl der Hals-Nasen-Ohren-Klinik auf 60 angewachsen, außerdem gab es zwei Behandlungszimmer und einen Operationsraum. Während des Krieges wurde die Klinik durch Bombeneinschläge schwer beschädigt, ab 1944 war ein Klinikbetrieb nicht mehr möglich. Die hals-nasen-ohrenärztliche Versorgung erfolgte nun im Bunker der Chirurgischen Klinik sowie in einer kleineren Abteilung in Unterstedt bei Rotenburg a. d. Wümme.

Der Wiederaufbau der Klinik verzögerte sich bis ins Jahr 1950 hinein. 1951 konnten bereits wieder 70 Patienten stationär versorgt werden. Die Versorgung erfolgte durch den Chefarzt sowie 3 Assistenten. Leisses klinischer Schwerpunkt lag im operativen Bereich, hier besonders in der großen Kehlkopfchirurgie und der Mittelohrchirurgie.

1961 wurde Burkhard Schlosshauer Chefarzt der Klinik.

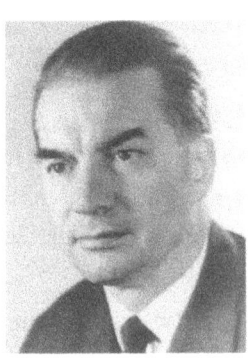

Burkhard Schlosshauer (1920–1983)
Amtszeit: 1961–1983
1957   *Habilitation in Hamburg-Eppendorf bei Otto Steurer*
1959–1961 *Kommissarischer Leiter der Universitäts-HNO-Klinik Hamburg-Eppendorf*

Schlosshauer erhielt seine hals-nasen-ohrenärztliche Fachausbildung bei Otto Meyer am Nordstadt-Krankenhaus Hannover und bei Otto Steurer in

Hamburg-Eppendorf. Dort habilitierte er sich 1957 mit einer Arbeit über die Klangbildung im Kehlkopf.

Nach dem Tod Steurers im Jahre 1959 leitete Schlosshauer kommissarisch die Universitäts-Klinik Hamburg, bis er 1961 Direktor der Hals-Nasen-Ohren-Klinik St.-Jürgen-Straße in Bremen wurde. Er war hier zunächst unter räumlich sehr beengten Verhältnissen tätig, bis schließlich im Jahre 1974 der Neubau der Hals-Nasen-Ohren-Klinik bezogen werden konnte. 1981 besaß sie 102 stationäre Betten.

Schlosshauers wissenschaftliches Interesse erstreckte sich vor allem auf die Erkrankung des Kehlkopfes mit besonderer Betonung der Kehlkopf- und Trachealstenosen. Neben zahlreichen anderen Veröffentlichungen bearbeitete er zusammen mit Karl-Heinz Vosteen das bekannte HNO-Lehrbuch von Otto Steurer.

Im Jahre 1983 – zwei Jahre vor dem geplanten Ruhestand – starb Schlosshauer. Die Leitung der Klinik übernahm kommissarisch sein langjähriger Oberarzt Thomas Sökeland.

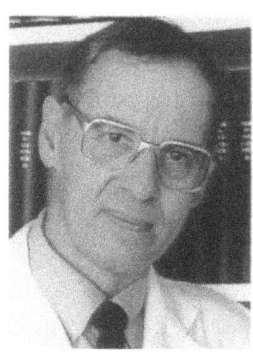

Thomas Sökeland (*1932)
Amtszeit: 1983
1966   Oberarzt in Bremen
*   bei Burkhard Schlosshauer*

Thomas Sökeland erhielt seine Fachausbildung bei Schlosshauer in Bremen und wurde hier 1966 Oberarzt. Sein besonderes Interesse galt der plastisch-kosmetischen und rekonstruktiven Chirurgie.

In demselben Jahr wurde Reinhard Chilla zum Chefarzt gewählt.

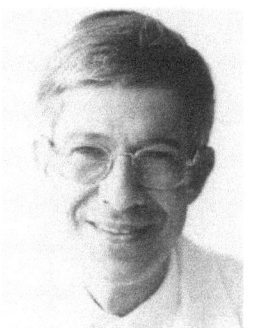

Reinhard Chilla (*1946)
Amtszeit seit 1983
1978   Habilitation in Göttingen bei Adolf Miehlke
1978   Oberarzt in Göttingen bei Adolf Miehlke
1981   apl. Professur in Göttingen

Chilla erhielt seine hals-nasen-ohrenärztliche Ausbildung bei Adolf Miehlke in Göttingen und habilitierte sich hier 1978 über die Pathogenese der Sialadenosen.

Unter Chillas Leitung wurde der audiologische Bereich weiter ausgebaut und um eine phoniatrische Abteilung (Leiter Heiner Fastenau) ergänzt. Neueingerichtet wurden die Bereiche Elektrophysiologie der Hirnnerven, Allergologie sowie die Diagnostik und Therapie von Schlafstörungen.

Wissenschaftliche Schwerpunkte von Chilla liegen nach wie vor in den Erkrankungen der Speicheldrüsen und des N. facialis sowie den Tumorerkrankungen, was in zahlreichen Publikationen und Buchbeiträgen Niederschlag gefunden hat.

1998 verfügte die HNO-Klinik über 79 stationäre Betten.

Wichtige ärztliche Mitarbeiter sind die Oberärzte Hartmut Jung, Wolfgang Seelbach, Heiner Fastenau, Rüdiger Arlt und Ernst-Otto Körber.

Arztschlüssel: 1-5-9,5

Bremerhaven

Zentralkrankenhaus Reinkenheide – Eigenbetrieb der Stadt Bremerhaven – Akademisches Lehrkrankenhaus der Georg-August-Universität Göttingen – Hals-, Nasen- u. Ohren-Klinik

Im Jahre 1895 ließ sich Friedrich Gravenhorst in Bremerhaven als Spezialarzt für Hals-Nasen-Ohren-Krankheiten nieder. Er verfügte bereits über Belegbetten im Krankenhaus Mitte, dem Vorgänger des Zentralkrankenhauses Reinkenheide. 1927 wurde August Andresen sein Nachfolger. Dieser führte die hals-nasen-ohrenärztlich-belegärztliche Versorgung am Krankenhaus Mitte bis zum Zweiten Weltkrieg. Im Jahre 1950 wurde die Abteilung durch Fritz Mansky und im November 1968 durch Hermann Ahlers übernommen und als nebenamtliche Chefarztstelle weitergeführt.

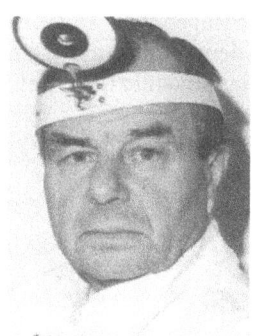

Hermann Ahlers (*1934)
Amtszeit: 1968–1999

Dieser erhielt seine hno-ärztliche Ausbildung in Hamburg-Eppendorf bei Karl-Heinz Vosteen (kommisarischer Direktor nach dem Tod Otto Steurers) und zwischen 1962 und 1968 im Zentralkrankenhaus St.-Jürgen-Straße in Bremen bei Burkhard Schlosshauer. 1976 erfolgte unter Ahlers der Umzug der Klinik in das Zentralkrankenhaus Reinkenheide, das zu diesem Zeitpunkt neu errichtet worden war.

Unter seiner Leitung umfasste das operative Spektrum der damals noch als nebenamtlich geführten Klinik alle wesentlichen hno-ärztlichen Operationen unter Einschluss aller plastischen Operationen sowie u.a. auch die Zugangsoperationen für Neurochirurgen bei Hypophyseneingriffen. Ahlers führte die Klinik schließlich mit 2 1/2 Mitarbeitern. Sie war in den letzten sieben Jahren seiner Tätigkeit die Einzige in Bremerhaven und für Notfälle in einem weiten Umland zuständig.

Im Februar 1999 wurde die nebenamtliche Abteilung in eine Hauptabteilung umgewandelt, zum ersten Chefarzt wurde Rudolf Helmut Poser gewählt.

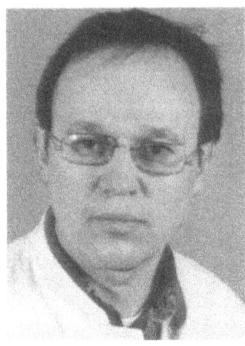

Rudolf Helmut Poser (*1952)
Amtszeit seit 1999
1989   Oberarzt in Stade bei Jürgen Naujoks

Poser erhielt seine hno-ärztliche Ausbildung zwischen 1984 und 1989 als Assistenzarzt im Zentralkrankenhaus St.-Jürgen-Straße in Bremen unter Reinhard Chilla. Danach war er zwischen 1989 und 1999 Leitender Oberarzt der HNO-Klinik des Krankenhauses Stade bei Jürgen Naujoks. Schwerpunkt der Klinik unter Poser sind die Mikrochirurgie des Ohres, die Traumatologie des Gesichtsschädels, die plastisch-kosmetischen Operationen im Kopf-Hals-Bereich sowie die große Tumorchirurgie. Ferner werden die Nasennebenhöhlenchirurgie und die endoskopische Chirurgie angeboten. Die Klinik verfügt über 32 Betten und zwei Operationssäle, in denen unter anderem auch laserchirurgische Eingriffe mit dem CO_2-Laser durchgeführt werden, und über eine moderne otoneurologische Ausstattung.

Wichtige ärztliche Mitarbeiter sind der Leitende Oberarzt Stanislav Krzyzaniak und die Funktionsoberärztin Constanze Babette Drost.

Arztschlüssel: 1-1-3,5

Buchholz

**Landkreis Harburg – Kreiskrankenhaus Buchholz gGmbH –
Hals-Nasen-Ohren-Abteilung,
Kopf- und Halschirurgie, Plastische Operationen**

Das Krankenhaus Buchholz, hervorgegangen aus einem Lazarett des Zweiten Weltkriegs, wurde in den 60er-Jahren durch Neubauten erweitert und zu einem modernen Krankenhaus ausgebaut. 1966 wurde eine Hals-Nasen-Ohren-Abteilung mit 34 Betten eingerichtet.

Der erste Leiter der Hals-Nasen-Ohren-Abteilung war Jürgen Evers.

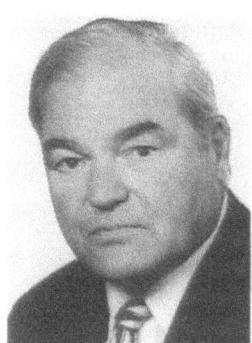

*Jürgen Evers (*1929)
Amtszeit: 1966–1994*

Evers, 1929 in Hamburg geboren, erhielt seine hals-nasen-ohrenärztliche Ausbildung in Kiel und Gießen sowie am Krankenhaus Harburg unter Klaus Hoffmann. Nach der Facharztanerkennung im Jahre 1961 wurde er am 1. Oktober 1966 zum Chefarzt am Kreiskrankenhaus Buchholz ernannt.

Die HNO-Abteilung verfügte zunächst nur über einen Assistenten, später wurde der Arztschlüssel unter Evers auf 1-1-2 erweitert.

1994 übernahm Johann-Peter Luhn die Leitung der Klinik.

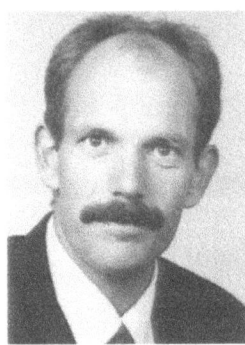

Johann-Peter Luhn *(*1951)*
Amtszeit seit 1994

Luhn, 1951 in Wuppertal geboren, war zunächst in der Pathologie der Universitätsklinik Hamburg unter Gerhard Seifert tätig. Seine HNO-Ausbildung erhielt er an verschiedenen Hamburger HNO-Kliniken unter Claus Herberhold, Rudolf Tiedemann und Otto Georg Neumann.

Die Abteilung ist operativ ausgerichtet und deckt das gesamte Spektrum des HNO-Fachgebietes – mit Ausnahme der Innenohrchirurgie – aber einschließlich plastischer Eingriffe ab.

Die Hals-Nasen-Ohrenklinik verfügt zur Zeit über 27 Betten.

Arztschlüssel: 1–1–3,5

Chemnitz

Klinikum Chemnitz gGmbH – Krankenhaus Flemmingstraße – Akademisches Lehrkrankenhaus der Universität Leipzig – Klinik für Hals-Nasen-Ohren-Krankheiten

Die erste HNO-Klinik der Stadt Chemnitz entstand 1950 im Krankenhaus „Stadtpark". Am 1. März 1950 übernahm Günther Habermann die neuerrichtete HNO-Klinik als leitender Arzt. Die Klinik verfügte über 80 Betten und war im ehemaligen Verwaltungsgebäude der Autounion untergebracht. Außerdem wurde eine eigene, stark frequentierte HNO-Poliklinik betrieben. 1956 wurden täglich bis zu 250 Patienten ambulant behandelt. 1959 hatte die HNO-Klinik 100 Betten. Im April 1997 zog die HNO-Klinik aus ihrem alten Domizil in der Scheffelstraße in das Krankenhaus Flemmingstraße des Klinikums Chemnitz gGmbH um. Am 19. April 2000 konnte das 50-jährige Bestehen der Klinik festlich begangen werden.

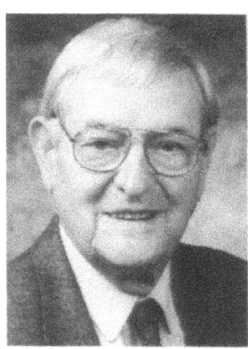

Günther Habermann (*1913)
Amtszeit: 1950–1958
1954 Habilitation

Habermann erhielt seine hno-ärztliche Ausbildung in Leipzig bei Woldemar Tonndorf, wo er sich 1954 mit einer Arbeit über die „Physiologie und Phonetik des lauthaften Lachens" habilitierte. Seine wissenschaftlichen und klinischen Schwerpunkte lagen auf laryngologischem Gebiet. 1958 musste er die damalige DDR aus politischen Gründen verlassen. Danach war er als niedergelassener HNO-Arzt mit Belegbetten in Frankfurt-Hoechst tätig.

1959 wurde die Leitung der Klinik von Herrmann Diestel übernommen.

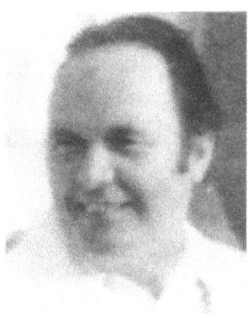

Herrmann Diestel (1920–1999)
Amtszeit: 1959–1985

Diestel war ebenfalls Schüler von Woldemar Tonndorf in Leipzig. Anschließend war er bei Kurt Schröder in Dresden-Friedrichstadt als Oberarzt tätig. Unter seiner Führung entwickelte sich die Klinik in Chemnitz zu einem Zentrum für stationäre und ambulante Therapie im südwestsächsischen Raum mit dem Schwerpunkt der Tumordiagnostik und -therapie.

Seit 1985 leitet Klaus Liebschner die Klinik, in der er zuvor als langjähriger Oberarzt tätig war.

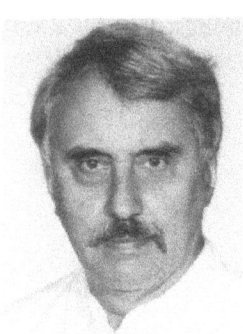

Klaus Liebschner (*1938)
Amtszeit seit 1985
1971   Oberarzt in Chemnitz bei Herrmann Diestel
1974   Leitender Oberarzt bei Herrmann Diestel

Liebschner erhielt seine HNO-Ausbildung zwischen 1965 und 1968 in Chemnitz unter Herrmann Diestel. Es folgte zwischen 1975 und 1978 eine Auslandstätigkeit in Algerien und zwischen 1981 und 1983 in Angola. Liebschners Initiative ist es zu verdanken, dass die Klinik für Hals-Nasen-Ohren-Krankheiten Ostern 1997 (nach 47 Jahren Provisorium) in das Krankenhaus Flemmingstraße des Klinikum Chemnitz gGmbH umziehen konnte. In diesem Gebäudetrakt sind die gesamten „Kopffächer" vereint. Mit dem Umzug ist eine erhebliche Verbesserung der Ausstattung, im Besonderen in der Audiologie und der Neurootologie einschließlich Drehstuhl und Posturographie, verbunden.

Schwerpunkte seiner Tätigkeit sind die Chirurgie der Nasennebenhöhlen, die Mikrochirurgie des Ohres, die Tumorchirurgie sowie die neurootologische Diagnostik und Therapie.

Die Klinik verfügt über 75 Betten.

Wichtige ärztliche Mitarbeiter sind Albrecht Löbel und Bernd Heidemüller (Leiter der Abteilung für Audiologie und Neurootologie).

Arztschlüssel: 1–2–10,5

Cottbus

Carl-Thiem-Klinikum – Träger Stadt Cottbus – Akademisches Lehrkrankenhaus des Universitätsklinikums Charité der Humboldt-Universität zu Berlin – Klinik für Hals-Nasen-Ohren-Krankheiten, Kopf- und Halschirurgie

1914 wurde das Krankenhaus in Cottbus von Carl Thiem, dem damals bekanntesten Unfallchirurgen des Deutschen Reiches, gegründet. Bis 1949 war hier zunächst Rudolf Nolte als Belegarzt hals-nasen-ohrenärztlich tätig. Danach wurde eine 26 Betten führende Hals-Nasen-Ohren-Abteilung im Altbau des damaligen Bezirkskrankenhauses gegründet.

Erster Leiter der Klinik war Rudolf Nolte.

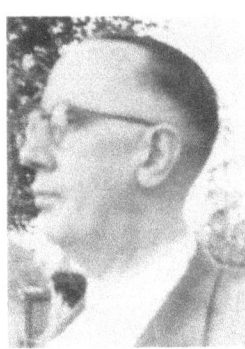

Rudolf Nolte (1899–1962)
Amtszeit: 1949–1960

Nolte war Oberarzt bei Paul Stenger in Königsberg, bevor er zunächst als Belegarzt und ab 1949 dann als Chefarzt die hals-nasen-ohrenärztliche Versorgung am Krankenhaus Cottbus übernahm.

1960 wurde Heinz Riedel zunächst kommissarischer Leiter und ab 1962 Chefarzt der Klinik.

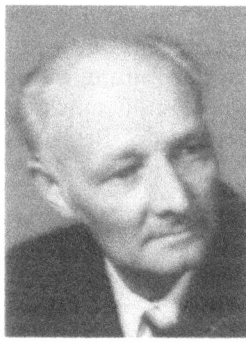

Heinz Riedel (*1915)
Amtszeit: 1962–1967
1956 Oberarzt in Cottbus bei Rudolf Nolte

Riedel begann seine hals-nasen-ohrenärztliche Ausbildung bei Nolte im Jahre 1949 und wurde 1956 zum Oberarzt der Klinik ernannt. Er wirkte wesentlich am Aufbau der Klinik mit, welche im Jahre 1945 bei einem Bombenangriff fast vollständig zerstört worden war.

Seine klinischen Schwerpunkte lagen im Bereich audiometrischer Vorsorgeuntersuchungen bei Lärmarbeitern sowie in der Bronchoskopie zur frühzeitigen Erkennung von Bronchialkarzinomen. Ferner führte er an seiner Klinik Ende der 50er-Jahre die Mikrochirurgie des Ohres ein. Riedel wurde 1965 zum Medizinalrat ernannt und ist Ehrenmitglied der Medizinischen Gesellschaft Ost-Brandenburg.

1968 übernahm Fritz Bockmühl die Leitung der Klinik.

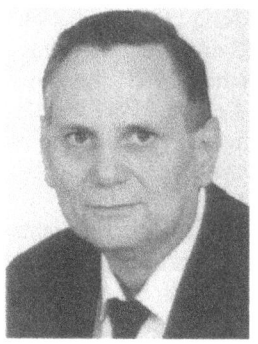

Fritz Bockmühl (*1931)
Amtszeit: 1968–1993
1963 Oberarzt in Berlin bei Isolde Kaiser-Meinhardt
1977 Habilitation in Berlin bei
  Hans-Jürgen Gerhardt
1983 Berufung zum Honorarprofessor
1989 Berufung zum Leiter des Lehrbereiches
  HNO-Heilkunde an der Akademie für
  Ärztliche Fortbildung in Cottbus

Nach chirurgischer und kinderklinischer Assistenzarztzeit erhielt Bockmühl seine hno-ärztliche Ausbildung zwischen 1959 und 1961 an der Charité bei Konrad Fleischer. 1963 wurde er hier zum Oberarzt der Klinik ernannt, die dann unter Leitung von Isolde Kaiser-Meinhardt stand. 1977 habilitierte er sich an derselben Klinik bei Hans-Jürgen Gerhardt über das Thema „Behandlung und Prognose des Kehlkopfkrebses in der DDR von 1954–1966 unter epidemiologischen Gesichtspunkten". Mit der Einrichtung einer Akademie für Ärztliche Fortbildung am Bezirkskrankenhaus in Cottbus wurde er 1978 zum Dozenten dieser Einrichtung berufen, 1983 erfolgte seine Berufung zum Honorarprofessor, 1989 übernahm er als Leiter den Lehrbereich der HNO-Heilkunde an dieser Fortbildungsstätte.

Bockmühls klinischer Schwerpunkt lag in der großen Tumorchirurgie und der Weiterentwicklung der gehörverbessernden Operationen. Zum anderen wirkte er auf die Einrichtung eines Rehabilitationszentrums für Hör-, Stimm- und Sprachgestörte an dieser Klinik hin. Unter seiner Leitung wurde die Klinik auf 62 stationäre Betten erweitert. In zahlreichen Veröffentlichungen beschäftigte er sich mit den Themen der Epidemiologie des Kehlkopfkrebses, Operationsverfahren beim Larynxkarzinom und bei fronto-basalen Frakturen.

1993 schied Bockmühl aus dem Krankenhaus aus und arbeitet seitdem als niedergelassener HNO-Arzt in Spremberg.

Seine Nachfolge übernahm Thomas Eichhorn.

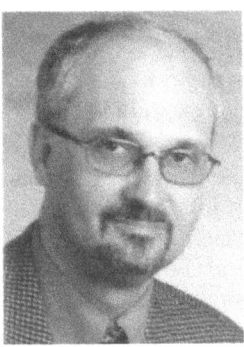

Thomas Eichhorn (*1952)
Amtszeit seit 1993
1986 Oberarzt in Marburg bei Oskar Kleinsasser
1991 Habilitation bei Oskar Kleinsasser

Nach einer chirurgischen Assistenzarztzeit zwischen 1978 und 1980 erhielt Eichhorn seine hals-nasen-ohrenärztliche Ausbildung zwischen 1980 und 1985 an der Universitätsklinik Marburg bei Oskar Kleinsasser. Hier wurde er 1986 zum Oberarzt ernannt und übernahm zwischen 1988 und 1993 kommissarisch die Leitung des Funktionsbereiches Audiologie. 1991 habilitierte er sich mit dem Thema „Klinische Erfahrungen mit dem rotatorischen Test (Langdrehmethode) im Rahmen der Gleichgewichtsdiagnostik – ein Beitrag zur Kompensation peripherer Vestibularisläsionen".

Eichhorn widmet sich insbesondere der Traumatologie des Mittelgesichts und führte das umfassende mikroskop-lasergestützter Operationsverfahren in seiner Klinik ein. Darüber hinaus baute er die neurootologische Abteilung mit der Integration von objektiven Gleichgewichts- und Hörmessverfahren erheblich aus.

In zahlreichen Publikationen befasste er sich mit dem Einsatz der B-Bild-Sonographie im Kopf-Halsbereich, der Vestibularisdiagnostik, den akuten Innenohrerkrankungen und der Behandlung regionärer Lymphknotenmetastasen bei malignen Kopf-Hals-Tumoren. Seit 1992 ist Eichhorn Generalsekretär der Deutsch-Koreanischen Gesellschaft für Medizin, 1992 wurde er zum Seminarleiter der Deutschen Gesellschaft für Ultraschall in der Medizin ernannt.

Die Klinik verfügt über 60 stationäre Betten, 2 Operationssäle sowie einen zusätzlichen Funktionsraum zur Durchführung von Endoskopien und Eingriffen in Lokalanästhesie. Der Klinik ist weiterhin ein Rehabilitationszentrum angeschlossen, in dem schwerpunktmäßig auf dem Gebiet der Phoniatrie und Pädaudiologie sowie Audiometrie und Neurologie gearbeitet wird. Hier sind darüber hinaus 3 Logopädinnen zur Betreuung des Gesamtklinikums beschäftigt.

Arztschlüssel: 1-3-6,5

Darmstadt

Klinikum Darmstadt – Akademisches Lehrkrankenhaus der Johann-Wolfgang-Goethe-Universität Frankfurt/Main und der Ruprecht-Karl-Universität Heidelberg – Hals-Nasen-Ohren-Klinik

Bis ins Jahr 1970 wurden die Städtischen Kliniken Darmstadt bei hno-ärztlichen Problemen konsiliarisch von niedergelassenen Hals-Nasen-Ohrenärzten betreut.

1970 wurde mit Werner Ey als erstem Chefarzt die Hals-Nasen-Ohren-Klinik gegründet.

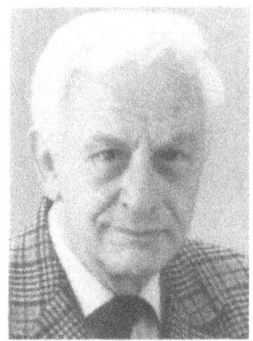

Werner Ey (*1926)
Amtszeit: 1970–1991
1960 Oberarzt in Heidelberg bei Werner Kindler
1961 Habilitation bei Werner Kindler
1967 apl. Professur in Heidelberg
1967 Leitender Oberarzt in Heidelberg
bei Hans-Georg Boenninghaus

Ey erhielt seine hno-ärztliche Ausbildung bei Alfred Seiffert an der Universitäts-Hals-Nasen-Ohren-Klinik in Heidelberg von 1952–1955 und war dort ab 1960 als Oberarzt unter Werner Kindler und ab 1967 als Leitender Oberarzt unter Hans-Georg Boenninghaus tätig.

Zu Beginn der Tätigkeit Eys an der Darmstädter Hals-Nasen-Ohren-Klinik verfügte die Klinik über keine eigene Bettenstation. Nach zwei Jahren erfolgte der Umzug in den neuen Bettentrakt mit zwei Stationen. Hier standen 60 Betten sowie fünf Kinderbetten zur Verfügung. Die Klinik besaß nun zwei eigene Operationssäle sowie einen Endoskopieraum. Später konnte eine räumlich großzügige Ambulanz bezogen werden. In dieser war eine komplett ausgestattete Audiologie sowie eine Otoneurologie mit Pendelstuhl vorhanden. Angegliedert war ferner eine logopädische Abteilung, besetzt mit zwei Logopädinnen. 1987 wurde mit Hilfe des Instituts für Erwachsenenbildung eine Lehranstalt für Logopädie angeschlossen, deren ärztliche Leitung Ey übernahm.

Klinische Schwerpunkte Eys waren neben der Tumorchirurgie einschließlich der rekonstruktiv-plastischen Wiederherstellungschirurgie und der funktionell ästhetischen Nasenchirurgie die operative Rehabilitation von laryngotrachealen Stenosen und die chirurgische Behandlung schwerer Dysphagien. Hier stützte sich Ey auf die von seinem Heidelberger Lehrer Hans Joachim Denecke übernommenen Operationstechniken. Frühzeitig beschäftigte sich Ey auch mit der endonasalen endoskopisch-mikroskopischen Nasennebenhöhlenchirurgie, hier entwickelte er zusammen mit Michael Schedler das so genannte Orthogrip-Instrumentarium.

Eys wissenschaftliches Interesse kommt in zahlreichen Publikationen zum Ausdruck. Er setzte sich unter anderem mit audiologischen und otologischen Themen auseinander, z.B. mit der Einwirkung von Alkohol auf das Hör- und Gleichgewichtsorgan. In seiner Habilitationsarbeit beschäftigte er sich mit vergleichenden sprachanalytischen Untersuchungen bei Umgangs- und Flüstersprache mittels Sonagraphie. Gemeinsam mit Harald Feldmann entwickelte er den Heidelberger Planetendrehstuhl zur Untersuchung des Otolithenorgans. Zusammen mit Werner Schwab legte er 1964 die Operationslehre von Alfred Seiffert neu auf. Mit Hans Joachim Denecke war er bei der Erstellung des Band V, Teil I, und gemeinsam mit Hans Joachim Denecke und Wolfgang Draf an der Erstellung von Band V, Teil II, der Allgemeinen und speziellen Operationslehre von Martin Kirschner beteiligt. 1990 hielt er das Hauptreferat auf der 61. Jahresversammlung der Deutschen Gesellschaft für Hals-Nasen-Ohren-Heilkunde, Kopf- und Hals-Chirurgie in Würzburg mit dem Thema „Chirurgische Behandlung der Dysphagien im Bereich des pharyngo-ösophagealen Übergangs". Ey war von 1981–1990 Mitglied des Präsidiums der Deutschen Gesellschaft für Hals-Nasen-Ohren-Heilkunde, Kopf- und Halschirurgie, deren Präsident er 1989/1990 war. Er ist Ehrenpräsident der European Study Group for Diagnosis und Therapy of Dysphagia and Globus, Mitglied des Editorial Advisory Board der Zeitschrift „Dysphagia". Bis 1986 war Ey außerdem Mitherausgeber des Zentralblatts für Hals-Nasen-Ohren-Heilkunde, Kopf- und Halschirurgie.

Wichtige ärztliche Mitarbeiter unter Ey: Antonios Skevas, später Ordinarius in Ioannina (Griechenland), Oberarzt Lothar Eckermeier.

Nachfolger Eys wurde Ralf Reck.

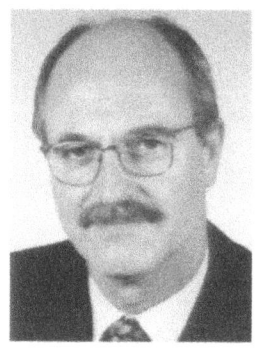

***Ralf Reck** (*1944)*
Amtszeit seit 1991
1977 Oberarzt in Mainz bei Jan Helms
1981 Habilitation bei Jan Helms
1987 apl. Professur in Mainz
1988 Kommissarischer Leiter
*   der Universitäts-HNO-Klinik Mainz*
1989 Leitender Oberarzt in Göttingen
*   bei Wolfgang Steiner*

Reck erhielt seine hals-nasen-ohren-ärztliche Ausbildung ab 1972 bei Walter Kley an der Universitäts-Hals-Nasen-Ohren-Klinik Mainz. Ab 1977 war er an der gleichen Klinik als Oberarzt bei Jan Helms tätig, 1987 wurde er hier Leitender Oberarzt. 1988 übernahm er die Aufgabe des kommissarischen Leiters der Klinik und nach dem Amtsantritt Wolf Manns die Stelle des Leitenden Oberarztes. Nach der Habilitation bei Jan Helms über das Thema „Bioaktive Glaskeramik in der Ohrchirurgie – tierexperimentelle Untersuchungen und klinische Ergebnisse" im Jahr 1981 erhielt er 1987 die apl. Professur. Zwischen 1989 und 1991 hatte er eine C3-Professur in Göttingen inne und war hier Leitender Oberarzt Wolfgang Steiners.

Recks wissenschaftliche Reputation wird durch zahlreiche Publikationen belegt. Ein Schwerpunkt war die tierexperimentelle und klinische Untersuchung keramischer Materialien für die rekonstruktive Chirurgie in der Hals-Nasen-Ohren-Heilkunde. Reck führte die bioaktive Glaskeramik Ceravital® in die Mittelohrchirurgie ein. Er initiierte 1984 die Übernahme der endoskopischen Nasennebenhöhlenchirurgie nach Messerklinger/Stammberger an die Mainzer Klinik. In Göttingen beschäftigte er sich bei Wolfgang Steiner intensiv mit den mikrolaserchirurgischen Therapieverfahren und gab zusammen mit Wolfgang Steiner und Eckhart Dühmke die Bücher „Funktionserhaltende Therapie des frühen Larynxkarzinoms" und „Funktionserhaltende Therapie des fortgeschrittenen Larynxkarzinoms" heraus.

Arbeitsschwerpunkte an der Hals-Nasen-Ohren-Klinik des Klinikums Darmstadt sind die Ohrchirurgie, die endoskopisch mikroskopische Nasennebenhöhlenchirurgie und die mikrolaserchirurgische Tumorchirurgie des Faches. Ebenso wird die plastisch-rekonstruktive Chirurgie nach Tumoroperationen unter Einsatz gestielter myokutaner Lappen sowie der mikrovaskulär angeschlossenen freien Transplantate gepflegt.

An der Klinik haben 1998 Umbau- und Erweiterungsmaßnahmen begonnen. Nach Auszug aus der Kinderklinik wurden die Kinderbetten in die Hals-Nasen-Ohren-Klinik integriert. Die Klinik verfügt nun über 63 stationäre Betten, drei Operationssäle sowie einen Funktionsbereich mit Ambulanz, Audiologie, Otoneurologie, Logopädie und Röntgen.

Wichtige ärztliche Mitarbeiter sind die Oberärzte Martin Jäckel, Stefanie Göbel, Wolfgang Mäuerle und Joachim Wowra.

Arztschlüssel: 1-3-6,5

Dessau

Städtisches Klinikum Dessau – Akademisches Lehrkrankenhaus der Martin-Luther-Universität Halle-Wittenberg – Hals-Nasen-Ohren-Klinik

Bereits vor 1910 gab es am damaligen Kreiskrankenhaus Dessau Belegbetten, die von Friedrich Eichel hno-ärztlich betreut wurden. Ab 1910 wurde die Belegabteilung von Udo Tammena geleitet. Die Patienten waren auch auf chirurgischen bzw. augenklinischen Stationen untergebracht. Am 1. April 1935 wurde das Kreiskrankenhaus in „Städtische Krankenanstalten Dessau" umbenannt. Udo Tammena war weiterhin als „Vertragsarzt für Ohren- und Nasenkrankheiten" tätig und operierte jährlich etwa 220 Patienten. Nach der Zerstörung der Krankenanstalten und der gesamten Stadt Dessau am 7. März 1945 wurde die operative Versorgung in einem Operationsbunker fortgeführt. Am 1. Januar 1946 wurde erstmals eine hauptamtliche HNO-Abteilung mit 3–6 Betten eingerichtet.

Udo Tammena (1876–1967)
Amtszeit: 1910–1946

Nach dem Ausscheiden von Tammena wurde die HNO-Klinik vorübergehend durch Erich Foss geleitet.

Erich Foss (1877–1963)
Amtszeit: 1946, 1949 und 1950

Foss erhielt seine hals-nasen-ohrenärztliche Ausbildung unter Karl Wittmaack an der Großherzoglichen Ohrenklinik der Universität Jena sowie an der Universitäts-HNO-Klinik in Freiburg im Breisgau bei Emil Bloch.
Danach wurde Erwin Hahn zum Chefarzt der Klinik gewählt.

Erwin Hahn (1907–1976)
Amtszeit: 1946–1949

Hahn wurde am Knappschaftskrankenhaus in Hindenburg/Oberschlesien zum HNO-Arzt ausgebildet. Er war doppelt approbiert (Dr. med. und Dr. med. dent.). Hahn war zunächst Leiter der HNO-Klinik des Knappschaftskrankenhauses in Hindenburg und in Kattowitz bis 1945. In Dessau leitete er die erste zusammenhängende HNO-Abteilung in der Geschichte des Städtischen Klinikums mit 31 Betten. Danach führte er bis 1970 eine HNO-Praxis in Bittdorf/Eifel. 1976 verstarb Hahn in Wiesbaden.

Danach übernahm von März 1949 bis Juni 1949 erneut Erich Foss und von Juni 1949 bis Oktober 1950 Günter Neugebauer die Klinik.

Günter Neugebauer (1918-1997)
Amtszeit: 1949-1950

Neugebauer hatte seine Facharztausbildung an der Hallenser Universitäts-HNO-Klinik unter Leitung von Adolf Eckert-Möbius erhalten.

Von Oktober 1950 bis Dezember 1950 war wiederum Erich Foss mit der Leitung der Klinik betraut worden.

Im Dezember 1950 wurde Conrad Kalkhoff Chefarzt der HNO-Klinik.

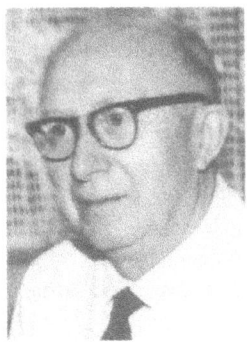

Conrad Kalkhoff (1901-1987)
Amtszeit: 1950-1957

Kalkhoff erhielt seine hals-nasen-ohrenärztliche Ausbildung bei Victor Hinsberg in Breslau und Otto Muck in Essen. Ab 1939 war er als Arzt im Sanitätsdienst tätig. Bis 1950 befand sich Kalkhoff in Kriegsgefangenschaft.

Zwischen 1957 und 1982 stand die HNO-Klinik unter Leitung von Gerhard Noack.

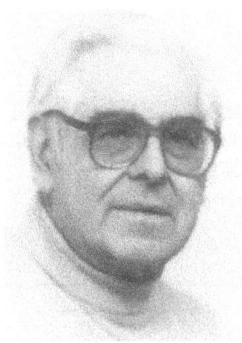

Gerhard Noack (1917-1996)
Amtszeit: 1957-1982

Nach dem Staatsexamen 1943 wurde Noack zum Sanitätsdienst eingezogen. Zwischen 1946 und 1953 arbeitete er als Allgemeinarzt in Wismar und erhielt zwischen 1953 und 1957 seine Facharztausbildung bei Adolf Eckert-Möbius in Halle/Saale.

Unter Noack erfolgte 1962 der Umzug der HNO-Klinik in ein eigenes Gebäude, wo ein eigener Operationstrakt und später eine umfangreiche Funktionsdiagnostik zur Verfügung standen. Die Station umfasste damals 33 Betten.

Zwischen Juni 1982 und April 1983 war Hermann Seeber kommissarischer Chefarzt der Klinik.

Von 1983–1994 leitete Jörg Hanson die Klinik.

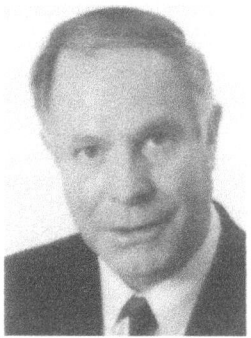

Jörg Hanson (*1939)
Amtszeit: 1983–1994
1974   Oberarzt für Phoniatrie in Greifswald
*   bei Rudolf Zippel*
1978   Habilitation in Halle bei Harry Jakobi
1978–1983   Chefarzt der HNO-Abteilung
*   des Kreiskrankenhauses Eberwalde*

Hanson leitete die HNO-Klinik Dessau von 1983–1994, nachdem er vorher bereits Klinikchef in Eberswalde gewesen war (weitere Angaben s. Eberswalde). 1995 erhielt Hanson einen Ruf auf den Lehrstuhl des Institutes für Phoniatrie und Pädaudiologie am Klinikum der Friedrich-Schiller-Universität Jena (s. Band I, S. 178).

Seit 1995 ist Hermann Seeber Chefarzt der Klinik.

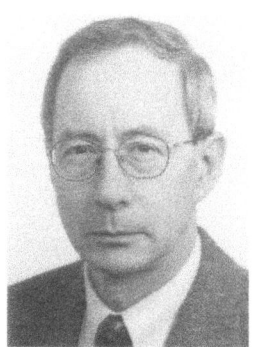

Hermann Seeber (*1943)
Amtszeit seit 1995
1981   Oberarzt in Dessau bei Gerhard Noack
*   und Jörg Hanson*

Seeber war seit 1970 als Assistenzarzt und ab 1981 als Oberarzt an der Klinik tätig gewesen, bevor er 1995 zum Chefarzt gewählt wurde.

Seebers wissenschaftliche Schwerpunkte liegen auf dem Gebiet der Olfaktologie und Gustologie, insbesondere in Zusammenhang mit arbeitsmedizinischen Fragestellungen. Seinen klinischen Schwerpunkt sieht er in der Endoskopie, der Nasenchirurgie sowie im Bereich hörverbessernder Operationen. Seeber ist Gründungsmitglied der Arbeitsgemeinschaften „Olfaktologie/ Gustologie" und „Respiratorische Funktion der Nase".

Unter seiner Leitung erfolgte 1996 der Umzug der HNO-Station in den Neubau des Klinikums. 1998 wurden die Funktionsdiagnostische Abteilung und die Operationssäle in den Neubau verlegt.

Die Klinik verfügt über 33 Betten, zusätzliche Kinderbetten stehen in der Kinderklinik zur Verfügung.

Wichtige ärztliche Mitarbeiter: Oswald Wolf, Abteilungsleiter der Abteilung für Otoneurologie und Gleichgewichtsstörungen sowie der Oberarzt Thomas Adamiak.

Arztschlüssel: 1-2-3

Dortmund

Städtische Kliniken Dortmund – Akademisches Lehrkrankenhaus der Westfälischen Wilhelms-Universität Münster – HNO-Klinik

Die HNO-Klinik wurde 1901 durch Friedrich Wilhelm Hansberg gegründet.

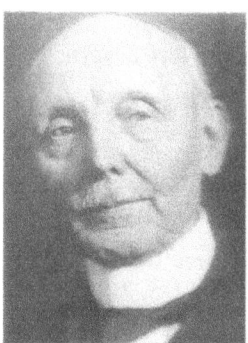

Friedrich Wilhelm Hansberg (1853–1943)
Amtszeit: 1901–1926

Hansberg ließ sich im Jahre 1889 als Spezialarzt für Hals-Nasen-Ohren-Heilkunde und als Konsiliararzt am Städtischen Luisenhospital in Dortmund nieder. Im Jahre 1901 gründete er die HNO-Klinik im Städtischen Luisenhospital. Hansberg war berufspolitisch sehr aktiv. Ab 1891 war er erster Vorsitzender der Vereinigung der HNO-Ärzte Rheinisch-Westfälischer Industriegebiete und Präsident der regionalen Ärztekammer. Außerdem setzte er sich für die Weiterbildung im Fach HNO-Heilkunde ein. Ab 1916 wirkte er als Mitherausgeber des Archivs für Ohren-, Nasen- und Kehlkopfkrankheiten. In Dortmund ist eine Straße nach Friedrich Wilhelm Hansberg benannt.

Nächster Klinikleiter war Theodor Alexander Nühsmann.

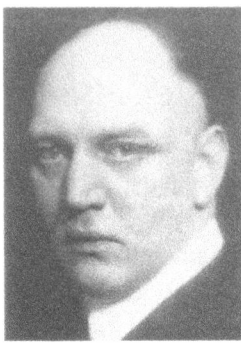

Theodor Alexander Nühsmann *(1885–1962)*
Amtszeit: 1926–1934
1921 Habilitation in Halle bei Alfred Denker
1934 Ruf auf den Lehrstuhl nach Bonn
(s. Band I, S. 48)
1941 Ruf nach Straßburg
1946 Rufe nach Halle und Leipzig abgelehnt
1947 Kommissarius in Würzburg

Nühsmann war von 1926–1934 Chefarzt in Dortmund, bevor er auf den Lehrstuhl nach Bonn berufen wurde. Nach jahrelanger Hochschultätigkeit führte Nühsmann von 1948–1954 eine HNO-Praxis in Dortmund und von 1954 bis zu seinem Tod im Jahr 1962 eine solche in Oberaudorf/Bayern.

1935 übernahm Hermann Frenzel die Leitung der Klinik.

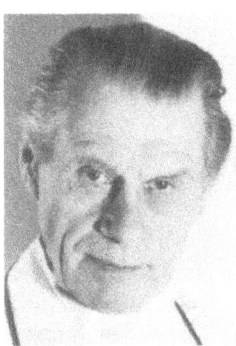

Hermann Frenzel *(1895–1967)*
Amtszeit: 1935–1942
1925 Habilitation in Greifswald
bei Wilhelm Brünings
1928 Mitarbeiter in Köln von Alfred Güttich
1942 Ruf nach Göttingen (s. Band I, S. 121)
1950 Ruf nach Köln abgelehnt
1952 Ruf nach Heidelberg abgelehnt

Während seiner Dortmunder Zeit beschäftigte sich Frenzel mit der mit seinem Namen verbundenen Vestibularisforschung und arbeitete mit dem Luftfahrtmedizinischen Institut in Köln zusammen.

1943 übernahm Alfred Tobeck die Leitung der Klinik.

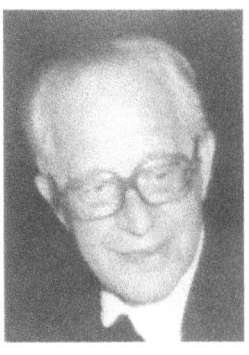

Alfred Tobeck *(1900–1978)*
Amtszeit: 1943–1966
1932 Habilitation in Göttingen bei Oskar Wagener

Unter Tobecks Leitung erfolgte ein Neubau für die HNO-Klinik, die während der Kriegszeit erheblich zerstört und zeitweilig in einem Luftschutzbunker untergebracht war. Tobeck führte außerdem in seiner Klinik die mikrochirurgischen Techniken der Mittelohrchirurgie, insbesondere der Otosklerosechirurgie, ein.

1967 übernahm Walter Eckel die Leitung der Klinik.

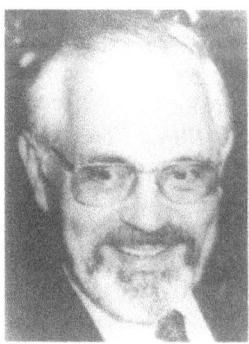

Walter Eckel *(1919–1978)*
Amtszeit: 1967–1978
1953   Habilitation in Münster bei Helmut Loebell
1959   apl. Professur in Münster

Eckel habilitierte sich 1953 bei Helmut Loebell mit dem Thema „Elektrophysiologische und histologische Untersuchungen im Vestibulariskerngebiet bei Drehreiz". Sein klinischer Schwerpunkt lag in der nervenerhaltenden Parotischirurgie, der Stapeschirurgie und der Vestibularisforschung.

Nach dem plötzlichen Tod Eckels wurde die Klinik kommissarisch von Hermann Kraus, Oberarzt von Harald Feldmann in Münster, geleitet.

Nächster Klinikleiter war Fritz Renninghoff.

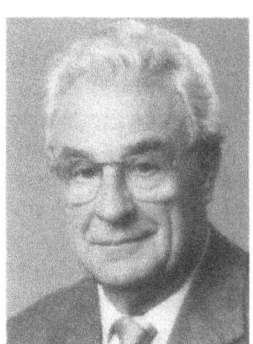

Fritz Renninghoff *(1920–1995)*
Amtszeit: 1978–1985

Renninghoff war zuvor langjähriger Oberarzt an der Dortmunder HNO-Klinik unter Tobeck und Eckel gewesen. Er sah seinen klinischen Schwerpunkt insbesondere in der Tumorchirurgie.

1985 übernahm Kurt-Günter Rose die Leitung der Klinik.

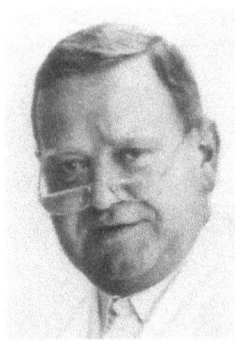

Kurt-Günter Rose (1933–1996)
Amtszeit: 1985–1996
1968   Leitender Oberarzt in Erfurt
bei Kurt Schröder
1974   Leitender Oberarzt in Köln
bei Fritz Wustrow
1976   Habilitation bei Fritz Wustrow
1978   C3-Professur auf Lebenszeit
1983–1985 Kommissarischer Direktor
der Universitäts-HNO-Klinik Köln

Rose begann seine hals-nasen-ohrenärztliche Ausbildung in Erfurt bei Kurt Schröder und wurde dort 1968 Leitender Oberarzt. 1974 verließ er aus politischen Gründen die damalige DDR und führte seine Tätigkeit als Oberarzt und seit 1976 als Leitender Oberarzt an der Universitäts-Hals-Nasen-Ohren-Klinik Köln fort. Im gleichen Jahr habilitierte er sich mit dem Thema „Die Bedeutung des efferenten olivo-cochleären Systems für die Entstehung von Lärmschadeneffekten am Innenohr". Nach dem Tod von Fritz Wustrow war er von 1983–1985 kommissarischer Direktor der Universitäts-Hals-Nasen-Ohren-Klinik.

Neben der allgemeinen Hals-Nasen-Ohren-Heilkunde beschäftigte sich Rose speziell mit der Trachealchirurgie bei Kindern und Erwachsenen und genoss hier einen weiten Ruf. Bereits 1978 hatte er zusammen mit Klaus Sesterhenn die weltweit erste autologe Trachealtransplantation beim Menschen durchgeführt.

In Dortmund betrieb er die Ausbildung seines Mitarbeiters Norbert Dreiner zum Phoniater und Pädaudiologen in der Klinik für Kommunikationsstörungen in Mainz, dieser baute dann ab 1992 eine Abteilung für Phoniatrie und Pädaudiologie an der Klinik auf. Ferner wurden unter Roses Leitung grundlegende Renovierungen von Ambulanz, Op.- und Funktionsräumen durchgeführt. Außerdem erreichte er die Einrichtung einer an die Klinik angebundenen Logopädenlehranstalt, die 1995 ihre Arbeit aufnahm.

Rose hatte einen Lehrauftrag für Hals-Nasen-Ohren-Heilkunde der Zahnmedizinischen Fakultät der Universität Witten-Herdecke inne. Von 1977–1985 bestimmte er als Schriftführer die wissenschaftlichen Aktivitäten und jährlichen Tagungen der Vereinigung Westdeutscher HNO-Ärzte von 1897. Im Jahr 1989 leitete er deren Jahreskongress in Dortmund.

Nach dem Tode Roses und einer kommissarischen Leitung der Klinik durch Gerhard Bertram übernahm 1996 Thomas Deitmer die Führung der Klinik.

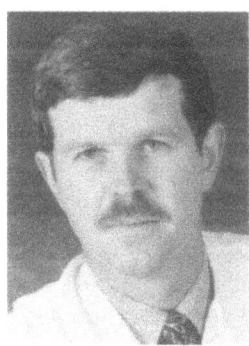

Thomas Deitmer (*1954)
Amtszeit seit 1996
1987 Habilitation in Münster
bei Harald Feldmann
1993 apl. Professur in Münster
1996 Chefarzt der HNO-Klinik
im Krankenhauszweckverband Augsburg

Deitmer erhielt seine hno-ärztliche Ausbildung ab 1980 bei Harald Feldmann in Münster. Hier wurde er 1985 zum Oberarzt ernannt und habilitierte sich 1987 mit dem Thema „Physiologie und Pathologie des Mucociliaren Transportes". 1993 erhielt er die apl. Professur. Deitmers wissenschaftliche Schwerpunkte liegen in der Rhinologie und Onkologie sowie im Begutachtungswesen. Seine klinischen Schwerpunkte sieht Deitmer in der Chirurgie der Nase und der Nasennebenhöhlen sowie der Laserchirurgie und der Trachealchirurgie bei Erwachsenen und Kindern. Außerdem hat Deitmer den Lehrauftrag für HNO-Heilkunde der Zahnmedizinischen Fakultät der Universität Witten-Herdecke inne. Seit 2000 ist Deitmer Vorsitzender der Arbeitsgemeinschaft HNO-Chefärzte.

Die Klinik verfügt über 106 Betten – hiervon 4 Betten auf einer Intensiv-Observationseinheit –, 4 Op.-Säle in einem eigenen Op.-Trakt, einen Ambulanz-Op. sowie eine Abteilung für Phoniatrie und Audiologie unter Leitung der Oberärztin Sabine Hartmann.

Wichtige ärztliche Mitarbeiter: Frühere Leitende Oberärzte waren Frank Ebach (1969–1976) und Klaus Schulte-Mattler (1976–1985). Gerhard Bertram, habilitiert 1986 unter Eberhard Stennert in Köln, Leitender Oberarzt seit 1987; Horst Luckhaupt, später Chefarzt der HNO-Klinik am St.-Johannes-Hospital Dortmund, und Norbert Dreiner, seit 1996 Chefarzt des Stimmheilzentrums Bad Rappenau.

Arztschlüssel: 1–4–11,5 und eine Physikerstelle

Dortmund – St.-Johannes-Hospital – Träger Kath. St.-Johannes-Gesellschaft Dortmund gGmbH – Hals-Nasen-Ohren-Klinik

Am 1. Oktober 1974 wurde am St.-Johannes-Hospital in Dortmund eine Hals-Nasen-Ohren-Klinik gegründet, die am 1. Januar 1975 mit 46 Betten ihre klinische Tätigkeit aufnahm. Träger des damals 700 Planbetten umfassenden Hospitals ist die Katholische St.-Johannes-Gesellschaft Dortmund gGmbH. Schwerpunkte der neuen HNO-Klinik bilden die plastisch-rekonstruktive Chirurgie der Nase und des Gesichts, die moderne Chirurgie der Nasennebenhöhlen und die Mikrochirurgie des Ohres.

Zum ersten Chefarzt wurde Sigurd Hellmich – aus Hagen/Westfalen stammend – gewählt, der nach kurzer Aufbauphase die Abteilung eröffnen und mit der operativen und ambulanten Tätigkeit beginnen konnte.

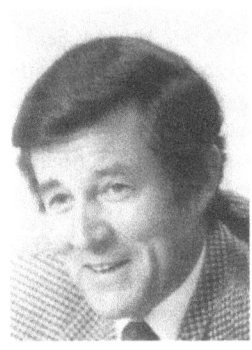

Sigurd Hellmich (*1936)
Amtszeit: 1974–2001
1968 Oberarzt in Hamburg-Rissen bei Heinz Utech
1969 Oberarzt in Aachen bei Hugo Eickhoff
1972 Habilitation in Aachen bei Hugo Eickhoff
1974 Chefarzt in Dortmund
1976 apl. Professur in Aachen

Hellmich erhielt seine Facharztausbildung bei Gerhard Theissing in Erlangen und war langjähriger Schüler von Hellmuth Masing. Deshalb bildet die funktionell-ästhetische Nasenchirurgie von Beginn an einen Schwerpunkt seiner klinischen Tätigkeit. Der zweite Schwerpunkt besteht in der „konservativen" endoskopischen Chirurgie der Nasennebenhöhlen, an deren Anfängen und Entwicklung er noch als Oberarzt in Aachen wesentlich beteiligt war. Über die gesamt-chirurgische und konservative Bandbreite des Fachgebietes hinaus stellt die Mikrochirurgie der Ohren – beeinflusst von Utech in Hamburg – ein weiteres besonderes Interessengebiet dar, das sich im Krankengut der HNO-Klinik niederschlägt.

Die wissenschaftliche Tätigkeit Hellmichs richtet sich vorwiegend auf die Weiterentwicklung der funktionellen und plastisch-rekonstruktiven Nasenchirurgie. Dies kommt in zahlreichen Publikationen wie zum Beispiel über „Die Verpflanzung konservierten Knorpelgewebes" zum Ausdruck. Des Weiteren engagiert sich Hellmich für die Verbesserung der endoskopischen Chirurgie der Nasennebenhöhlen.

Bereits 1967 war er als Kursdozent an dem ersten Operationskurs über die moderne funktionelle Chirurgie der Nase in Erlangen beteiligt. Seither folgte eine frequente Lehrtätigkeit als Dozent bei Operationskursen in Erlangen, Ulm, Utrecht und Münster sowie als Dozent der European Rhinology Society im weiteren europäischen und außereuropäischen Ausland. Seit 1979 richtet Hellmich zweimal jährlich die „Dortmunder HNO-Kolloquien" aus, die als Fortbildungsreihe für Klinik und Praxis überregionale Bedeutung erlangt haben. Als Fachmann in medico-legalen Fragen, insbesondere auf dem Gebiet der präoperativen Aufklärung und der Arzthaftung, übt er für Gerichte und Kammern eine umfangreiche Gutachtertätigkeit aus. 1984/85 war er Vorsitzender der Vereinigung Westdeutscher Hals-, Nasen-, Ohrenärzte von 1897 und leitete 1985 den Westdeutschen HNO-Kongress in Dortmund.

Hellmich war von 1982–2000 Vorsitzender der Arbeitsgemeinschaft der HNO-Chefärzte, von der viele Impulse für das gesamte Fachgebiet ausgegangen sind. Seine diesbezügliche berufspolitische Tätigkeit erstreckt sich über die aktuellen Problembereiche hinaus auf die Kommentierung und Begutachtung unterschiedlicher Auslegungen der GOÄ. Anlässlich des Kongresses 1999 in Aachen erhielt Hellmich die Verdienstmedaille der Deutschen Gesellschaft für HNO-Heilkunde, Kopf- und Halschirurgie.

Die operative und diagnostische Ausstattung der Klinik ist auf modernstem Stand. 1992 wurde eine Erweiterung der Ambulanz durchgeführt. Außerdem wurden zwei neue Säle in einer zentralen Operationsabteilung bezogen. Ein Funktionsbereich für Allergologie wurde 1993 an der HNO-Klinik eingerichtet. 1996/97 erfolgte der Umzug aller HNO-Stationen in ein neues Bettenhaus.

Der ehemalige Oberarzt Heino Davids wurde 1988 zum Chefarzt der HNO-Klinik in Lüdenscheid gewählt. In Aachen habilitierte sich 1997 Wolfgang Angerstein, der aus der Klinik hervorging. Er wurde im gleichen Jahr zum Universitätsprofessor für Phoniatrie und Pädaudiologie an die Universitätsklinik Düsseldorf berufen.

Am 1.4.2001 wurde Horst Luckhaupt zum neuen Chefarzt gewählt.

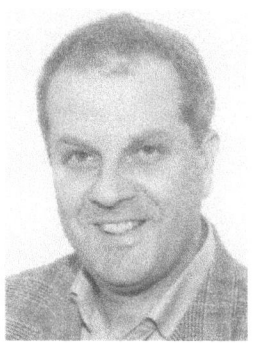

Horst Luckhaupt (*1954)
Amtszeit seit 2001
1986 Oberarzt an der Städtischen HNO-Klinik Dortmund bei Kurt-Günter Rose
1992 Leitender Oberarzt im St.-Elisabeth-Hospital Bochum bei Henning Hildmann

Luckhaupt erhielt seine hno-ärztliche Facharztausbildung an der Universitäts-HNO-Klinik Köln zwischen 1980 und 1986 bei Fritz Wustrow, Kurt-Günter Rose und Eberhard Stennert. 1986 wechselte er an die Städtische HNO-Klinik Dortmund als Oberarzt und war dort bis 1992 bei Rose tätig. 1992 wurde er Leitender Oberarzt an der HNO-Klinik der Ruhr-Universität im St.-Elisabeth-Hospital Bochum bei Henning Hildmann. Am 1.4.2001 übernahm er die HNO-Klinik des St.-Johannes-Hospitals in Dortmund.

Luckhaupt ist auf zahlreichen wissenschaftlichen Gebieten wie der Infektiologie in der HNO-Heilkunde, der palliativen Tumortherapie und der Medizingeschichte der HNO-Heilkunde zu Hause. Im Mittelpunkt seiner klinischen Tätigkeit steht die Mittelohrchirurgie, die Chirurgie der Nasennebenhöhlen, die Laserchirurgie der HNO-Tumoren und die plastisch-rekonstruktive Chirurgie. Luckhaupt hat auf zahlreichen nationalen und internationalen Kongressen hervorragende wissenschaftliche Vorträge gehalten. Während seiner Dienstzeit in Bochum hat er selbst neun Internationale Operationskurse für die endonasale Nasennebenhöhlen-Chirurgie abgehalten und bei zahlreichen weiteren Operationskursen an der gleichen Klinik und in anderen Kliniken mitgewirkt. Für seine umfangreiche wissenschaftliche Tätigkeit wurde Luckhaupt mehrfach durch Preise ausgezeichnet (1991 Friedrich-Hofmann-Preis der Deutschen Gesellschaft für HNO-Heilkunde, Kopf- und Halschirurgie, 1995 Forschungsförderpreis der Deutschen Gesellschaft für pädiatrische Infektiologie und 1996 Preis der Europäischen Gesellschaft für Laryngologie für die Dr.-Karl-Storz-Lecture). Luckhaupt ist außerdem Mitglied in zahlreichen wissenschaftlichen Fachgesellschaften und wissenschaftlichen Gremien wie z.B. der Arzneimittelkommission der Deutschen Ärzteschaft. Seit 1995 ist Luckhaupt Schriftführer der Vereinigung Westdeutscher HNO-Ärzte von 1897.

Wichtige ärztliche Mitarbeiter sind weiterhin die Oberärzte Jürgen Pade und Udo Kinast.

Die Klinik verfügt über 46 Betten.

Arztschlüssel: 1-2-4

Dresden

Krankenhaus Dresden-Friedrichstadt – Städtisches Klinikum – Akademisches Lehrkrankenhaus der Technischen Universität Dresden – Hals-Nasen-Ohren-Klinik

Im Marcolinischen Palais in Dresden-Friedrichstadt, in dem 1847–1849 Richard Wagner als Hofkapellmeister der Königlichen Hofoper gewohnt und am „Lohengrin" gearbeitet hatte, wurde im November 1849 das Stadtkrankenhaus mit zunächst 52 Krankenzimmern und 160 Betten eröffnet. Eine eigene HNO-Abteilung besteht seit 1904.

Erster Leiter der Klinik war Max Mann.

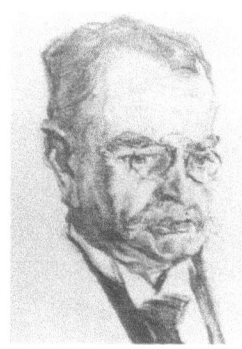

Max Mann (1861–1936)
Amtszeit: 1904–1929

Unter Max Mann erfolgte der Klinikneubau im Jahre 1922/23. Die Klinik verfügte damals über 93 Betten.

Wissenschaftlicher und klinischer Schwerpunkt von Mann, der auch in einer Monographie Niederschlag findet, war die Tracheo-Bronchoskopie.

1929 übernahm Woldemar Tonndorf die Leitung der Klinik.

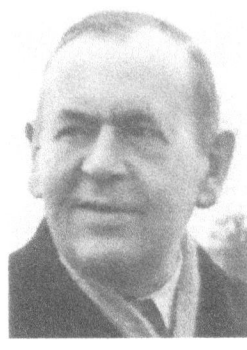

Woldemar Tonndorf *(1887–1957)*
Amtszeit: 1929–1951
1925 Habilitation in Göttingen bei Oskar Wagener
1951 Übernahme des HNO-Lehrstuhls
an der Universität Leipzig (s. Band I, S. 202)

Tonndorf war von 1931–1945 Ärztlicher Direktor des gesamten Krankenhauses Dresden-Friedrichstadt. Unter seiner Leitung wurde die Klinik zu einer der seinerzeit größten deutschen HNO-Kliniken ausgebaut.

Der Schwerpunkt von Tonndorfs klinischer Tätigkeit lag vor allem in der operativen Therapie. Er beschäftigte sich mit der Erforschung der Kehlkopffunktion und führte die Sulfonamidtherapie bei Hals-Nasen-Ohren-Krankheiten ein. 1951 übernahm er den Lehrstuhl für Hals-Nasen-Ohren-Krankheiten an der Universität Leipzig.

Zwischen 1951 und 1952 wurde die Klinik kommissarisch von Siegfried Habedank geleitet.

1952 wurde Kurt Schröder Chef der Klinik.

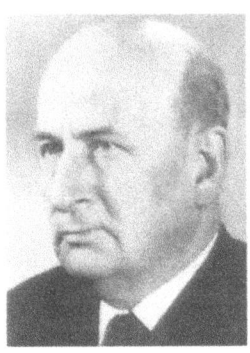

Kurt Schröder *(1902–1979)*
Amtszeit: 1952–1959
1956 Habilitation in Leipzig
bei Woldemar Tonndorf
1959 Übernahme des HNO-Lehrstuhls an der
Medizinischen Akademie Erfurt
(s. Band I, S. 75)

Schröder erhielt seine Hals-Nasen-Ohrenarzt-Ausbildung bei Wilhelm Lange in Leipzig. Während seiner Tätigkeit beschäftigte er sich u. a. mit der Felsenbeinhistologie, der Audiometrie sowie mit der Begutachtung der Lärmschwerhörigkeit.

1959 übernahm er den Lehrstuhl für Hals-Nasen-Ohren-Heilkunde an der Medizinischen Akademie Erfurt.

1959 ging die Leitung der Klinik an Götz Fabian.

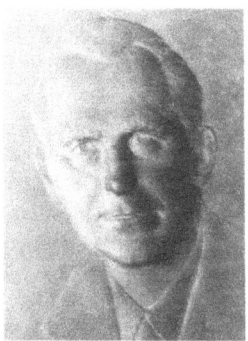

Götz Fabian *(1923–1975)*
Amtszeit: 1959–1975

Fabians hals-nasen-ohrenärztliche Ausbildung erfolgte bei Adolf Eckert-Möbius in Halle. Schwerpunkte seiner klinischen Tätigkeit lagen in der Entwicklung der Ohrchirurgie und der Endoskopie, hier vor allen Dingen in der Entwicklung der Beatmungslaryngoskopie.

Von 1975 an bis zur Amtsübernahme durch Rolf-Hans Brandt wurde die Klinik kommisarisch durch Otto Lange geleitet.

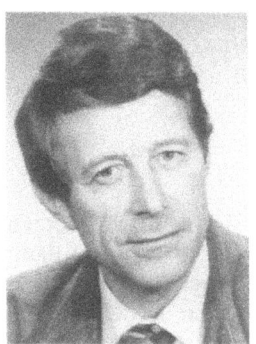

Rolf-Hans Brandt *(*1932)*
Amtszeit: 1976–1980
1970 Habilitation in Magdeburg bei
       Friedrich-Wilhelm Oeken
1980 Berufung zum o. Professor mit Lehrstuhl
       für Otorhinolaryngologie an die Medizinische
       Akademie Erfurt

Brandt absolvierte seine HNO-Facharztzeit bei Ernst Küstner in Magdeburg. Nach seiner Habilitation 1970 unter Friedrich-Wilhelm Oeken wurde er 1980 zum ordentlichen Professor mit Lehrstuhl für Otorhinolaryngologie an die Medizinische Akademie Erfurt berufen.

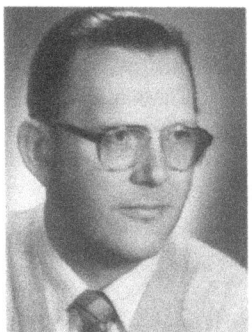

Michael Flach *(*1935)*
Amtszeit: 1980–2000
1967 Habilitation in Dresden bei Fredo Günnel
1983 Honorarprofessor

Flach war zwischen 1960 und 1980 an der HNO-Klinik der Medizinischen Akademie Dresden tätig, wo er sich 1967 unter Fredo Günnel habilitierte.

Seine Schwerpunkte lagen u.a. in der Parotis- und Fazialischirurgie sowie der Phoniatrie. Michael Flach war Vorstandsmitglied der Nordostdeutschen Gesellschaft für Hals-Nasen-Ohren-Heilkunde.

Wichtige frühere ärztliche wissenschaftliche Mitarbeiter:

Hans-Peter Jung, seit 1973 Chefarzt in Brandenburg; Otto Lange, 1975–1976 amtierender Klinikleiter in Dresden-Friedrichstadt. Ferner die Oberärzte Christa Helm, Eckart Klemm (Chefarztnachfolger in Dresden-Friedrichstadt), Monika Henker (Abteilungsleiterin Endoskopie), Achim Tzschoppe (Abteilungsleiter Phoniatrie) und Friedemann Pabst.

Außerdem ist an der Klinik eine Diplom-Psychologin für Pädaudiologie tätig.

Zum Nachfolger Flachs wurde Eckart Klemm gewählt.

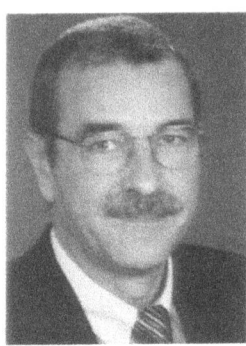

Eckart Klemm (*1945)
Amtszeit seit 2000
1985 *Oberarzt in Dresden-Friedrichstadt bei Michael Flach*
1986 *Habilitation an der Medizinischen Akademie in Dresden bei Lutz Kessler*
1990 *Venia Legendi und Berufung zum Privatdozenten an der Medizinischen Fakultät der TU Dresden*

Seine hno-ärztliche Ausbildung begann Klemm bei Gertrud Schröder an der Poliklinik Dresden-Niedersedlitz. Er setzte seine klinische Tätigkeit dann in Dresden-Friedrichstadt bei Götz Fabian ab 1972 fort. Zwischen 1973 und 1975 hospitierte er an der Medizinischen Akademie und zwar in der Inneren Medizin bei Gerhard Heidelmann, in der Neurochirurgie bei Peter Schaps, in der Kieferchirurgie bei Wolfgang Seela und im Institut für Radiologie bei Heinrich Fritz. 1975 war er dann wieder an der HNO-Klinik in Dresden-Friedrichstadt tätig, wo er 1976 unter Rolf-Hans Brandt die Facharztprüfung ablegte. Er blieb weiter an der Klinik und wurde 1985 von Michael Flach zum Oberarzt ernannt. Sein Chef und Förderer Michael Flach ermöglichte ihm auch die externe Habilitation an der Medizinischen Akademie Dresden bei Lutz Kessler mit dem Thema „Die Bedeutung gestörter Mikrozirkulation in der Pathogenese des Hörsturzes und akuten Vestibularisausfalles". Aus parteipolitischen Gründen wurde ihm jedoch die Venia Legendi und Berufung zum Privatdozenten zunächst verweigert, sie erfolgte mit der Wende im Jahr 1990 an der Medizinischen Fakultät der TU Dresden, der bisherigen Medizinischen Akademie.

Klemms wissenschaftliches Interesse liegt auf dem Gebiet der Innenohrforschung. Dies kommt auch in zahlreichen Veröffentlichungen zum Ausdruck. Klinisch liegen Klemms Schwerpunkte im Bereich der Mittelohrchirurgie, der Septumchirurgie, der endonasalen Nebenhöhlenchirurgie und auf dem Gebiet der Septorhinoplastiken. Für seine fachlichen Aktivitäten wurde Klemm 1980 mit dem Prof.-Dr.-Rainer-Fetscher-Preis der Stadt Dresden ausgezeichnet.

Die Klinik verfügte über 57 Betten, hiervon sind 10 Kinderbetten.

Arztschlüssel: 1–4–5,5

Düsseldorf

Dominikus-Krankenhaus – Gemeinnützige Krankenhaus GmbH, Stiftung – Hals-Nasen-Ohren-Klinik, Plastische Chirurgie im Kopf- und Halsbereich

Das Dominikus-Krankenhaus in Düsseldorf existiert seit 1902. Es wurde von den Arenberger Dominikanerinnen gegründet. Zwischen 1967 und 1971 entstand ein imposanter 9-stöckiger Neubau mit 436 Betten, zwei Schwesternheimen und einer Kapelle. Mit der Eröffnung im Jahre 1971 wurde auch eine HNO-Klinik als Nachfolge-Abteilung der HNO-Klinik des Marienhospitals in Düsseldorf (Chefarzt Theodor Hünermann) eingerichtet, die 1965 geschlossen worden war. Nach und nach wurde die Klinik bis heute auf 84 Betten erweitert und vergrößert.

Erster Chefarzt war Heinz Stupp.

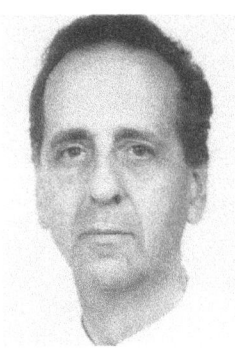

Heinz Stupp (*1930)
Amtszeit: 1971–1997
1965   *Oberarzt in Düsseldorf bei Alf Meyer zum Gottesberge*
1967   *Habilitation*
1970   *apl. Professur*

Stupp erhielt seine hno-ärztliche Ausbildung von 1960–1964 bei Alf Meyer zum Gottesberge in Düsseldorf, wo er anschließend als Oberarzt tätig war. 1967 habilitierte er sich mit einem Thema über die Ototoxizität von Medikamenten. Stupps wissenschaftliche Schwerpunkte lagen im Bereich der Innenohr-Biologie und -Pharmakologie. Klinikschwerpunkte waren die Mikrochirurgie des Mittelohres sowie die Otoneurochirurgie.

Wichtige ärztliche Mitarbeiter waren die Oberärzte Walter Messingschlager und Detlef Grün.

Seit 1997 leitet Detlef Grün die Klinik.

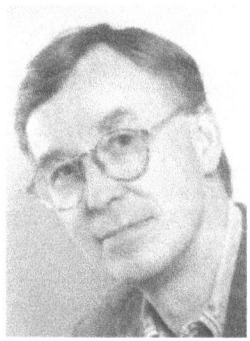

Detlef Grün (*1944)
Amtszeit seit 1997
1976   Oberarzt in Düsseldorf bei Heinz Stupp

Detlef Grün erhielt seine HNO-Ausbildung nach 1971 im Dominikus-Krankenhaus bei Heinz Stupp, wo er anschließend als Facharzt und Oberarzt tätig war. 1997 wurde er als Nachfolger von Stupp zum Chefarzt gewählt. Grüns Schwerpunkte liegen u. a. im Bereich der Chirurgie des Kleinhirnbrückenwinkels und der Schädelbasis sowie in der mikrochirurgischen Ohrchirurgie.

Die Klinik verfügt über 84 Betten.

Wichtige ärztliche Mitarbeiter sind der 1. Oberarzt Bernhard Robbers (Spezialgebiet: plastische Operationen im Kopf-Hals-Bereich) sowie die Oberärzte Carsten Dalchow und Thomas Wattenberg.

Arztschlüssel: 1-3-4

Düsseldorf – Evangelisches Krankenhaus Düsseldorf – Stiftung Evangelisches Krankenhaus – Klinik für Hals-Nasen-Ohren-Heilkunde, Plastische Kopf- und Halschirurgie

Das Evangelische Krankenhaus wurde im Jahre 1849 gegründet. Eine HNO-Abteilung wurde bereits 1907 eingerichtet und bis 1928 von Sanitätsrat Dr. Schmidt geführt. Von 1928–1962 war Friedrich Wilhelm von der Hütten Chefarzt der Klinik. Von der Hütten hatte sich in Gießen bei Alfred Brüggemann habilitiert und später eine Professur erhalten. Als Chefarzt und ärztlicher Direktor hat von der Hütten die Geschicke des Krankenhauses entscheidend mitbestimmt. Außerdem war er von 1953–1958 Schatzmeister der Vereinigung Westdeutscher HNO-Ärzte.

Nächster Chefarzt wurde 1963 Fritz Berger.

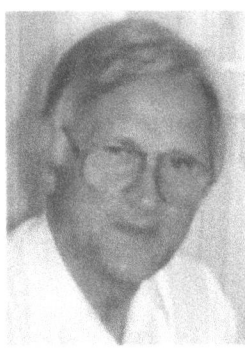

Fritz Berger (*1924)
Amtszeit: 1963–1990
1964 Habilitation in Düsseldorf bei Alf Meyer zum Gottesberge
1970 apl. Professur

Berger erhielt seine hals-nasen-ohrenärztliche Ausbildung bei Alf Meyer zum Gottesberge an der Universitäts-HNO-Klinik Düsseldorf, wo er sich 1964 mit dem Thema „Über den Eiweißstoffwechsel der Mundspeicheldrüsen, der Drüsen der Nase, des Nasenrachens, des Kehlkopfes sowie der Orbitaldrüsen" habilitierte. Im Jahre 1963 übernahm er die Leitung der HNO-Abteilung am EVK Düsseldorf, die er auf 62 Betten ausbaute. 1970 erhielt er die apl. Professur. Bergers klinische Schwerpunkte lagen im Bereich der Mikrochirurgie des Ohres.

Zu seinem Nachfolger wurde Adam Kurzeja gewählt.

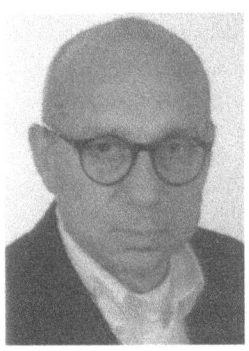

Adam Kurzeja (*1948)
Amtszeit seit 1990
1980 Oberarzt in Aachen bei Georg Schlöndorff
1986 Habilitation bei Georg Schlöndorff
1987 C2-Professur an der RWTH Aachen
1991 apl. Professur

Kurzeja erhielt seine hals-nasen-ohrenärztliche Ausbildung bei Alf Meyer zum Gottesberge und Karl-Heinz Vosteen an der Universitäts-HNO-Klinik Düsseldorf. Zwischen 1980 und 1990 war er als Oberarzt an der HNO-Klinik der RWTH Aachen bei Georg Schlöndorff tätig. Hier habilitierte er sich 1986 mit dem Thema „Gezüchtete Trachealimplantate aus körpereigenem Gewebe". Kurzeja veröffentlichte u. a. einen wichtigen Beitrag über die Rekonstruktion der kindlichen Luftröhre und des Kehlkopfes.

Unter Kurzejas Leitung umfasst die HNO-Klinik des Evangelischen Krankenhauses Düsseldorf 62 Betten. Sie verfügt über eine große Ambulanz mit vier Behandlungsplätzen und 24 ambulanten Infusionsplätzen. Es werden spezielle Sprechstunden für Tumorpatienten, Allergie, plastisch-rekonstruktive Chirurgie, Ohrerkrankungen sowie Stimm- und Sprach-Heilkunde angeboten. Außerdem besteht eine interdisziplinäre Tumorkonferenz. Die klinischen und auch wissenschaftlichen Schwerpunkte liegen in der Tumorchirurgie, der Ohrchirurgie und im Bereich der plastisch-rekonstruktiven Maßnahmen sowie in der Traumatologie des Gesichts. Für die Nasennebenhöhlenchirurgie steht ein CT-gesteuertes Operations-Navigationssystem zur Verfügung.

Wichtige ärztliche Mitarbeiter sind die Oberärzte Hans Warnebier und Silke Hasenclever.

Arztschlüssel: 1-2-6

Düsseldorf – Marienhospital – Abteilung für Hals-Nasen-Ohren-Krankheiten *

Das Marienhospital Düsseldorf besteht seit 1871. Ab 1904 betrieb Dr. Zumbroich im Hospital eine HNO-Praxis. 1937 wurde eine HNO-Abteilung eingerichtet, deren Leitung Theodor Hünermann übernahm. Im Krieg erlitt das Marienhospital große Zerstörungen, sodass zunächst keine HNO-Abteilung mehr bestand und Hünermann außerhalb des Hauses arbeiten musste. Wegen mehrfacher Verseuchungen des Hospitals mit Salmonellen, die zu vorübergehenden Schließungen des Hospitalbetriebes führten, wurde das Marienhospital 1965 gesprengt. 1966 erfolgte die Grundsteinlegung des neuen Marienhospitals. In Abstimmung mit den Gesundheitsbehörden und den anderen neu zu errichtenden Innenstadt-Krankenhäusern Düsseldorfs erhielt das neue Hospital keine HNO-Abteilung sondern eine Augenabteilung. Im Gegenzug wurde im Dominikuskrankenhaus in Düsseldorf-Heerdt erstmals eine HNO-Abteilung unter Heinz Stupp eingerichtet.

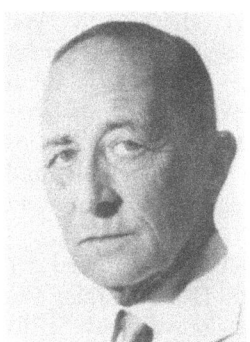

Theodor Hünermann (1893–1979)
Amtszeit: 1937–1965
1929 Habilitation
1936 a. o. Professor
1939 apl. Professor

Theodor Hünermann wurde 1883 als Sohn des Obergeneralarztes Rudolf Hünermann in Mainz geboren. Er studierte in Bonn, Freiburg i. Br. und Gießen Medizin. Es folgten Assistentenjahre in Freiburg am Pathologie-Institut bei Ludwig Aschoff und an der Chirurgischen Universitätsklinik bei Erich

---
* Die HNO-Abteilung wurde 1965 geschlossen.

Lexer, an der ersten Chirurgischen Universitäts-Klinik in Wien bei Anton Freiherr von Eiselberg und in Innsbruck bei Hans von Haberer. Seine Fachausbildung erhielt er an der ersten Universitäts-HNO-Klinik (Charité) in Berlin unter Adolf Passow, Hermann Beyer und Carl von Eicken zwischen 1924 und 1927.

Von 1927–1937 wirkte er an der Hals-Nasen-Ohren-Klinik der Medizinischen Akademie in Düsseldorf, wo er 1929 zum Dozenten, 1936 zum nb. a.o. Professor und 1939 zum außerplanmäßigen Professor ernannt wurde. Von 1937 bis 1965 leitete er die Fachabteilung für Hals-Nasen-Ohren-Krankheiten am Marienhospital in Düsseldorf. Im Ersten Weltkrieg hatte er Gelegenheit, sich als Feldhilfsarzt in Feld- und Kriegslazaretten mit den Grundlagen der Chirurgie vertraut zu machen. Im Zweiten Weltkrieg war er als Truppenarzt und Abteilungsarzt in Reserve- und Luftwaffenlazaretten tätig, zuletzt als Chefarzt des Luftwaffenlazaretts Brünn und als Beratender Otologe. Aus dieser Zeit und aus seiner breit gestreuten Ausbildung stammt seine große allgemeinchirurgische Erfahrung. So gehörte er in Deutschland nach dem Zweiten Weltkrieg zu den wenigen operativ tätigen HNO-Chirurgen, welche die großen Eingriffe des Faches durchführten und beherrschten. Er wurde deshalb von Langenbeck regelmäßig an die Universitätsklinik Bonn zur Durchführung spezieller, ausgedehnter Karzinomoperationen, z. B. Laryngektomien, gerufen.

Wissenschaftlich hat sich Hünermann mit zahlreichen klinischen Problemen unseres Faches befasst. Im Handbuch von Denker und Kahler schrieb er den Beitrag „Die Geschwülste des Rachens". Noch 1970 erschien der erste Band des Operationskurses des HNO-Arztes: „Die Operationen am Ohr" von Hünermann und Plester in neuer Auflage.

Hünermann hat sich auch für ärztliche Standesfragen interessiert. Von 1945–1963 war er im Vorstand der Kreisstelle der Ärztekammer Nordrhein und von 1948–1956 als 1. Vorsitzender tätig. Gleichzeitig war er Vorsitzender des Facharztausschusses seit 1946. Nach dem Zweiten Weltkriege war er vier Jahre 1. Vorsitzender der Vereinigung Westdeutscher HNO-Ärzte. Von 1949–1957 wirkte er im Vorstand der Deutschen Gesellschaft für HNO-Ärzte, 1953–1956 als Schatzmeister und 1957 als Präsident der Gesellschaft. Beim VI. Internationalen Kongress für Oto-Laryngologie in Washington im Jahre 1957 war er deutscher Delegierter und gleichzeitig Präsident der International Broncho-Esophagological Society beim Kongress in Philadelphia und 1961 nochmals Präsident dieser Gesellschaft beim Kongress in Reims und Düsseldorf.

Hünermann hat zahlreiche Ehrungen erfahren: Er war Ehrenmitglied der Deutschen Gesellschaft für HNO-Heilkunde, Kopf- und Halschirurgie. Die österreichische, die französische und die griechische Fachgesellschaft wählten ihn zum korrespondierenden Mitglied. 1957 und 1961 war er Präsident der Internationalen Gesellschaft für Broncho- und Ösophagologie. 1964 wurde ihm das große Verdienstkreuz des Verdienstordens der Bundesrepublik Deutschland verliehen.

In zahlreichen Diskussionsbemerkungen auf in- und ausländischen Kongressen hat Hünermann immer aufmerksame Hörer gefunden, weil er das Wesentliche kurz und prägnant darzustellen verstand. Theodor Hünermann war bei seinen Patienten und Kollegen hoch angesehen. Seine Wirkung auf andere Menschen war die eines strengen, manchmal fast unnahbaren und außerordentlich kontrollierten Mannes. Seine gut begründete persönliche Meinung hat er stets unverblümt geäußert, was ihm nicht immer genützt hat. Bei Gelegenheit jedoch konnte er äußerst gewinnend sein und liebenswerten Charme entwickeln. Sein Führungsstil war streng, aber sehr gerecht. Bei seinen Schülern blieb er trotz der waltenden Strenge beliebt. Sie formierten die Gemeinschaft der „Knechte", welche sich später mit ihrem Lehrer in lockeren Abständen traf. Schließlich haben ihn seine Schüler auf ihren Schultern zu Grabe getragen.

Mitarbeiter Hünermanns waren unter anderem Hermann Mehring (später Bundesvorsitzender des HNO-Berufsverbandes), Herbert Cüppers (später Chefarzt der HNO-Abteilung des St. Franziskus Hospitals in Köln-Ehrenfeld) und Walter Meuser (später Chefarzt der HNO-Klinik der Kliniken St. Antonius, Wuppertal).

Duisburg

Malteser Krankenhaus St. Anna – Träger Malteserwerke – Hals-Nasen-Ohren-Klinik

Die Hals-Nasen-Ohren-Klinik wurde 1970 durch Richard Neveling gegründet.

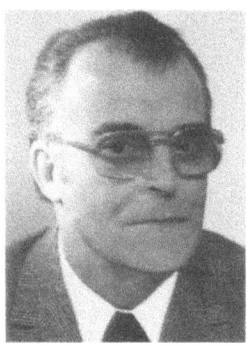

Richard Neveling (*1921)
Amtszeit: 1970–1986
1955 Oberarzt in Düsseldorf bei
      Alf Meyer zum Gottesberge
1965 Habilitation bei Alf Meyer zum Gottesberge
1969 apl. Professur

Zwischen 1949 und 1955 war Neveling als Assistenzarzt und zwischen 1955 und 1970 als Oberarzt an der Universitäts-Hals-Nasen-Ohren-Klinik Düsseldorf bei Karl Amersbach und Alf Meyer zum Gottesberge tätig. Danach wurde er mit der Leitung der neu gegründeten Hals-Nasen-Ohren-Klinik in Duisburg betraut.

Nevelings wissenschaftliche und klinische Schwerpunkte lagen im Bereich der Durchblutungsstörungen des Innenohres und der Tumorchirurgie. Er verschaffte der Klinik insbesondere mit der mikrochirurgischen Technik gehörverbessernder Operationen einen überregionalen Ruf. 1979 leitete er als Vorsitzender der Vereinigung Westdeutscher HNO-Ärzte die 48. Jahrestagung der Gesellschaft in Duisburg. 1965 wurde Neveling mit dem Wissenschaftspreis der Vereinigung westdeutscher HNO-Ärzte und 1991 mit dem Bundesverdienstkreuz II. Klasse ausgezeichnet.

1987 wurde Klaus Sesterhenn Leiter der Klinik.

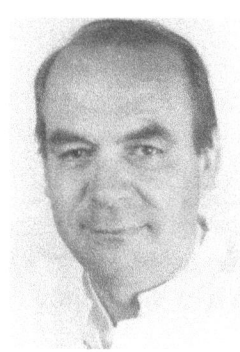

Klaus Sesterhenn (*1939)
Amtszeit seit 1987
1978   Habilitation
1978   Oberarzt in Köln bei Fritz Wustrow
1982   C3-Professur an der Universität Hamburg
1982   Leitender Oberarzt in Hamburg-Eppendorf bei Claus Herberhold
1985–1986   Kommissarischer Direktor der Universitäts-Hals-Nasen-Ohren-Klinik Hamburg-Eppendorf
1989   apl. Professur der Universität Essen

Sesterhenn war zunächst von 1968–1970 Stipendiat der Deutschen Forschungsgemeinschaft am Transplantations-Immunologischen Institut der Chirurgischen Universitätsklinik Köln. Danach erhielt Sesterhenn seine hno-ärztliche Ausbildung bei Fritz Wustrow an der Universitäts-HNO-Klinik Köln und war dort zunächst als Oberarzt, später an der Universitäts-Hals-Nasen-Ohren-Klinik Hamburg-Eppendorf als Leitender Oberarzt bei Claus Herberhold und – nach dessen Berufung nach Bonn – auch als kommissarischer Direktor tätig.

Sein wissenschaftlicher Schwerpunkt liegt im Bereich immunzytologischer Untersuchungen im Waldeyerschen Rachenring sowie in Arbeiten zur Epidemiologie, Virologie und Histologie des Nasenrachenkarzinoms. Ferner arbeitete er an experimentellen Untersuchungen über Trachealtransplantation.

Klinische Schwerpunkte sind Tumorchirurgie, Chirurgie der Schädelbasis und des inneren Gehörganges sowie die operative Behandlung von Stenosen der oberen Luftwege. 1978 gelang Sesterhenn zusammen mit Kurt-Günter Rose in Köln die erste autologe Trachealtransplantation am Menschen.

1986 wurde eine logopädisch-pädaudiologische Abteilung eingerichtet, die 1995 in eine selbständige pädaudiologisch-phoniatrische Abteilung unter der Leitung von Donald Becker umgewandelt wurde.

Wichtige ärztliche Mitarbeiter: Michael Hinz, Winfried Abing, Verena Aust, Uso Walter, Gregor Lindemann, Jochen Windfuhr und Richard Stopa.

Die Klinik verfügt über 85 Betten.

Arztschlüssel: 1–4–8

Eberswalde

Werner-Forßmann-Krankenhaus – Betriebs GmbH Eberswalde, ESGH GmbH – Akademisches Lehrkrankenhaus der Freien Universität Berlin – Klinik für Hals-, Nasen-, Ohren-Heilkunde

Das Werner-Forßmann-Krankenhaus wurde am 1.10.1885 als Auguste-Victoria-Heim von der Kaiserin Auguste-Victoria eingeweiht. Später ist es nach Werner Forßmann, Nobelpreisträger für Medizin im Jahre 1956, benannt worden, da dieser im Jahre 1929 in den Kellerräumen des Hauses an sich selbst die erste Herzkatheteruntersuchung vorgenommen hatte.

1902 wurde die HNO-Klinik gegründet, die zunächst von den HNO-Ärzten Schoder und Scharff kollegial geführt wurde. Nachdem das im Zweiten Weltkrieg zum Lazarett umgewandelte Krankenhaus seinen normalen Betrieb wieder aufgenommen hatte, wurde Friedrich Beitzke ab 1952 Chefarzt der HNO-Abteilung.

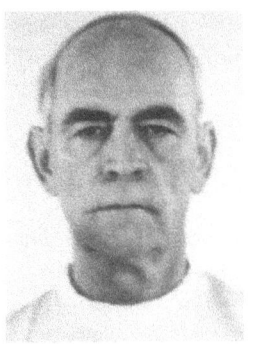

Friedrich Beitzke (1911–1991)
Amtszeit: 1952–1978

Beitzke studierte in Kiel und Graz und erhielt seine Facharztausbildung von 1937–1939 an der Universitäts-HNO-Klinik Köln und an den Städtischen Krankenanstalten Essen. Anschließend leistete er von 1939–1943 Wehrdienst als HNO-Facharzt in den Luftwaffen-Lazaretten Kiel und Amsterdam. Danach war er als wissenschaftlicher Assistent von 1943–1946 an der Universitäts-HNO-Klinik in Berlin (Charité) unter Carl von Eicken tätig, wo er wichtige und prägende Anregungen für die HNO-Chirurgie erhielt. 1946 ließ er sich in Eberswalde nieder und war zunächst Belegarzt am dortigen Krankenhaus. Von 1952–1978 führte er als Chefarzt die HNO-Abteilung in der Funktionseinheit „Kreiskrankenhaus/Kreispoliklinik Eberswalde". Danach war er bis 1989 weiter als Mitarbeiter mit ausschließlich ambulanter Tätigkeit in der Kreispoliklinik tätig.

Beitzke hat die hno-ärztliche Grundversorgung und Notversorgung für die Kreise Bad Freienwalde, Wriezen und Joachimsthal sichergestellt, indem er dort persönlich Sprechstunden abhielt. Unter seiner Leitung wurde die Abteilung ständig erweitert. In der zweiten Hälfte der 70er Jahre wurde ein neuer HNO-Operationssaal mit einem neuen Bettenbereich geschaffen. Ab 1965 wurden auch Assistenten ausgebildet.

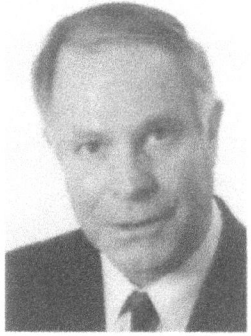

Jörg Hanson (*1939)
Amtszeit: 1978–1983
1974   Oberarzt für Phoniatrie in Greifswald bei Rudolf Zippel
1978   Habilitation in Halle bei Harry Jakobi
1983–1994 Chefarzt in Dessau

Hanson erhielt seine hals-nasen-ohrenärztliche Ausbildung unter Harry Jakobi in Halle. In seiner Habilitation beschäftigte er sich mit dem Thema der Kehlkopfdysplasien. Zu seinen klinischen Schwerpunkten zählten die modernen Operationstechniken der Nasennebenhöhlenchirurgie, die hörverbessernden Operationen sowie die plastisch-kosmetische Chirurgie. Durch ihn erweiterte sich das gesamte Spektrum der HNO-Chirurgie in Eberswalde. Hansons ging über Dessau nach Jena, wo er eine Professur für Phoniatrie und Pädaudiologie übernahm.

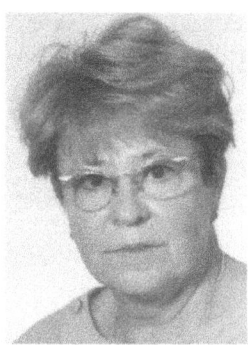

Monika Weitze (*1941)
Amtszeit: 1983–1990

Nach dem Weggang Hansons im Jahre 1983 übernahm Monika Weitze die Leitung der HNO-Abteilung zunächst kommissarisch und nach 1988 als „berufene Chefärztin". Monika Weitze erhielt ihre HNO-Ausbildung zwischen 1967–1971 bei Werner Kup in Berlin-Buch und bei Friedrich Beitzke in Eberswalde, wo sie anschließend als Fachärztin tätig war. Unter schwierigen Umständen oblag ihr die Weiterführung der ambulanten und stationären hno-ärztlichen Not- und Grundversorgung im Stadt- und Landkreis Eberswalde und Angermünde, wie sie von Friedrich Beitzke aufgebaut worden war. 1991 wurde die hauptamtliche Abteilung in eine Belegabteilung umgewandelt und gemeinsam von ihr und Ralf Hoffmann bis 1996 geführt. Seit 1991 ist Monika Weitze als HNO-Ärztin in Eberswalde niedergelassen.

Nach der Revitalisierung der Klinik im Jahre 1997 wurde Manfred Birke zum nächsten Chefarzt gewählt.

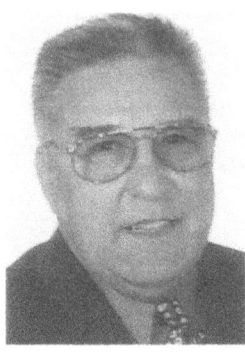

Manfred Birke (*1935)
Amtszeit: 1997–2000
1975 Oberarzt in Berlin-Buch bei Werner Kup

Birke erhielt seine hno-ärztliche Ausbildung von 1962–1966 bei Werner Kup an der HNO-Klinik des Klinikums Berlin-Buch. Von 1975–1996 war er hier als Oberarzt tätig, kultivierte die Mikrochirurgie des Ohres und war gleichzeitig Leiter der Neurootologie.

Die HNO-Klinik verfügt heute über 20 Betten. Der operative Betrieb findet in einem modernen Operationssaal im 1997 in Betrieb genommenen Neubautrakt statt. Ferner steht eine Ambulanz mit einer modernen neurootologischen Abteilung inklusive BERA, OAE und Videonystagmographie zur Verfügung. Chirurgische Schwerpunkte der Klinik sind die Mikrochirurgie des Ohres, speziell die gehörverbessernden Operationen, einschließlich der Stapeschirurgie. Weitere Schwerpunkte sind die endoskopische Nasennebenhöhlenchirurgie, die Speicheldrüsenchirurgie, die Tumorchirurgie sowie die plastischen Operationen des Fachgebiets.

Wichtiger ärztlicher Mitarbeiter war der Oberarzt Jürgen Kanzok, der ab 1. 4. 2001 mit der Leitung der Klinik beauftragt wurde.

Arztschlüssel: 1-1-3

Erfurt

**HELIOS Klinikum Erfurt – HELIOS Kliniken GmbH
Fulda und Stadt Erfurt – Akademisches Lehrkrankenhaus
der Friedrich-Schiller-Universität Jena – Klinik für Hals-Nasen-
und Ohren-Heilkunde**

1933/34 wurde im Städtischen Krankenhaus Erfurt eine HNO-Abteilung gegründet.

Von 1954–1991 war Erfurt Medizinische Akademie und zwischen 1992 und 1993 Medizinische Hochschule. Seit dem 1. Januar 1994 ist Erfurt Klinik der Maximalversorgung.

Frühere Klinikleiter:

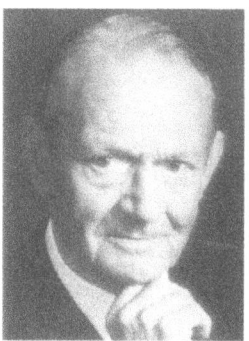

Alexander Herrmann (1900–1981)
Amtszeit: 1934–1939

Anschließend Ordinarius in Mainz und München (s. Band I, S. 242).

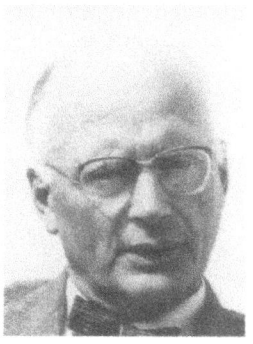

Richard Mittermaier (1897–1983)
Amtszeit: 1939–1945

Anschließend Ordinarius in Marburg und Frankfurt (s. Band I, S. 96).

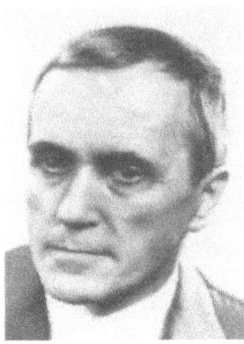

Fritz Moser (1909-1986)
Amtszeit: 1946-1951

Anschließend Ordinarius in Greifwald und Leipzig (s. Band I, S. 203).

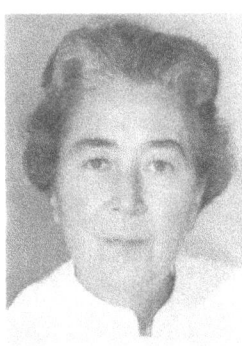

Rosemarie Albrecht (*1915)
Amtszeit: 1952-1956

Anschließend Ordinaria in Jena (s. Band I, S. 175).

1954 erfolgte die Gründung der Medizinischen Akademie. Frau Albrecht wurde die erste Lehrstuhlinhaberin (s. Band I, S. 73).

Unter Albrechts Leitung wurde ein großzügiger Neubau mit 128 HNO-Betten und eigenem Operationstrakt sowie angeschlossener Poliklinik, einem Hörsaal und Funktionsräumen einschließlich einer Camera silens konzipiert. Im Rahmen der schwerpunktmäßigen Mikrochirurgie des Ohres wurde in Zusammenarbeit mit der Firma Zeiss/Jena ein Operations-Mikroskop entwickelt.

Die Audiologie baute Hans-Georg Dieroff (später audiologisches Ordinariat in Jena) aus.

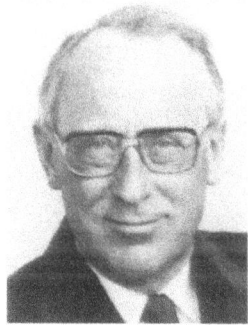

Konrad Fleischer (*1920)
Amtszeit: 1957–1959 (s. Band I, S. 74 und S. 116)

Anschließend Ordinarius bzw. Chefarzt in Berlin an der Charité, in Hamburg-Heidberg und in Gießen (s. Band I, S. 116).
Unter Fleischers Leitung wurde der Klinikneubau fertig gestellt, die Schwerpunkte Tumorchirurgie und Stapeschirurgie wurden ausgeweitet.

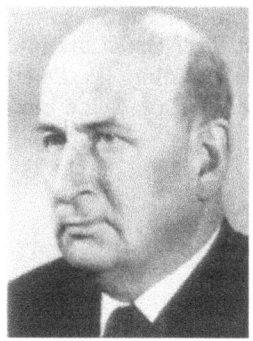

Kurt Schröder (1902–1979)
Amtszeit: 1959–1967 (s. Band I, S. 75)

Zu seinen Schwerpunkten zählte die Audiologie/Pädaudiologie, die er zusammen mit Hans-Hellmut Frey führte, der später Chefarzt in Stollberg/Sachsen wurde. Ferner beschäftigte sich Schröder mit der Prophylaxe und Begutachtung der Lärmschwerhörigkeit und mit der Audiometerentwicklung in der damaligen DDR. Zwischen 1963 und 1965 war Schröder Rektor der Medizinischen Akademie Erfurt.

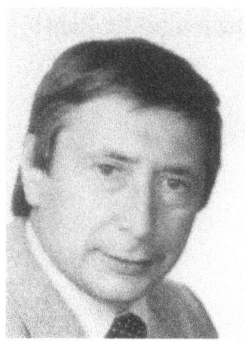

Karl-Heinz Gramowski (*1928)
Amtszeit: 1967–1970 (kommissarischer Direktor)
1976–1993 Ordinarius in Jena (s. Band I, S. 176)

Zu Gramowskis Schwerpunkten zählten die Neurootologie, die Habituation des Vestibularsystems sowie die Mittelohrchirurgie.

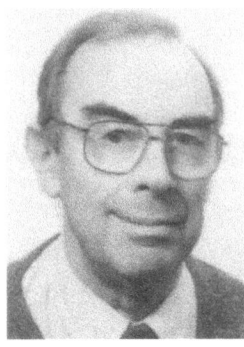

Joachim Wilke (*1928)
Amtszeit: 1970–1991 (s. Band I, S. 76)

Unter der Leitung von Wilke wurde zusammen mit Axel Krisch eine Abteilung für plastische Chirurgie eingerichtet. Außerdem erfolgte ein Ausbau der experimentellen Audiologie mit Georg Tietze und Christo Pantev sowie ein Ausbau der endoskopischen Untersuchungen mit Rolf-Hans Brandt. Während der Amtszeit von Wilke habilitierten sich (Promotion B): Peter Heiß, Elke Schindler, Christine Spieske, Renate Swoboda, Georg Tietze und Eberhard Unger.

1991 übernahm Christine Spieske die Leitung der Klinik als geschäftsführende Direktorin (s. Band I, S. 76).

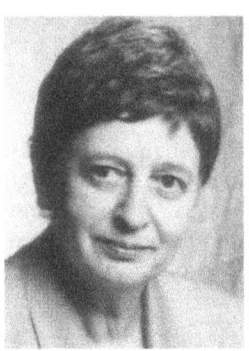

Christine Spieske (1934–1998)
Amtszeit: 1991–1994

Zu ihren Schwerpunkten gehörten Audiologie, Onkologie und die Rehabilitation Laryngektomierter.

Seit 1995 leitet Dirk Eßer die Klinik.

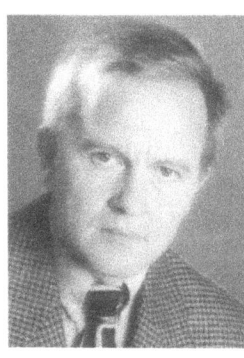

Dirk Eßer (*1955)
Amtszeit seit 1995
1990   Oberarzt in Magdeburg bei
               Rudolf Preibisch-Effenberger
1993   Habilitation in Magdeburg bei
               Rudolf Preibisch-Effenberger
1993–1994 Chefarzt in Wolmirstedt
2000   apl. Professor in Magdeburg bei
               Bernd Freigang

Eßer erhielt seine hals-nasen-ohrenärztliche Ausbildung unter Rudolf Preibisch-Effenberger an der HNO-Klinik der Otto-von-Guericke-Universität Magdeburg, wo er zwischen 1990 und 1995 als Oberarzt tätig war und sich 1993 über Prognosekriterien von Oro- und Hypopharynxkarzinomen habilitierte. Eßers klinische Schwerpunkte liegen in den Bereichen onkologische Chirurgie einschließlich der mikrovaskulären Gewebstransplantation, Mikrochirurgie des Ohres sowie Traumatologie der Schädelbasis.

Die Klinik verfügt über 84 Betten, einschließlich 15 Kinderbetten und 4 Betten auf der Wachstation. Es werden jährlich Kurse für Audiometrie/objektive Audiometrie, Ultraschalldiagnostik sowie Nasennebenhöhlen- und Ohroperationen durchgeführt.

Weiterer Schwerpunkt der Klinik ist die Sonographie einschließlich der farbcodierten Duplexsonographie.

Wichtige ärztliche Mitarbeiter: Renate Swoboda, Katrin Hoffmann, Gerald Radtke sowie der Abteilungsleiter für Audiologie und Funktionsdiagnostik Georg Tietze.

Arztschlüssel: 1–3–9,5 sowie ein Physiker und ein Diplompsychologe

Essen

Alfried Krupp Krankenhaus – Träger Alfried Krupp von Bohlen und Halbach Krankenhaus gem. GmbH, Alfried Krupp von Bohlen und Halbach-Stiftung – Akademisches Lehrkrankenhaus der Universität Essen – Klinik für Hals-Nasen-Ohren-Heilkunde, Plastische Operationen, Stimm- und Sprachstörungen, Allergologie

Vorgänger des Alfried Krupp Krankenhauses sind die Kruppschen Krankenanstalten, deren Anfänge bis in das Jahr 1870 zurückreichen, als Alfried Krupp in einem Arbeiterwohnheim ein provisorisches Krankenhaus zur Versorgung der Verwundeten aus dem deutsch-französischen Krieg einrichten ließ und den Bau eines Barackenlazaretts mit 100 Betten veranlasste. Aus diesem Lazarett entwickelte sich zwischen 1872 und 1920 ein Werkskrankenhaus im Pavillonstil mit insgesamt 571 Betten. Im Jahre 1908 wurde ein modernes „Operationshaus" seiner Bestimmung übergeben. Seit den zwanziger Jahren stand das Krankenhaus der gesamten Essener Bevölkerung zur Verfügung. Von erheblicher Bedeutung für das Krankenhaus war die Einrichtung von „Erholungshäusern zur vorbeugenden und nachsorgenden Gesundheitspflege" in den Jahren 1897–1907, welche später noch um ein Heim für Wöchnerinnen ergänzt wurde. 1920 wurde das Krankenhaus mit all diesen Einrichtungen organisatorisch zu den „Kruppschen Krankenanstalten" zusammengefasst und einer eigenen Verwaltung unterstellt. Außer den bereits bestehenden inneren, chirurgischen und HNO-Abteilungen wurden eine geburtshilflich-gynäkologische und eine Augenabteilung eröffnet.

Zum ersten Chefarzt der Ohrenabteilung wurde Josef Heermann 1910 (vorher Belegarzt seit 1890) ernannt.

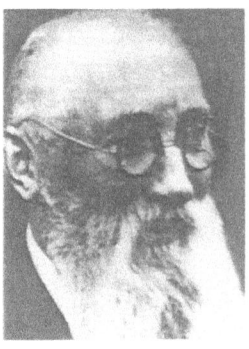

Josef Heermann (1862–1933)
Amtszeit: 1910–1933

Josef Heermann hatte bereits seit 1890 mehrere Krankenhäuser in der Stadt Essen hals-nasen-ohrenärztlich mit Pferd und Wagen versorgt. Seit 1910 war er dann als Chefarzt im damaligen „Kruppschen Lazarett" tätig.

Im Rahmen seiner operativen Tätigkeit entwickelte er unter anderem für die endonasale und endaurale Chirurgie einen Meißelhandgriff, der heute noch im Kleinsasser-Larynxbesteck verwendet wird, und einen sicheren Griff sowie die Führung des Meißels in jeder Richtung ohne Änderung der Handhaltung gestattet. 1925 stellte er eine selbst entwickelte Tränenwegprothese aus Glas vor.

1927 wurde Josef Heermann mit dem Titel Sanitätsrat ausgezeichnet.

Nachfolger Josef Heermanns wurde im Jahre 1934 dessen Sohn Hans Heermann.

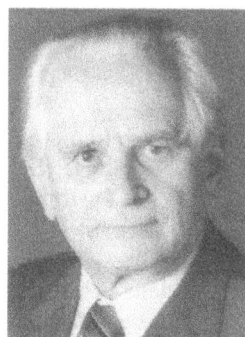

Hans Heermann (1900–1996)
Amtszeit: 1934–1967
1960 Verleihung des Professorentitels

Hans Heermann erhielt seine hals-nasen-ohrenärztliche Ausbildung bei Max Halle (Berlin-Charlottenburg), Jaques Joseph (Berlin), Adolf Eckert-Möbius (Halle) und Johannes Zange in Graz. Hier schlug er die Habilitation aus, um dem Vater in Essen zu helfen. Im Jahre 1929 entwickelte Hans Heermann den Schuhmeißel zur Korrektur der Schiefnase. Dieses Instrument gelangte durch Joseph in die USA und von dort aus nach dem 2. Weltkrieg nach Deutschland zurück. Für die Tränenwege stellte er 1930 eine rostfreie Stahlprothese vor. Zur gleichen Zeit entwickelte er die endaurale extracartilaginäre Inzision, die später als Heermannschnitt bekannt wurde. Bereits im Jahre 1958 beschrieb er die endonasale Mikrochirurgie mit Resektion des Processus uncinatus, des Siebbeins und des Tränensacks. 1960 stellte er in Aachen einen Film über die Tympanoplastik mit Fascia temporalis vor. 1964 veröffentlichte er mit seinem Sohn Joachim die Monographie „Endaurale Chirurgie" in deutscher und englischer Sprache. Nach dem Krieg lehnte Hans Heermann einen Ruf an die Universität Köln ab. 1960 wurde ihm von der Düsseldorfer Fakultät der Professorentitel verliehen. 1975 ehrte ihn die Deutsche Gesellschaft für Hals-Nasen-Ohren-Heilkunde, Kopf- und Halschirurgie mit dem Ludwig-Haymann-Preis. Von 1945–1967 war er Vorsitzender der KV Essen-Mülheim-Oberhausen. Im Jahr 1982 wurde er dafür mit dem Bundesverdienstkreuz I. Klasse ausgezeichnet. Hans Heermann ist Begründer des Friedrich-Hofmann-Preises (heute Hofmann- und Heermann-Preis).

Unter Hans Heermann waren zwei Assistenten sowie regelmäßig zahlreiche Gastärzte zur Versorgung der 45-Betten-Klinik und der zwei ambulanten Betten tätig.
Zu seinem Nachfolger wurde 1968 sein Sohn Joachim Heermann gewählt.

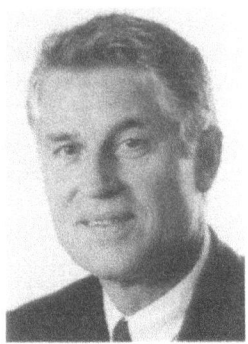

Joachim Heermann (*1930)
Amtszeit: 1968–1996
1989   Verleihung des Professorentitels

Joachim Heermann erhielt seine hals-nasen-ohrenärztliche Ausbildung bei Samuel Rosen (New York), Harold Schuknecht (Detroit), Howard House (Los Angeles), Lyndon A. Peer (Newark, NJ, USA), Georges und Michel Portmann (Bordeaux), Rodolphe Meyer (St. Gallen), Hans Heermann (Essen) sowie bei Eduard Schmid (Stuttgart).
Er war mit großem Engagement und innovativen Ideen auf dem Gebiet der gehörverbessernden Operationen tätig und entwickelte unter anderem die „Palisaden-Knorpel-Tympano-Epitympanum-Antrum-Mastoid-Plastik" mit autogenem Knorpel von Tragus und Concha. Zwischen 1958 und 1974 verließ er die Caldwell-Luc-Operation zugunsten endonasaler mikrochirurgischer und endoskopischer Techniken. Die mikrochirurgischen Eingriffe wurden seit 1959 am halbsitzenden Patienten in gesteuerter Hypotension durchgeführt. Die linksseitige Dominanz bei Tinnitus, Innenohrschäden, Hörsturz und Menière wurde von ihm u. a. als Schädigung durch funktionell relativ weite Tuben beschrieben und gedeutet.
Bei seinem Amtsantritt 1968 standen der Klinik lediglich 2 1/2 Assistentenstellen zur Verfügung. Zusätzlich waren regelmäßig zahlreiche Gastärzte und Stipendiaten aus dem In- und Ausland tätig. Einige Mitarbeiter erhielten Chefarztpositionen oder Ordinariate. Chefarztpositionen: Rauf Rayes (Damaskus), Mohamed Charkasi (Eisenstadt, Österreich), Lubomir Rehurek (Bad Hersfeld), Jai Sun Kim (Seoul, Korea), Haydar Dammad (Derra, Syrien), Said Wehbeh (Tartus, Syrien), Tae Cen Chung (Seoul, Korea). Ordinarien: Sedat Katircioglu (Istanbul), Chu-Bang Park (Kwang-Ju, Korea), In Yong Park (Seoul, Korea).
Die Klinik hatte 1 1/2 eigene Op.-Räume. Nach längjähriger Planung erfolgte im Jahre 1980 der Umzug in den modernst eingerichteten Neubau mit drei Operationsräumen und drei Vorräumen für ambulante Operationen, 46 Betten und vier Ruheplätzen für ambulante Operationen. Der Arztschlüssel wurde erweitert, sodass nun zwei Oberärzte, ein Funktionsoberarzt, zwei Assistenzärzte und ein AIP an der Klinik tätig waren.

Joachim Heermann erhielt 1989 wie schon sein Vorgänger den Titel Professor von der Medizinischen Fakultät der Heinrich-Heine-Universität Düsseldorf. 1995 wurde ihm der Friedrich-Hofmann-Preis von der Deutschen Gesellschaft für Hals-Nasen-Ohren-Heilkunde, Kopf- und Halschirurgie verliehen.

1996 erfolgte die Übergabe der Klinik an Jürgen Lamprecht.

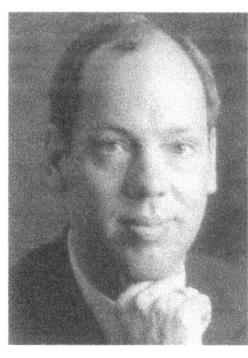

Jürgen Lamprecht (*1951)
Amtszeit seit 1996
1982 Oberarzt in Düsseldorf
       bei Karl-Heinz Vosteen
1985 Habilitation in Düsseldorf
       bei Karl-Heinz Vosteen
1986 Ernennung zur C2-Professur
1990 Kommissarische Leitung
       der Universitäts-HNO-Klinik Düsseldorf
1990 Leitender Oberarzt in Aachen
       bei Georg Schlöndorff
1991 apl. Professor

Lamprecht erhielt seine hals-nasen-ohrenärztliche Ausbildung bei Karl-Heinz Vosteen an der Universitäts-HNO-Klinik Düsseldorf, wo er anschließend als Oberarzt tätig war und sich 1985 mit dem Thema „Der Atemstrom durch Hypopharynx, Larynx und Trachea unter physiologischen und pathologischen Bedingungen" habilitierte. Nach kommissarischer Leitung der Klinik übernahm er 1990 die Funktion des Leitenden Oberarztes bei Georg Schlöndorff in Aachen. Er erhielt dann 1991 die apl. Professur.

Mit dem Amtsantritt Lamprechts wurde das Spektrum der Essener Klinik um die Bereiche Umweltmedizin und Allergologie erweitert, die Neurootologie wurde ausgebaut. Lamprechts wissenschaftliches Interesse liegt – wie im Habilitationsthema zum Ausdruck kommt – auf dem Gebiet der Messung und Sichtbarmachung der Atemstromverhältnisse in Kehlkopf und Luftröhre sowie in Nase, Mundhöhle und Rachen. Zahlreiche Vorträge und Veröffentlichungen beschäftigen sich mit der Krebsentstehung nach Schadstoffinhalationen. Lamprecht wurde 1993 von der Arbeitsgemeinschaft Onkologie der Deutschen Gesellschaft für Hals-Nasen- und Ohren-Heilkunde mit der Gründung der Arbeitsgruppe „Berufskrebs" beauftragt. Er ist ferner Gründungsmitglied der Arbeitsgemeinschaft „Allergologie" und der Arbeitsgruppe „Riechen und Schmecken". Weitere wissenschaftliche Arbeiten beschäftigen sich unter anderem mit den Themen der Hörsturztherapie und der Menièreschen Erkrankung. Er entwickelte darüber hinaus die „Brille für das Gleichgewicht", eine Methode zur unmittelbaren Elimination der Drehempfindung während des Nystagmus bei Drehschwindel durch computergestützte retinale Bildfixation. Patentiert sind darüber hinaus eine Brille gegen das Schielen mit der computergestützten Ermittlung des Schielwinkels und der Korrektur des Schielwinkels über helmgestützte Displays sowie die „Smart Screen Technology" (Verfahren zur Projektion und zum Empfangen von Licht auf dem Bildschirm).

Die Klinik verfügt zur Zeit über 46 Betten, drei Operationssäle, eine Aufwachabteilung, Zugang zu Intensivbetten sowie sechs Ruheplätzen für ambulante Operationen. Die Ambulanz der HNO-Klinik wurde 1999/2000 grundlegend um- und ausgebaut.

Wichtige ärztliche Mitarbeiter sind die Oberärzte Romuald Wielgosz (Schwerpunkt endonasale Liquorfistel- und Tränenwegschirurgie), Winfried Hohenhorst (Schwerpunkt plastische, Ohr- und Rhonchochirurgie sowie Diagnostik und Therapie der schlafbezogenen Atmungsstörungen), die bereits bei Joachim Heermann tätig waren, und Thomas Fronz (Schwerpunkt Allergologie).

Arztschlüssel: 1-3-6

Essen – Kliniken Essen-Süd – Katholisches Krankenhaus St. Josef gGmbH – St.-Ludgerus-Kirchengemeinde Essen-Werden – Klinik für Hals-Nasen-Ohren-Krankheiten, Plastische Operationen, Allergologie

Die HNO-Klinik wurde 1971 durch Klaus Koegel gegründet. Davor bestand etwa 40 Jahre lang eine Belegabteilung.

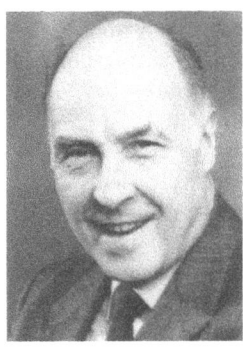

Klaus Koegel (*1934)
Amtszeit: 1971–1999
1968 Oberarzt in Essen
am Krankenhaus Huyssens-Stiftung
bei Claus Walter

Koegel erhielt nach allgemeinmedizinischer Assistenzarzttätigkeit seine Facharztausbildung bei Claus Walter in Essen am Krankenhaus Huyssens-Stiftung mit Zusatzausbildung in plastischer Chirurgie, wo zu dieser Zeit (1965–1973) eine hauptamtliche HNO-Klinik bestand. Hier war er auch als Oberarzt tätig.

1971 gründete er die Klinik für Hals-Nasen-Ohren-Heilkunde und plastische Operationen am Katholischen Krankenhaus St. Josef in Essen-Werden.

Schwerpunkt der Klinik war die Chirurgie der großen Kopfspeicheldrüsen.

Aufgabe der Klinik war u. a. die konsiliarische Versorgung von vier anderen Essener Krankenhäusern.

Wichtige ärztliche Mitarbeiter waren Vasilius Pavlidelis, später Chefarzt in Athen, und Achim Franzen, der seit 1.1.2000 Chefarzt in Neuruppin ist.

Nächster Chefarzt wurde Alexander Weber.

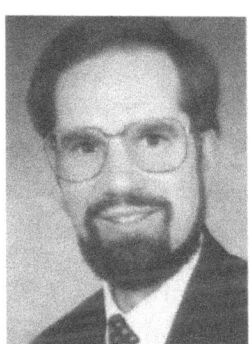

Alexander Weber *(*1959)*
Amtszeit seit 2000
1990 Oberarzt in Frankfurt
*   bei Christoph von Ilberg*
1995 Leitender Oberarzt in Frankfurt
*   bei Christoph von Ilberg*
1997 Habilitation in Frankfurt

Alexander Weber studierte in Mainz Humanmedizin und begann 1996 seine Facharztausbildung als HNO-Arzt am Zentrum der Hals-Nasen-Ohren-Heilkunde der Johann-Wolfgang-Goethe-Universität Frankfurt am Main. 1990 erhielt er die Gebietsanerkennung für das Fach Hals-Nasen-Ohren-Heilkunde und wurde im gleichen Jahr zum Funktionsoberarzt mit Leitung des Bereiches Otoneurologie ernannt. 1995 wurde er Leitender Oberarzt der Klinik.

Im Rahmen seiner Ausbildung nahm Weber an vielen Kursen im In- und Ausland teil und füllte zahlreiche Managementfunktionen in der HNO-Klinik aus. 1997 habilitierte er sich mit dem Thema: „Polyposis nasi, operative Therapie und ihre Grenzen. Klinische, immunologische und immunhistologische Untersuchungen". Klinische Schwerpunkte Webers sind die plastisch-rekonstruktive Chirurgie sowie die mikroskopisch- und endoskopisch-gestützte Nasennebenhöhlenchirurgie und die Allergologie.

Die Klinik verfügt zur Zeit über 30 Betten.
Wichtiger ärztlicher Mitarbeiter ist Oberarzt Holger Marsch.
Arztschlüssel: 1–1–3,5

Frankfurt/Main

Städtische Kliniken Frankfurt am Main-Hoechst – Akademisches Lehrkrankenhaus der Johann-Wolfgang-Goethe-Universität Frankfurt am Main – Klinik für Hals-, Nasen-, Ohren-Krankheiten und Plastische Gesichtschirurgie

Im Jahre 1858 wurde in dem damaligen Landstädtchen Höchst ein Handwerker- und Gesindehospital gegründet. Mit dem Aufblühen der chemischen Industrie und dem Anwachsen der Bevölkerung entstand eine umfangreiche, nach damaligen Gesichtspunkten, in vieler Hinsicht mustergültige Anlage. 1963 war der Umbau zum modernen Schwerpunktkrankenhaus abgeschlossen. Mit dem Neubau wurde auch eine Hals-, Nasen-, Ohren-Abteilung gegründet, die zunächst bis 1968 belegärztlich gemeinsam von Günther Habermann und Siegfried Hofmann geführt wurde.

Erster Abteilungsleiter war Günther Habermann.

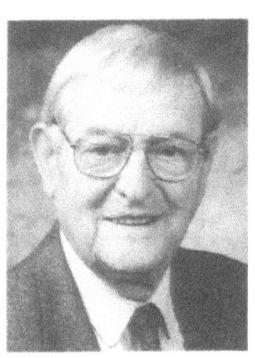

Günther Habermann (*1913)
Amtszeit: 1963–1968
1950–1958 Chefarzt in Chemnitz
1954   Habilitation
1958   Umhabilitation
*   an die Universität Frankfurt*
1974   Honorarprofessor
*   der Universität Frankfurt*

Habermann kam 1958 als politischer Flüchtling von Chemnitz über West-Berlin – nach einer einjährigen Tätigkeit bei Rudolf Link – nach Frankfurt und übernahm eine Facharztpraxis in Höchst. Von 1958–1963 operierte er im alten Höchster Krankenhaus. Nach dem Umbau des Hauses zum modernen Schwerpunktkrankenhaus war Habermann von 1963–1968 zusammen mit Siegfried Hofmann als Belegarzt tätig. Während Hofmann die otologische Seite des Fachgebietes einschließlich der Tumor- und Unfallchirurgie versorgte, beschäftigte sich Habermann überwiegend laryngologisch. 1974 wurde Habermann Honorarprofessor der Universität Frankfurt. Nebenamtlich versorgte Habermann die phoniatrische Abteilung der Universität Frankfurt. Habermann schrieb die Bücher „Stimme und Sprache – eine Einführung in ihre Physiologie und Hygiene" und „Stimme und Mensch – Beobachtungen und Betrachtungen".

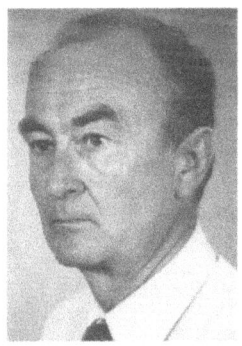

Siegfried Hofmann (*1921)
Amtszeit: 1963–1986
1951 Oberarzt in Frankfurt bei Artur Blohmke und Richard Mittermaier

Hofmann begann seine hno-ärztliche Ausbildung 1946 in der HNO-Abteilung des Evangelischen Krankenhauses Oldenburg bei Alfons Zurhausen. 1949 ging Hofmann an die Universitäts-HNO-Klinik Frankfurt zu Artur Blohmke, wo er 1951 seine hno-ärztliche Facharztanerkennung erhielt. Anschließend war er an der gleichen Klinik bis 1961 bei Richard Mittermaier als Oberarzt tätig. Danach hospitierte er an mehreren Kliniken in den USA, z. B. bei Howard und William House in Los Angeles. 1963 trat Hofmann zunächst als Belegarzt in die Klinik ein. Mit Einrichtung einer hauptamtlichen Klinik im Jahr 1979 wurde Hofmann zum ersten Chefarzt gewählt.

Schwerpunkt der klinischen Tätigkeit Hofmanns war die Mikrochirurgie des Ohres. Die Klinik hatte damals 37 Betten und zusätzlich einige Kinderbetten. Außerdem arbeiteten dort zwei Assistenzärzte.

Nach dem Ausscheiden Hofmanns wurde Karl Foet aus Würzburg zum Nachfolger ernannt.

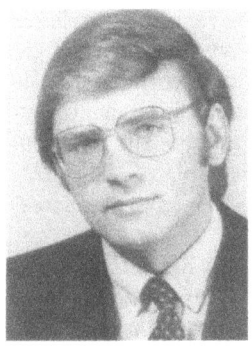

Karl Foet (1942–1994)
Amtszeit: 1987–1994
1979 Habilitation
1981 apl. Professur

Karl Foet erhielt seine hno-ärztliche Fachausbildung zwischen 1970 und 1975 an der Universitäts-HNO-Klinik Mainz bei Walter Kley. 1975 wechselte er als Oberarzt von Mainz nach Würzburg im Rahmen der Berufung seines Chefs Walter Kley auf den HNO-Lehrstuhl als Nachfolger von Horst Ludwig

Wullstein. Gleichzeitig wurde er Vertreter des Klinikdirektors im klinischen Bereich. 1979 habilitierte sich Foet mit dem Thema „Schluck- und Sprechakt – rehabilitative Aufgaben in der Tumorchirurgie der Mundhöhle und des Rachens". Zwei Jahre später wurde er zum Professor ernannt. Wissenschaftlich beschäftigte sich Foet mit plastisch-rekonstruktiven Problemen und der Tumorchirurgie unseres Fachbereiches. 1987 wurde er zum Chefarzt der HNO-Klinik Frankfurt am Main-Höchst gewählt.

Nach dem frühen Tod Foets im Jahre 1994 wurde die Abteilung kommissarisch von den Oberärzten Sergio Alvarez, Axel Schadel und Thomas Fischer geführt.

Seit Juni 2000 hat Christian Milewski die Leitung übernommen.

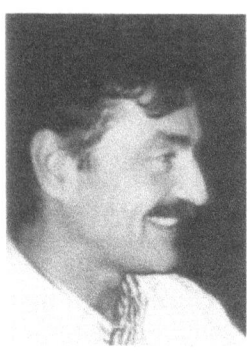

Christian Milewski (*1950)
Amtszeit seit 2000
1988 Oberarzt in Würzburg bei Jan Helms
1992 Habilitation
1997 Leitender Oberarzt in Würzburg bei Jan Helms
1999 apl. Professur

Milewski war von 1980–1988 Assistenzarzt an der Universitäts-HNO-Klinik Mainz bei Jan Helms, wo er 1985 seine Anerkennung zum Facharzt für HNO-Heilkunde erhielt. 1988 folgte er Helms als Oberarzt nach Würzburg. Dort habilitierte sich Milewski im Jahre 1992 mit dem Thema „Wertigkeit der Antigenexpression bei Paragangliomen im Kopf-Hals-Bereich" und wurde 1997 Leitender Oberarzt der Klinik.

Wissenschaftlicher Schwerpunkt Milewskis ist die Pathogenese von Cholesteatomen, Paragangliomen und Akustikusneurinomen. Operative Schwerpunkte sind die Ohr- und Schädelbasischirurgie inklusive implantierbarer Hörhilfen. Daneben wird das gesamte operative Spektrum des Faches abgedeckt. Verschiedene Lasersysteme und 3-D-Navigation sind vorhanden. Die Klinik verfügt über alle Hörprüfungsverfahren und otoneurologische Untersuchungsmethoden, Videonystagmographie, Elektromyographie für Kehlkopf und Fazialis, Allergologie mit rhinomanometrischem Messplatz, Videostroboskopie, intraoperatives Hirnnervenmonitoring und Neugeborenenscreening.

Die Klinik hat 37 Erwachsenenbetten und fünf bis neun Kinderbetten. Es stehen drei Ops. zur Verfügung (zwei für stationäre, einer für ambulante Operationen).

Wichtige ärztliche Mitarbeiter sind die Oberärzte Randolf Riemann (Otoneurologie/Elektrophysiologie) und Elke Riemann (Allgemeine HNO-Heilkunde).

Arztschlüssel: 1-3-5

Frankfurt/Main – Katharina-Kasper-Kliniken Frankfurt am Main – St. Marienkrankenhaus – Träger Maria-Hilf-Kranken- und Pflegeanstalt GmbH, Dernbach – Akademisches Lehrkrankenhaus Johann-Wolfgang-Goethe-Universität – Klinik für Hals-Nasen-Ohren-Heilkunde, Kopf- und Halschirurgie und Plastische Gesichtschirurgie

Am 19. November 1907 erfolgte die Einweihung des St. Marienkrankenhauses. Erster Leiter der HNO-Klinik war der Geheime Sanitätsrat Josef Alexander.

Josef Alexander (1880–1954)
Amtszeit: 1907–1937

In den Jahren zwischen 1920 und 1935 wurde die Klinik allmählich auf 40 Betten aufgestockt. 1937 floh Josef Alexander vor dem Naziregime nach Konstantinopel.
1937 übernahm Hans Leicher die Leitung der Klinik.

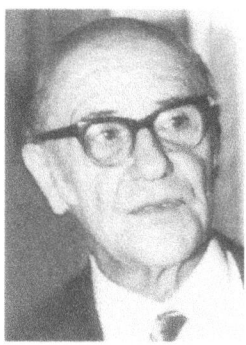

Hans Leicher (1898–1989)
Amtszeit: 1937–1947
1928   Habilitation in Frankfurt
1947–1953   Leiter der Ohrenklinik des
            Städtischen Krankenhauses Stuttgart
1953   Berufung nach Mainz
            (s. Band I, S. 216)
1964/65   Rektor der Universität

Leicher war Schüler von Otto Voss und Gustav Spieß in Frankfurt.
Während seiner Amtszeit sah Leicher neben einer umfangreichen wissenschaftlichen Tätigkeit seinen Schwerpunkt in der Chirurgie des Halses.
Von 1947–1954 leitete Georg Scholz die HNO-Abteilung.

Georg Scholz (1898–1956)
Amtszeit: 1947–1954

Scholz war Schüler von Otto Voss und sah seinen klinischen Schwerpunkt in erster Linie in der Chirurgie des Mittelohres. Zwischen 1945 und 1947 führte Scholz kommissarisch die Universitäts-HNO-Klinik Frankfurt (s. Band I, S. 94).
Im Anschluss wurde Reinhard Behm-Trendelenburg Chefarzt der Klinik.

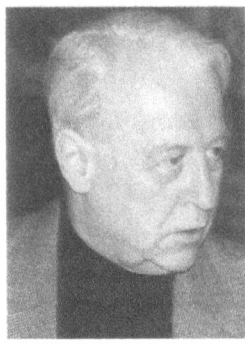

Reinhard Behm-Trendelenburg (*1921)
Amtszeit: 1954–1989 und 1990–1991

Unter Behm-Trendelenburg erfolgte der Ausbau der Klinik nach dem Krieg von anfänglich 6 stationären Betten auf 60 stationäre Betten. Das operative Spektrum wurde ebenfalls ausgeweitet, so wurde z. B. die erste Otosklerose-Operation in Frankfurt unter Behm-Trendelenburgs Leitung durchgeführt.

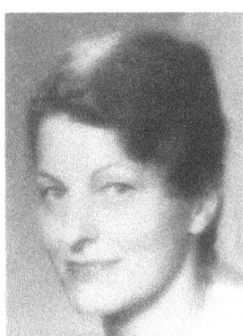

Hiltrud Glanz (*1944)

Amtszeit: 1989–1990
1982   Habilitation in Marburg
*   bei Oskar Kleinsasser*
1990   Berufung nach Gießen (s. Band I, S. 118)

Zwischen 1989 und 1990 arbeitete Hiltrud Glanz als Leiterin der Hals-Nasen-Ohren-Klinik besonders auf dem Gebiet des Kehlkopf- und Hypopharynxcarcinoms.

Seit 1990 leitet Wolfgang W. Schlenter die Klinik.

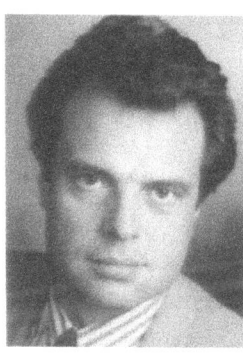

***Wolfgang W. Schlenter** (*1948)*
Amtszeit seit 1990
1984 Habilitation und Venia Legendi an der Universität Freiburg bei Chlodwig Beck
1984 Oberarzt an der Universitäts-Hals-Nasen-Ohren-Klinik Freiburg
1987 Leitender Oberarzt der HNO-Klinik der Medizinischen Klinik der Universität zu Lübeck bei Hilko Weerda
1990 apl. Professur

Schlenters wissenschaftliche Interessen liegen auf dem Gebiet der Rhinologie und Allergologie. Er war an der Entwicklung eines neuen mikroprozessor-gesteuerten Rhinomanometers zur Diagnostik der Nasenatmung beteiligt. Dieses wurde auf der Hannover-Messe 1989 als Beispiel eines beachtenswerten Technologietransfers ausgezeichnet. Schlenters besondere berufliche Aktivitäten zeigten sich u.a. in seiner Tätigkeit als Präsident der Allergologie-Gesellschaft Hessischer HNO-Ärzte sowie als Vorstand und Schatzmeister des Ärzteverbandes Deutscher Allergologen.

Schlenters klinische Schwerpunkte liegen in der rekonstruktiven Mittelohrchirurgie, der er sich als Schüler von Chlodwig Beck und Fritz Zöllner verbunden fühlt. Weitere Schwerpunkte sind funktionserhaltende Methoden der Kehlkopfchirurgie bei Kehlkopfneoplasmen. Schlenter war u.a. an der Einführung und Weiterentwicklung der endoskopischen Divertikulotomie mit dem CO_2-Laser beteiligt.

Die Klinik verfügt über 45 Betten.

Wichtige ärztliche Mitarbeiter sind die Oberärzte Wolfgang Kelker und Martin Trommlitz.

Arztschlüssel: 1–2–5

Frankfurt/Oder

Klinikum Frankfurt/Oder – Akademisches Lehrkrankenhaus des Universitätsklinikums Charité der Humboldt-Universität zu Berlin – Klinik für Hals-, Nasen-, Ohren-Heilkunde

Nach 1945 wurde das Städtische Krankenhaus Frankfurt/Oder in ein sog. Bezirkskrankenhaus umgewandelt, welches damit das Hauptkrankenhaus des neu gegründeten Bezirkes Frankfurt/Oder war. Nach der Wende nennt es sich „Klinikum Frankfurt/Oder". Die Hals-Nasen-Ohren-Klinik bestand aber schon vor 1945 und wurde von dem Kollegen Strümpel geleitet, ein in Fachkreisen gut bekannter HNO-Kollege. Die HNO-Klinik Frankfurt/Oder war östlich von Berlin die größte und leistungsfähigste neben dem südöstlich gelegenen Cottbus und den im Norden gelegenen Stralsund und Greifswald. Sie bestand mit Schwankungen aus 35 Betten, wobei Säuglinge und Kleinkinder zusätzlich in der Kinderklinik hospitalisiert wurden, sodass zeitweise auch 40 Betten resultierten. Die Klinik war für DDR-Verhältnisse technisch relativ gut ausgerüstet und besaß schon Anfang der 60er-Jahre ein Operationsmikroskop, Mikroinstrumentarium, Stützlaryngoskop usw. Angeschlossen wurde später eine ebenfalls leistungsfähige Poliklinik mit drei ärztlichen Arbeitsplätzen, Logopäden, Pädaudiologen und einer für die damalige Zeit modernen Audiologie einschließlich Kinderaudiometrie. – 1983 zog die HNO-Klinik in einen Krankenhausneubau um.
 Erster Chefarzt war Wilhelm Strümpel.

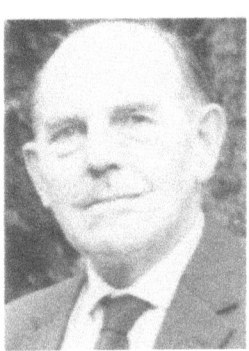

Wilhelm Strümpel (1899–1965)
Amtszeit: 1945–1953

Strümpel erhielt seine hno-ärztliche Ausbildung an der Universitäts-HNO-Klinik Halle/Wittenberge. 1927 ließ er sich in Frankfurt an der Oder nieder und war später als Abteilungsleiter im Lutherstift in Frankfurt an der Oder tätig. 1945 wurde Strümpel zum Chefarzt des Städtischen Krankenhauses gewählt. Im gleichen Jahr kam er jedoch in sowjetische Kriegsgefangenschaft, aus der er erst 1948 zurückkehrte. Danach war er bis 1953 Chefarzt am Städtischen Krankenhaus. 1953 gab er diese Position auf und arbeitete bis 1965 als niedergelassener Arzt mit Belegbetten in Frankfurt an der Oder. Wilhelm Strümpel ist der Vater von Peter Strümpel, der bis 1994 Chefarzt der HNO-Klinik Berlin-Weißensee war.

Nach Strümpel wurde Scheddin Chefarzt der Abteilung.

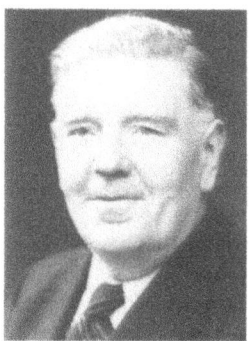

Ernst Scheddin (1900-1964)
Amtszeit: 1953-1956

Ernst Scheddin wurde von 1929-1932 an der Universitäts-HNO-Klinik Göttingen zum Facharzt ausgebildet. Seine Anerkennung erhielt er am 17.5.1932. Danach war er bis 1934 im Göttinger Raum als HNO-Arztvertreter tätig. Im Jahr 1934 ließ er sich in Stettin nieder, musste die Stadt jedoch 1944 verlassen und begab sich nach Kolberg an der Ostsee, wo er ein Jahr arbeitete. Nach Kriegsende war er von 1945-1953 in Bergen auf Rügen als niedergelassener HNO-Arzt tätig und arbeitete auch in der neu eingerichteten Poliklinik. 1953 wurde er als Nachfolger von Strümpel zum Chefarzt der HNO-Klinik gewählt. Diese Position musste er jedoch krankheitsbedingt 1956 aufgeben.

Danach wurde Christian Horn zum Chefarzt gewählt.

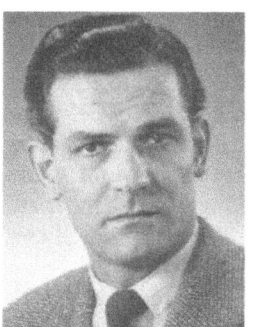

Christian Horn (1922-1987)
Amtszeit: 1959—1961
1956   Oberarzt in Görlitz
            bei Siegfried Habedank
1962-1987   Chefarzt am Kreiskrankenhaus
            Löbau/Sachsen

Christian Horn, geboren in Löbau/Sachsen, studierte von 1944–1950 in München Medizin. Anschließend ging er nach Görlitz und wurde dort am Bezirkskrankenhaus zum HNO-Arzt ausgebildet. Die Facharztanerkennung erhielt Christian Horn im Jahr 1955. Danach war er als Oberarzt an der gleichen Klinik bei Siegfried Habedank tätig. Von 1959–1961 führte er die HNO-Abteilung des Bezirkskrankenhauses Frankfurt/Oder. Während dieses Zeitraums gründete er eine bronchologische Arbeitsgemeinschaft mit den Internisten, Radiologen und Chirurgen zur Verbesserung der Diagnose und Therapie der Erkrankung der Bronchien und Lunge. Von 1962 bis zum Tod im Jahr 1987 war er Chefarzt der HNO-Klinik des Kreiskrankenhauses Löbau. Das Kreiskrankenhaus Löbau wurde 1993 geschlossen.

1962 übernahm Hans Lamm die Leitung der Klinik.

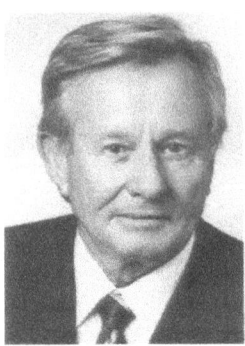

Hans Lamm (*1933)
Amtszeit: 1963–1973
1980   Externe Habilitation an der MH Hannover
       bei Ernst Lehnhardt
1995   apl. Professur an der MH Hannover
       bei Ernst Lehnhardt

Lamm erhielt seine hno-ärztliche Ausbildung zwischen 1958 und 1961 am Kreiskrankenhaus Beeskow/Mark bei Eduard Roos und danach bei Rosemarie Albrecht an der Universitäts-HNO-Klinik Jena. Eine wissenschaftliche Laufbahn wurde Hans Lamm von der damaligen Personalabteilung der Universität mit seiner ideologisch-politischen Haltung verweigert. Dabei wurde ihm vorgehalten, dass er politisch nicht reif genug sei, um als akademischer Lehrer tätig zu sein. 1963 wurde er im Alter von 30 Jahren Chefarzt der HNO-Klinik des Bezirkskrankenhauses Frankfurt/Oder, sodass er seine angefangene Habilitationsarbeit nicht abschließen konnte.

Mit Unterstützung von Rosemarie Albrecht und Kurt Dietzel bemühte sich Lamm weiterhin wissenschaftlich tätig zu sein. Unter anderem wurden experimentelle Arbeiten auf dem Gebiet der Innenohrforschung an der Universitäts-Klinik Rostock durchgeführt und eine Reihe von klinischen Arbeiten veröffentlicht. 1968 wurde in der Intensivstation des Bezirkskrankenhauses eine Ein-Mann-Druckkammer (Eigenbau) installiert, um gehäufte CO-Vergiftungen und Gasbrandinfektionen zu behandeln. Außerdem begann Lamm die hyperbare Oxygenation beim akuten Knall- und Lärmtrauma und später auch beim idiopathischen Hörsturz als Notfallbehandlung zusätzlich anzuwenden. Bereits zwischen 1968 und 1973 wurden 110 Patienten mit dieser Methode behandelt.

Nach 10-jähriger Tätigkeit verließ Lamm 1973 die DDR und wechselte nach Westdeutschland über. Zwischen 1973 und 1976 führte er eine vorübergehend bestehende hauptamtliche HNO-Klinik im Kreiskrankenhaus Ludwigsburg. Wegen unzumutbarer vertraglicher Bedingungen nahm er jedoch den Chefarztvertrag nicht an und wechselte nach Hannover, wo er zum Chefarzt einer zu gründenden HNO-Klinik im Friederikenstift gewählt wurde. Nach Aufnahme seiner Tätigkeit wurde jedoch bestimmt, dass das Friederikenstift weiter belegärztlich geführt werden sollte. In Hannover förderte Ernst Lehnhardt weitere experimentelle Arbeiten Lamms, sodass dieser die 1973 abgebrochene Habilitation doch noch realisieren konnte.

Im Jahre 1980 habilitierte sich Lamm bei Ernst Lehnhardt mit dem Thema „Hyperbare Oxygenation – Therapeutische Anwendung in der Otologie". Im Jahre 1995 wurde er zum apl. Professor ernannt.

Hans Lamm hat 66 wissenschaftliche Arbeiten publiziert. Schwerpunkte waren experimentelle Arbeiten zum Thema hyperbare Oxigenation, Hörsturz, Knall- und Lärmschäden des Ohres, Innenohrdurchblutung, Perforation des runden Innenohrfensters. 1988 wurde seine Arbeitsgruppe, die mittlerweile aus den beiden Kindern, Kerstin Lamm und Christoph Lamm bestand, mit dem Paul-Bert-Preis der Europäischen Gesellschaft für hyperbare Medizin ausgezeichnet.

Schwerpunkt der klinischen Arbeit in der HNO-Abteilung des Friederikenstiftes Hannover ist die endonasale Pansinusoperation, Traumatologie und Otochirurgie. Da die Unfallklinik des Evangelischen Krankenhauses Friederikenstift Hannover von den Berufsgenossenschaften betrieben wird, gehören zu den Aufgaben von Hans Lamm auch Begutachtungen von Arbeitsunfällen und Berufskrankheiten.

Seine Tochter, Kerstin Lamm, habilitierte sich bei Wolfgang Arnold an der HNO-Klinik der Technischen Universität Münster und wurde 2000 zur Professorin ernannt.

Nach Lamms Weggang aus Frankfurt/Oder 1973 wurde Wolfgang Zimmer – zunächst kommissarisch – mit der Leitung der Klinik betraut. 1978 wurde er zum Chefarzt gewählt.

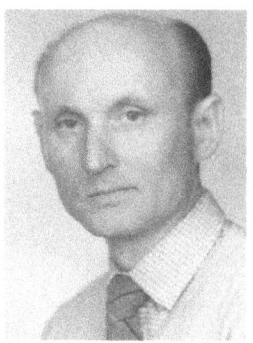

Wolfgang Zimmer (*1940)
Amtszeit seit 1973

Zimmer erhielt seine hno-ärztliche Ausbildung unter seinem Vorgänger Lamm. Außerdem war er sechs Monate bei Werner Kup in Berlin und drei Monate bei Jürgen Wendler an der Charité in Berlin tätig. Zusammen mit Lamm führte Zimmer die weltweit ersten Untersuchungen und Veröffentlichungen zum Thema der Hörsturzbehandlung mit hyperbarem Sauerstoff durch.

Der Schwerpunkt der chirurgischen Tätigkeit Zimmers liegt auf dem Gebiet der Tumorchirurgie aber auch der sanierenden und gehörverbessernden Ohroperationen. Ferner wird die Traumatologie des Mittelgesichts und der Rhinobasis sowie die kosmetische Chirurgie des Fachgebietes abgedeckt.

Die Klinik verfügt über 38 Betten.

Wichtige ärztliche Mitarbeiter sind die Oberärzte Hartmut Rossius und Helmut Fraatz, der auch Facharzt für Phoniatrie und Pädaudiologie ist.

Arztschlüssel: 1-2-3,5

Fulda

Klinikum Fulda – Akademisches Lehrkrankenhaus der Philipps-Universität Marburg – Klinik für Hals-Nasen-Ohren-Krankheiten, Kopf-, Hals- und Plastische Gesichtschirurgie und Kommunikationsstörungen

Zwischen 1889 und 1926 bestand im damaligen Fuldaer Landkrankenhaus eine kleine Augen- und Ohrenstation, die Sanitätsrat Emil Schulte belegärztlich betreute.

Emil Schulte (1869–1942)
Amtszeit: 1906–1926

Im Anschluss daran leitete Josef Boekamp als Belegarzt die Hals-Nasen-Ohrenabteilung des Landkrankenhauses in Fulda.

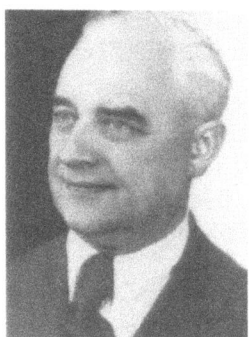

Josef Boekamp (1893–1965)
Amtszeit: 1926–1959

Boekamp erhielt seine hals-nasen-ohrenärztliche Ausbildung bei Paul Manasse in Würzburg und leitet von 1926–1959 die HNO-Abteilung am Fuldaer Landkrankenhaus. Trotz beengter Verhältnisse steigerte er in den Jahren 1926–1939 die Patientenzahl von 250 auf 500 pro Jahr. Die Bettenzahl stieg von 10 Betten im Jahre 1931 auf 22 Betten in den 50er-Jahren. Nach der Errichtung eines modernen Operationssaales im Jahre 1950 wurden von Boekamp und seinen zwei „Hilfsärzten" ca. 900 Operationen pro Jahr durchgeführt, darunter Hirnabszesse, Sinusthrombosen, Stirnhöhlen-, Kieferhöhlen- und Siebbeinentzündungen. Nach dem Ausscheiden von Boekamp 1959 wurde die Klinik ca. 18 Monate lang kommissarisch von Arnold Bogener und Werner Ristow von der Universitäts-Hals-, Nasen-, Ohrenklinik Frankfurt geleitet. Nach Ausschreibung der Chefarztstelle für die jetzt aufzubauende hauptamtliche Klinik wurde als erster Leitender Arzt Günther Mashoff gewählt.

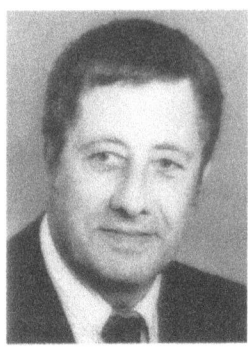

Günther Mashoff (1920-1984)
Amtszeit: 1960-1978

Mashoff war zuvor Oberarzt am Rudolf-Virchow-Krankenhaus in Berlin bei Dietrich Pellnitz gewesen. Die 26 Betten umfassende Abteilung wurde im ersten Jahr von ihm allein versorgt. Erst 1961 wurde eine zusätzliche Assistentenstelle ausgeschrieben. Die Operationen wurden zunächst ohne Fachanästhesisten durchgeführt. Nichtsdestotrotz stiegen die Operationen von 1260 im Jahr 1961 und auf 3853 im Jahr 1964. Die Bettenzahl erhöhte sich von anfänglich 26 Betten auf 47 Betten im Jahr 1968. Zu diesem Zeitpunkt arbeiteten bereits 4 Assistenten und ein Oberarzt an der Klinik. Mashoffs Interesse galt insbesondere der Mikrochirurgie des Ohres und des Kehlkopfes. Er führte die endonasale Chirurgie der Tränenwegserkrankungen an seiner Klinik ein. 1976 erfolgte der Umzug in den Neubau der Städtischen Kliniken, wobei zwar die Zahl der HNO-Betten nicht weiter erhöht wurde; durch die großzügere räumliche Ausstattung konnte jedoch eine Neurootologie eingerichtet werden. Nach mehr als 18-jähriger Tätigkeit als Chefarzt schied Mashoff 1979 aus Gesundheitsgründen vorzeitig aus. In der Übergangszeit – zwischen April 1978 und Januar 1979 – wurde die Klinik kommissarisch von Stjepan Loncarevic geleitet.

Am 1. Februar 1979 wurde die Klinik an Wolfgang Draf übergeben.

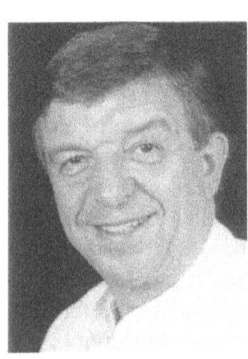

Wolfgang Draf (*1940)
Amtszeit seit 1979
1974   *Habilitation in Mainz bei Walter Kley*
1975   *apl. Professur in Mainz*
1975–1976   *Kommissarischer Direktor der*
            Universitäts-Hals-Nasen-Ohren-Klinik
            in Mainz

Draf erhielt seine hals-nasen-ohrenärztliche Ausbildung unter Horst Ludwig Wullstein und Walter Kley an den Universitäts-Hals-Nasen-Ohren-Kliniken Würzburg und Mainz. Hier habilitierte er sich 1974 mit dem Thema „Klinisch experimentelle Untersuchungen zur Pathogenese, Diagnostik und Therapie der chronisch-entzündlichen Kieferhöhlenerkrankungen unter Verwertung der direkten Beobachtung durch Sinuskopie". 1975 wurde er zum apl. Professor ernannt.

Mit dem Amtsantritt Drafs wurde die Abteilung in „Klinik für Hals-Nasen-Ohren-Krankheiten, Kopf-, Hals- und Plastische Gesichtschirurgie, Kommunikationsstörungen" umbenannt. Die Klinik hat nunmehr 50 Betten, von denen die Kinderbetten in der Kinderklinik untergebracht sind. Drafs Interessen entsprechend nimmt die Klinik eine führende wissenschaftliche und klinische Position in der endonasalen mikro-endoskopischen Chirurgie der Nase, der Nasennebenhöhlen und des Nasenrachenraumes ein. In Kooperation mit der 1985 neueingerichteten neurochirurgischen Klinik ist in Fulda ein international anerkanntes Zentrum für Schädelbasischirurgie entstanden. Weiterer klinischer Schwerpunkt Drafs ist die plastische Chirurgie des Kopf-, Halsbereiches inklusive der Fehlbildungschirurgie, der plastisch-wiederherstellenden Chirurgie und der ästhetisch-kosmetischen Chirurgie. Drafs klinische Reputation zeigt sich u.a. auch in der Ausbildung von mehr als 175 Gastärzten aus 35 Ländern auf den Gebieten Hals-Nasen-Ohren-Heilkunde und Neurochirurgie. Drafs wissenschaftliche Tätigkeit kommt in zahlreichen Publikationen und Monographien zum Ausdruck. Neben der Monographie „Die Endoskopie der Nasennebenhöhlen. Technik, Typische Befunde – Therapeutische Möglichkeiten" war er auch zusammen mit Hans Joachim Denecke und Werner Ey an der Neuauflage der Kirschnerschen Operationslehre Band V/2 beteiligt.

Auch die klinisch-wissenschaftliche Tätigkeit wurde weiterentwickelt. So entstanden in der Fuldaer Klinik u. a. mehrere Monographien zur Endoskopie der Nasennebenhöhlen und der Chirurgie der Schädelbasis sowie Handbuchartikel über Tumoren des Mittelohres, des Innenohres und des Felsenbeines sowie über die Chirurgie des N. facialis. Darüber hinaus wurde von den ärztlichen Mitarbeitern Rainer Keerl und Rainer Weber 1994 erstmals ein Weiterbildungsprogramm zur endonasalen Pansinusoperation auf CD-ROM in deutscher und englischer Sprache entwickelt. Keerl wurde hierfür mit dem Hofmann- und Heermann-Preis der Deutschen Gesellschaft für Hals-Nasen-Ohren-Heilkunde, Kopf- und Halschirurgie ausgezeichnet. Als Vorsitzender der Vereinigung Südwestdeutscher Hals-Nasen-Ohren-Ärzte war Draf im Jahre 1989 und als Vorsitzender der neugegründeten Vereinigung mitteldeutscher Hals-Nasen-Ohren-Ärzte im Jahre 1994 mit der Durchführung der jeweiligen Jahrestagungen beauftragt. Der erste Workshop der Deutschen Gesellschaft für Schädelbasischirurgie fand 1993 in Fulda statt. Ab 1990 war Draf Mitglied des geschäftsführenden Präsidiums der Deutschen Gesellschaft für Hals-Nasen-Ohren-Heilkunde, Kopf- und Halschirurgie, 1995/96 deren Präsident. 1991 wurde er ehrenhalber zum Fellow des Royal College of Surgeons in Edinburgh, 1996 zum Ehrenmitglied der Brasilianischen Gesellschaft für Rhinologie und plastische Gesichtschirurgie, 1999 zum Ehrenmitglied der Griechischen und der Tschechischen Gesellschaft für Hals-Nasen-Ohren-Heilkunde, Kopf- und Halschirurgie ernannt.

Wichtige ärztliche Mitarbeiter sind der Leitende Oberarzt Joachim Hendus sowie die früheren und heutigen Oberärzte Rainer Keerl, Evelyn Bryson, Silke Christoph, Frauke Hilterhaus und Ulrike Bockmühl. Rainer Weber, bis 1998 Oberarzt der Klinik, wurde 1998 auf Vorschlag von Ulrich Koch, dem Direktor der Universitäts-Hals-Nasen-Ohren-Klinik an der Universität Hamburg, habilitiert und am 1. Mai 1999 auf eine C3-Professur der Universitäts-HNO-Klinik Magdeburg – verbunden mit der Funktion des Leitenden Oberarztes – berufen (ab 2002 Chefarzt am Marienkrankenhaus Stuttgart). Rainer Keerl habilitierte sich im Januar 2000 auf Vorschlag von Henning Hildmann, dem Direktor der Universitäts-HNO-Klinik Bochum an der Medizinischen Fakultät der Universität Bochum (seit 2001 Chefarzt in Straubing).

Arztschlüssel: 1–5–6

Gelsenkirchen

Marienhospital Gelsenkirchen GmbH – Akademisches Lehrkrankenhaus der Universität Essen – Abteilung für Hals-Nasen-Ohren-Krankheiten, Kopf- und Halschirurgie

Am 1. September 1976 wurde Hans-Georg Möller Leiter der neueingerichteten hauptamtlichen Hals-Nasen-Ohren-Abteilung am Marienhospital in Gelsenkirchen.

Zuvor bestand hier eine HNO-Belegabteilung. Im April 1977 bezog das Marienhospital einen 600-Betten-Neubau.

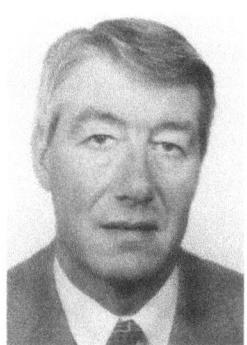

Hans-Georg Möller (*1941)
Amtszeit seit 1976
1973   Leitender Oberarzt in Köln-Hohenlind
        bei Hellmuth Decher

Möller erhielt seine HNO-Fachausbildung unter Hugo Eickhoff und Peter Plath in Aachen. Zwischen 1973 und 1976 war er als Leitender Oberarzt unter Hellmuth Decher in Köln-Hohenlind tätig. Hier entwickelten sich seine späteren klinischen Schwerpunkte, die Mikrochirurgie des Ohres und die Tumorchirurgie. Das operative Spektrum umfasst auch die Chirurgie der Nase und Nasennebenhöhlen sowie die plastische HNO-Chirurgie.

Die Klinik verfügt zur Zeit über 47 Erwachsenen-Betten und belegt zusätzliche 13 Betten in der Pädiatrischen Abteilung des Hauses.

Arztschlüssel: 1–2–6,5

Gera

**Wald-Klinikum Gera gGmbH –
Lehrkrankenhaus der Friedrich-Schiller-Universität Jena – HNO-Klinik**

Entsprechend dem Beschluss der Stadtverordnetenversammlung Gera wurde 1990 aus dem Bezirkskrankenhaus Gera und dem Bergarbeiter-Krankenhaus Gera das Klinikum der Stadt Gera – jetzt Wald-Klinikum Gera gGmbH – gebildet. Sowohl am Bezirkskrankenhaus Gera als auch am Bergarbeiter-Krankenhaus hatte zuvor eine Hals-Nasen-Ohren-Klinik bestanden. Erstere war 1960, letztere 1969 gegründet worden. Chefarzt der Hals-Nasen-Ohren-Klinik des Bezirkskrankenhauses Gera war Reiner Freiherr von und zu Heßberg.

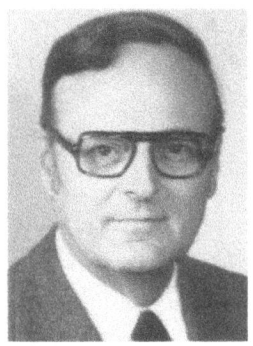

Reiner Freiherr von und zu Heßberg (*1924–1995)
Amtszeit: 1960–1989
1955   Oberarzt in Zwickau bei Günter Laage

Von und zu Heßberg erhielt seine hals-nasen-ohrenärztliche Ausbildung bei Johannes Zange an der Universitäts-Hals-Nasen-Ohren-Klinik Jena und wurde 1955 Oberarzt an der Hals-Nasen-Ohren-Klinik des Bezirkskrankenhauses „Heinrich Braun" in Zwickau.

1960 wurde er mit dem Aufbau der Hals-Nasen-Ohren-Klinik des Bezirkskrankenhauses Gera betraut. Diese war anfänglich als Provisorium in der Schiller-Schule in Gera untergebracht. 1964 wurde der neue Standort mit angeschlossener Ambulanz und audiologischer Abteilung bezogen. Die Klinik übernahm den hals-nasen-ohrenärztlichen Bereitschaftsdienst für die Stadt Gera und ihre Umgebung. Von und zu Heßberg sah seinen klinischen Schwerpunkt in der Mikrochirurgie des Ohres und des Kehlkopfes. Ferner wurden spezielle Sprechstunden für Tumorpatienten, Hörgeräteträger und Lärmarbeiter eingerichtet. Im Weiteren befasste sich von und zu Heßberg mit Lehrtätigkeit an der Schwesternfachschule in Gera.

1982 setzte er die Eröffnung einer Phoniatrischen Abteilung durch.
Am Bergarbeiter-Krankenhaus in Gera war seit 1969 Medizinalrat Johannes Zapolski Chefarzt.

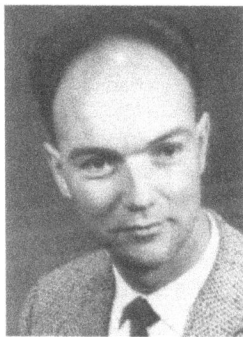

Johannes Zapolski (*1929)
Amtszeit: 1969–1989
1966   Oberarzt in Chemnitz bei Hermann Diestel

Zapolski erhielt seine hals-nasen-ohrenärztliche Ausbildung bei Hermann Diestel an der Hals-Nasen-Ohren-Klinik des Bezirkskrankenhauses Karl-Marx-Stadt (Chemnitz) und war dort ab 1966 als Oberarzt tätig. Zapolski beschäftigte sich neben der klinischen Arbeit auch mit der Arbeitsmedizin im Bereich des Gesundheitswesens Wismut (Lärmdispensaire). Ferner erweiterte er das Therapieinventar seiner Klinik um die Neuraltherapie, die manuelle Therapie und die Akupunktur.

Mit der Zusammenführung der beiden Kliniken wurde Hans-Peter Heilmann zum Chefarzt gewählt.

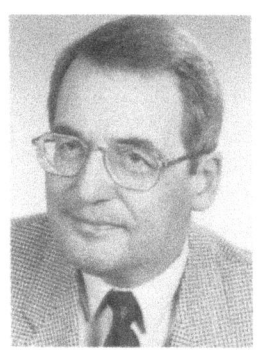

Hans-Peter Heilmann (*1939)
Amtszeit seit 1989
1973   Oberarzt in Chemnitz bei Herrmann Diestel
1990   Habilitation an der Akademie für Ärztliche
        Fortbildung in Berlin
1998   Umwandlung des akademischen Titels
        Dr. sc. med. in Dr. med. habil. und Erteilung
        der Lehrbefähigung für das Fachgebiet
        Hals-Nasen-Ohren-Heilkunde

Heilmann erhielt seine hals-nasen-ohrenärztliche Ausbildung ab 1966 an der Hals-Nasen-Ohren-Klinik des Bezirkskrankenhauses Karl-Marx-Stadt bei Hermann Diestel. Ab 1973 war er als Oberarzt und ab 1986 als 1. Oberarzt an dieser Klinik tätig. 1990 erfolgte seine Habilitation an der Akademie für Ärztliche Fortbildung in Berlin.

Heilmann erhielt 1973 gemeinsam mit Klaus Liebschner den Preis für Medizin der Stadt Karl-Marx-Stadt für die Arbeit „Die Tonsillektomie im Kindesalter – eine sozialmedizinische Studie".

Heilmann beschäftigt sich intensiv mit der Rehabilitation Kehlkopfloser. Zusammen mit Hermann Diestel und Klaus Berger entwickelte er „Spezialkuren für Kehlkopflose" in Gelenau, die von 1974–1989 durchgeführt wurden. Außerdem war er an Publikationen und Patenten im Bereich der Medizintechnik (z. B. Injektorbeatmung) beteiligt und veröffentlichte u. a. Untersuchungen zu medizinisch-psychologischen Fragen bei neurootologischen Krankheitsbildern.

Die Hals-Nasen-Ohren-Klinik umfasst 2 Stationen mit 45 Betten sowie die zusätzliche Nutzung von Belegbetten in der Klinik für Kinder- und Jugendmedizin im Hause. Angeschlossen sind eine Ambulanz und eine Funktionsabteilung. Besondere Schwerpunkte liegen im Bereich der Mikrochirurgie des Mittelohres sowie der endonasalen Mikrochirurgie und der Tumorchirurgie. Zur Verfügung stehen eine zentrale Operationsabteilung sowie eine interdisziplinäre Intensivstation.

Wichtiger ärztlicher Mitarbeiter ist Oberarzt Stefan Marciniak.

Die Abteilung für Stimm-, Sprech- und Sprachtherapie wird von der Dipl.-Sprechwissenschaftlerin Elke Braumann geleitet.

Arztschlüssel: 1–1–6

Gerolzhofen

Geomed-Klinik Gerolzhofen – Hals-Nasen-Ohren-Abteilung* – Landkreis Schweinfurt

Im Jahre 1959 eröffnete der damalige Landkreis Gerolzhofen im gerade erweiterten Kreiskrankenhaus Gerolzhofen eine Hals-Nasen-Ohren-Abteilung. Erster Leitender Arzt wurde Simon Schicker.

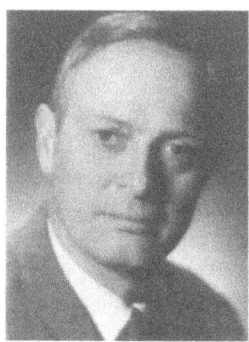

Simon Schicker (*1924)
Amtszeit: 1959–1989

Nach Tätigkeiten als wissenschaftlicher Assistent am Anatomischen Institut der Universität Würzburg bei Curt Elze und K. Neubert und als Assistenzarzt an den Chirurgischen und Anästhesiologischen Abteilungen des Juliusspitals in Würzburg unter L. Makowski folgte Schickers hals-nasen-ohrenärztliche Facharztausbildung unter Horst Ludwig Wullstein in Würzburg. Wissenschaftliche und klinische Schwerpunkte Schickers waren die mikroskopische Anatomie des Ohres, die Mikrochirurgie des Ohres und die plastische Chirurgie des Kopf-Halsbereiches.

Unter Schickers Leitung wurde an der Klinik ein ohrchirurgischer Schwerpunkt auf- und ausgebaut, des Weiteren entwickelte Schicker an seiner Klinik die plastische Chirurgie des Kopf-Halsbereiches. 1965 erfolgte die Erweiterung der Klinik durch einen modernen Bettentrakt.

---

* Die HNO-Abteilung soll belegärztlich weitergeführt werden.

1990 übernahm Reinhard Ehr die Leitung der Abteilung.

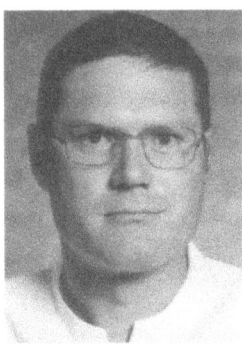

Reinhard Ehr (*1954)
Amtszeit: 1990–2000

Nach einer Tätigkeit als Assistenzarzt an der Inneren Abteilung des Städtischen Krankenhauses Wertheim am Main bei H. Riegg erhielt Ehr seine hals-nasen-ohrenärztliche Ausbildung an der Hals-Nasen-Ohren-Klinik des Klinikums Mannheim unter Ulrich Legler und an der Universitäts-Klinik und Poliklinik für Hals-, Nasen- und Ohrenkranke Würzburg unter Walter Kley und Jan Helms, wo er im weiteren Verlauf seiner beruflichen Laufbahn auch als Oberarzt tätig war.

Erste wissenschaftliche und klinische Schwerpunkte liegen in der kombinierten zytostatisch-strahlentherapeutischen Behandlung maligner Tumoren des Kopf-Halsbereiches, der Mikrochirurgie des Ohres, der transnasalen Chirurgie der Nasennebenhöhlen und der plastischen Chirurgie des Kopf-Halsbereiches.

Die Klinik verfügte über 25 Betten und hatte den Arztschlüssel 1-1-1. Sie soll in eine belegärztliche Abteilung umgewandelt werden.

Görlitz

Städtisches Klinikum Görlitz GmbH – HNO-Klinik

Das Stadtkrankenhaus Görlitz wurde 1905 gegründet. 1945 wurde unter Leitung von Wilhelm Deuerling eine HNO-Klinik mit zunächst 25 Betten eingerichtet.

Wilhelm Deuerling *(1911–1967)*
Amtszeit: 1945–1950

Deuerling studierte in Erlangen und Halle. Anschließend absolvierte er seine Medizinalassistentenzeit u. a. in Erlangen und Görlitz. Am 1. Mai 1938 begann er seine Facharztausbildung als Assistent auf der Hals-Nasen-Ohrenabteilung des Stadtkrankenhauses Görlitz. 1945 wurde er Cefarzt der Abteilung. Deuerling promovierte mit einer Arbeit über das Thema: Das Blutbild und seine Bedeutung für die Diagnose der Erkrankungen der Nasennebenhöhlen.

Im Anschluss daran wurde Ortwin Schönfeld Chefarzt der Klinik. Er übernahm die Leitung der Klinik zunächst kommissarisch.

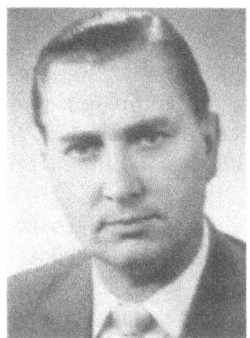

Ortwin Schönfeld *(1923–1981)*
Amtszeit: 1950–1957

Schönfeld erhielt seine hals-nasen-ohrenärztliche Ausbildung in der HNO-Klinik des Stadtkrankenhauses Görlitz zwischen 1947 und 1950. Hier war er vor seiner Berufung zum Chefarzt auch als Oberarzt tätig. Aufgrund zunehmender apparativer Anforderungen und Patientenzahlen wurde die poliklinische Ambulanz in den folgenden Jahren ausgelagert. 1957 ließ sich Schönfeld in eigener Praxis nieder und übernahm HNO-Belegbetten in verschiedenen Krankenhäusern.

1957 wurde Siegfried Habedank zum Chefarzt der HNO-Klinik und -Poliklinik berufen.

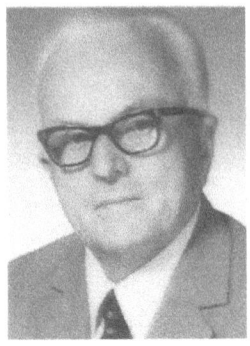

Siegfried Habedank *(1909–1989)*
Amtszeit: 1957–1975
1951   Oberarzt in Dresden-Friedrichstadt
*   bei Woldemar Tonndorf*
1952–1956 Leiter der HNO-Poliklinik am Krankenhaus Dresden-Johannstadt
*   mit 45-Betten-Station*

Nach Assistenzarztzeiten an der Chirurgischen Klinik am Krankenhaus Staßfurt und am Pathologischen Institut der Universität Leipzig begann Habedank seine hals-nasen-ohrenärztliche Ausbildung bei Otto Steurer an der Universitäts-HNO-Klinik Rostock. Während des Krieges war er als Truppenarzt und während seiner sowjetischen Gefangenschaft als Lagerarzt in Sibirien tätig. Nach 1949 setzte er seine Facharztweiterbildung bei Woldemar Tonndorf in Dresden-Friedrichstadt fort. Hier wurde er zunächst Oberarzt und 1951 kommissarischer Leiter der Hals-Nasen-Ohren-Klinik nach Berufung von Tonndorf an die HNO-Universitätsklinik Leipzig. Zwischen 1952 und 1956 leitete er die HNO-Poliklinik am Krankenhaus Dresden-Johannstadt, der 1953 auch eine 45-Betten-Station als klinische Abteilung angegliedert wurde. Nach der Anbindung dieser Einheit an die Medizinische Akademie Dresden unter Leitung von Hans-Edgar Euler wurde Habedank 1957 zum Chefarzt der HNO-Klinik des seit 1956 als Bezirkskrankenhaus geführten Krankenhauses Görlitz.

Unter Habedanks Leitung wurde die HNO-Klinik auf 56 Betten erweitert und in größere Räumlichkeiten verlagert. Es wurde eine Klinik mit zwei Stationen, zwei Operationssälen sowie mit einer Abteilung für Audiologie und Vestibularis-Diagnostik (1957) und eine Phoniatrischen Abteilung (1959) aufgebaut. Die Abteilung für Phoniatrie wurde aus baulichen Gründen im Laufe der Zeit mehrfach an andere Standorte verlagert.

Habedanks klinisches Interesse zeigte sich in der Einführung der Mikrochirurgie des Ohres, der Bronchologie – hier in Zusammenarbeit mit den Pädiatern der Kinderbronchologie – sowie in der Einführung der plastisch-rekonstruktiven Chirurgie im Gesichts-Halsbereich. Unter Habedanks maßgeblicher Mitwirkung wurde ein Ambulatorium für Hörgeschädigte gegründet, das ständig mit zwei Sonderschulpädagogen besetzt ist. Habedanks Initiative ist es auch zu verdanken, dass zwischen 1961 und 1965 insgesamt 3 audiologische Messstellen für Großbetriebe der Metall verarbeitenden Industrie, Weberei und Spinnerei der Stadt Görlitz entstanden, die in den 70er-Jahren der Arbeitsmedizin im Betriebs- und Gesundheitswesen unterstellt wurden.

Für seine Verdienste in der Profilierung der Klinik und die Erfolge bei der Diagnostik der Schwerhörigkeiten im Kindes- und Erwachsenenalter sowie die Erfassung und Begutachtung der Lärmschwerhörigkeit wurde ihm 1967 der Titel Medizinalrat und 1975 der Titel Obermedizinalrat verliehen.

Wichtige ärztliche Mitarbeiter unter Habedank waren die Oberärzte Christian Horn, später Chefarzt am BKH Frankfurt/Oder und hiernach Chefarzt am KKH Löbau; Sandor Bodi, später Oberarzt in der Universitäts-HNO-Klinik Budapest und Chefarzt am Peterfy-Krankenhaus Budapest; Brigitte Fleischer, 1982–1998 Leiterin der Abteilung „Phoniatrie" und Claus Götz, der 1976 nach langer Zeit als 1. Oberarzt zum Chefarzt der HNO-Klinik und Poliklinik berufen wurde.

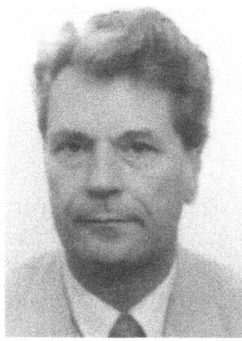

Claus Götz (*1935)
Amtszeit 1976–1999
1968   Oberarzt in Görlitz bei Siegfried Habedank

Götz erhielt seine hals-nasen-ohrenärztliche Ausbildung bei seinem Vorgänger Habedank. Er hospitierte an der HNO-Klinik Dresden-Friedrichstadt bei Götz Fabian, an der Medizinischen Akademie Dresden bei Fredo Günnel und Lutz Kessler sowie an den Universitätskliniken Berlin bei Hans-Jürgen Gerhardt und Rostock bei Kurt Dietzel. Ab 1968 war er Oberarzt unter Habedank.

Unter seiner Klinikleitung erfolgte ab 1979 eine umfangreiche Umbaumaßnahme des über 100 Jahre alten Klinikgebäudes mit Anbau eines Operationstraktes, eines gesonderten Endoskopieraumes sowie einer zentralen Sterilgutversorgung und einer Notfallambulanz. Entsprechend seinem klinischen Interesse wurden endoskopisch-mikroskopische Nebenhöhlenoperationen, mikroskopische Ohroperationen sowie die Glasfiberendoskopie ins Fachgebiet eingeführt. Götz weiteres Interesse gilt den plastisch-rekonstruktiven Maßnahmen im Kopf-Halsbereich und der Tumorchirurgie des Fachgebietes. 1979 wurde Götz der Titel Medizinalrat verliehen.

1991 wurde die Einheit von HNO-Klinik und HNO-Poliklinik aufgelöst. Seit 1992 ist die HNO-Klinik in das Städtische Klinikum Görlitz als Nachfolgerin des Bezirkskrankenhauses Görlitz eingegliedert. 1995 wurde eine Station der Augenklinik in das Gebäude der HNO-Klinik integriert und der bestehende Operations-Trakt zur gemeinsamen Nutzung vorbereitet. Die HNO-Klinik verfügte nunmehr über 30 Betten auf 2 Stationen sowie über je eine Abteilung für Audiologie und Phoniatrie.

Wichtige ärztliche Mitarbeiter unter Götz waren Charlotte Kämpfe-Koitschew, von 1976–1978 Leiterin der HNO-Poliklinik; Rosemarie Schulze, von 1982–1991 Leiterin der HNO-Poliklinik; Axel-Steffen Nischwitz, der sich 1986 extern an der Medizinischen Akademie Dresden bei Lutz Kessler habili-

tierte; Brigitte Fleischer, 1971-1998 Leiterin der Abteilung Phoniatrie und Rainer Herbrich, seit 1986 Leiter der Abteilung Audiologie.
Seit 2000 ist Michael Reiß Chefarzt der Klinik.

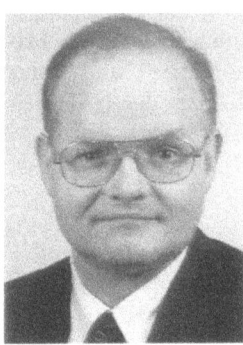

Michael Reiß (*1958)
Amtszeit seit 2000

Reiß erhielt die hno-ärztliche Ausbildung bei Lutz Kessler und Karl-Bernd Hüttenbrink an der Medizinischen Akademie Dresden bzw. dem späteren Universitätsklinikum Dresden. Von 1999-2000 war Reiß kurzzeitig an der HNO-Klinik des Kreiskrankenhauses Radebeul unter der Leitung von Bernd Uhlemann beschäftigt.

Reiß hat über 100 wissenschaftliche Publikationen verfasst. Sein wissenschaftliches und klinisches Interesse umfasst die Diagnostik und Therapie frontobasaler Frakturen, die computergestützte Literaturrecherche und -verwaltung, die Seitigkeitsproblematik im HNO-Gebiet und der Audiologie unter Berücksichtigung genetischer Aspekte und physiologische Asymmetrien des Hörvorganges.

Die HNO-Klinik umfasst jetzt 27 Betten auf zwei Stationen sowie eine Abteilung für Audiologie. Ein Umzug der Klinik, die sich derzeit noch in der Innenstadt von Görlitz befindet, in einen Neubau im Hauptklinikum ist für das Jahr 2003 geplant.

Wichtiger ärztlicher Mitarbeiter ist Rainer Herbrich, der auch die audiologische Abteilung leitet.

Arztschlüssel: 1-1-4

Güstrow

Krankenhaus Güstrow gGmbH – Akademisches Lehrkrankenhaus der Universität Rostock – HNO-Klinik

1932 wurde am damaligen Stadtkrankenhaus Güstrow eine HNO-Belegabteilung eingerichtet. Diese wurde im Jahre 1952 in eine Vollabteilung umgewandelt. Das Krankenhaus firmierte daraufhin als Krankenanstalten Güstrow.

Zum ersten Chefarzt der HNO-Klinik wurde Horst Kösterke ernannt.

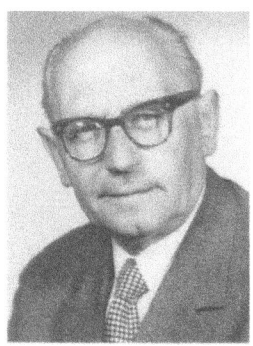

Horst Kösterke (1912–1985)
Amtszeit: 1952–1978

Unter Kösterke erfolgte der Aufbau der für die Versorgung des ländlichen Einzuggebiets eingerichteten 31-Betten-Klinik mit angeschlossener Poliklinik.

Nächster Chefarzt wurde Wolfgang Sachs.

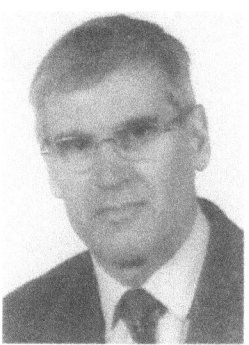

Wolfgang Sachs (*1941)
Amtszeit seit 1978

Sachs erhielt seine hno-ärztliche Ausbildung bei Kurt Dietzel in Rostock. Unter seiner Leitung erfolgte im Jahre 1999 der Umzug in einen Klinikneubau. Bei der HNO-Klinik handelt es sich um eine kleine Abteilung in einem modern eingerichteten Haus mit acht Vollabteilungen und drei Belegabteilungen. Die Klinik verfügt heute über 20 Betten, für Kinder stehen zusätzliche Betten in der Kinderklinik zur Verfügung stehen.

Arztschlüssel: 1-1-1

Gummersbach

Kreiskrankenhaus Gummersbach GmbH – Akademisches
Lehrkrankenhaus der Universität zu Köln – Klinik für Hals-
Nasen-Ohren-Krankheiten und Plastische Gesichtschirurgie

Das Kreiskrankenhaus Gummersbach wurde 1937 gegründet. Seit 1985 besteht ein Neubau.

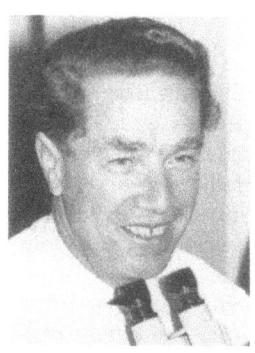

Claus Jansen (1921–2001)
Amtszeit: 1955–1986
1991 Verleihung des Professorentitels

Jansen erhielt seine Fachausbildung in der HNO-Abteilung des St.-Franziskus-Hospitals Köln-Ehrenfeld bei Herbert Cüppers und ließ sich 1952 als HNO-Arzt und Belegarzt in Gummersbach nieder. Von 1955–1986 war er in der HNO-Abteilung im Kreiskrankenhaus Gummersbach tätig.
Jansen setzte sich intensiv mit der Mikrochirurgie des Ohres auseinander und war Referent auf zahlreichen nationalen und vor allem internationalen Kongressen. Wissenschaftlich beschäftigte er sich frühzeitig mit der Erhaltung der hinteren Gehörgangswand bei Cholesteatom-Operationen („posteriore Tympanotomie"), mit der Verwendung von allogenem und xenogenem Gewebe für die Tympanoplastik und mit der flexiblen Endoskopie der Ohrtrompete.
1969 fand unter Jansens Leitung der erste internationale Operationskurs in Gummersbach statt, der simultan in die englische, französische und spanische Sprache übersetzt wurde und an der bekannte Autoren aus vielen Ländern teilnahmen. Diese sog. „Gummersbach Group" hat diese Kurse ca. acht Jahre veranstaltet und dann 1976 die „Politzer Society" gegründet. Jansen, der über 400 Vorträge auf meist ausländischen Kongressen hielt, wurde zum korrespondierenden Mitglied und Ehrenmitglied zahlreicher internatio-

naler otorhinolaryngologischer Gesellschaften ernannt. Die Deutsche Gesellschaft für HNO-Heilkunde, Kopf- und Halschirurgie ehrte ihn 1982 mit dem Heermann-Preis für seine Aktivitäten auf dem Gebiet der Tympanoplastik. 1991 wurde Jansen vom Wissenschaftsminister des Landes Nordrhein-Westfalen ehrenhalber der Titel „Professor" verliehen.

1986 wurde die Abteilung in eine hauptamtliche Klinik umgewandelt. Erster Chefarzt wurde Wolfram Christian Richter.

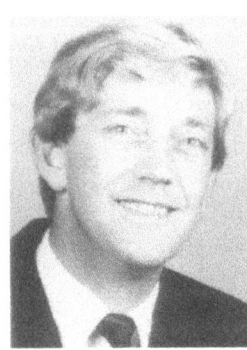

Wolfram Christian Richter (1943–1996)
Amtszeit: 1986–1996
1976 Oberarzt in Würzburg
1978 Habilitation in Würzburg bei Walter Kley
1981 Professur auf Lebenszeit

Nach dem Studium der Zahnmedizin und Humanmedizin in Erlangen begann Richter seine klinische Ausbildung in der Mund-, Kiefer- und Gesichtschirurgie Erlangen unter Gerhard Steinhardt und promovierte in beiden Studiengängen. 1972 wechselte er zur Hals-Nasen-Ohren-Heilkunde und wurde Schüler von Horst Ludwig Wullstein und Walter Kley. Unter Kley habilitierte er sich 1978 über ein Verfahren zur Gewinnung und Auswertung von zytologischen Proben im Aerodigestivtrakt.

Richter ist es zu verdanken, dass in Gummersbach während seiner Amtszeit nahezu das gesamte Spektrum der Hals-Nasen-Ohren-Heilkunde etabliert wurde. Die klinischen Schwerpunkte Richters lagen in der Mikrochirurgie des Ohres, der plastisch-rekonstruktiven Chirurgie von Tumorerkrankungen, der Chirurgie der Orbita und in der Traumatologie, in welcher er die Einführung der Osteosynthese vorantrieb. Seine Erfahrungen gab er in zahlreichen Kursen und Veröffentlichungen sowie in einer Monographie „Kopf- und Halsverletzungen – Klinik und Diagnostik" weiter.

Wichtige ärztliche Mitarbeiter unter Richter waren die Oberärzte Frank Jersch, Ralf Keusgen, Klaus Dieter Peter und Rainer Ottis Seidl. Letzterer leitete nach dem Tode von Richter im Jahre 1996 die Klinik kommissarisch.

Zum Nachfolger Richters wurde Holger-Harald Migdal benannt.

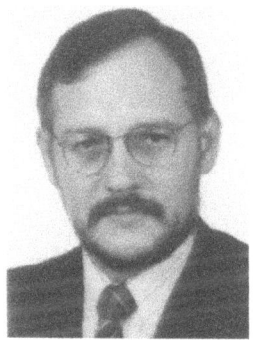

Holger-Harald Migdal (*1952)
Amtszeit seit 1996
1984   Oberarzt in Köln-Hohenlind bei
       Hellmuth Decher und Jochen Wustrow

Migdal erhielt seine hals-nasen-ohrenärztliche Fachausbildung am Bundeswehrkrankenhaus Detmold bei Udo Börger, am Dominikus-Krankenhaus Düsseldorf bei Heinz Stupp sowie in der Abteilung Mund-, Kiefer- und plastische Gesichtschirurgie bei Wolfgang Koberg in Aachen. Ab 1984 war er Oberarzt bei Hellmuth Decher und ab Oktober 1992 bei Jochen Wustrow in Köln-Hohenlind.

Die klinischen Schwerpunkte Migdals liegen in der Mikrochirurgie des Ohres einschließlich der Otobasis, der plastisch rekonstruktiven Chirurgie von Tumorerkrankungen, hier insbesondere mit revaskularisierten Jejunum-Transplantaten. Die Klinik verfügt über 36 Erwachsenenbetten und 8 Kinderbetten. Es stehen drei Op.-Säle, ausgestattet u. a. mit CO_2- und Nd-YAG-Laser, zur Verfügung. In der Ambulanz kommen Sonographie und Elektronystagmographie einschließlich Drehstuhldiagnostik zum Einsatz. Farbdopplersonographie und farbkodierte Sonographie werden interdisziplinär mit der Internistischen Klinik durchgeführt.

Wichtige ärztliche Mitarbeiter sind die Oberärzte Eiko Ludwig und Hans-Joachim Vogel.

Arztschlüssel: 1-2-5

Hagen

Katholisches Krankenhaus Hagen gem. GmbH – St.-Marien-Hospital – HNO-Lehrstuhl der Universität Witten/Herdecke – Hals-, Nasen-, Ohren-Klinik, Kopf- und Halschirurgie, Plastische Operationen, Allergologie, Umweltmedizin

Das St.-Marien-Hospital Hagen wurde 1857 als Krankenpflegestation der Vinzentinerinnen von Paderborn gegründet. Umfangreiche Um- und Erweiterungsbauten erfolgten in den Jahren 1860/63, 1886 und 1896. Unter anderem wurde eine Apotheke, ein Operationszimmer und eine HNO-Belegabteilung eingerichtet. 1912/14 wurde ein völlig neues Gebäude mit modernster medizinischer Ausstattung und 325 Betten gebaut. 1945/46 erfolgten die Restaurierung der Kriegsschäden sowie 1996 die Erweiterung des Gebäudes mit Modernisierung der Versorgungseinrichtungen.

1979 wurde die HNO-Belegabteilung in eine HNO-Klinik umgewandelt und als überregionale Einrichtung etabliert. Seit 1986 ist die HNO-Klinik am St.-Marien-Hospital Hagen Universitäts-HNO-Klinik und Sitz des HNO-Lehrstuhls der Universität Witten/Herdecke. Seit 1990 ist das St.-Marien-Hospital als Krankenhaus der Maximalversorgung mit 724 Betten und 15 Fachdisziplinen in die Katholische Krankenhaus Hagen gem. GmbH integriert.

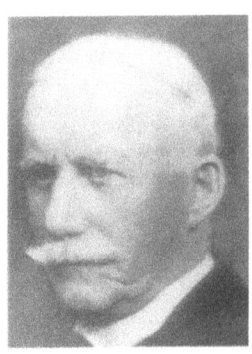

Alfred Denker (1863–1941)
Amtszeit: 1896–1902
1902 Berufung nach Erlangen
1911 Berufung nach Halle (s. Band I, S. 138)
1928 Emeritierung

Denker leitete die Hagener HNO-Klinik von 1886–1902.
Zwischen 1902 und 1905 gab es keine hno-ärztliche Versorgung im St. Marien-Hospital. Danach führte Bernhard von Gaessler (1874–1953) die Abteilung als Belegarzt. Dieser hatte seine Facharztausbildung bei Denker in

Erlangen erhalten, 1905 eine HNO-Praxis in Hagen übernommen und war gleichzeitig als Belegarzt im St.-Marien-Hospital bis 1953 tätig.
1953 wurde Heinrich Scharpenberg zum Chefarzt gewählt.

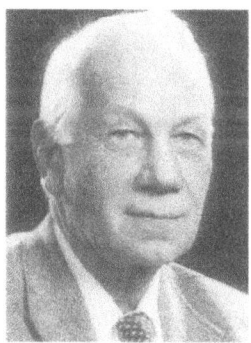

Heinrich Scharpenberg (*1912)
Amtszeit: 1953-1979

Scharpenberg erhielt seine Facharztausbildung bei Theodor Alexander Nühsmann in Bonn und Straßburg. Unter seiner Leitung wurde die Umwandlung der Belegabteilung in eine hauptamtlich geleitete Klinik vollzogen.
Nächster Chefarzt wurde Klaus Küpper.

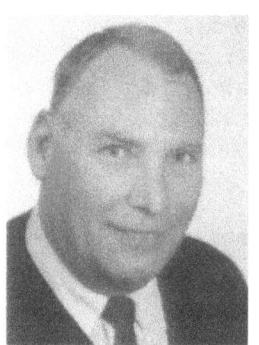

Klaus Küpper (*1931)
Amtszeit: 1979-1995
1975   Habilitation in Düsseldorf bei Alf Meyer
*   zum Gottesberge*
1979   apl. Professur
1987   Ruf auf den HNO-Lehrstuhl
*   der Universität Witten/Herdecke*

Küpper war zwischen 1963 und 1977 bei Alf Meyer zum Gottesberge und zwischen 1977 und 1979 bei Karl-Heinz Vosteen an der Universitätsklinik Düsseldorf tätig. Nach seiner Habilitation im Jahre 1975 über das Thema „Ein neuer therapeutischer Zugang zum Innenohr – Ein Modellversuch" wurde er 1979 Chefarzt am St.-Marien-Hospital in Hagen. Küppers wissenschaftliche Schwerpunkte lagen in der Innenohrforschung, seine klinischen Schwerpunkte waren die Tumor- und Mittelohrchirurgie.
Wichtige ärztliche Mitarbeiter unter Küpper waren die Oberärzte Volker Burgdorf, Mahendranath Ramsahye und Michaela Baum.

1995 wurde Armin Laubert Chefarzt der Klinik.

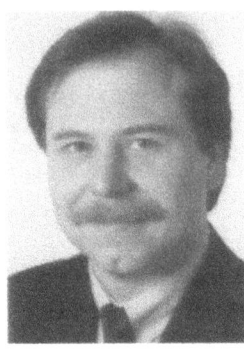

Armin Laubert (*1952)
Amtszeit seit 1995
1987 Oberarzt in Hannover bei Ernst Lehnhardt
1990 Habilitation in Hannover
bei Ernst Lehnhardt
1993 Leitender Oberarzt in Hannover
bei Thomas Lenarz
1993 Leitender Oberarzt in Freiburg
bei Roland Laszig
1996 Ruf auf den HNO-Lehrstuhl
der Universität Witten/Herdecke

Laubert war zunächst zwischen 1982 und 1986 als wissenschaftlicher Assistent an der HNO-Klinik der MH-Hannover bei Ernst Lehnhardt tätig. Hier übernahm er 1987 eine Oberarztstelle und habilitierte sich 1990 mit dem Thema: „Gewebeklebungen in der HNO-Heilkunde. Eine experimentelle Studie". 1993 war er zunächst als Leitender Oberarzt in Hannover bei Thomas Lenarz tätig. Im gleichen Jahr wurde er Leitender Oberarzt an der Universitäts-HNO-Klinik Freiburg bei Roland Laszig. 1996 erhielt Laubert einen Ruf auf den HNO-Lehrstuhl der Universität Witten/Herdecke.

Lauberts wissenschaftliche Schwerpunkte liegen in der Implantologie, der Entwicklung von Gewebeklebstoffen, der Innenohrforschung, der Entwicklung computergestützter Verfahren sowie in der Tinnitustherapie. Seine klinischen Schwerpunkte sieht er in der Tumorchirurgie einschließlich rekonstruktiv-plastischer Maßnahmen sowie in der Laser-Mikrochirurgie und Mittelohrchirurgie.

Wichtige ärztliche Mitarbeiter sind die Oberärzte Simona Cantemir, Elisabeth Rehberg und Hermann Wecker.

Die Klinik verfügt über 50 Betten.

Arztschlüssel: 1-3-7

Halberstadt

St.-Salvator-Krankenhaus Halberstadt – Eigenbetrieb des Landkreises Halberstadt – Akademisches Lehrkrankenhaus der Otto-von-Guericke-Universität Magdeburg – HNO-Klinik

Die HNO-Klinik des Salvator-Krankenhauses Halberstadt wurde 1962 als Hauptabteilung mit 18 Betten gegründet. Zuvor war eine hals-nasen-ohrenärztliche Versorgung auf Belegbettenbasis vom Ende des 19. Jahrhunderts bis Mitte des 20. Jahrhunderts von niedergelassenen Hals-Nasen-Ohren-Ärzten (Rohden, Lange, Fettin und Reska) gesichert worden.

Erster Chefarzt war Hans Wagner.

Hans Wagner (1918–1989)
Amtszeit: 1963–1964

Hans Wagner wurde von Woldemar Tonndorf in Dresden-Friedrichstadt ausgebildet und führte die Klinik nur ein Jahr lang.

Danach übernahm Gerhard Schiele die Leitung der Klinik.

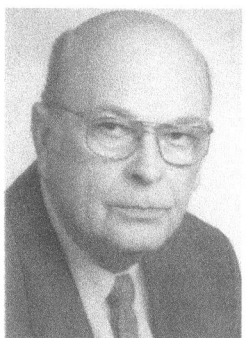

Gerhard Schiele (*1932)
Amtszeit: 1964–1998

Gerhard Schiele erhielt seine hals-nasen-ohrenärztliche Ausbildung bei Wilhelm Küstner in Magdeburg und wurde hier in die Rhinochirurgie, die Nasennebenhöhlenchirurgie, die Otochirurgie und die endoskopische Chirurgie eingeführt.

Unter seiner Leitung fanden neurootologische Verfahren wie Audiometrie und Vestibulometrie Einzug in die Halberstädter Klinik. Im Jahre 1975 wurde die Bettenzahl auf 43 und 1980 auf 44 Betten erhöht.

Im Zuge ökonomischer Zwänge erfolgte jedoch wiederum eine schrittweise Reduzierung auf nunmehr 30 Betten.

Wichtiger ärztlicher Mitarbeiter war Rudolf Janisch, habilitiert 1985 in Prag bei Stanislav Tichy.

1998 übernahm Klaus-Günter Begall die Leitung der Klinik.

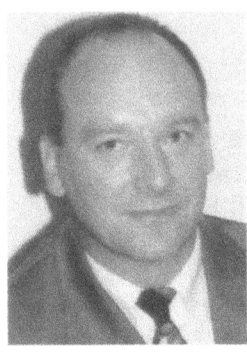

Klaus-Günter Begall (*1951)
Amtszeit seit 1998
1988   Oberarzt in Magdeburg
*   bei Rudolf Preibisch-Effenberger*
1990   Habilitation in Magdeburg
*   bei Rudolf Preibisch-Effenberger*
1992   C3-Professur
1993   Leitender Oberarzt in Magdeburg
*   bei Rudolf Preibisch-Effenberger*
*   und Bernd Freigang*
1995–1998   Studiendekan der Medizinischen
*   Fakultät der Universität Magdeburg*

Unter Begalls Leitung wurde das Leistungsspektrum der Klinik auf die große Tumorchirurgie und die Cochleaimplantversorgung erweitert. Die Klinik zog in ein modern gestaltetes Gebäude mit Nutzung des zentralen Operationstraktes um und wurde auf 45 Betten erweitert.

Leitender Oberarzt ist Ulrich Vorwerk, habilitiert 11/2000 in Magdeburg.
Arztschlüssel: 1-3-6 sowie ein Medizinphysiker

Halle/Saale

Städtisches Krankenhaus Martha-Maria Halle-Dölau gGmbH – Akademisches Lehrkrankenhaus der Martin-Luther-Universität Halle-Wittenberg – Klinik für Hals-, Nasen-, Ohren-Krankheiten, Kopf- und Halschirurgie

Zwischen 1936 und 1942 wurde in einem Waldgebiet in Dölau, in der Nähe von Halle, ein sehr aufwendiges Lazarett für die Luftwaffe erstellt. Der kreisbogenförmige Hauptbau erhielt eine Länge von 206 m mit drei zusätzlichen Flügeln von 67 m. Sämtliche Krankenzimmer waren bereits mit durchgehenden Balkonen verbunden. Für damalige Verhältnisse war das Lazarett mit großem Luxus gebaut und mit wertvollem Marmor an Säulen, Tür- und Fenstereinfassungen verkleidet. 1946 wurde auf Befehl des Chefs der Verwaltung der sowjetischen Militär-Administration Provinz Sachsen im ehemaligen Luftwaffenlazarett in Dölau ein Stadtkrankenhaus eingerichtet. Dieses wurde im gleichen Jahr mit der Bezeichnung „Waldkrankenhaus Dölau" eröffnet. Im Jahre 1959 wurde dem Waldkrankenhaus Dölau die Funktion des Bezirkskrankenhaus Halle übertragen. Die Bezeichnung wurde geändert in: „Bezirkskrankenhaus Halle, Bereich Dölau". Seit 1996 firmiert das Krankenhaus unter der heutigen Bezeichnung: „Städtisches Krankenhaus Martha-Maria Halle-Dölau gGmbH". Heute hat das Krankenhaus 12 Abteilungen mit 1 400 Betten. Die HNO-Klinik wurde 1969 gegründet.
  Zum ersten Chefarzt wurde Medizinalrat Peter Meyer gewählt.

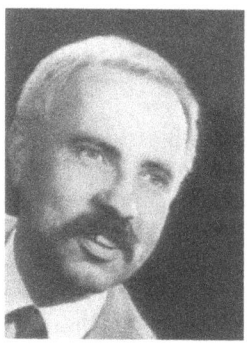

Peter Meyer (*1935)
Amtszeit: 1969–1984
1967–1969 Leiter der HNO-Abteilung
  am Stadtkrankenhaus Halle/Saale

Meyer erhielt seine hno-ärztliche Ausbildung an der Universitäts-HNO-Klinik Halle-Wittenberg 1960 bei Harry Jakobi. Während der Ausbildung erfolgte bereits damals die besondere Hinwendung zur Mikrochirurgie des Ohres. Diese operative Tätigkeit blieb auch weiterhin der Schwerpunkt der klinischen Arbeit.

Nach einer zweijährigen Berufsausübung als Leiter einer HNO-Abteilung am Stadtkrankenhaus Halle/Saale (1967–1969) wurde Peter Meyer mit Gründung der HNO-Klinik am Bezirkskrankenhaus zum ersten Chefarzt gewählt und die Klinik von 20 auf 50 Betten erweitert. Gleichzeitig wurden eine Abteilung für Phoniatrie sowie Audiologie, eine Ambulanz mit drei ärztlichen Arbeitsplätzen und zusätzlich ein Arbeitsplatz für einen Diplom-Sprechwissenschaftler (Logopäde) eingerichtet. Einen Schwerpunkt der ambulanten Tätigkeit Meyers bildete neben der Phoniatrie die Allergologie.

Aus den während der Amtszeit ausgebildeten 12 Fachärzten gingen zwei Chefärzte hervor. Meyer beteiligte sich auch an der Schaffung des Notarztsystems im Bereich Halle (Schnelle Medizinische Hilfe) und bildete Notärzte im Fachgebiet HNO aus. Im Rahmen einer umfassenden gutachterlichen Tätigkeit in der Bezirksgutachterkommission befasste sich Meyer besonders mit den Lärmschäden des Innenohres und Arzthaftpflichtschäden. Nach Ausscheiden aus der Klinik arbeitete Meyer, der seit 1991 als HNO-Arzt in eigener Praxis tätig ist, hauptberuflich als Gutachter. Als Sportarzt betreute Meyer, der seit 1972 Leiter einer Flugmedizinischen Untersuchungsstelle ist, außerdem die Nationalmannschaft der DDR im Fallschirmspringen bis 1990.

1984 übernahm Klaus Berger die Leitung der Klinik.

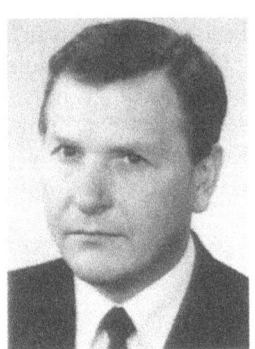

Klaus Berger (1942–1996)
Amtszeit: 1986–1991
1979 Oberarzt in Chemnitz bei Herrmann Diestel
1990 Habilitation an der Akademie für Ärztliche Fortbildung in Berlin Facultas Docendi
1992 Umwandlung des akademischen Grades Dr. sc. med. in Dr. med. habil. durch den Akademischen Senat der Martin-Luther-Universität Halle und Erteilung der Venia Legendi für das Fachgebiet „Hals-Nasen-Ohren-Heilkunde"
1994 Facharzt für Phoniatrie und Pädaudiologie

Berger trat 1968 als Assistenzarzt in die HNO-Klinik des Bezirkskrankenhauses Karl-Marx-Stadt (heute wieder Chemnitz) ein und erhielt 1973 die Facharztanerkennung. 1979 wurde er zum Oberarzt ernannt. Zusammen mit Herrmann Diestel und Hans-Peter Heilmann entwickelte er „Spezialkuren für Kehlkopflose", die von 1974–1989 in Gelenau durchgeführt wurden. Im Jahre 1986 wurde er zum Chefarzt der HNO-Klinik des damaligen Bezirkskrankenhauses Halle ernannt, die er bis Dezember 1991 führte. Im Jahr 1990 habilitierte sich Berger (gemeinsam mit Hans-Peter Heilmann) mit dem Thema: „Lärm in Vorschuleinrichtungen – eine Problemstudie unter besonderer Berücksichtigung der Stimmgefährdung". Zu den klinischen Schwerpunkten Bergers gehörte die Phoniatrie einschließlich der Pädaudiologie sowie die Tumorchirurgie des HNO-Fachgebietes.

Nach seinem Ausscheiden ließ sich Berger 1992 in einer HNO-Gemeinschaftspraxis in Chemnitz nieder, wo er bis zu seinem Tode im Jahre 1996 tätig war.

Danach übernahm Hans Jürgen Neumann die Leitung der Klinik.

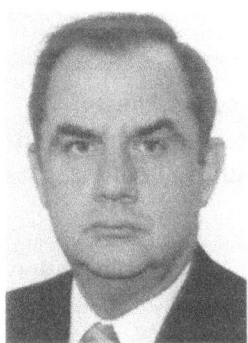

Hans Jürgen Neumann (*1941)
Amtszeit seit 1992
1983   Oberarzt in Halle bei Lutz-Peter Löbe
1990   Habilitation in Halle bei Lutz-Peter Löbe

Neumann erhielt seine hals-nasen-ohrenärztliche Ausbildung bei Harry Jakobi an der MLU Halle-Wittenberg. Hier habilitierte er sich 1990 mit dem Thema „Biophysikalische Untersuchungen der Perilymphbewegung und der Sauerstoffdiffusion im cochleären Perilymphraum unter pathophysiologischen Gesichtspunkten. Eine tierexperimentelle Studie".

Neumanns wissenschaftliches Interesse gilt der Entwicklung von operationstechnischen Verfahren zur Risikominderung bei Operationen in der Kopf-Halsregion mittels Mikrodissektion und intraoperativem Nervenmonitoring. Hierzu werden auch Operationskurse, insbesondere der Strumachirurgie, angeboten. Neumann ist ferner Mitglied im erweiterten Vorstand des Tumorzentrums der MLU. Außerdem ist Neumann als Fluglehrer am örtlichen Luftsportverein tätig und ist Leiter der fliegerärztlichen Untersuchungsstelle für die Tauglichkeitsstufe III.

Wichtige ärztliche Mitarbeiter sind die Oberärztinnen Ulrike Kienast und Juliane Schock.

Arztschlüssel: 1–2–4,5

Hamburg

Allgemeines Krankenhaus Altona – Landesbetrieb Krankenhäuser der Freien und Hansestadt Hamburg – Akademisches Lehrkrankenhaus der Universität Hamburg-Eppendorf – Hals-Nasen-Ohren-Abteilung

Das ursprünglich Städtische Krankenhaus Altona wurde 1784 gegründet und am 6. Mai 1971 in einen Neubau nach Hamburg-Othmarschen verlegt. Seit 1935 besteht auch eine HNO-Abteilung.

Ehemalige Klinikleiter waren:

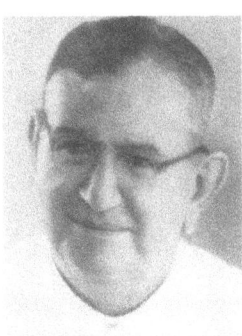

Klaus Felgner (1898–1970)
Amtszeit: 1935–1939 und 1958–1964

Felgner war Schüler von Otto Voss und Caesar Hirsch. Bereits im Jahre 1928 war er als Konsiliararzt am Allgemeinen Krankenhaus Altona tätig und errichtete in dieser Zeit eine Abteilung mit 45 Betten. Am Zweiten Weltkrieg nahm er als Oberstabsarzt vor Leningrad teil, danach betreute er Kriegsverletzte im Lazarett Wandsbeck und in Altona. Nach dem Krieg verlor er vorübergehend seine Altonaer Position.

Nachdem sich die Wogen der Nachkriegszeit geglättet hatten, holte ihn die Stadt Hamburg zurück. Felgner baute zunächst eine HNO-Abteilung im neuen Rissener Allgemeinen Krankenhaus auf. 1958 wurde er wieder nach Altona versetzt. Die HNO-Abteilung in Rissen wurde danach von Heinz Utech geleitet und im Jahre 1982 mit dessen Eintritt in den Ruhestand geschlossen.

Felgner erkannte als einer der Ersten die Vorteile der Intubationsnarkose insbesondere für die große Kehlkopfchirurgie. Felgner operierte mit „Eleganz und Schneid" sowie großer Sorgfalt. In Hamburg wurde die große Kehlkopfchirurgie – dank der Intubationsnarkose – fast nur in Felgners Klinik angewandt. Bereits 1940 konnte er auf Erfahrungen von 1150 „blinden" Intubationsnarkosen zurückblicken, nach dem Krieg waren es bereits 6000. Felgner war ein mutiger Operateur und hatte wohl als einziger HNO-Arzt in Deutschland beachtliche Erfahrung in der Chirurgie des Ganglion Gasseri, das er transtemporal – auch bei Patienten hohen Alters – anging. Seine Aktivitäten lagen nicht nur auf fachlichem Gebiet. Felgner verfügte auch über eine beachtliche literarische und historische Bildung.

Zwischen 1939 und 1945 war die Chefarztstelle nicht besetzt.

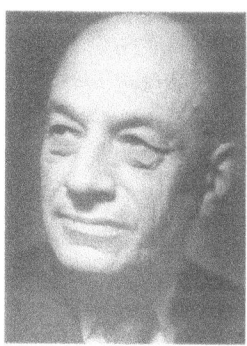

Herbert Schmidt (1892–1975)
Amtszeit: 1945–1958
1931–1934 Chefarzt der Städtischen Krankenanstalten Danzig
1934–1945 Ordinarius in Danzig (s. Band I, S. 59)

Schmidt war von 1925–1931 in Graz und Jena Zange-Schüler und übernahm 1931 die Leitung der Städtischen HNO-Klinik in Danzig. Nach Gründung der Staatlichen Akademie für Praktische Medizin Danzig wurde ihm der HNO-Lehrstuhl übertragen. Bei Kriegsende gab er die Klinikleitung auf. 1945 siedelte er nach Hamburg über und führte die HNO-Abteilung des Allgemeinen Krankenhauses bis 1958.

Nach dem Ausscheiden Schmidts übernahm Klaus Felgner erneut die Leitung der Klinik bis 1964.

Anschließend leitete Georg Loebell die Klinik.

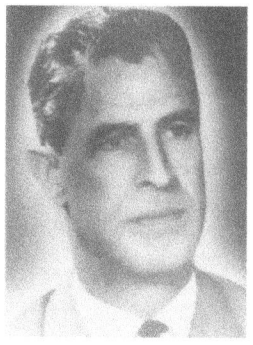

Georg Loebell (1916–1969)
Amtszeit: 1964–1969
1952 Oberarzt in Mainz bei Alexander Herrmann
1953 Leitender Oberarzt in München (Ludwig-Maximilians-Universität) bei Alexander Herrmann
1957 Habilitation bei Alexander Herrmann
1961 apl. Professur

Nach der Rückkehr aus der Kriegsgefangenschaft begann Loebell 1948 seine hno-ärztliche Ausbildung unter Helmut Loebell (nicht verwandt mit Georg Loebell) an der Universitäts-HNO-Klinik Münster und unter Alexander Herrmann an der Universitäts-HNO-Klinik Mainz. Hier wurde er 1952 zum Oberarzt ernannt und folgte seinem Chef 1953 als Leitender Oberarzt an die

Universitäts-HNO-Klinik München. Dort habilitierte er sich 1957 über die Problematik von Trachealstenosen nach frühkindlichen Tracheotomien. Loebells Interesse galt ferner den operativen Techniken bei der Behandlung der Rhinolalia aperta sowie der Möglichkeit der Beeinflussung der Otosklerose mittels großer Liquorentlastung.

1969 erlag Loebell überraschend einem Herzinfarkt, zu seinem Nachfolger wurde Hans-Jürgen Nickol gewählt.

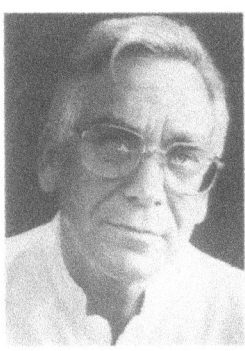

Hans-Jürgen Nickol (*1923)
Amtszeit: 1969–1988
1961 Oberarzt in Hamburg bei Rudolf Link
1965 Habilitation in Hamburg bei Rudolf Link
1970 apl. Professur

Nickol erhielt seine hno-ärztliche Ausbildung von 1952–1961 bei Werner Kindler und Rudolf Link an der Freien Universität Berlin und folgte Link 1961 als Oberarzt nach Hamburg. 1965 habilitierte er sich mit dem Thema „Neue Aspekte über die Bedeutung der Halslymphgefäße für die klinische Behandlung maligner Tumoren – Eigenmotorik von Lymphgefäßen". Seine Schwerpunkte waren die Tumorchirurgie mit besonderem Forschungsgebiet „Lymphsystem Kopf und Hals", die plastische Chirurgie von Nase, Gesicht und Ohrmuscheln und die mikroskopisch hörverbessernden Eingriffe. Unter Nickol wurde die Klinik in einen Neubau nach Hamburg-Othmarschen verlegt. Hier entstand eine Kopfklinik mit HNO-, Augen-Heilkunde, Neurochirurgie, Zahn-Kieferchirurgie und Neurologie.

1988 übernahm Jobst von Scheel die Leitung der Klinik.

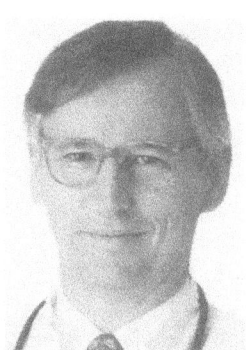

Jobst von Scheel (*1946)
Amtszeit seit 1988
1984   Habilitation in Berlin bei
            Ernst Rudolf Kastenbauer
1985   apl. Professur
1986–1988   Kommissarischer Leiter der HNO-Klinik
            der FU Berlin am Klinikum
            Charlottenburg

Von Scheel erhielt seine Facharztausbildung von 1976-1980 bei Hans Heinz Naumann in München und dann bei Ernst Kastenbauer in Berlin. Anschließend war er bei Kastenbauer im Klinikum Charlottenberg der Freien Universität Berlin als Oberarzt tätig. Von Scheel habilitierte sich 1984 mit dem Thema „Eine neue Methode der intraarteriellen Chemotherapie bösartiger Geschwülste im Kopf-Hals-Bereich." Unter von Scheel wurden u. a. die Cochlear-Implant-Versorgung, die intraarterielle Chemotherapie sowie die vaskularisierten Haut- und Darmtransplantate in das operative Spektrum aufgenommen. Zusammen mit Ernst Rudolf Kastenbauer veranstaltete von Scheel zwei Kurse über mikrovaskuläre Chirurgie und mit Mrowinski und Mitarbeitern einen Kurs für Audiometrie.

Das AK Altona hat mit dem benachbarten Altonaer Kinderkrankenhaus einen Kooperationsvertrag. Die HNO-Abteilung verfügt über 60 Betten und drei eigene Operationsräume einschließlich CO_2-Laser und Neodym Yag-Laser.

Arztschlüssel: 1-1-6,5+1 „Nachtdienststelle"

Hamburg – Allgemeines Krankenhaus Barmbek – Landesbetrieb Krankenhäuser der Freien und Hansestadt Hamburg – Klinik für Hals-Nasen-Ohren-Krankheiten, Kopf- und Halschirurgie*

Das AK Barmbek wurde 1913 erbaut. Damals grassierten noch viele Infektionskrankheiten – z. B. die Cholera. Um eine Ausbreitung dieser Krankheiten innerhalb des Krankenhauses zu verhindern, baute man nicht ein großes Haus, sondern eine Vielzahl einzelner Pavillons. Aus den Gründertagen hat sich die aufgelockerte Baustruktur, das großzügige Parkgelände und ein heute noch betriebener Wasserturm erhalten. Im Laufe der nunmehr 87-jährigen Geschichte des AK Barmbek wurde es immer wieder umgebaut und an die Errungenschaften der modernen Medizin angepasst. Aufgrund der enormen Kosten, die Umbau und Unterhalt der traditionellen Bausubstanz verschlingen, soll das AK Barmbek ganz neu gebaut werden. Es wird dann statt der 1 100 nur noch 670 Betten haben und trotzdem weiterhin rund 70 000 Patientinnen und Patienten pro Jahr stationär und ambulant behandeln. Das AK Barmbek wird im Jahre 2005 in einen Neubau umziehen und soll das modernste Klinikum Deutschlands beherbergen.

Bereits mit Eröffnung des Allgemeinen Krankenhauses Hamburg-Barmbek wurde eine Abteilung für Hals-Nasen-Ohren-Heilkunde eingerichtet.

---

* Die HNO-Klinik wurde am 1.4.2000 in das Allgemeine Krankenhauses St. Georg verlegt.

Erster Chefarzt war Hermann Sinell.

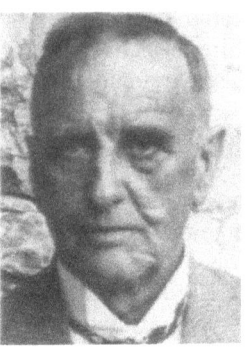

Hermann Sinell (*1862)
Amtszeit: 1914–1928

Dr. med. et chir. Hermann Sinell wurde 1862 in Pasewalk/Pommern geboren und studierte in Tübingen, Berlin und Greifswald. 1889 war Sinell zunächst Assistenzarzt der Medizinischen Klinik Greifswald und danach von 1891–1896 in Franzburg/Pommern tätig. Ab 1897 arbeitete er in Hamburg, wo er hauptsächlich Kinderkrankheiten und Sprachstörungen behandelte. Ab 1903 hielt er wissenschaftliche Vorlesungen für die Oberschulbehörde. 1914 wurde er Leiter der HNO-Abteilung am AK Barmbek. Nach Eintritt in den Ruhestand lebte Sinell in Soller de Mallorca/Spanien.

Sein Nachfolger wurde Georg Albanus.

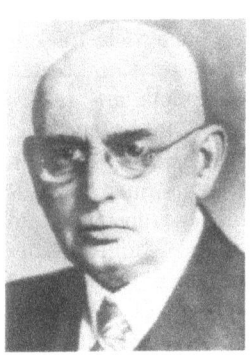

Georg Albanus (1875–1955)
Amtszeit: 1928–1946

1939 reiste Albanus nach Neapel, um einen Vortrag mit dem Titel „Civilisationsschäden und Cilienbewegung der Schleimhäute der oberen Luftwege" vorzubereiten, den er auf dem IV. Internationalen Kongress in Amsterdam 1940 hielt. Albanus' klinisches Interesse galt der Diagnostik und Therapie von Erkrankungen der Nase und der Nasennebenhöhlen.

Zum Nachfolger wurde Georg Jung gewählt.

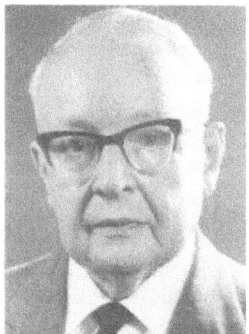

Georg Jung *(1898-1980)*
Amtszeit: 1946-1964
1930   Habilitation in Breslau bei Victor Hinsberg
1936   apl. Professor in Breslau

Unter Jung galt der Schwerpunkt der klinischen Arbeit der konservativen und operativen Behandlung von Erkrankungen der Ohren und ihrer Komplikationen. Jung schrieb auch mehrere Handbuchbeiträge. Vor dem Krieg war Jung Primärarzt (Chefarzt) am Städtischen Allerheiligen-Hospital in Breslau.
1964 übernahm Rudolf Tiedemann die Leitung der Klinik.

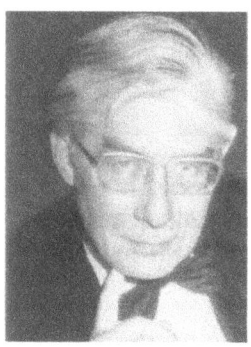

Rudolf Tiedemann *(*1922)*
Amtszeit: 1965-1987
1961   Habilitation in Berlin bei Rudolf Link
1961   Oberarzt in Berlin bei Rudolf Link
1967   apl. Professor in Hamburg-Eppendorf
         bei Rudolf Link

Nach dem Staatsexamen war Tiedemann zunächst 3 1/2 Jahre Assistenzarzt an der Pathologie im Krankenhaus Westend der Freien Universität Berlin unter Koch. 1953 begann er seine Ausbildung zum HNO-Arzt an der FU Berlin bei Werner Kindler und Rudolf Link. Dort habilitierte er sich im Jahre 1961 mit dem Thema „Die Trommelfellplastik mittels freier Transplantate im Tierexperiment". Im gleichen Jahr wechselte er als Oberarzt mit Rudolf Link an die Universitäts-HNO-Klinik Hamburg-Eppendorf, wo er 1967 die apl. Professur erhielt.

Ab 1965 war er als Chefarzt der HNO-Abteilung am Allgemeinen Krankenhaus Barmbek bis zu seiner Pensionierung im Jahre 1987 tätig. Von 1978 bis 1987 hatte er die Funktion eines Ärztlichen Direktors des Krankenhauses inne.

Tiedemann widmete sich besonders der Behandlung maligner Tumoren des Kopf-Halsbereiches. Auf wissenschaftlichen Gebieten stammen von Tiedemann einige Arbeiten zur Funktion und Pathologie der Ohrtrompete. Durch sein massives Engagement wurde die HNO-Klinik komplett umgebaut, modernisiert und vergrößert.

Nach 1988 wurde die Klinik von Detlef Collo geleitet.

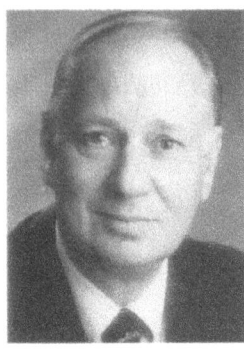

Detlef Collo *(1939–2001)*
Amtszeit seit 1988
1978 Habilitation in Mainz bei Jan Helms
1979 apl. Professur

Unter Collos Führung hatte sich die 60 Betten umfassende Klinik zu einem Zentrum für mikrochirurgische Operationen an Mittel- und Innenohr sowie der Nasennebenhöhlen und der Schädelbasis entwickelt. Weitere Schwerpunkte waren plastisch-rekonstruktive Operationsverfahren.
Arztschlüssel: 1–2–6
Am 1.4.2000 wurde die HNO-Klinik in das Allgemeine Krankenhaus St. Georg als Zentrum für HNO-Heilkunde, Kopf- und Halschirurgie, Abteilung II, verlegt. Die Abteilung hat 36 Betten und weiterhin den gleichen Personalschlüssel.

Hamburg – Allgemeines Krankenhaus Harburg – Landesbetrieb Krankenhäuser der Freien und Hansestadt Hamburg – Akademisches Lehrkrankenhaus der Universität Hamburg-Eppendorf – HNO-Klinik

Bis zum Jahr 1952 gab es im Harburger Krankenhaus eine hno-ärztliche Belegabteilung. 1952 erfolgte die Einrichtung einer vollamtlichen HNO-Klinik. Der erste Leiter dieser Klinik war Klaus Hoffmann, der sich mit plastisch-rekonstruktiven Operationen und insbesondere mit kosmetischen Eingriffen einen Namen über die Stadtgrenzen hinaus gemacht hatte.

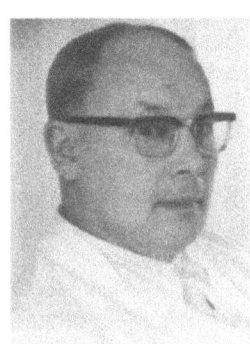

Klaus Hoffmann *(1910–1975)*
Amtszeit: 1949–1975
1947 Oberarzt im AK Hamburg-Barmbek
   bei Georg Jung

1939 begann Klaus Hoffmann seine Assistenzarzttätigkeit in der HNO-Abteilung im Allgemeinen Krankenhaus Barmbek bei Georg Jung. Während des Krieges wurde er in Luftwaffenlazaretten in HNO-Abteilungen eingesetzt. 1947 kehrte Hoffmann als Oberarzt nach Barmbek zurück. Seit 1950 gehörte er der Ersten Kammerversammlung der Hamburger Ärztekammer an. 1952 berief ihn die Gesundheitsbehörde als Chefarzt ins AK Harburg, wo eine HNO-Abteilung mit einem hauptamtlichen Leiter eingerichtet wurde.

1953 publizierte Hoffmann eine Arbeit über „Nasenkorrektur durch Injektion von Palavit" und 1956 eine weitere Arbeit über die „Konservierung von Knorpel für plastische Operationen im HNO-Bereich". Auf HNO-Tagungen und wissenschaftlichen Kongressen hielt er zahlreiche Vorträge, die sich meist mit kosmetischen Operationen im HNO-Bereich beschäftigten.

Mitarbeiter Hoffmanns waren unter anderem Ludwig Sauerland und Jürgen Evers, der 1966 Chefarzt der HNO-Abteilung Buchholz wurde.

Nach dem Tode Hoffmanns übernahm Manfred Andreas Münzel 1975 die Leitung der Klinik.

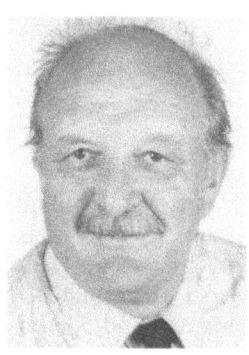

Manfred Andreas Münzel (*1940)
Amtszeit seit 1975
1973 Habilitation in München
bei Hans Heinz Naumann
1979 Ernennung zum Professor
an der Universität Hamburg

Münzel habilitierte sich 1973 an der Ludwig-Maximilians-Universität München; 1979 erfolgte die Ernennung zum Professor an der Universität Hamburg.

Münzel beschäftigt sich wissenschaftlich und klinisch mit den Bereichen Rhinologie, Biochemie der Speicheldrüsensekrete und Speicheldrüsentumoren.

Von 1981–1986 war er Vorsitzender der Gesellschaft der HNO-Ärzte in Hamburg und 1987 Präsident der Nordwestdeutschen HNO-Gesellschaft.

Unter seiner Leitung wurde im Jahre 1980 der Aufbau einer eigenen HNO-Ambulanz mit Funktionsräumen durchgeführt, 1992 erfolgte die Errichtung eines eigenen HNO-Operationstraktes. Die Klinik verfügt zur Zeit über 58 Betten und einen eigenen Ambulanztrakt.

Wichtiger Mitarbeiter: Oberarzt Gernot Hermanussen.

Arztschlüssel: 1–1–7

Hamburg – Allgemeines Krankenhaus St. Georg –
Landesbetrieb Krankenhäuser der Freien und Hansestadt Hamburg –
Akademisches Lehrkrankenhaus der Universität Hamburg-Eppendorf –
Klinik für HNO-Heilkunde, Kopf- und Halschirurgie

Im Jahre 1894 wurde die Ohrenklinik im Krankenhaus St. Georg in Hamburg eröffnet.
Erster Leiter der Klinik war Carl Johann Ludewig.

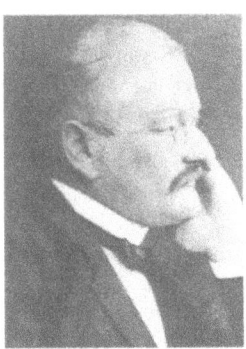

Carl Johann Ludewig (1857–1917)
Amtszeit: 1894–1917
1912   Verleihung des Professorentitels

Nach dem Examen in Rostock war Ludewig zunächst an der Augenklinik der Universität zu Rostock und dann als praktischer Arzt tätig. Seine hals-nasen-ohrenärztliche Ausbildung erhielt er bei Hermann Schwartze in Halle. Hier beschäftigte er sich besonders mit der Chirurgie der Gehörknöchelchen. Im Jahre 1896 behandelte Ludewig bereits 2025 Patienten und operierte 59 Ohren mit Amboss- und Hammerextraktion. Im Jahre 1897 berichtete er über die erste erfolgreiche Steigbügeloperation, die er ohne Antibiotika, ohne Mikroskop und ohne mikrochirurgische Spezialinstrumente ausführte. Der Patient hörte anschließend deutlich besser. 1912 wurde ihm der Titel „Professor" verliehen.
1918 übernahm Julius Hegener die Leitung der HNO-Klinik.

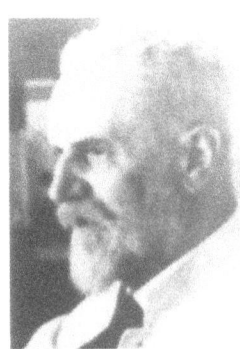

Julius Hegener (1870–1953)
Amtszeit: 1918–1935
1901   Habilitation für Otiatrie in Heidelberg
*   bei Adolf Passow*
1902   a. o. Professur in Heidelberg
1919   a. o. Professur in Hamburg

Nach dem Staatsexamen war Hegener zunächst in der Pathologie in Breslau bei Pownick und Kaufmann tätig. 1898 trat er als Assistenzarzt in die Passowsche Klinik in Heidelberg ein und war anschließend auch unter der Leitung Kümmels an dieser HNO-Klinik bis 1909 tätig. Seit 1910 arbeitete Hegener als Facharzt in Hamburg und übernahm 1918, nachdem er Stabsarzt in verschiedenen Feldlazaretten während des Ersten Weltkriegs gewesen war, die Leitung der HNO-Klinik.

Sein wissenschaftliches Werk betraf die Grundlagen und Folgen der Strahlenbehandlung bösartiger Geschwülste im Kopf-Hals-Gebiet. Hegener ist Schöpfer der Stereophotographie und Stereokinematographie der Stimmlippen. Daneben beschäftigte er sich mit der Anatomie der Geschwülste des Schläfenbeins und der Meningitis serosa.

Im Jahre 1935 wurde Hermann Gustav Runge zum Nachfolger Hegeners gewählt.

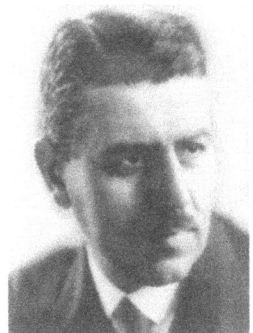

Hermann Gustav Runge (1887-1942)
Amtszeit: 1935-1942
1923 Habilitation in Jena bei Karl Wittmaack
1924 a. o. Professur

Nach dem Studium in Marburg und Freiburg war Runge zunächst bei Wittmaack in Jena und Hamburg tätig. 1924 erfolgte die Ernennung zum nichtplanmäßigen außerordentlichen Professor. Er beschäftigte sich mit der Lehre von der Knochenleitung und habilitierte sich mit dem Thema „Über die Lehre von der Knochenleitung und über einen neuen Versuch zu ihrem weiteren Ausbau". Dieser grundlegende Versuch ist noch heute gültig und kann bei der Funktionsprüfung der Knochenleitung bzw. bei der Diagnose der Otosklerose verwandt werden. Daneben war Runge wesentlich an den Forschungen über den endolymphatischen Hydrops beteiligt.

Nachfolger von Runge wurde Heinz Rollin.

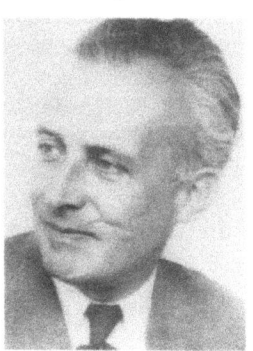

Heinz Rollin (1900-1962)
Amtszeit: 1942-1945
1932 Oberarzt in Hamburg bei Karl Wittmaack
1936 Habilitation in Hamburg bei Karl Wittmaack
1942 apl. Professur in Hamburg

Rollin erhielt seine klinische Ausbildung zunächst in der Neurologie in Hamburg bei Max Nonne. Anschließend war er im Deutschen Hospital in Buenos Aires in der Inneren Klinik und später auf der Dermatologischen Abteilung tätig. Zwischen 1927 und 1929 arbeitete Rollin an der Dermatologischen Abteilung der Universitätsklinik in Hamburg-Eppendorf und erhielt 1929 bei Karl Wittmaack eine Assistenzarztstelle in der HNO-Klinik. Bereits 1932 war er als Oberarzt an der Klinik tätig und führte hier eine Reihe von Operationen, wie z.B. die totale Laryngektomie ein. 1936 habilitierte er sich und erhielt 1942 eine apl. Professur.

Rollins wissenschaftliches Interesse galt der Ortho- und Pathobiologie des Labyrinthes und dem Nachweis von intravital entstandenen Rupturen bei endolymphatischen Hydrops, die später als Ursache der Menièreschen Erkrankung gedeutet wurden. 1945 schied Rollin aus dem Allgemeinen Krankenhaus St. Georg aus, um 1947 die HNO-Abteilung des Allgemeinen Krankenhauses Heidberg zu übernehmen. In Hamburg wurde er besonders durch die erste Fensterungsoperation bekannt, die er nach der Methode von Lempert durchführte. Rollins weiteres klinisches Interesse galt den tympanoplastischen Operationen und der Therapie des Larynxkarzinoms.

1945 übernahm Ernst Krüger die Leitung der HNO-Klinik.

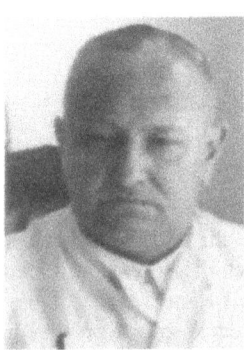

Ernst Krüger (1894–1976)
Amtszeit: 1945–1962
1929 Chefarzt in Stettin

Nach dem Staatsexamen war Krüger zunächst als Assistent bei Hermann Arthur Thost und Karl Wittmaack in Hamburg-Eppendorf tätig und übernahm 1929 die HNO-Abteilung des Städtischen Krankenhauses in Stettin. 1946 lehnte er einen Ruf an die Universität Greifswald ab. Unter Krügers Leitung erfolgte nach dem Zweiten Weltkrieg der mühsame Neuaufbau der durch Kriegs- und Bombenschäden schwer mitgenommenen HNO-Abteilung des Krankenhauses.

Krügers besonderes Interesse galt der Tumorchirurgie des Fachgebietes, wobei aufgrund fehlender Anästhesiemöglichkeiten Kehlkopfteilresektionen und Laryngektomien in Lokalanästhesie durchgeführt wurden. Schwerpunkt seiner wissenschaftlichen Tätigkeit war die tonsillogene Sepsis, die Mucususotitis, die Meningitis serosa, die Osteomyelitis und die Entfernung von Bronchialfremdkörpern.

1962 wurde Karl-Heinz Vosteen Leiter der Klinik.

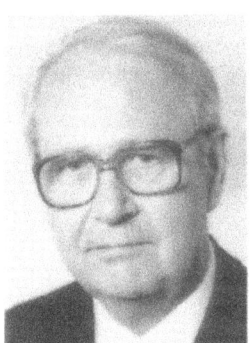

Karl-Heinz Vosteen *(*1925)*
Amtszeit: 1962–1966
1958 *Habilitation in Hamburg bei Otto Steurer*
1966 *Ruf nach Frankfurt/Mainz*
1977 *Ruf nach Düsseldorf (s. Band I, S. 69)*

Vosteens klinische Tätigkeit begann unter Siegfried Gräff in der Pathologie im Allgemeinen Krankenhaus Barmbek. Anschließend war er von 1952 bis 1962 bei Otto Steurer und Rudolf Link in der Universitäts-HNO-Klinik Eppendorf tätig. Sein Interesse galt der wissenschaftlich begründeten Tumortherapie im HNO-Gebiet und der Erforschung der Pathophysiologie von Hör- und Gleichgewichtsstörungen. Außerdem hat er sich besonders mit der Histochemie und dem Elektrolytstoffwechsel sowie der Pathophysiologie des Innenohres bei Schallempfindungsschwerhörigkeit und Morbus Menière beschäftigt.

1966 folgte Vosteen einem Ruf an die Universität Frankfurt und wurde dort Direktor der HNO-Klinik. Von 1977–1990 war er Direktor der HNO-Klinik der Universität Düsseldorf. Im Jahre 1978 war er Präsident der Deutschen Gesellschaft für Hals-Nasen-Ohren-Heilkunde, Kopf- und Halschirurgie.

Nachfolger Vosteens wurde 1966 Fritz Wustrow.

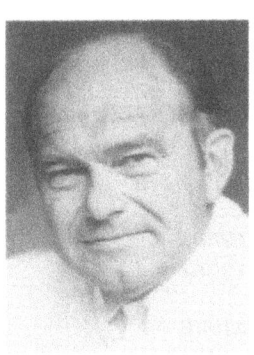

Fritz Wustrow *(1922–1983)*
Amtszeit: 1966–1968
1955 *Oberarzt in Köln bei*
       Leonhard Bernhard Seiferth
1956 *Habilitation in Köln bei*
       Leonhard Bernhard Seiferth
1962 *apl. Professur*
1968 *Ruf nach Köln (s. Band I, S. 190)*

Wustrow war nach dem Studium zunächst 2 Jahre am Anatomischen Institut in Würzburg unter Curt Elze tätig und wurde 1951 Assistent an der Universitäts-HNO-Klinik Würzburg unter Max Meyer. Neben der medizinischen hatte Wustrow auch die zahnmedizinische Approbation und Promotion. 1955 wurde er Oberarzt bei Leonhard Bernhard Seiferth an der Universitäts-HNO-Klinik in Köln, wo er sich 1956 habilitierte und 1962 die apl. Professur erhielt.

Schwerpunkt der wissenschaftlich-klinischen Arbeit von Wustrow war die operative Therapie von Nase und Nasennebenhöhlen. 1965 erschien eine umfassende Monographie über die Tumoren des Gesichtsschädels. Daneben hat sich Wustrow mit der Anatomie, Histologie und Physiologie des Innen- und Mittelohres sowie des Kehlkopfes beschäftigt. 1968 folgte Wustrow einem Ruf als Ordinarius an die HNO-Universitätsklinik Köln.
1969 trat Gerhard Roßberg die Nachfolge Wustrows an.

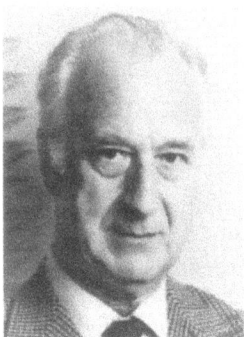

Gerhard Roßberg (*1922)
Amtszeit: 1969-1985 und erneut 1988-1989
1957 Habilitation in Frankfurt/Main
      bei Richard Mittermaier
1962 apl. Professur

Nach dem Studium der Medizin war Roßberg zunächst am Physiologischen Institut der Universität Frankfurt unter Karl Wezler und A. Bethe tätig. 1952 begann er seine Arbeit an der HNO-Klinik der Universität in Marburg und war von 1956-1969 Leitender Oberarzt der Universitätsklinik in Frankfurt. Roßberg hat sich insbesondere mit der Funktionsdiagnostik des Geruchs-, Geschmacks-, Gehör- und Gleichgewichtssystems sowie der Röntgendiagnostik des Labyrinthes, der HWS, der NNH und der Orbita beschäftigt. Tumoren des Gesichts- und Halsbereiches, insbesondere die des Kehlkopfes, des Meso- und Hypopharynx waren Schwerpunkte seiner Arbeit in zahlreichen Publikationen. Roßberg war an der Schaffung des Tumorzentrums am Allgemeinen Krankenhaus St. Georg beteiligt und war nach 1987 und erneut nach 1989 als medizinischer Betreuer in Ghana tätig.
Zwischen 1985 und 1987 war Siegfried Zehm Leiter der HNO-Abteilung.

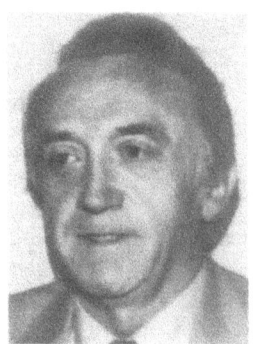

Siegfried Zehm (1928-1987)
Amtszeit: 1985-1987
1966   Habilitation in Würzburg
           bei Horst Ludwig Wullstein
1970   apl. Professur
1970-1985 Chefarzt der HNO-Klinik
           am Allgemeinen Krankenhaus
           Hamburg-Heidberg

Zehm war zunächst von 1970–1985 Chefarzt der HNO-Klinik am Allgemeinen Krankenhaus Hamburg-Heidberg. Anschließend leitete er die HNO-Klinik des AK St. Georg bis zu seinem Tod im Jahre 1987. (Weitere Angaben s. Klinikum Nord/Heidberg.)

Nach dem plötzlichen Tod von Zehm führte Gerhard Roßberg zwischen 1988 und 1989 erneut die Klinik.

Seit 1989 ist Claus Morgenstern Klinikleiter.

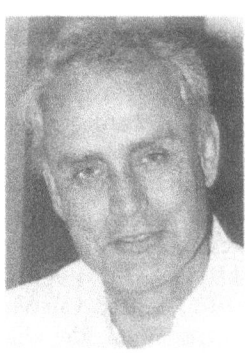

Claus Morgenstern (*1937)
Amtszeit seit 1989
1971 Habilitation für Physiologie in Düsseldorf bei Wilhelm Lochner
1975 Oberarzt in Frankfurt bei Karl-Heinz Vosteen
1979 Umhabilitation in Düsseldorf bei Karl-Heinz Vosteen für das Fach „HNO-Heilkunde"
1979 Ernennung zum wissenschaftlichen Rat und Professor für HNO-Heilkunde in Düsseldorf
1989 apl. Professur

Morgenstern erhielt seine Facharztausbildung bei Hubertus Kühn in Mönchengladbach. 1975 wechselte er an die Universitäts-HNO-Klinik Frankfurt zu Karl-Heinz Vosteen und folgte ihm 1977 nach Düsseldorf, wo er sich 1979 für das Fach HNO-Heilkunde umhabilitierte. 1989 wurde er zum Chefarzt der HNO-Klinik des Allgemeinen Krankenhauses St. Georg gewählt.

Seine klinischen Schwerpunkte sind die Tumorchirurgie mit rekonstruktiv-plastischer Chirurgie, die Chirurgie der Schilddrüse und die gehörverbessernden Operationen einschließlich des Cochlea-Implants. Er beschäftigt sich ferner mit der rekonstruktiven Chirurgie des Kehlkopfes im Sinne der Phonochirurgie. Seine wissenschaftlichen Interessen sieht er in der Funktion des Hör- und Gleichgewichtsorgans.

Die Klinik verfügt über zwei Stationen mit insgesamt 49 Betten, vier ambulante Betten und fünf intermediate care Betten. Die Klinik wurde im Jahre 1996 komplett neu gestaltet. Außerdem ist der Klinik ein eigenes Schlaflabor mit sechs Plätzen angeschlossen.

Wichtige ärztliche Mitarbeiter sind Eckhardt Biermann, ständiger Vertreter des Chefarztes, und Klaus-Detlev Schultz. Tadeus Nawka, bisheriger Leiter der Abteilung Phoniatrie und Pädaudiologie, wurde 1999 zum Leiter der Abteilung Phoniatrie der Universitäts-HNO-Klinik Greifswald berufen und ist derzeit kommissarischer Direktor der Universitäts-HNO-Klinik Greifswald.

Arztschlüssel: 1–3–5,5

Am 1.4.2000 wurde die Klinik für HNO-Krankheiten, Kopf- und Hals-Chirurgie des Allgemeinen Krankenhauses Barmbek (Chefarzt Detlef Collo) in das Allgemeine Krankenhaus St. Georg als Zentrum für HNO-Heilkunde, Kopf- und Hals-Chirurgie, Abteilung II, verlegt, sodass im Allgemeinen Krankenhaus St. Georg jetzt zwei HNO-Kliniken existieren, die später fusioniert werden sollen. Die Abteilung II hat 36 Betten und wurde weiterhin von Detlef Collo geleitet.

Hamburg – Bundeswehrkrankenhaus Hamburg – Abteilung für HNO-Heilkunde

1937 wurde der heute noch bestehende Gebäudekomplex als Lazarett des 10. Armeekorps eingeweiht. Nach 1945 wurde das Gebäude bis 1953 als Ausweichquartier des Allgemeinen Krankenhauses Barmbek genutzt. Von 1953 bis 1958 befand sich hier ein Lazarett der Britischen Armee. 1958 wurde der Gebäudekomplex durch die Bundeswehr übernommen. Die HNO-Abteilung wurde zunächst als fachärztliche Untersuchungsstelle im Jahre 1958 eingerichtet. Anfänglich wurde sie von Wilhelm Gahr mit sechs Betten geführt. Später hatte sie – vorübergehend – 50 Betten. Die Bettenzahl wurde später auf den heutigen Stand von 25 Betten reduziert.

Ab 1970 wurde durch eine Umstrukturierung des Klinikbetriebes eine Aufnahme von zivilen Planbetten erreicht. Das Haus wurde als „Bundeswehrkrankenhaus Hamburg" weitergeführt. In der zu diesem Zeitpunkt erstmals eingerichteten HNO-Abteilung wurde Wilhelm Gahr (1958–1971) erster Chefarzt. Weitere Chefärzte waren Helmut Stein (1971–1975), Alfred Faferek (1975–1979), Gerhard Jahneke (1979–1983) und Klaus Jens Simm, der die Klinik zwischen 1983 und 1988 leitete.

Seit 1989 wird die Klinik von Lothar Gramer – zwischen 1989 und 1993 kommissarisch – geführt.

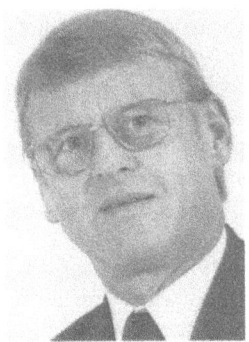

Lothar Gramer (*1947)
Amtszeit seit 1989

Gramer erhielt seine hals-nasen-ohrenärztliche Ausbildung am Bundeswehrkrankenhaus Hamburg unter Klaus Jens Simm und am Allgemeinen Krankenhaus Barmbek unter Rudolf Tiedemann. Er führt die HNO-Abteilung des Bundeswehrkrankenhauses Hamburg seit 1989 als kommissarischer Leiter und wurde mit seiner Ernennung zum Flottenarzt im Jahre 1993 Leitender Arzt der HNO-Abteilung dieses Hauses. Seit 1995 ist Gramer Leiter der Konsiliargruppe HNO-Heilkunde beim Amtschef des Sanitätsamtes der Bundeswehr. Operative Schwerpunkte der Klinik sind die endonasale NNH-Chirurgie sowie die mikroskopische Ohrchirurgie.

Die Klinik verfügt über 25 Betten.

Wichtige ärztliche Mitarbeiter sind der erste Oberarzt Michael Georgi und der zweite Oberarzt Max Leßle.

Arztschlüssel: 1-2-4

Hamburg – Klinikum Nord/Heidberg – Landesbetrieb Krankenhäuser der Freien und Hansestadt Hamburg – Akademisches Lehrkrankenhaus der Universität Hamburg-Eppendorf – Abteilung für Hals-Nasen-Ohren-Krankheiten, Plastische Kopf- und Halschirurgie

Seit 1943, nach den schweren Luftangriffen auf Hamburg, wurde die SS-Kaserne im Stadtteil Hamburg-Langenhorn vorübergehend als Kriegslazarett genutzt. Durch die kriegsbedingten schweren Zerstörungen der Krankenhäuser in Hamburg bestand nach dem Krieg ein sehr großer Bedarf an Krankenhausbetten. Aus diesem Grunde wurden mehrere unzerstörte Kasernen als Krankenhäuser benutzt, so auch die ehemalige SS-Kaserne im Norden Hamburgs, die ab 1945 als Allgemeines Krankenhaus Heidberg diente.

Erster Chefarzt der HNO-Klinik war Heinz Rollin.

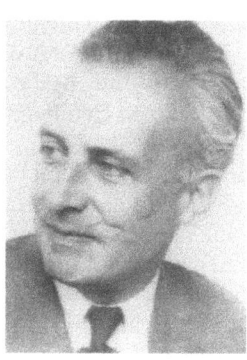

Heinz Rollin (1900–1962)
Amtszeit: 1947–1962
1932   Oberarzt in Hamburg
*   bei Karl Wittmaack*
1936   Habilitation in Hamburg
*   bei Karl Wittmaack*
1942   apl. Professor in Hamburg
1942–1945 Chefarzt der HNO-Klinik am
*   Allgemeinen Krankenhaus St. Georg*
*   in Hamburg*

Rollin erhielt nach seiner Assistenzarztzeit an der Neurologischen Klinik des Universitätskrankenhauses Eppendorf bei Max Nonne und an der Dermatologischen Klinik am Universitätskrankenhaus Eppendorf bei Paul Mulzer seine hals-nasen-ohrenärztliche Ausbildung bei Karl Wittmaack am Universitätskrankenhaus Eppendorf in Hamburg. Hier war er von 1932 an als Oberarzt tätig. In dieser Zeit wurde unter seinem maßgeblichen Einfluss die Laryngektomie als operatives Therapieverfahren eingeführt.

Nachdem er zwischen 1942 und 1945 die HNO-Klinik des Allgemeinen Krankenhauses St. Georg in Hamburg geleitet hatte, wurde er 1947 zum Chefarzt der HNO-Klinik am Allgemeinen Krankenhaus Heidberg gewählt. Rollin führte als einer der ersten in Deutschland die Otosklerosechirurgie mit einer Fenestration und später mit einer Stapesplastik durch. Sein klinisches Interesse galt vor allem der Mittelohrchirurgie und der operativen Therapie der Larynxkarzinome.

1956 publizierte er mit Karl Wittmaack die Monographie „Ortho- und Pathobiologie des Labyrinthes".

Wichtige ärztliche Mitarbeiter unter Rollin waren Heinz Utech, später Chefarzt am Allgemeinen Krankenhaus Hamburg-Rissen, und Horst Wiegand, später Chefarzt am Krankenhaus Stade.

Nach dem Tode Rollins übernahm Konrad Fleischer die Leitung der Klinik.

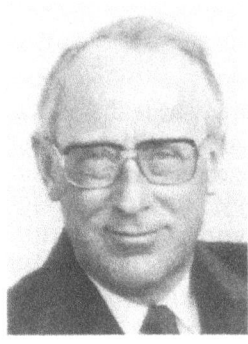

Konrad Fleischer (*1920)
Amtszeit: 1963–1970
1952 Habilitation in Leipzig bei Wilhelm Lange
1957 Ruf an die Medizinische Akademie Erfurt
        (s. Band I, S. 74)
1959 Ruf an die Universitäts-HNO-Klinik in Berlin
        (Charité) (s. Band I, S. 23)
1961 Übersiedlung in die Bundesrepublik
        und apl. Professur in Gießen
1970 Berufung nach Gießen (s. Band I, S. 116)
1986 Emeritierung

Fleischer erhielt seine hals-nasen-ohrenärztliche Ausbildung bei Wilhelm Lange und Woldemar Tonndorf in Leipzig. Nach seiner Habilitation im Jahre 1952 sowie nach Berufungen auf die Lehrstühle von Erfurt und Berlin (Charité) übernahm er 1963 die Leitung der HNO-Klinik am AK Heidberg in Hamburg.

Fleischers besonderes Interesse galt der Histologie des Schläfenbeins sowie der entzündlichen Erkrankung des Mittelohres und der Behandlung otogener endokranieller Komplikationen. In zahlreichen Publikationen wurden Ohrmissbildungen, Otosklerose, Cholesteatom, die Altersschwerhörigkeit sowie die osteoplastischen Stirnhöhlenoperationen behandelt. Im Jahre 1979 verfasste er einen Handbuchbeitrag über die akute Otitis media und die Mastoiditis. Weiter hervorzuheben ist Fleischers Mitarbeit in der Deutschen Gesellschaft für Hals-Nasen-Ohren-Heilkunde, Kopf- und Halschirurgie. Hier war er von 1969–1972 Schatzmeister, von 1986–1991 Schriftführer und im Jahre 1974 als Präsident tätig.

Im Jahre 1970 übernahm Siegfried Zehm die Leitung der Klinik.

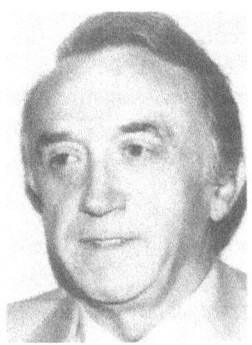

Siegfried Zehm (1928–1987)
Amtszeit: 1970–1985
1966   Habilitation in Würzburg
                 bei Horst Ludwig Wullstein
1970   apl. Professur
1985–1987 Chefarzt der HNO-Abteilung des
                 Allgemeinen Krankenhauses
                 St. Georg in Hamburg

Nach dem Studium der Human- und Zahnmedizin war Zehm zunächst an den HNO-Kliniken in Jena bei Johannes Zange und der Charité in Berlin bei Alfred Schulz van Treeck tätig. Ab 1959 folgte seine Tätigkeit bei Horst Ludwig Wullstein in Würzburg, wo er sich neben den gehörverbessernden Operationen besonders der Chirurgie der Mundhöhle und des Gesichts widmete. Er habilitierte sich hier im Jahre 1966 und übernahm 1970 die HNO-Abteilung des Allgemeinen Krankenhauses Heidberg als Nachfolger von Konrad Fleischer.

Zehms klinische Schwerpunkte lagen in der plastischen und rekonstruktiven Chirurgie im Gesichts- und Halsbereich, der Tumorchirurgie im Kopfund Halsbereich sowie der Mittelohrchirurgie. Aufgrund seiner besonderen chirurgischen Begabung erhielt er schon als junger Assistent Stipendien für die Kliniken von Peet (Oxford) und Conley (New York). Zehm verfasste die Handbuchbeiträge über Grundlagen plastischer und rekonstruktiver Eingriffe am Hals, Geschwülste des Nasenrachens und Beziehung der Mund-, Zahn- und Kieferheilkunde zur HNO-Heilkunde. Als doppelt approbierter Arzt und Zahnarzt galt Zehms Interesse auch dem Grenzbereich zur Mund-, Zahn- und Kieferheilkunde. Seine Publikation über die Chirurgie des retromaxillären Raumes fand auch im kieferchirurgischen Kollegenkreis große Anerkennung. Seine Habilitationsschrift „Der retromaxilläre Raum" wurde 1966 mit dem Martin-Wassmund-Preis der Deutschen Gesellschaft für Kiefer- und Gesichtschirurgie ausgezeichnet. Zehm war korrespondierendes Mitglied der American Academy of Facial Plastic and Reconstructive Surgery und hatte den Tagungsvorsitz der 62. Jahrestagung der Nordwestdeutschen Vereinigung der HNO-Ärzte 1979 in Braunlage inne. Er wirkte als Lehrer bei Operationen an der Universitäts-HNO-Klinik Würzburg in Zusammenarbeit mit der American Academy of Facial Plastic and Reconstructive Surgery mit und hielt 1973 und 1975 einen Kurs über Nasenchirurgie an der II. Universitäts-HNO-Klinik in Wien ab.

1986 wurde Michael Handrock zum Nachfolger Zehms gewählt.

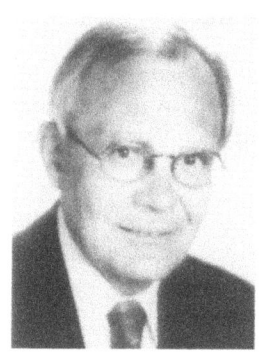

Michael Handrock (*1942)
Amtszeit seit 1986
*1980   Habilitation in Berlin
             bei Dietmar Zühlke*
1983   Professur an der FU Berlin
*1983–1986   Kommissarische Leitung der 1. HNO-
             Klinik der FU Berlin*
1988   Umhabilitation nach Hamburg

Handrock erhielt seine hals-nasen-ohrenärztliche Ausbildung bei Klaus Wilhelm Hommerich und Dietmar Zühlke an der HNO-Klinik des Klinikums Steglitz der Freien Universität Berlin. Hier habilitierte er sich im Jahre 1980 über die Therapie akuter Hörstörungen. Handrocks wissenschaftlicher Schwerpunkt liegt in der Pathophysiologie der Cochlea sowie dem Einsatz alloplastischer Materialien im HNO-Fachgebiet. Sein klinisches Interesse gilt der Tumorchirurgie einschließlich der plastischen, rekonstruktiven Chirurgie sowie der Mikrochirurgie des Ohres und der Endoskopie des Kleinhirnbrückenwinkels mit endoskopischer Neurotomie. Ferner widmete er sich der Behandlung laryngo-trachealer Stenosen.

Handrock leitete 1985 die 3. Herbsttagung der Otolaryngologischen Gesellschaft zu Berlin und 1986 die 69. Jahrestagung der Nordwestdeutschen Vereinigung der Hals-Nasen-Ohren-Ärzte. Er organisierte Kurse über die Mikrochirurgie des Kleinhirnbrückenwinkels und hält seit 1986 jährlich Fortbildungsveranstaltungen für niedergelassene Hals-Nasen-Ohren-Ärzte mit praxisbezogenen Themen ab.

Unter Handrocks Leitung erfolgte die ursprünglich in den 70er-Jahren geplante Schließung des AK Heidberg nicht. 1987 wurde stattdessen die so genannte Kopfklinik als erste Umbaumaßnahme in Betrieb genommen. In diesem Gebäude arbeiten HNO-Klinik, Neurochirurgische Klinik und Augenärztliche Klinik eng zusammen. Im Jahre 1995 begann ein kompletter Umbau bzw. Neubau der Klinik, der im Jahre 1999 abgeschlossen wurde. Im Jahre 1997 erfolgte die Fusion mit dem Nachbarkrankenhaus, dem AK Ochsenzoll, zum Klinikum Nord Ochsenzoll & Heidberg.

Die HNO-Klinik verfügt über 45 Betten und fünf zusätzliche Kinderbetten.

Wichtiger ärztlicher Mitarbeiter ist der Oberarzt Reinhard Wucherpfennig.

Arztschlüssel: 1-1-6

Hamburg – Marienkrankenhaus – Träger Römisch-Katholische Kirchengemeinden Hamburg – Akademisches Lehrkrankenhaus der Universität Hamburg-Eppendorf – Klinik für Hals-Nase-Ohren-Krankheiten, Kopf-, Hals- und Plastische Gesichtschirurgie

1978 erfolgte die Neugründung einer hauptamtlichen HNO-Abteilung am Marienkrankenhaus in Hamburg. Otto Georg Neumann aus Vorsfelde/Niedersachsen übernahm die Leitung dieser Abteilung.

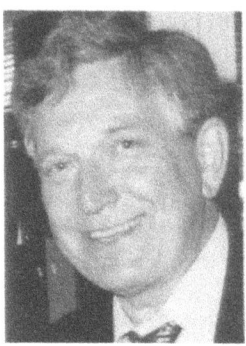

Otto Georg Neumann (*1940)
Amtszeit seit 1978
1976 Habilitation in Hamburg-Eppendorf
bei Rudolf Link
1984 apl. Professor in Hamburg-Eppendorf

Neumann promovierte bei Ernst Lehnhardt in Hannover, erhielt seine hals-nasen-ohrenärztliche Fachausbildung nach dem Studium an der Universitätsklinik Hamburg unter Rudolf Link und war hier von 1972–1977 gemeinsam mit Heinz Rollin und Wolfgang Pirsig als Oberarzt tätig.

Neumann verfasste Handbuchbeiträge und veröffentlichte zahlreiche Artikel über Larynxchirurgie und Tumorforschung. Von 1980–1986 war er Schriftleiter des Hamburger Ärzteblattes.

Herausragende frühere Mitarbeiter: Roland Laszig, später Ordinarius in Freiburg (s. Band I, S. 107), Johann-Peter Luhn (später Chefarzt in Buchholz) und Olaf Arndt.

Am 1.10.2000 wechselte Wolfgang Kehrl in die HNO-Klinik des Marienkrankenhauses Hamburg. Diese wird nun gemeinschaftlich von Otto Georg Neumann und Wolfgang Kehrl geleitet.

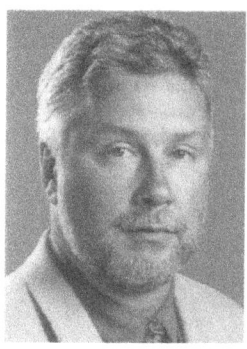

Wolfgang Kehrl (*1953)
Amtszeit seit 2000
1987 Habilitation in Hamburg-Eppendorf
bei Ulrich Koch
1988 Oberarzt in Hamburg-Eppendorf
bei Ulrich Koch
1996 Leitender Oberarzt in Hamburg-Eppendorf
bei Ulrich Koch

Wolfgang Kehrl wurde 1983–1988 zum Arzt für HNO-Heilkunde in der Universitäts-HNO-Klinik in Hamburg-Eppendorf ausgebildet. Dort war er dann von 1989–1996 als Oberarzt bzw. ab 1996 als Leitender Oberarzt tätig. 1988 habilitiert er sich mit dem Thema: „Ist der Sauerstoffpartialdruck im Tumorgewebe ein prognostischer Faktor bei der Chemotherapie eines Tumorrezidivs? Funktionelle und histomorphologische Untersuchung am Rhabdomyosarkom R1H der Ratte".

Kehrls klinische Schwerpunkte liegen im Bereich der Tumorchirurgie des Fachgebietes insbesondere bei Beteiligung der Schädelbasis und der Orbita, in der Chirurgie der Speicheldrüsen sowie in der Chirurgie von malignen Schilddrüsentumoren. Seine wissenschaftlichen Schwerpunkte liegen ebenfalls im Bereich der Onkologie. Hier hat sich Kehrl insbesondere mit der Oxygenierung von Tumoren sowie der Auswirkung der Oxygenierung auf Therapieerfolge beschäftigt.

Die Klinik verfügt über 40 Betten für Erwachsene, eine Kinderstation mit 12 Betten sowie eine Tagesklinik.

Wichtige ärztliche Mitarbeiter: die derzeitigen Oberärzte Ruth Noppeney und Christoph Oidtmann.

Arztschlüssel: 1–2–7

Hamm

Bundeswehrkrankenhaus Hamm – Hals-Nasen-Ohren-Abteilung

Im Rahmen der Umstrukturierung der Bundeswehr – verbunden mit Schließung von Bundeswehrkrankenhäusern – entstand innerhalb der Bundeswehr besonders im norddeutschen Raum ein Bedarf an HNO-Planbetten. Daraufhin wurde im November 1994 am Bundeswehrkrankenhaus Hamm die HNO-Klinik eingerichtet.
Klinikleiter ist Wolfgang Stöckle.

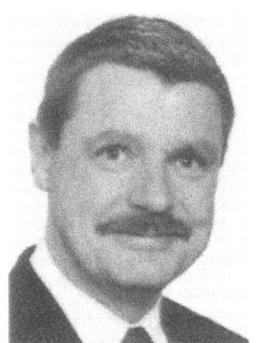

Wolfgang Stöckle (*1952)
Amtszeit seit 1994

Stöckle trat im März 1974 als Sanitätsoffiziersanwärter in die Bundeswehr ein und nahm sein Studium der Medizin an der Johann-Wolfgang-Goethe-Universität zu Frankfurt auf. 1982 absolvierte er nach Erhalt der Approbation ein klinisches Einweisungsjahr am Bundeswehrkrankenhaus Ulm, Abteilung Innere Medizin, unter Friedrich Wilhelm Nobbe. Es folgte zwischen 1983 und 1985 eine truppenärztliche Tätigkeit und im Anschluss daran zwischen 1986 und 1989 eine HNO-Fachausbildung bei Klaus Schumann am Bundeswehrkrankenhaus Ulm.
Von 1992–1994 übernahm er die kommissarische Leitung der HNO-Abteilung am Bundeswehrkrankenhaus Ulm und ab 1994 die der neu eingerichteten HNO-Abteilung am Bundeswehrkrankenhaus in Hamm. Der Klinikbetrieb konnte im Laufe des Jahres 1995 seine Kapazität voll ausschöpfen. Es wird nun das gesamte Spektrum der operativen Patientenversorgung einschließlich der Ohr-, Parotis-, und der plastisch-rekonstruktiven Tumorchirurgie durchgeführt. Eindeutige Klinikschwerpunkte liegen in der endonasalen endoskopischen Nebenhöhlenchirurgie.

Die Klinik verfügt über 25 Planbetten.
Wichtige ärztliche Mitarbeiter sind die Oberärzte Thomas Nikodem und Dirk Hensel.
Arztschlüssel: 1-2-3

Hannover

Klinikum Hannover Nordstadt – Standort Nordstadt, Haltenhoffstraße – Akademisches Lehrkrankenhaus der Medizinischen Hochschule Hannover – Hals-Nasen-Ohren-Klinik und Poliklinik

Bereits im Jahre 1896 nahm der Hals-Nasen-Ohren-Arzt Hans Nolting mit sechs Fachärzten aus anderen Fachrichtungen seine Tätigkeit in einer Poliklinik in der Falkenstraße 10 in Linden, einem Stadtteil von Hannover, auf. Im Jahre 1899 wurde eine Krankenstation in der Jacobstraße 4 eröffnet, sodass bereits zu diesem Zeitpunkt eine klinische Behandlung auf hno-ärztlichem Gebiet durchgeführt werden konnte. Nach Hans Nolting übernahm Rudolf Warnecke im Jahre 1899 die HNO-Station.

Zwischen 1909 und 1913 entstand das Städtische Krankenhaus Siloah in Linden. Der Name Siloah ist biblischen Ursprungs und wird auf das im Johannes-Evangelium als heilkräftig beschriebene Wasser des Siloah-Teiches in der Stadt Jerusalem zurückgeführt. In dem neuen Krankenhaus wurden sieben Fachabteilungen eingerichtet, darunter eine Fachabteilung für Hals-Nasen-Ohren-Krankheiten. Erster Leiter war Otto Seyffarth, der eine Praxis in Hannover betrieb. Die HNO-Abteilung wurde 1934 aus organisatorischen Gründen bzw. aufgrund von Bettenmangel in das Krankenhaus Nordstadt verlegt. Hier übte Otto Seyffarth seine leitende Tätigkeit noch bis 1944 aus.

Zu Otto Seyffarths Nachfolger wurde Otto Meyer gewählt.

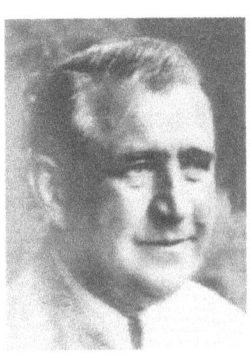

Otto Meyer (1887–1957)
Amtszeit: 1944–1952

Meyer erhielt seine hals-nasen-ohrenärztliche Ausbildung in Breslau bei Victor Hinsberg und in Freiburg bei Otto Kahler. Meyers Engagement und operatives Geschick kamen einer großen Zahl von Patienten zugute.

1952 wurde Walter Moritz zu seinem Nachfolger gewählt.

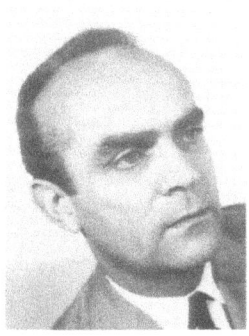

Walter Moritz *(1911–1973)*
Amtszeit: 1952–1973
*1940 Habilitation in Gießen
      bei Alfred Brüggemann*
1949 apl. Professur

Moritz erhielt seine hals-nasen-ohrenärztliche Ausbildung in Gießen und habilitierte sich 1940 bei Alfred Brüggemann in Gießen. Nach weiterer Tätigkeit in Mainz unter Alexander Herrmann übernahm er 1952 die Leitung der HNO-Klinik in Hannover.

Bereits unter Alexander Herrmann sammelte Moritz erste Erfahrungen auf dem Gebiet der hörverbessernden Operationen und gilt noch heute neben Horst Wullstein, Fritz Zöllner und Hans Heermann als Mitbegründer der modernen mikroskopischen Mittelohrchirurgie. Im Weiteren beschäftigte sich Moritz intensiv mit pathologisch-funktionellen Veränderungen der Halswirbelsäule und den daraus resultierenden krankhaften Symptomen.

Nach dem plötzlichen Tod Moritz' übernahm sein langjähriger Oberarzt Helmut Flock die Leitung der Klinik.

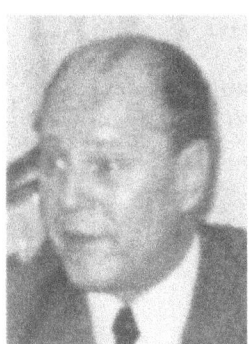

Helmut Flock *(1912–1974)*
Amtszeit: 1973–1974

Flock hatte seine hno-ärztliche Ausbildung in Erfurt erhalten.

Nach seinem plötzlichen Tod im Jahre 1974 wurde die Klinik über acht Monate von Ernst Lehnhardt (s. Bd. I, S. 153) kommissarisch geleitet.

Danach wurde Lutz E. Osterwald zum Chefarzt der Klinik gewählt.

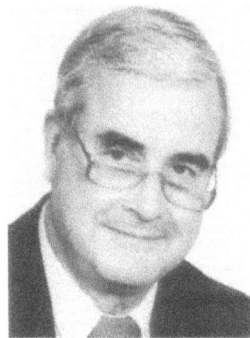

Lutz E. Osterwald *(*1932)*
Amtszeit: 1974–1997
1965   Oberarzt in Würzburg
       bei Horst Ludwig Wullstein

Lutz E. Osterwald erhielt seine hals-nasen-ohrenärztliche Ausbildung an der Universitäts-HNO-Klinik Würzburg bei Horst Ludwig Wullstein, wo er ab 1965 als Oberarzt tätig war. Osterwalds klinischer Schwerpunkt galt der Mittelohr- und Schädelbasis-Chirurgie. Erfahrungen in der Tumorchirurgie erwarb er auch bei John Conley in New York. Osterwalds Verdienst ist der Aufbau eines interdisziplinären kopfklinischen Teams in Zusammenarbeit mit der Neurochirurgischen Klinik unter Madjid Samii, der Neurologischen Klinik unter Wolfgang Weinrich sowie der Augenklinik unter Karl Hoffmann. Über das erfolgreiche Wirken dieser „Kopfdisziplin" hat Osterwald in vielen Vorträgen auf nationaler wie auch auf internationaler Ebene berichtet. Für seine Verdienste um die Kriegstaubblinden wurde Osterwald als einziger Arzt mit der Goldenen Ehrennadel des Kriegsblindenbundes ausgezeichnet.

1997 wurde Hans-Jürgen Welkoborsky zum Leiter der Klinik gewählt.

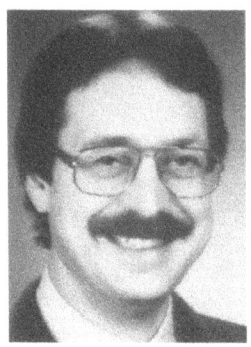

Hans-Jürgen Welkoborsky *(*1959)*
Amtszeit seit 1997
1991   Oberarzt in Mainz bei Wolf Mann
1995   Habilitation in Mainz bei Wolf Mann
2001   apl. Professur

Nach dem Studium der Humanmedizin und Zahnmedizin in Mainz erhielt Welkoborsky seine hno-ärztliche Ausbildung bei Jan Helms und Wolf Mann in Mainz. Hier war er zwischen 1991 und 1997 als Oberarzt der Klinik tätig und habilitierte sich unter Wolf Mann mit dem Thema „Zellbiologische Untersuchungen des Plattenepithel-Carzinoms". 1994 wurde er korrespondierendes Mitglied der American Academy for Otolaryngology, Head and Neck Surgery. Seit Mai 1997 ist er stellvertretender Vorsitzende der Arbeitsgemeinschaft „Ultraschall" der Deutschen Gesellschaft für HNO-Heilkunde, Kopf- und Halschirurgie.

Welkoborskys wissenschaftliche Interessen liegen auf dem Gebiet der klinischen Neurophysiologie und Otoneurologie und der klinischen Onkologie im Kopf-Hals-Bereich. In Mainz war er mit dem Aufbau und der Leitung eines histologischen und zellbiologischen Labors an der HNO-Klinik betraut.

Die HNO-Klinik wurde 1962 aus dem Bereich des Krankenhauses Nordstadt an der Haltenhoffstraße ausgegliedert und in das ehemalige Israelitische Krankenhaus, einem alten Bau in der Ellernstraße im Zooviertel, verlegt. Dieses Provisorium war nur für einige Jahre geplant. Erst 1999 wurde die neu erbaute HNO-Klinik an der Haltenhoffstraße eingeweiht. An der Planung und Realisierung dieses Vorhabens waren Lutz Osterwald und Hans-Jürgen Welkoborsky maßgeblich beteiligt.

Seit Januar 2000 besteht zwischen der HNO-Klinik des Klinikums Hannover und der HNO-Abteilung des Kinderkrankenhauses „Auf der Bult" eine enge Kooperation. Beide Einrichtungen werden nunmehr unter einer Leitung geführt. Zuvor hatte Goswin Steimann die Abteilung von 1973–1999 geleitet. Die HNO-Abteilung des Kinderkrankenhauses ist z. Zt. die einzige hauptamtlich geführte HNO-Abteilung in Deutschland, die nur Kinder behandelt. Sie hat zur Zeit 10 Planbetten und 4 Mutter-Kind-Einheiten. In ihr arbeiten drei Ärzte. Schwerpunkte sind neben den kleinen operativen Eingriffen des Fachgebietes (Tonsillektomien, Adenotomien etc.) die Mikrochirurgie des Mittelohres bei Kindern, die Operation von zervikalen Raumforderungen im Kindesalter und die Diagnostik von Kindern mit Hörstörungen. Daneben wird ein ambulantes Operationszentrum betrieben.

Die HNO-Klinik des Klinikums Hannover verfügt heute über 76 Betten. Es bestehen modernste Einrichtungen zur umfangreichen Funktionsdiagnostik des Fachgebietes, ein Schlaflabor sowie eine Allergieambulanz. Schwerpunkte der operativen Tätigkeit liegen in der Mikrochirurgie des Ohres und der vorderen bzw. lateralen Schädelbasis, in der Tumorchirurgie des Fachgebietes, der Traumatologie, der Nasennebenhöhlen-, Tracheal- und Orbitalchirurgie sowie in der plastisch rekonstruktiven Chirugie.

Wichtige ärztliche Mitarbeiter sind die bereits seit 25 Jahren an der Klinik tätigen Oberärzte Günter Bullinger und Alfred Ohlemutz.

Arztschlüssel: 1*-4-9 (HNO-Klinik Nordstadt), 1*-1-2 (Kinderklinik Bult) [* gemeinsame Leitung]

Heilbronn

Klinikum Heilbronn GmbH – Akademisches Lehrkrankenhaus der Ruprecht-Karls-Universität Heidelberg – Hals-Nasen-Ohren-Klinik

1972 wurde die HNO-Klinik im damaligen Städtischen Krankenhaus Heilbronn mit 62 Betten gegründet. Im Laufe der Jahre wurde die Bettenzahl auf 55 Betten reduziert.

Erster Klinikleiter war Georg Birnmeyer.

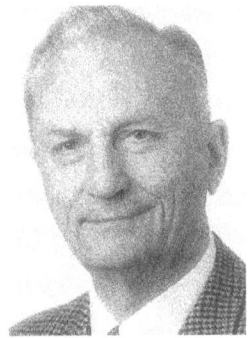

Georg Birnmeyer (*1920)
Amtszeit: 1972–1985
1958 Habilitation in Erlangen bei Josef Beck
1965 apl. Professur
1966 Leitender Oberarzt in Erlangen unter Gerhard Theissing

Birnmeyer erhielt seine Facharztausbildung an der Universitäts-HNO-Klinik Erlangen bei Josef Beck. 1959 habilitierte er sich über „Inhalationsnoxen und ortsfremdes Plattenepithel im Larynx". Sein klinisches Interesse galt den makroskopischen, endoskopischen und mikroskopischen Operationen des Fachgebietes.

Seit 1985 ist Claus Naumann Chefarzt der Klinik.

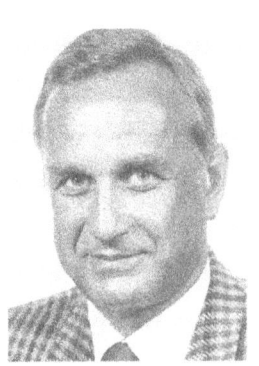

Claus Naumann (*1942)
Amtszeit seit 1985
1977 Oberarzt in Würzburg bei Walter Kley
1982 Habilitation in Würzburg bei Walter Kley
1984 Ernennnung zum C2-Professor

Nach der Medizinalassistentenzeit in Würzburg und Schweinfurt im Jahre 1970/1971 war Naumann zunächst als Assistent am Pathologischen Institut der Universität Würzburg und als Assistent an der Neurochirurgischen Klinik der Universität Würzburg tätig. Seine hals-nasen-ohrenärztliche Ausbildung erhielt er zwischen 1972 und 1976 an der Universitäts-HNO-Klinik Erlangen bei Malte Erik Wigand und ab 1976 an der Universitäts-HNO-Klinik Würzburg bei Walter Kley. Nach der Facharztanerkennung im Jahre 1976 war er hier zwischen 1977 und 1985 als Oberarzt tätig. Im Jahre 1982 habilitierte er sich mit dem Thema „Methoden zur Bewertung der Durchblutung experimenteller Hautlappen" und erhielt im Jahre 1984 eine C2-Professur.

Klinische Schwerpunkte Naumanns sind endoskopische Diagnostik- und Therapieverfahren, plastische Chirurgie und Tumorchirurgie, hier insbesondere die Kehlkopfteilresektionen und laserchirurgische Eingriffe. Ferner gehören gehörverbessernde Operationen, die Sonographie des Fachgebietes sowie die otoneurologische Diagnostik zum Spektrum der Klinik.

Die Klinik verfügt über 55 Betten und versorgt im Jahr etwa 3 000 stationäre Patienten.

Wichtige ärztliche Mitarbeiter sind der 1. Oberarzt Klaus Feist und die 2. Oberärztin Ruth Hilbig.

Arztschlüssel: 1-2-5

Hennigsdorf

Kreiskrankenhäuser Oberhavel GmbH – Krankenhaus Hennigsdorf – Akademisches Lehrkrankenhaus der Freien Universität Berlin – HNO-Abteilung

1954 wurde der Neubau des Kreiskrankenhauses Hennigsdorf in Betrieb genommen. Die HNO-Abteilung verfügte zum damaligen Zeitpunkt über 36 Betten sowie eine angeschlossene Poliklinik. Das Krankenhaus trug früher die Bezeichnung Friedrich-Wolf-Krankenhaus.

Zum ersten Chefarzt wurde Erwin Biendara gewählt.

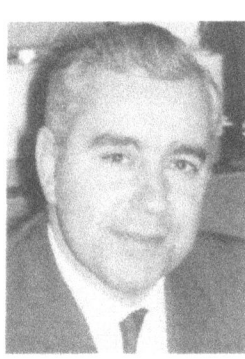

Erwin Biendara (1919–1991)
Amtszeit: 1954–1984
Bis 1954   Oberarzt in Greifswald
*   bei Wilhelm Brünings*

Nach seiner Facharztausbildung war Biendara bis 1954 als Oberarzt bei Wilhelm Brünings an der Universitäts-HNO-Klinik in Greifswald tätig. Biendara engagierte sich für den Aufbau und Ausbau der neugegründeten HNO-Abteilung und bemühte sich auch um die Ausbildung der HNO-Kollegen im Kreis Oranienburg. Nach seinem Ausscheiden aus der Klinik wurde Gabriele Göldner, Biendaras Oberärztin, für zwei Jahre kommissarisch mit der Leitung der Klinik betraut. Während dieser Zeit stand ihr Biendara weiterhin engagiert und beratend zur Seite.

Wichtiger ärztlicher Mitarbeiter war Hubertus Brandt, später Chefarzt in Nordhausen.

1986 übernahm Günter Keune die Klinik.

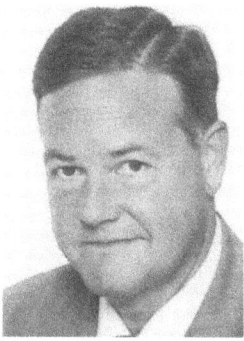

Günter Keune (*1950)
Amtszeit seit 1986

Nach dem Staatsexamen war Keune zwischen 1974 und 1975 am Carl-von-Basedow-Krankenhaus in Merseburg tätig. Seine hno-ärztliche Facharztausbildung erhielt er bei Harry Jakobi an der Universitäts-HNO-Klinik Halle. Nach der Facharztprüfung war er zwischen 1980 und 1986 wissenschaftlicher Assistent an der Universitäts-HNO-Klinik Halle unter Harry Jakobi und Lutz-Peter Löbe. Keunes klinische Schwerpunkte liegen im Bereich der Mikrochirurgie des Mittelohres und der endonasalen funktionellen Nasennebenhöhlenchirurgie. Neben der operativen Tätigkeit widmet er sich er der Audiologie und dem Begutachtungswesen.

Im Rahmen der Umstrukturierung des Krankenhauses Hennigsdorf wurde 1992 die HNO-Poliklinik geschlossen. Die Bettenzahl wurde auf 20 Planbetten reduziert.

Des Weiteren ist eine allgemeine Modernisierung des Hauses mit Renovierung der Stationen durchgeführt worden und die Zentralisation der Operationssäle vorgesehen.

Arztschlüssel: 1-0-2

Hettstedt

**Klinikum Mansfelder Land –
Eigenbetrieb des Landkreises Mansfelder Land – HNO-Klinik**

1969 wurde am Kreiskrankenhaus Eisleben eine HNO-Klinik eingerichtet. Seit dieser Zeit wird die HNO-Abteilung unter größtenteils „dürftiger" ärztlicher Besetzung geführt. Am 1.9.1999 erfolgte ein Standortwechsel der HNO-Klinik von der Lutherstadt Eisleben in das neue Klinikum in Hettstedt mit nahezu kompletter neuer apparativer und instrumenteller Ausstattung.

Seit 1969 ist Udo Hofmann Chefarzt der HNO-Klinik.

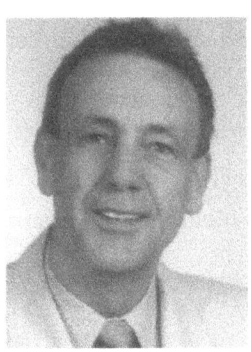

*Udo Hofmann (*1938)
Amtszeit seit 1969*

Hofmann erhielt seine HNO-Ausbildung zwischen 1963 und 1969 an der Universitäts-HNO-Klinik der MLU Halle bei Harry Jakobi. Von Dezember 1969 bis August 1999 war er Chefarzt der HNO-Klinik im Kreiskrankenhaus Eisleben, von September 1999 bis heute Chefarzt der HNO-Klinik im Klinikum Mansfelder Land/Haus Hettstedt.

Die Klinik ist modern ausgerüstet und bietet alle instrumentellen, apparativen und personelle Voraussetzungen, auch für die große Tumorchirurgie des HNO-Fachgebietet.

Die Klinik verfügt zur Zeit über 20 Betten.

Arztschlüssel: 1-1-3

Hoyerswerda

Klinikum Hoyerswerda – Gemeinnützige GmbH – Hals-Nasen-Ohren-Klinik

1968 wurde in Hoyerswerda nach Fertigstellung eines Krankenhausneubaus ein Kreiskrankenhaus mit neun Fachabteilungen eröffnet. Dabei entstand auch eine Hals-Nasen-Ohren-Abteilung unter dem ersten Chefarzt Michael Möbius.

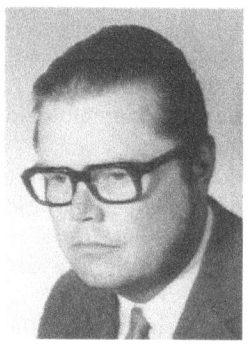

Michael Möbius (1935–1981)
Amtszeit: 1968–1970
1963 Oberarzt in Dresden-Friedrichstadt bei Götz Fabian
1964–1968 Chefarzt in Bischofswerda

Möbius erhielt seine hals-nasen-ohrenärztliche Fachausbildung in der Hals-Nasen-Ohren-Klinik der Universität Leipzig unter Fritz Moser und wurde 1963 Oberarzt an der Hals-Nasen-Ohren-Klinik des Bezirkskrankenhauses Dresden-Friedrichstadt unter Götz Fabian. Von 1964–1968 war er als Chefarzt der Hals-Nasen-Ohren-Abteilung im Kreiskrankenhaus Bischofswerda tätig. Die Hals-Nasen-Ohren-Klinik am Kreiskrankenhaus Hoyerswerda leitete er zwischen 1968 und 1970, dann schied er aus gesundheitlichen Gründen aus und wechselte zur Arbeitssanitätsinspektion beim Rat des Bezirkes Dresden.

Klinische Schwerpunkte Möbius' waren die Mikrochirurgie des Mittelohres und die Nasennebenhöhlenchirurgie sowie die endoskopischen Diagnostik- und Therapieverfahren des Fachgebietes.

1971 wurde Frieder Egermann zum Chefarzt der Hals-Nasen-Ohren-Klinik gewählt.

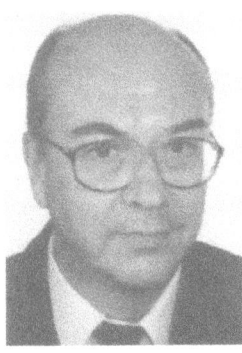

Frieder Egermann (*1940)
Amtszeit seit 1971
1969 Oberarzt in Hoyerswerda bei Michael Möbius

Egermann erhielt seine HNO-Ausbildung an der Hals-Nasen-Ohren-Klinik des Bezirkskrankenhauses Plauen bei Helmut Hofmann, einem Schüler von Johannes Zange in Jena.

Zwischen 1969 und 1970 war er als Oberarzt bei Michael Möbius in Hoyerswerda tätig.

Egermanns klinische Schwerpunkte sind die Mikrochirurgie des Ohres sowie die mikroskopische und endoskopische Nasennebenhöhlenchirurgie.

Ferner beschäftigt er sich mit der Tumorchirurgie und der Traumatologie von Gesicht und Schädelbasis sowie mit der Neurootologie.

1976 erhielt das Krankenhaus den Status eines Bezirkskrankenhauses mit Ausweitung des Versorgungsbereiches und neuen Anforderungen an die Hals-Nasen-Ohren-Klinik, besonders auf traumatologischem Gebiet. Im Jahre 1992 erfolgte der Ausbau der Audiologie und 1998 die Modernisierung der Neurootologie.

Seit 1995 ist Fritz Bockmühl als Gastoperateur auf den Gebieten der Tumorchirurgie und der Mikrochirurgie des Ohres an der Klinik tätig.

Die Hals-Nasen-Ohren-Klinik verfügt über 32 Betten.

Arztschlüssel: 1-1-3

Kaiserslautern

Westpfalz-Klinikum GmbH – Akademisches Lehrkrankenhaus der Johann-Gutenberg-Universität Mainz – HNO-Klinik

Das Distriktkrankenhaus Kaiserslautern wurde 1892 gegründet und ab 1963 vom 300-Betten-Krankenhaus auf 800 Betten und 16 Fachabteilungen erweitert. Seit der Einführung von Lehrkrankenhäusern gehört es zur Universität Mainz. Derzeit stehen – nach der Fusion mit dem Kreiskrankenhaus Kusel – im Westpfalz-Klinikum GmbH 1 140 Betten in 22 Fachabteilungen zur Verfügung. Die HNO-Klinik wurde im Jahre 1970 gegründet.

Zum ersten Chefarzt wurde Klaus-Wolfgang Müsebeck gewählt.

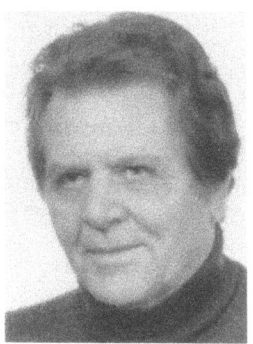

Klaus-Wolfgang Müsebeck (*1925)
Amtszeit: 1970–1989
1963 Habilitation an der Universitäts-HNO-Klinik Homburg/Saar bei Paul Falk
1968 apl. Professur und Leitender Oberarzt

Müsebeck promovierte 1951 an der Universität Greifswald zum Dr. med. dent. und 1953 zum Dr. med. Anschließend absolvierte er an der Dresdener Medizinischen Akademie eine Ausbildung zum Facharzt für Chirurgie und ab 1959 zum Facharzt für HNO an der Universitäts-HNO-Klinik Homburg/Saar bei Paul Falk. Für seine Habilitationsarbeit „Histochemische Untersuchungen zur Ototoxizität des Streptomyzins" (1963) erhielt er 1966 den Anton-von-Tröltsch-Preis. Zwischen 1974 und 1982 wurden erstmalig – in Zusammenarbeit mit dem Institut für Strömungslehre der Universität Kaiserslautern und dessen Direktor Hartmut Rosenberg – direkte Messungen der Luftströmungen in Kieferhöhlen und im supraglottischen Bereich mittels spezieller Sonden (Anemometrie) vorgenommen, die für Diagnostik und Therapie wichtige Erkenntnisse erbrachten.

Unter Müsebecks Leitung erfolgte der Ausbau der Klinik von einer Beleg- zu einer hauptamtlichen Abteilung mit eigenen Funktions- und Operationssälen. 1975 wurde die Klinik modernisiert. Es wurde ein moderner Operationstrakt mit drei Sälen eingerichtet, in dem alle Mikro- und Makro-Operationen des HNO-Gebietes einschließlich Fazialischirurgie ausgeführt wurden.

Nach der Pensionierung als städtischer Beamter und Medizinaldirektor aus Alters- und Krankheitsgründen übernahm Karl Hörmann im Jahre 1989 die Leitung der Klinik.

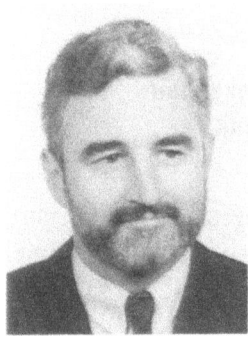

Karl Hörmann (*1948)
Amtszeit: 1989–1992
1985   Habilitation in Hamburg
       bei Claus Herberhold
1987   Kommissarischer Leiter der
       Universitäts-HNO-Klinik Lübeck
1993   Ruf nach Mannheim/Heidelberg
       (s. Band I, S. 223)

Hörmann erhielt seine hals-nasen-ohrenärztliche Ausbildung unter Rudolf Link, Claus Herberhold und Ulrich Koch in Hamburg. Schwerpunkte Hörmanns sind die Pathologie des Mittel- und Innenohres sowie Biokompatibilitäts-Studien mit Implantaten im klinischen Bereich. Ferner beschäftigt er sich intensiv mit der endoskopischen Diagnostik und Therapie des Fachgebietes. Unter Hörmanns Leitung erfolgte ein weiterer Umbau der Klinik mit Errichtung einer modernen Funktionsabteilung und Modernisierung der Bettenstation.

Nach Berufung Hörmanns nach Mannheim übernahm Norbert Stasche zwischen 1993 und 1994 zunächst als kommissarischer Chefarzt und ab 1994 als gewählter Chefarzt die Leitung der Klinik.

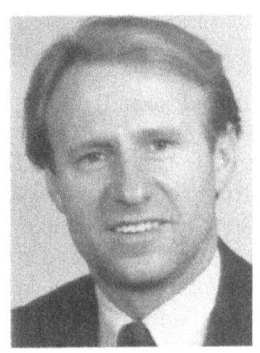

Norbert Stasche (*1953)
Amtszeit seit 1994
1990   Oberarzt in Kaiserslautern bei Karl Hörmann
1996   Habilitation in Mannheim/Heidelberg
       bei Karl Hörmann

Stasche absolvierte seine Facharztausbildung zwischen 1980 und 1984 in Brandenburg/Havel unter Hans-Peter Jung. Zwischen 1990 und 1993 war er dann als Oberarzt bei Karl Hörmann in Kaiserslautern tätig. Nach dessen Ruf 1993 nach Mannheim übernahm Stasche die kommissarische Leitung der Klinik und wurde im Jahre 1994 zum Chefarzt gewählt. 1996 habilitierte sich Stasche bei Karl Hörmann in Mannheim/Heidelberg mit dem Thema „Untersuchungen zur Mittelohrmechanik – Laserdopplervibrometrische Schwingungsanalyse des menschlichen Trommelfells".

Stasches wissenschaftliche Schwerpunkte liegen auch in der Anwendung laserchirurgischer Verfahren auf hals-nasen-ohrenärztlichem Fachgebiet. Ferner beschäftigt er sich mit Themen zum habituellen Schnarchen und mit schlafbezogenen Atmungsstörungen aus hals-nasen-ohrenärztlicher Sicht sowie mit der HNO-Endoskopie. Seit 2000 ist Stasche Schriftführer der Arbeitsgemeinschaft HNO-Chefärzte.

Die Klinik verfügt über 46 Betten sowie 10 zusätzliche Betten in der Kinderklinik des Klinikums. Sie ist mit einer modernen Operationsabteilung mit drei Op.-Sälen sowie einer kompletten otoneurologischen und pädaudiologischen Funktionsabteilung ausgestattet. Zusätzlich werden in einem modernen Schlaflabor mit 2 polysomnographischen Messplätzen und 3 Screening-Systemen Patienten mit schlafbezogenen Atmungsstörungen diagnostiziert und behandelt. Die bereits unter Klaus-Wolfgang Müsebeck geknüpften Kontakte zur Universität Kaiserslautern wurden unter den nachfolgenden Chefärzten erweitert und intensiviert. Es erfolgt weiter eine rege Zusammenarbeit unter dem Dach des wissenschaftlichen Schwerpunktes „Medizin, Naturwissenschaft und Technik" zwischen der Universität Kaiserslautern und dem Klinikum Kaiserlautern.

Wichtige ärztliche Mitarbeiter: Horst Schmidt, Andreas Walczok und Michael Bärmann.

Arztschlüssel: 1–3–7

Karlsruhe

Evangelisches Diakonissenkrankenhaus Karlsruhe-Rüppurr – Akademisches Lehrkrankenhaus der Albert-Ludwigs-Universität Freiburg – HNO-Klinik

Das Diakonissenkrankenhaus Karlsruhe wurde im Jahre 1856 gegründet. Im Jahre 1933 erfolgte ein Neubau am jetzigen Standort. Hier wurde zunächst eine HNO-Belegabteilung unter Wilhelm von Voss und später Otto Böhne eingerichtet. Im Jahre 1965 wurde eine HNO-Hauptabteilung gegründet.
Erster Chefarzt wurde Reiner Herrmann.

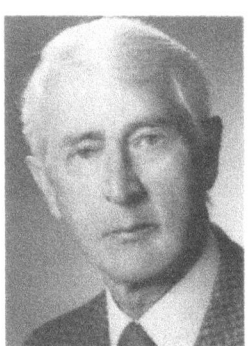

Reiner Herrmann (*1924)
Amtszeit: 1965–1986
1959 Habilitation in Tübingen bei Max Schwarz und apl. Professur
1960 Oberarzt an der Universitäts-HNO-Klinik Tübingen

Herrmann erhielt seine Facharztausbildung ab 1955 an der Universitäts-HNO-Klinik Tübingen unter Max Schwarz. Er war hier später als Oberarzt tätig und habilitierte sich im Jahre 1959 mit dem Thema „Klinische, histologische und experimentelle Untersuchungen zur Pathogenese des sekundären Mittelohrcholesteatoms". In Karlsruhe baute er ab 1965 die Hauptabteilung auf, die das gesamte Spektrum der hals-nasen-ohrenärztlichen Diagnostik sowie der konservativen und operativen HNO-Heilkunde abdeckte. Klinischer Schwerpunkt Herrmanns lag in der Mittelohrchirurgie. Des Weiteren war er einer der ersten Operateure, der die Tonsillektomie und Adenotomie in Vollnarkose durchführte und propagierte.

Oberärzte unter Herrmann waren Wolfgang Rüstig, Asim Mesinovic, Christa Kräenbring und Radu Ionescu.

Im Jahre 1986 wurde Michael Strohm zum Chefarzt gewählt.

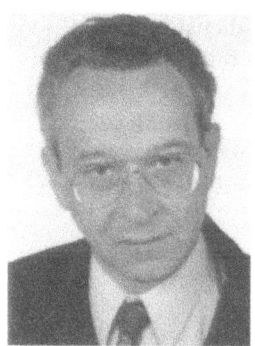

Michael Strohm *(*1943)*
Amtszeit seit 1986
1977 Oberarzt an der Universitäts-HNO-Klinik
Tübingen
1983 Habilitation in Tübingen bei Dietrich Plester
1989 apl. Professur

Strohm war zwischen 1970 und 1972 als Assistent am Physiologischen Institut der Universität Tübingen unter E. Betz tätig. Ab 1973 erhielt er seine hals-nasen-ohrenärztliche Ausbildung an der Universitäts-HNO-Klinik Tübingen, wo er ab 1977 Oberarzt war. 1983 habilitierte er sich bei Dietrich Plester mit dem Thema „Traumatologie des Mittelohres". Er erhielt 1989 eine apl. Professur und betreute im weiteren Verlauf 14 Promotionen.

Schwerpunkte Strohms sind die sanierende und rekonstruktive Chirurgie des Mittelohres inklusive der Fehlbildungschirurgie sowie die Chirurgie des Innenohres und des inneren Gehörganges. An seiner Klinik werden im Jahr etwa 800 Ohroperationen durchgeführt. Strohm ist regelmäßig an der Ausrichtung der Tübinger Operationskurse zur Mikrochirurgie des Mittelohres beteiligt. Die HNO-Klinik verfügt über 43 Betten, 2 Operationssäle und einen Eingriffsraum. Der Operationstrakt wurde im Jahre 1991 modernisiert, im Anschluss daran erfolgte eine Erweiterung der Bettenstation.

Wichtige ärztliche Mitarbeiter: Jutta Kröhl (seit 1986), die sich insbesondere mit der Tumornachsorge beschäftigt, Johannes Peter (bis 1996), Rüdiger Bergmann (1996–1997) und Tilmann Schröder (seit 1998).

Arztschlüssel: 1–2–3,5

Karlsruhe – Städtisches Klinikum Karlsruhe gGmbH – Akademisches Lehrkrankenhaus der Albert-Ludwigs-Universität Freiburg – Hals-Nasen-Ohren-Klinik

Im Jahre 1907 wurde das Städtische Krankenhaus an der Moltkestraße eröffnet. Der Chirurgie des Hauses war eine Abteilung für Hals-Nasen-Ohren-Kranke angegliedert. Diese wurde von Ludwig Kander geleitet.

Ludwig Kander (1877–1938)
Amtszeit: 1907–1933

Kander war nur halbtäglich und zwar vormittags in der Klinik tätig. Nachmittags hielt er eine Sprechstunde in seiner Wohnung ab. Kander wurde 1933 von den Nationalsozialisten aus dem Krankenhausdienst entlassen, weil er Jude war. Er emigrierte nach England, wo er 1938 in Birmingham starb.

Nach der Vertreibung Kanders wurde Rudolf Markert Chefarzt der Klinik.

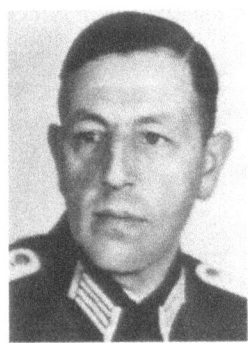

Rudolf Markert (1900 – im 2. Weltkrieg vermisst)
Amtszeit: 1933 – Einberufung zur Wehrmacht 1943

Nach seiner Medizinalpraktikantenzeit am Tuberkulose-Krankenhaus Heidelberg-Rohrbach bei Albrecht Fränkel, an der Medizinischen Universitätsklinik Heidelberg bei Geheimrat Ludolf von Krehl und an der Chirurgischen Universitätsklinik Heidelberg bei Geheimrat Eugen Enderlen erhielt Markert seine hno-ärztliche Ausbildung zwischen 1927 und 1930 an der Universitäts-HNO-Klinik Heidelberg bei Werner Kümmel. 1930 war er als Facharzt für Hals-, Nasen- und Ohrenkrankheiten in Karlsruhe tätig. Markert wurde zunächst als Oberarzt der Abteilung für Nasen-, Kehlkopf- und Ohrenkranke an der chirurgischen Abteilung des Städtischen Krankenhauses Karlsruhe angestellt. Im Jahre 1935 wurde die HNO-Abteilung der medizinischen Abteilung zugeteilt. Sie wurde in diesem Jahr in die frei gewordenen Räume der Tbc-Fürsorgestelle im sog. H.-Bau verlegt. Mit Wirkung vom 20.4.1943 wurde Markert der Titel „Chefarzt der Abteilung für Hals-, Nasen- und Ohrenkranke im Städtischen Krankenhaus Karlsruhe" verliehen. Seine monatliche Vergütung wurde erhöht, da er „durch seinen Ruf als ausgezeichneter Operateur die HNO-Abteilung zu so hoher Blüte gebracht hat, dass sie dauernd überfüllt ist". Aus diesem Grunde wurden der HNO-Abteilung im Jahre 1943 zwei weitere Krankenstationen zugebilligt. Die Anzahl der Betten betrug damit 60. 1943 wurde Markert als Oberstabsarzt zum Heeresdienst eingezogen und ist aus dem Kriege nicht mehr zurückgekehrt. Seine Dienstakten sind mit dem Vermerk „vermisst" geschlossen worden.

Zum nächsten Chefarzt wurde Richard Mittermaier gewählt.

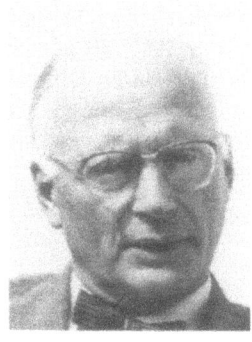

Richard Mittermaier *(1897–1983)*
Amtszeit: 1946–1947
1930   *Habilitation in Freiburg bei Otto Kahler*
1933   *Oberarzt in Freiburg bei Otto Kahler*
1936   *a. o. Professur*
1939   *apl. Professur*
1940–1945 *Chefarzt in der HNO-Klinik Erfurt*
1948   *Ruf nach Marburg (s. Bd. I, S. 228)*
1956   *Ruf nach Frankfurt am Main*
          (s. Bd. I, S. 96)

Mittermaier war zunächst bei Geheimrat Paul Uhlenhut am Hygienischen Institut, danach bei Paul Trendelenburg am Pharmakologischen Institut und zwischen 1924 und 1927 an der Chirurgischen Klinik bei Geheimrat Erich Lexer in Freiburg/Breisgau tätig. Seine hno-ärztliche Ausbildung erhielt er ab 1927 bei Otto Kahler an der Universitäts-HNO-Klinik Freiburg/Breisgau, wo er ab 1933 als Oberarzt arbeitete. Zwischen 1939 und 1945 war Mittermaier im Kriegseinsatz und hier zuletzt beratender Otologe bei einer Heeresgruppe. Von Januar 1946 bis Ende 1947 leitete er die Städtische HNO-Klinik Karlsruhe. 1948 erhielt Mittermaier den Ruf an die Universitäts-HNO-Klinik Marburg/Lahn, deren Direktor er bis 1956 war. Von 1956–1966 war er Direktor der Universitäts-HNO-Klinik Frankfurt a. M.

Nach dem Ruf Mittermaiers nach Marburg wurde Max Schwarz zum Chefarzt der HNO-Klinik gewählt.

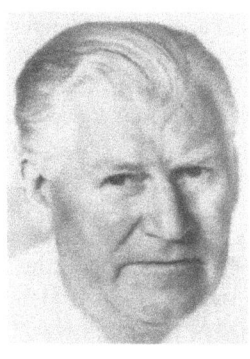

Max Schwarz *(1898–1991)*
Amtszeit: 1948–1951
1929 *Habilitation in Tübingen*
     bei Walther Albrecht
1929 *Oberarzt bei Walther Albrecht*
1933 *a. o. Professur*
1937 *Ruf nach Frankfurt/Main (s. Band I, S. 94)*
1951 *Ruf nach Tübingen (s. Band I, S. 273)*

Nach dem Studium war Schwarz zunächst bei Martin Heidenhain am Anatomischen Institut in Tübingen als Assistent und zuletzt als zweiter Prosektor tätig. Zwischen 1925 und 1926 war er Assistent bei Albert Dietrich am Pathologischen Institut der Universität zu Köln. Es folgte eine Ausbildung an der Chirurgischen Universitätsklinik in Heidelberg bei Eugen Enderlen. Hier kam ihm seine anatomische und pathologische Ausbildung zugute, sodass ihm bereits nach kurzer Zeit eine Station in selbständiger Leitung übertragen wurde. Im Anschluss daran erfolgte die hno-ärztliche

Ausbildung bei Walther Albrecht in Tübingen. Hier befasste sich Schwarz u. a. auch mit der Radiologie des Fachgebietes sowie der Radiumbehandlung maligner Tumoren. Schwarz habilitierte sich 1929 bei Walther Albrecht und wurde im gleichen Jahr zum Oberarzt der Klinik ernannt. 1937 erhielt er einen Ruf als Ordinarius und ordentlicher Professor für Hals-Nasen-Ohren-Heilkunde an die Universität Frankfurt. Nach Kriegsende war Schwarz als niedergelassener Arzt in Frankfurt tätig, bis er 1948 zum Chefarzt gewählt wurde. 1951 folgte er einem Ruf an die Universität Tübingen.

Zum nächsten Chefarzt wurde Moritz Weber gewählt.

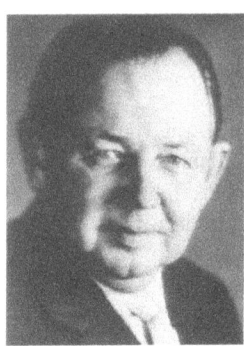

Moritz Weber *(1900–1962)*
Amtszeit: 1951–1962
1934   Habilitation in Leipzig bei Wilhelm Lange
1935   Erster Oberarzt in Würzburg
*   bei Herrmann Marx*
1942   apl. Professur

Nach dem Medizinstudium war Weber Schiffsarzt auf einer Reise nach Niederländisch-Indien und erwarb sich im Anschluss daran bei L. Pick am Städtischen Krankenhaus Friedrichshain in Berlin und dem Geheimen Rat Ludwig Aschoff an der Universität Freiburg i. Breisgau ausgedehnte Kenntnisse auf dem Gebiet der Pathologie. Im Anschluss daran war er bei Eugen Fischer am Anatomischen Institut der Universität Freiburg tätig. Es folgte seine hno-ärztliche Ausbildung zunächst über drei Jahre an der Hooper Foundation der University of California in San Francisco. Hier beschäftigte er sich vor allem mit der Otosklerose und nahm Hörmessungen mit einem der ersten in Amerika gebauten Audiometer vor. Aus Amerika zurückgekehrt setzte er seine Fachausbildung ab 1930 an der Universitäts-HNO-Klinik in Hamburg bei Karl Wittmaack und an den Universitäts-HNO-Kliniken in Wien bei Heinrich Neumann und Markus Hajek sowie am Krankenhaus der Stadt Wien bei Otto Mayer fort. Nach 1932 war er zunächst als Assistenzarzt und dann als zweiter Oberarzt an der Universitäts-HNO-Klinik Leipzig bei Wilhelm Lange tätig. Hier habilitierte er sich 1934 und wurde 1935 bei Hermann Marx an der Universitäts-HNO-Klinik Würzburg zum ersten Oberarzt ernannt. Hier erhielt er 1942 auch die apl. Professur. Während des Krieges war Weber als leitender Arzt verschiedener Hals-, Nasen-, Ohren-Lazarettabteilungen eingesetzt. Hierunter vier Jahre in Paris-Clichy. Nach dem Ende des Krieges bis zu seiner Wahl in Karlsruhe war Weber niedergelassener Hals-, Nasen- und Ohrenarzt in Ochsenfurt bei Würzburg und arbeitete belegärztlich im dortigen Kreiskrankenhaus.

Im Jahre 1962 wurde Hans-Georg Boenninghaus zum Chefarzt der Hals-Nasen-Ohren-Klinik gewählt.

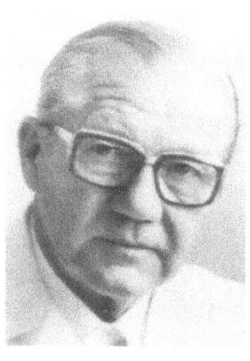

Hans-Georg Boenninghaus (*1921)
Amtszeit: 1962–1965
1953   Habilitation in Marburg/Lahn
bei Richard Mittermaier
1955   Oberarzt in Marburg/Lahn
bei Richard Mittermaier
1956   1. Oberarzt in Frankfurt am Main
bei Richard Mittermaier
1959   apl. Professur
1965   Ruf nach Heidelberg (s. Band I, S. 163)

Nach dem Studium in Breslau und Innsbruck war Boenninghaus zunächst als Assistent und dann als Oberarzt an den Hals-Nasen-Ohren-Kliniken der Universitäten Marburg/Lahn und Frankfurt/Main bei Walther Uffenorde und Richard Mittermaier tätig. 1953 habilitierte er sich in Marburg bei Richard Mittermaier mit dem Thema „Mehrphasiger kalorischer Nystagmus". Boenninghaus' klinische Schwerpunkte waren die Chirurgie der Nasennebenhöhlen, die Schädelbasischirurgie und die Traumatologie des Fachgebietes. Des Weiteren beschäftigte er sich mit der Audiologie – hier insbesondere der Entwicklung von modernen sprachaudiometrischen Untersuchungsmethoden –, der Vestibularisforschung und der Röntgendiagnostik. Sein großes Interesse galt ferner dem Begutachtungswesen und hier insbesondere der Lärmschwerhörigkeit. Aus seinen zahlreichen Veröffentlichungen ragen vor allen Dingen die Monographien: „Die Behandlung der Schädelbasisbrüche, frontobasale und laterobasale Frakturen der Nase, der Nasennebenhöhlen und des Ohres" (1960), „Hals-Nasen-Ohren-Heilkunde für den Allgemeinarzt" (1985) und „Hals-Nasen-Ohren-Heilkunde für Studierende der Medizin" heraus, das 1996 in seiner zehnten Auflage erschien. Boenninghaus hielt 1974 das Hauptreferat auf dem Kongress der Deutschen Gesellschaft für Hals-Nasen-Ohren-Heilkunde, Kopf- und Halschirurgie und schrieb 10 Buch- und Handbuchbeiträge sowie 140 Zeitschriftenveröffentlichungen. Er war zwischen 1975 und 1982 im Vorstand der Deutschen Gesellschaft für Hals-Nasen-Ohren-Heilkunde, Kopf- und Halschirurgie, deren Präsident er 1980/81 war. Von 1974–1975 sowie von 1982–1985 war er Herausgeber und Schriftleiter der Zeitschrift „Laryngologie, Rhinologie, Otologie" und von 1977–1995 Fachredakteur für das Gebiet HNO des Deutschen Ärzteblattes. Boenninghaus ist Ehrenmitglied der Deutschen Gesellschaft für Hals-Nasen-Ohren-Heilkunde, Kopf- und Halschirurgie und wurde mit dem Bundesverdienstkreuz 1. Klasse ausgezeichnet.

Unter Boenninghaus' Leitung wurde in Karlsruhe ein zweiter Operationssaal eingerichtet, außerdem wurden die Audiologie- und Vestibularisuntersuchungsräume ausgebaut.

1965 wurde nach dem Ruf Boenninghaus' nach Heidelberg Paul Beickert zum Chefarzt der Klinik gewählt.

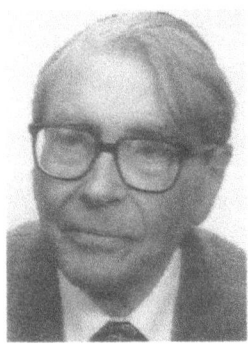

Paul Beickert (1912-1999)
Amtszeit: 1965-1977
1953 Habilitation in Freiburg bei Fritz Zöllner
1958 apl. Professur

Beickerts klinischer Schwerpunkt lag auf dem Gebiet der gehörverbessernden Operationen, der Allergologie, des vegetativen Nervensystems und der Innenohrphysiologie. 1956 hielt er das Hauptreferat „Allergie im HNO-Bereich". Ferner verfasste er einen Handbuchartikel über die Otosklerose und einen Handbuchartikel über otorhinologische Erkrankungen in einem neurologischen Werk.

In der Übergangsphase des Jahres 1977, in der Günter Stange zum Chefarzt der Klinik gewählt wurde, wurde die Erweiterung des Operationstraktes fertig gestellt.

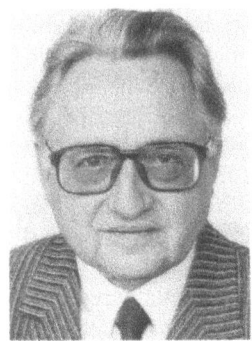

*Günter Stange (*1931)*
Amtszeit: 1977-1996
1968 Habilitation in Freiburg bei Fritz Zöllner
1972 apl. Professur

Stange erhielt seine hno-ärztliche Ausbildung an der Albert-Ludwigs-Universität Freiburg bei Fritz Zöllner, wo er sich 1968 habilitierte. Bis 1977 war er an der gleichen Klinik als Oberarzt bei Chlodwig Beck tätig, bis er 1977 zum Chefarzt gewählt wurde. Stange beschäftigte sich intensiv mit der interdisziplinären Unfallchirurgie im Kopfbereich und führte die Laserchirurgie des Fachgebietes in die Klinik ein. Sein Interesse galt ferner der Mikrochirurgie des Ohres und des Larynx sowie der Endoskopie und der Sonographie des Faches.

Stanges wissenschaftliche Schwerpunkte lagen in der Pathophysiologie des cochleären Systems, der Audiologie und Computeraudiometrie. Von 1984 bis 1988 war er Vorsitzender der Arbeitsgemeinschaft deutschsprachiger Audiologen und Neurootologen (ADANO), deren Kommission „Audiometrie und Hörprothetik" er bis 1991 leitete. Als Präsident der Sektion „Gutes Hören" im Deutschen Grünen Kreuz initiierte Stange 1984 eine bundesweite Studie zur Hörfähigkeit der Bevölkerung („Hörtest 1985"). 1993 erschien seine Monographie über „Funktionsprüfungen der Hör- und Gleichgewichtssinne." Er gab die Kongressbände über „Gehör und Umwelt" im Jahre 1980 und „Früherfassung hör- und sprachgeschädigter Kinder" im Jahre 1984 heraus. Er war Mitverfasser der Kongressbände „Interaktion von Gehör und Sprache" im Jahre 1980, „Pädaudiologie aktuell" im Jahre 1984 und „Schwindel und schwindelbegleitende Symptome" im Jahre 1994. Ferner verfasste er im „Handbuch für HNO-Heilkunde" (1980, Hrsg. Julius Berendes, Rudolf Link, Fritz Zöllner) die beiden Kapitel „Electric response audiometry" und – zusammen mit Richard Neveling – „Hörsturz". Gemeinsam mit Fritz Zöllner verfasste er den Beitrag „Clinical Experiences with ERA" im „Handbook of Sensory Physiology" (1976, Hrsg. Keidel, Neff). 1976 wurde Stange mit dem Dr.-Willmar-Schwabe-Preis ausgezeichnet.

Seit 1982 besteht an der Klinik die unter Viktor Uttenweiler gegründete Abteilung für Phoniatrie und Pädaudiologie. Unter Leitung von Dipl.-Phys. Ulrich Pieper erfolgte die Etablierung der otoneurologischen Abteilung. Bereits unter Stange wurde der Neubau des Operationstraktes mit vier eigenständigen Operationssälen und einem eigenen im Op. integrierten ERA-Labor verwirklicht.

Seit 1996 ist Werner Heppt Direktor der Klinik.

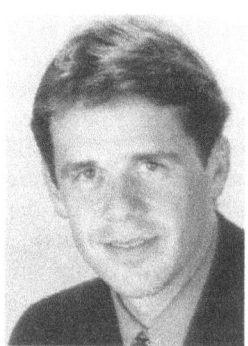

Werner Heppt (*1959)
Amtszeit seit 1996
1993 Habilitation in Heidelberg
      bei Hagen Weidauer
1993 Leitender Oberarzt in Hannover
      bei Thomas Lenarz
1999 apl. Professur

Heppt erhielt seine hals-nasen-ohrenärztliche Ausbildung ab 1985 an der Universitäts-HNO-Klinik Heidelberg bei Hans-Georg Boenninghaus und Hagen Weidauer, an der er bis 1993 Oberarzt war. 1993 habilitierte er sich bei Hagen Weidauer mit dem Thema „Differentialdiagnose der Rhinitis unter besonderer Berücksichtigung von Zytologie, Morphometrie und Immunhistochemie". Von 1993–1996 war er Leitender Oberarzt der HNO-Klinik der Medizinischen Hochschule in Hannover bei Thomas Lenarz. Heppts wissenschaftliche und klinische Arbeitsgebiete liegen im Bereich der Onkologie, der Laserchirurgie und der Cochleaimplantoperationen. Wissenschaftliche Schwerpunkte sind die Allergologie, Umweltmedizin, plastische Chirurgie und die Sonographie des Fachgebietes. Im Rahmen von Auslandsaufenthalten in der Schweiz und den USA erwarb Heppt umfangreiche Erfahrungen auf dem Gebiet der plastischen Chirurgie. Seit 1999 ist er Ausrichter des Wintermeetings der European Academy of Facial Plastic Surgery. Im Jahre 1995 erschien das Buch „Zytologie der Nasenschleimhaut", 1997 „Allergologie", 1998 „Allergologie für HNO-Ärzte", 1999 die CD-ROM „Otoplasty" und 2001 die CD-ROM „Plastic and reconstructive facial surgery". Heppt ist Umweltdezernent der Stadt Karlsruhe.

Die Klinik verfügt über 56 Betten und seit 1996 über ein eigenes Schlaflabor. Ferner werden Spezialsprechstunden für plastische Operationen, Allergie und Umweltmedizin, Onkologie, Rhonchopathie und Cochlea-Implant angeboten.

Wichtige ärztliche Mitarbeiter sind der Leitende Oberarzt Joachim Dodenhöft und die Oberärzte Joachim Arndt und Martin Finckh. Leiterin der Abteilung für Phoniatrie und Pädaudiologie ist Monika Tigges.

Arztschlüssel: 1-4-9

Karlsruhe – St.-Vincentius-Krankenhäuser Karlsruhe – Akademisches Lehrkrankenhaus der Albert-Ludwigs-Universität Freiburg – Klinik für Hals-Nasen-Ohren-Krankheiten, Plastische Gesichtschirurgie und Allergologie

Im Jahr 1854 wurde vom St.-Vincentius-Verein Karlsruhe, der 1851 von sozial engagierten Bürgern der Stadt gegründet worden war, das erste Krankenhaus gleichen Namens eröffnet. 1861 erfolgte der Bezug eines an anderer Stelle errichteten Neubaus und im Jahr 1900 die Inbetriebnahme eines zweiten Krankenhauskomplexes („Altes" St.-Vincentius-Krankenhaus). Im Mai 1973 konnte das nach vierjähriger Bauzeit fertig gestellte neue Fachklinikum für Augenheilkunde, Hals-, Nasen-, Ohrenheilkunde und Orthopädie in der Steinhäuser Straße bezogen werden („Neues" St.-Vincentius-Krankenhaus).

Eine HNO-Abteilung besteht seit 1892, als hauptamtliche Abteilung seit 1901.

Frühere Klinikleiter waren:

Karl Kahsnitz (1855–1939)
Amtszeit: 1892–1908

Später war Karl Kahsnitz als Spezialist für Ohren-, Nasen- und Halskrankheiten in Baden-Baden tätig.

Wilhelm Koellreutter (1878–1944)
Amtszeit: 1908–1944

Koellreutter wurde in Berlin geboren und studierte in Freiburg, Heidelberg und Kiel. Im Sommersemester 1902 vollendete er sein medizinisches Staatsexamen in Freiburg.

1945 übernahm Boekels die Klinik.

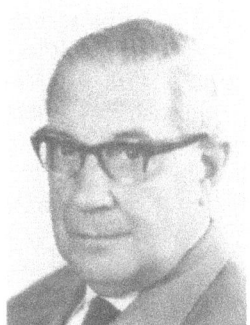

Paul Boekels *(1896–1967)*
Amtszeit: 1945–1963

Paul Boekels wurde an der Universitäts-HNO-Klinik Heidelberg bei Werner Kümmel zwischen 1923 und 1926 zum HNO-Arzt ausgebildet. Danach übernahm er eine Vertretung in Elbing/Westpreußen in der Privatklinik, die von dem HNO-Arzt Paul Graffunder geführt wurde. Als dieser bei einer Operation in Danzig verstarb, konnte Boekels die 30-Betten-Klinik und das angrenzende Privathaus käuflich erwerben. Diese Klinik führte Boekel von Dezember 1926 bis September 1944. Wegen eines nicht verheilten Oberschenkelhalsbruches hatte er längere Zeit einen Vertreter, den HNO-Arzt Baltes. Im Januar 1945 musste das gesamte Personal wegen der drohenden Besetzung durch die russische Armee die Klinik Elbing verlassen. Von Oktober 1944 bis August 1945 praktizierte Boekels in Burgkunstadt/Oberfranken, wo er im Herbst 1945 eine Praxis übernehmen konnte. Erich Wirth, Heidelberg, den er von seiner Assistentenzeit her kannte, machte ihn auf die frei werdende Chefarztstelle in Karlsruhe am St.-Vincentius-Krankenhaus aufmerksam. Diese Stelle leitete Boeckels dann von September 1946 bis Dezember 1963.

Bis zum Dienstantritt Boekels wurde die Klinik von seinem Vorgänger allein geführt. Mit dem Amtsantritt Boekels wurde zusätzlich ein Assistenzarzt zur Patientenversorgung eingestellt. Während der Amtszeit Boekels hatte die Klinik 60 Betten.

1963 wurde Erwin Haas zum Chefarzt gewählt.

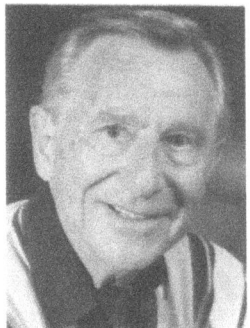

Erwin Haas (*1923)
Amtszeit: 1964–1993
1958 Habilitation in Mainz bei Hans Leicher
1965 apl. Professur

Haas erhielt seine hals-nasen-ohrenärztliche Ausbildung bei Hans Leicher in Mainz, wo er zwischen 1953 und 1963 – zuletzt als Oberarzt – tätig war. Hier habilitierte er sich 1959 mit dem Thema „Versuche zur Verbesserung der Behandlungsergebnisse beim Kehlkopfkarzinom" und wurde – mittlerweile nach Karlsruhe übergesiedelt – im Jahre 1965 zum apl. Professor ernannt. Haas, dessen klinischer Schwerpunkt neben der Mikrochirurgie des Ohres, der operativen, kryo- und laserchirurgischen Geschwulstbehandlung sowie der Schilddrüsenchirurgie die regionale plastische Chirurgie war, hat die Integration dieser chirurgischen Spezialdisziplin in die operative HNO-Heilkunde maßgeblich beeinflusst.

Auch wissenschaftlich galt sein Hauptinteresse der ästhetischen und rekonstruktiven Chirurgie im Kopf- und Halsbereich, was durch diesbezügliche Handbuchbeiträge, ein Referat anlässlich der Jahrestagung der Deutschen Gesellschaft für HNO-Heilkunde, Kopf- und Halschirurgie 1977 in Bad Reichenhall sowie die beiden 1976 und 1991 erschienenen Monographien über „plastische Gesichtschirurgie" belegt wird. Daneben beschäftigte sich Haas mit den örtlichen Anästhesieverfahren im HNO-Gebiet und war Mitautor des 1973 von Hans Killian herausgegebenen Handbuches „Lokalanästhesie und Lokalanästetika". Ein weiterer Schwerpunkt waren Untersuchungen über die Bedeutung der Drehreizschwelle für die Vestibularisdiagnostik. Haas, unter dessen Vorsitz die 69. Jahresversammlung der Vereinigung Südwestdeutscher Hals-Nasen-Ohren-Ärzte 1985 in Karlsruhe stattfand, gehörte dem Präsidium der Deutschen Gesellschaft für HNO-Heilkunde, Kopf- und Halschirurgie an und wurde im Jahre 1994 zu deren Ehrenmitglied ernannt. 1993 wurde ihm die Ehrenmitgliedschaft der „European Academy of Facial Surgery" verliehen.

Seit 1994 ist Jürgen Mertens Direktor der Klinik.

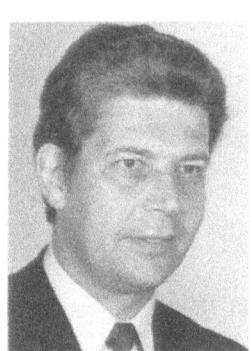

Jürgen Mertens (*1951)
Amtszeit seit 1994
1986 Oberarzt in Kiel bei Heinrich Rudert
1992 Habilitation

Mertens erhielt seine Facharztausbildung an der Klinik für Hals-Nasen-Ohren-Krankheiten, Kopf- und Halschirurgie der Christian-Albrecht-Universität zu Kiel bei Heinrich Rudert. Hier war er zwischen 1986 und 1993 als Oberarzt und zuletzt als Leitender Oberarzt und stellvertretender Direktor tätig.

Er habilitierte sich im Jahre 1992 mit dem Thema „Untersuchungen zum Einfluss von Rupturen der runden Fenstermembran (RFR) und von Mittelohrdruckschwankungen auf das Innenohr des Meerschweinchens (CAVIA PORCELLUS)".

Mertens wissenschaftliche Schwerpunkte liegen auf den Gebieten Innenohrphysiologie, Infektiologie im HNO-Bereich sowie chronische Tubenbelüftungsstörungen und deren Folgen. Seine klinischen Schwerpunkte gründen in der Tumorchirurgie, der endo- und extranasalen Nasennebenhöhlenchirurgie einschließlich der endonasalen Tränenwegschirurgie und der Rhinobasischirurgie. Ferner beschäftigt er sich mit der Mikrochirurgie des Ohres – einschließlich der Rekonstruktionsverfahren bei Missbildungen von Gehörgang und Mittelohr –, der Laserchirurgie, der plastischen Gesichts- und Halschirurgie und der Schilddrüsenchirurgie.

Die Klinik verfügt über 84 Betten.

Wichtige ärztliche Mitarbeiter sind die Oberärzte Jens-Peter Hittel, Bernhard Vanselow und Frank Anders.

Arztschlüssel: 1-3-8

Kassel

Klinikum Kassel – Akademisches Lehrkrankenhaus der Philipps-Universität Marburg – Klinik für Hals-Nasen-Ohren-Krankheiten und Plastische Kopf-, Hals- und Gesichtschirurgie

Die Kasseler HNO-Klinik wurde 1927 im damaligen Landkrankenhaus gegründet. Mit dem Aufbau dieser ersten HNO-Klinik zwischen Marburg und Göttingen wurde Carl Otten betraut. 1939 wurde das Landkrankenhaus in „Stadtkrankenhaus" umbenannt. Nach der völligen Zerstörung des Gebäudes im Jahre 1943 und der Auslagerung der einzelnen Kliniken erfolgte im Jahre 1949 die Rückverlegung der HNO-Abteilung mit 25 Betten in die neu errichteten Gebäude des Stadtkrankenhauses Möncheberg. Hier wurden ab 1956 31 Betten ausgewiesen. In den Jahren 1946–1949 konnten durchschnittlich 700–800 operative Eingriffe und 8000–9000 ambulante Behandlungen pro Jahr durchgeführt werden. Nach dem Ausscheiden von Carl Otten wurde Wolfgang von Behm zum Leiter der Klinik ernannt.

1971 wurde Gerd Beckmann zum Chefarzt der nun erstmals hauptamtlich geführten HNO-Klinik gewählt.

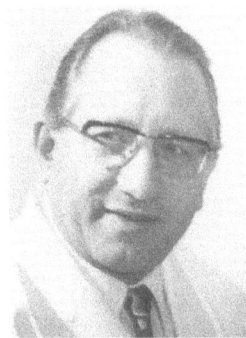

Gerd Beckmann (*1923)
Amtszeit: 1971–1988
1954 *Oberarzt in Kiel bei Klaus Vogel*
1956 *Habilitation in Kiel bei Klaus Vogel*
1957 *Umhabilitation an die Universitäts-HNO-Klinik Marburg bei Julius Berendes und Ernennung zum Leitenden Oberarzt*
1962 *apl. Professur*

Beckmann erhielt seine hno-ärztliche Fachausbildung ab 1950 bei Klaus Vogel in Kiel. 1954 wurde er zum Oberarzt ernannt. 1956 habilitierte er sich über die akustische Bedeutung des primären Kehlkopf-Klanges sowie der Kehlkopf-Ventrikel. Für diese Arbeit erhielt er 1956 den Wilhelm-Brünings-Preis der Deutschen Gesellschaft für HNO-Heilkunde. 1957 wechselte er an die Universitäts-HNO-Klinik Marburg als Leitender Oberarzt bei Julius Berendes. Zum Deutschen HNO-Kongress 1962 erarbeitete er das Hauptreferat

„Das hörgestörte Kind". 1959 erschien von ihm zusammen mit Anton Schilling die Monographie „Hörtraining", später zusammen mit Wolfhart Niemeyer der sprachaudiometrische „Marburger Satztest". An der Abfassung und Terminierung der gesetzlichen „Lärm"-Vorsorge-Untersuchungen war er ebenfalls beteiligt. Gastaufenthalte nahm er u.a. bei Helmut Loebell, Münster (Phoniatrie), Hans von Leden, Los Angeles, und F.S. Brodnitz, New York (Phoniatrie), Howard House, Los Angeles (Ohr-Mikrochirurgie), John Conley, New York (Tumor-Chirurgie), Sir Alexander Ewing, Manchester (Pädoaudiologie) wahr. 1971 übernahm er als Chefarzt die Leitung der Kasseler HNO-Klinik, deren Neubau er von 1969 an schon mitgeplant hatte. 1976 konnte der Neubau der jetzigen Klinik bezogen werden.

Die Klinik war mit 60 Betten ausgewiesen. Für die operativen Aufgaben standen vier Operationsräume zur Verfügung. Der Schwerpunkt der Klinik lag im Bereich der hörverbessernden Eingriffe sowie der diagnostischen und operativen Verfahren bei Kopf- und Halstumoren. Für die laserchirurgischen Operationen wurde ein CO_2-Laser genutzt. Weitere Schwerpunkte der Klinik waren rekonstruktive und plastische Operationen des Fachgebietes. Die Klinik verfügte ferner bereits unter Beckmann über eine umfangreiche audiologische Abteilung für die subjektive und objektive Audiometrie einschließlich der Kinderaudiometrie.

1988 wurde Beckmann als leitender Medizinischer Direktor pensioniert. Anschließend setzte er seine berufliche Tätigkeit als freipraktizierender HNO-Arzt und als Leiter einer Logopäden-Lehranstalt weiter fort.

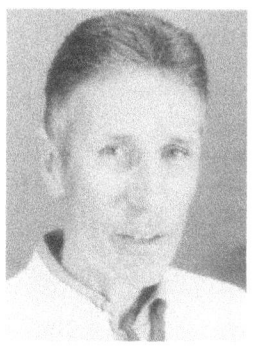

Michael Schröder (*1943)
Amtszeit seit 1989
1979   Oberarzt in Göttingen bei Adolf Miehlke
1984   Habilitation in Göttingen bei Adolf Miehlke
1985   Leitender Oberarzt in Göttingen bei
*   Adolf Miehlke und ab 1986 bei*
*   Wolfgang Steiner*
1988   C3-Professur auf Lebenszeit in Göttingen

Schröder erhielt seine hals-nasen-ohrenärztliche Ausbildung bei Adolf Miehlke in Göttingen. Hier wurde er 1979 zum Oberarzt ernannt. Es folgten Gastaufenthalte 1980 bei Claus Walter in Düsseldorf-Kaiserswerth sowie an der Columbia University of New York bei John Conley und am Memorial Sloan Cattering Cancer Center, Memorial Hospital, bei William Strong. Im Jahre 1984 habilitierte er sich über das Thema „Lokale Ausschaltung der Ohrspeicheldrüse mit Prolamin – eine tierexperimentelle Studie zur Therapie der chronisch rezidivierenden Parotitis". 1985 wurde er unter Adolf Miehlke zum Leitenden Oberarzt der Hals-Nasen-Ohren-Klinik der Universität Göttingen ernannt. 1988 erhielt er eine C3-Professur der Universität Göttingen auf Lebenszeit auf eine Schwerpunktprofessur für Parotis- und Fazialischirurgie. Schröder arbeitete bereits 1973 während einer Assistenzarztzeit am Institut für Humangenetik der Universität Göttingen an einer Untersuchung zur Genetik der Otosklerose. Außerdem war er von 1984–1993 Schriftführer der Nordwestdeutschen Vereinigung der Hals-Nasen-Ohren-Ärzte und ist Gründungsmitglied der Mitteldeutschen Vereinigung der HNO-Ärzte, deren Schriftführer er seit 1990 ist.

Die Klinik verfügt über 64 Erwachsenenbetten sowie einen Operationstrakt mit 3 Sälen, eine Aufwacheinheit und eine der jeweiligen Station zugeordneten Überwachungseinheit. Die Behandlung von Stimm- und Sprachstörungen wird in Kooperation mit einer angegliederten Logopädiepraxis durchgeführt.

Wichtiger ärztlicher Mitarbeiter ist Frank Böhm, der sich auch mit Tauch- und Überdruckmedizin beschäftigt.

Arztschlüssel: 1-3-7

Koblenz

Bundeswehrzentralkrankenhaus Koblenz – Akademisches Lehrkrankenhaus der Johannes-Gutenberg-Universität Mainz – Hals-Nasen-Ohren-Abteilung

Das Bundeswehrzentralkrankenhaus in Koblenz wurde 1956 als Bundeswehrlazarett gegründet. Die Baulichkeiten wurden von den Franzosen, die vorher an gleichem Ort ein Lazarett betrieben hatten, übernommen.
Erster Chefarzt war Herbert Voigt.

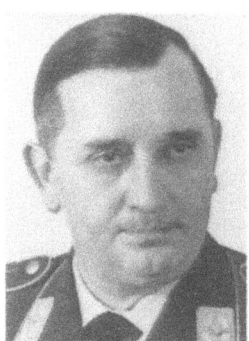

Herbert Voigt (1912–1988)
Amtszeit: 1959–1972

Herbert Voigt erhielt seine hals-nasen-ohrenärztliche Ausbildung an der Städtischen HNO-Klinik der Krankenanstalten Magdeburg und war von 1947–1957 niedergelassener HNO-Arzt in Apolda/Thüringen. Nach seiner Übersiedlung in den Westen trat er 1959 in die Bundeswehr ein und war hier kurze Zeit am flugmedizinischen Institut der Luftwaffe in Fürstenfeldbruck tätig. 1959 wurde er mit dem Aufbau der HNO-Abteilung am damaligen Bundeswehrlazarett in Koblenz betraut.

Sein Nachfolger wurde Wolfgang Lesoine.

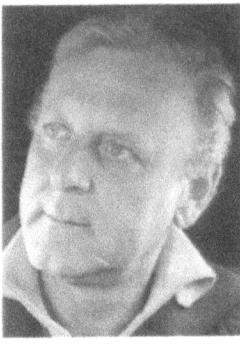

***Wolfgang Lesoine** (1932–1987)*
Amtszeit: 1973–1975
1966 Habilitation an der Ludwig-Maximilians-
Universität München bei
Alexander Herrmann
1972 apl. Professur

Wolfgang Lesoine erhielt seine hals-nasen-ohrenärztliche Ausbildung bei Alexander Herrmann und habilitierte sich 1966 in München über die Funktion des Zungenbeins. Er konnte nachweisen, dass das Zungenbein für die Sprache und die Schluckfunktion entbehrlich ist. Auch der Begriff des „Stylo-keratohyoidalen Syndroms" stammt von ihm. Die Leitung der HNO-Klinik am Bundeswehrzentralkrankenhaus in Koblenz hatte er zwischen 1973 und 1975 inne, hiernach wechselte er ans Bundeswehrkrankenhaus nach München.

Lesoines klinischer Schwerpunkt war die Tumorchirurgie.

Sein Nachfolger wurde Wolfgang Eversheim.

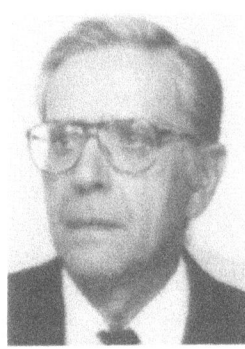

***Wolfgang Eversheim** (*1936)*
Amtszeit: 1975–2001
1972 Oberarzt in Bonn bei Walter Becker

Wolfgang Eversheim erhielt seine hals-nasen-ohrenärztliche Ausbildung zwischen 1967 und 1971 bei Dietrich Plester in Tübingen. Zwischen 1972 und 1973 war er Oberarzt an der Universitäts-HNO-Klinik Bonn unter Walter Becker. Ab Juni 1973 war er am Bundeswehrzentralkrankenhaus in Koblenz tätig. Hier übernahm er im Oktober 1975 als Abteilungsleiter die Hals-Nasen-Ohren-Klinik. Eversheims klinischer Schwerpunkt lag in der Mikrochirurgie des Ohres.

Die HNO-Abteilung umfasst 35 Betten, angeschlossen ist eine Ambulanz sowie eine audiometrische Abteilung.

Wichtige ärztliche Mitarbeiter waren die Oberärzte Bernd Reinartz und Michael Kersebaum.

Arztschlüssel: 1-2-4

Die Leitung der HNO-Abteilung wurde am 1. Februar 2001 von Roland Jacob übernommen, der seine Fachausbildung bei Wolf Mann in Mainz erhalten hatte.

Koblenz – Krankenhaus Marienhof Koblenz – Genossenschaft der Schwestern zum Heiligen Geist – Schwerpunkt-Klinik für HNO-Krankheiten, Kopf- und Halschirurgie, Plastische Operationen

Im Jahre 1977 wurde am Krankenhaus Marienhof in Koblenz eine hauptamtliche HNO-Abteilung errichtet. Helmut Jung wurde zu ihrem Chefarzt gewählt.

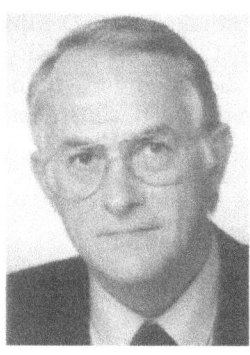

Helmut Jung (*1938)
Amtszeit seit 1977
1972 Ernennung zum Assistenzprofessor an der Universitäts-HNO-Klinik Mainz bei Walter Kley
1973 Oberarzt an der Universitäts-HNO-Klinik Mainz
1974 Habilitation bei Walter Kley
1975 apl. Professur in Mainz

Jung erhielt seine hals-nasen-ohrenärztliche Ausbildung an der Universitäts-HNO-Klinik Würzburg unter Horst Ludwig Wullstein sowie an der Universitäts-HNO-Klinik in Mainz unter Walter Kley. Er war zwischenzeitlich auch an der Klinik für Kommunikationsstörungen der Universität Mainz unter Peter Biesalski tätig.

Im Jahre 1973 wurde er Oberarzt an der Universitäts-HNO-Klinik in Mainz und habilitierte sich 1974 mit dem Thema „Das Nasenrachendach: Histologische, endoskopische und lymphoszintigraphische Untersuchungen unter besonderer Berücksichtigung der Malignome und deren Ausbreitungsgebiet". Im Jahre 1975 erhielt er eine apl. Professur.

Jungs wissenschaftliche Schwerpunkte liegen im Bereich histopathologischer Untersuchungen otosklerotischer Stapesfußplatten, ein Thema, mit dem er im Jahr 1965 bei Walter Kley promoviert hatte. Ferner ist er auf dem Gebiet der Malignomerkrankungen wissenschaftlich tätig, wie es in seinem Handbuchartikel „Malignomerkrankungen bei Kindern und Jugendlichen im Kopf-Halsbereich" zum Ausdruck kommt. Sein wissenschaftliches Interesse zeigt sich in etwa 100 Publikationen und zahlreichen Vorträgen – z.T. auf Aufforderung – auf nationalen und internationalen Kongressen. Jung war 1987 Präsident der Herbsttagung der „European Academy of Facial Surgery (The Joseph Society) in Koblenz, er war 1993 Vorsitzender der Vereinigung Südwestdeutscher HNO-Ärzte in Koblenz und Vorsitzender und Organisator der Winter-Meetings der „European Academy of Facial Plastic Surgery" in Flims-Laax (Schweiz) in den Jahren 1989, 1991, 1993, 1995 und 1997.

Ferner hielt er 1997 den Festvortrag „Kulturgeschichtliche Aspekte des Riechens" auf dem Jahreskongress der Deutschen Gesellschaft für HNO-Heilkunde, Kopf- und Halschirurgie in Nürnberg. Jung erhielt die Auszeichnungen „Honorable Treasurer of the European Academy of Facial Plastic Surgery" und „Ehrenvorsitzender des Landesverbandes der Kehlkopflosen Rheinland-Pfalz". Als Vertreter der HNO-Chefärzte ist Jung sei 10 Jahren Mitglied des Vorstandes des Berufsverbandes und wurde außerdem 1999 ins Präsidium der Deutschen Gesellschaft für HNO-Heilkunde, Kopf- und Halschirurgie gewählt.

Jungs klinische Schwerpunkte liegen in der Mikrochirurgie des Ohres und der Otobasis, der NNH- und der Schädelbasischirurgie, der Tumor-, plastischen- und plastisch-rekonstruktiven Chirurgie sowie in der Mikro- und Laserchirurgie des Larynx sowie in der Struma- und Tracheal-Chirurgie.

Unter Jungs Leitung erfolgte die Planung und Einrichtung der HNO-Klinik im Klinikneubau; der Umzug dorthin fand im Jahre 1980 statt. Die Klinik wurde auf ca. 60 Betten erweitert. Ferner wurden die Operations- und die Funktionsabteilung sowie der Ambulanzbereich vergrößert, außerdem wurde eine Logopädische Abteilung eingerichtet.

Wichtige ärztliche Mitarbeiter sind die Oberärzte Harald Gorgulla und Dirk Schneider.

Arztschlüssel: 1–2–6

Köln

Städtisches Krankenhaus Köln-Holweide –
Akademisches Lehrkrankenhaus der Universität zu Köln –
Klinik für HNO-Heilkunde, Kopf- und Halschirurgie

Am 1. April 1946 wurde in den alten Kasernengebäuden auf dem Gelände des ehemaligen Fliegerhorstes Ostheim das Krankenhaus Merheim eröffnet. Dort wurde 1948 eine Städtische HNO-Klinik eingerichtet, deren Leitung Julius Löer übernahm.

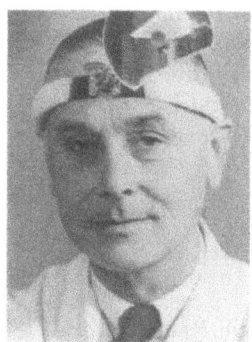

Julius Löer (1900–1979)
Amtszeit: 1949–1969
1933–1944 *Chefarzt der Städtischen HNO-Klinik Köln-Mülheim*
1945–1948 *Chefarzt der HNO-Abteilung des St. Franziskus-Hospitals in Köln-Ehrenfeld*

Julius Löer wurde 1900 in Büren, Westfalen, geboren. Er studierte Medizin in München, Greifswald und Berlin. Nach seiner Promotion im Jahre 1924 absolvierte er eine chirurgische Fachausbildung am Marienhospital in Düsseldorf. Von dort aus wechselte er an die Universitäts-HNO-Klinik Köln, wo er unter Alfred Güttich von 1929–1932 tätig war. Von 1933 bis zur Zerstörung des Städtischen Krankenhauses Köln-Mülheim im Jahre 1944 war Löer Leitender Arzt der dortigen Hals-, Nasen-Ohren-Abteilung. Danach führte er von 1945–1948 die HNO-Abteilung des St.-Franziskus-Hospitals in Köln-Ehrenfeld, bis er 1949 zum Dirigierenden Arzt der Hals-, Nasen- und Ohrenklinik des Krankenhauses Köln-Merheim ernannt wurde. Nach Erreichen der gesetzlichen Altersgrenze wurde Obermedizinalrat a.D. Julius Löer für die Zeit vom 1.6.1965 bis zum 30.6.1969 in privatrechtlichem Dienstverhältnis als Leitender Arzt der HNO-Klinik weiterbeschäftigt.

Auf dem Gebiet der HNO-Heilkunde setzte Löer Schwerpunkte bei der Kehlkopfchirurgie und der Traumatologie. Er beschäftigte sich außerdem intensiv mit der septischen Chirurgie sowie mit Grenzbereichen zur Neurochirurgie. Außerdem war er einer der Ersten in der Region, der die Neck-Dissektion durchführte. Außerdem entwickelte er besondere Techniken zur Entfernung von Fremdkörpern aus der Trachea und besaß umfangreiche Erfahrungen in der Bronchoskopie. Von ihm wurde schon früh der Kunststoff Paladon als Ersatzmaterial eingesetzt. Ferner beschäftigte sich Löer in experimentellen Untersuchungen mit osteoblastischen Regeneraten im Bereich der Dura.

Neben seiner klinischen Tätigkeit war Löer 14 Jahre lang Schriftführer der Vereinigung Westdeutscher HNO-Ärzte. Ihre 30. Jahrestagung 1961 leitete er als Vorsitzender in Köln.

Darüber hinaus war er langjähriges Vorstandsmitglied der Deutschen Gesellschaft für HNO-Heilkunde, deren Ehrenmitglied er später wurde. Nach seiner Pensionierung führte Julius Löer noch 10 Jahre lang – bis sechs Wochen vor seinem Tod – eine Praxis am Ebertplatz in Köln.

Danach wurde Joseph Matzker Chefarzt der Städtischen HNO-Klinik Köln-Merheim.

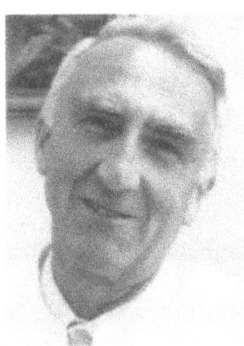

Joseph Matzker (1923–1997)
Amtszeit: 1969–1988
1952 Oberarzt in St. Gallen bei Hartmut Vetter
1954 Oberarzt in Mainz bei Hans Leicher
1956 Habilitation in Mainz bei Hans Leicher
1963 Ernennung zum Professor auf Lebenszeit
1970 Ablehnung eines Rufs nach Essen

Geboren wurde Matzker 1923 in Hirschberg, Schlesien. Nachdem er 1942 schwer verletzt aus dem Krieg in Russland zurückkehrte, begann er in Breslau das Medizinstudium. Er wechselte nach drei Semestern nach Heidelberg, wo er 1949 das Studium abschloss. Es folgte eine dreijährige Assistenzarztzeit in Heidelberg unter Alfred Seiffert. Danach arbeitete Matzker als Oberarzt an der HNO-Klinik des Kantons-Spitals St. Gallen. Von dort ging er 1954 an die Universitäts-HNO-Klinik Mainz. Unter Hans Leicher arbeitete er als Assistent und später als Oberarzt. 1956 habilitierte er sich mit der Arbeit „Zerebrale Hörstörungen, ihre Diagnose durch einen neuartigen Binaural-Test". 1958 wurde Matzker für seine Arbeiten über die Diagnose und Differentialdiagnose zerebraler Hörstörungen der Johannes-Zange-Preis verliehen.

1969 begann Matzker seine Tätigkeit als Chefarzt der Städtischen HNO-Klinik in Köln, die sich damals noch in Köln-Merheim befand. Am 15.4.1970 erhielt Joseph Matzker einen Ruf auf den Lehrstuhl für HNO-Heilkunde am Klinikum Essen der Universität Bochum, den er jedoch ablehnte, um in Köln zu bleiben. 1972 zog er mit der HNO-Klinik in das gerade eröffnete Städtische Krankenhaus Köln-Holweide. Seit 1978 ist das Krankenhaus Holweide Lehrkrankenhaus der Universität zu Köln.

Matzker engagierte sich über 20 Jahre als Schriftführer in der Vereinigung Südwestdeutscher HNO-Ärzte. 1975 war er Vorsitzender ihrer Versammlung in Augsburg.

Die wissenschaftlichen Arbeiten Matzkers befassen sich mit zahlreichen Themengebieten der HNO-Heilkunde. Er beschäftigte sich darin besonders mit der Audiologie, die er um zwei wissenschaftliche Tests bereicherte, mit der Chirurgie fortgeschrittener Kehlkopftumoren sowie mit der Geschichte der Medizin. Matzker war eine herausragende Persönlichkeit in der deutschen HNO-Heilkunde. Ihn zeichnete ein besonders hohes Maß an Vitalität und Hingabe zum Patienten aus. Für Belange von Mitarbeitern, Patienten und deren Angehörigen stand er immer zur Verfügung.

Zu seinen Mitarbeitern pflegte er ein weit mehr als kollegiales Verhältnis. Darüber hinaus faszinierte Matzker durch sein profundes Wissen in der Kunstgeschichte und seine große Musikalität.

Am 22. Mai 1980 erhielt Joseph Matzker das Bundesverdienstkreuz 1. Klasse aus der Hand des Bundespräsidenten Karl Carstens.

Wichtige Mitarbeiter waren die Oberärzte Jürgen Neubert, Tilman Brusis (später Chefarzt in Köln-Holweide), Rolf Pischke, Klaus Behrens, Wolfhart Porzig sowie Klaus Hassheider (Audiometrist der Klinik und Gründer der Fa. Hassheider-Kehlkopflosenbedarf, heute Fa. SMT).

1988 ging Joseph Matzker in den Ruhestand. Sein Nachfolger wurde Tilman Brusis.

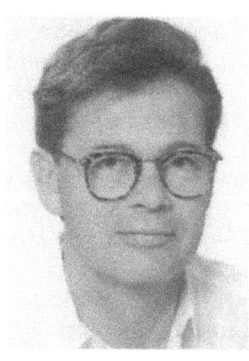

Tilman Brusis (*1941)
Amtszeit seit 1988
1973   Oberarzt in Köln-Holweide
*   bei Joseph Matzker*
1979   Oberarzt in Köln bei Fritz Wustrow
*   an der Universitäts-HNO-Klinik*
1981   Habilitation in Köln bei Fritz Wustrow
1983   C3-Professur in Köln
1988   apl. Professur in Köln

Tilman Brusis wurde in Berlin geboren. Sein Studium absolvierte er in Heidelberg und Wien. Nach Beendigung des Studiums begann er seine Facharztausbildung bei Hans-Georg Boenninghaus. 1973 trat Brusis eine Oberarztstelle bei Joseph Matzker in Köln-Holweide an. Dort arbeitete er bis 1979. Er wechselte die Rheinseite und ging an die Universitäts-HNO-Klinik Köln. Als Oberarzt war er unter Fritz Wustrow und später unter Eberhard Stennert tätig. 1981 habilitierte er sich mit der Arbeit „Die Begutachtung der Lärmschwerhörigkeit" und wurde 1983 zum Professor ernannt. 1988 kehrte er an die HNO-Klinik Köln-Holweide zurück und trat die Nachfolge von J. Matzker an. Nach Übernahme der Klinikleitung erreichte er die Umbenennung der Klinik in „Klinik für HNO-Heilkunde, Kopf- und Halschirurgie" sowie die Einrichtung neuer Ambulanz- und Operationsräume. Ferner baute er Audiologie und Logopädie aus.

Über die klinische Arbeit hinaus, war Brusis von 1985–1996 Schriftführer der Vereinigung Westdeutscher HNO-Ärzte. 1998 hatte er den Vorsitz ihrer 101. Tagung in Köln inne. Von 1996–2000 war er Schriftführer der Arbeitsgemeinschaft HNO-Chefärzte. 1980 erhielt Brusis den Anton-von-Tröltsch-Preis der Deutschen Gesellschaft für HNO-Heilkunde, Kopf- und Halschirurgie.

Wissenschaftliche Schwerpunkte von Brusis liegen im theoretischen Bereich in Begutachtungsfragen (Schwerbehindertenrecht, Kehlkopfkrebs, Lärmschwerhörigkeit), in der Medizingeschichte und in der Rehabilitation Kehlkopfloser. Im klinischen Bereich stehen die plastisch-rekonstruktive Larynx- und Trachealchirurgie, die Septorhinoplastik, die Behandlung des Obstruktiven Schlaf-Apnoe-Syndroms sowie die Schilddrüsenchirurgie im Vordergrund.

Als wichtige Publikationen sind „Die Begutachtung der Lärmschwerhörigkeit", der Handbuchbeitrag „Nachsorge nach Laryngektomie", die Monografien „HNO-Röntgen-Atlas" (2 Bände) sowie die Mitarbeit am Königsteiner Merkblatt und an den Anhaltspunkten für die Begutachtung im sozialen Entschädigungsrecht und im Schwerbehindertenrecht zu nennen. Außerdem wirkte er in verschiedenen Gremien (VDI, Bundesministerium für Arbeit und Sozialordnung, Hauptverband der gewerblichen Berufsgenossenschaft usw.) mit.

Im Krankenhaus Köln-Holweide trifft sich einmal jährlich ein interdisziplinärer Gesprächskreis für die Behandlung laryngotrachealer Stenosen, der von Josef Holzki, Chefarzt des Kinderkrankenhaus Amsterdamer Straße, gegründet wurde und gemeinsam von Josef Holzki, Tilman Brusis und Christian Puder organisiert wird. Außerdem richtet die HNO-Klinik in regelmäßigen Abständen Fortbildungsveranstaltungen für Arzthelferinnen von HNO-Praxen aus.

Die Klinik verfügt über 63 Betten. Fünf weitere Betten wurden in der Städtischen Kinderklinik Amsterdamer Straße für den Schwerpunkt „laryngotracheale Stenosen im Kindesalter" unter der Leitung von Christian Puder eingerichtet.

Wichtige heutige und frühere Mitarbeiter: Wolfhart Porzig, Burkhard Mootz, Astrid Marek (Psychotherapie), Christian Puder und Luis Calero.

Arztschlüssel: 1–2–7,5

Köln – St. Elisabeth-Krankenhaus Köln-Hohenlind – Deutscher Caritas-Verband und Diözesan-Caritasverband – Akademisches Lehrkrankenhaus der Universität zu Köln – Klinik für Hals-, Nasen-, Ohren-Heilkunde, Kopf- und Halschirurgie

Das St. Elisabeth-Krankenhaus in Hohenlind ist das größte konfessionelle Krankenhaus in Köln und wurde 1932 eröffnet. Zwischen 1933 und 1969 wurde die HNO-Abteilung als Belegabteilung geführt. 1969 wurde eine hauptamtliche Klinik mit bis zu 60 HNO-Betten eröffnet.
Erster hauptamtlicher Chefarzt war Hellmuth Decher.

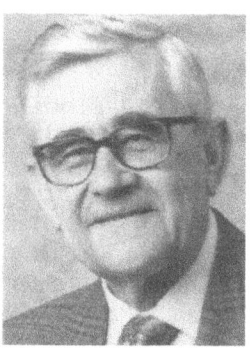

Hellmuth Decher (*1927–2000)
Amtszeit: 1969–1992
1963 *Habilitation in Bonn*
      bei Bernhard Langenbeck
1969 *apl. Professur in Bonn*
1970 *Ablehnung eines Rufes an die FU Berlin,*
      Klinikum Steglitz

Decher begann die HNO-Ausbildung 1954 bei Artur Blohmke an der Universitäts-HNO-Klinik Frankfurt/Main und war anschließend 15 Jahre unter Bernhard Langenbeck, Michael Thielemann und Walter Becker in Bonn tätig. Hier habilitierte er sich 1963 unter Bernhard Langenbeck mit dem Thema „Neue Wege der feineren Diagnostik vestibulärer Störungen mittels der Nystagmographie". Schwerpunkte seiner wissenschaftlichen Arbeit waren die Physiologie und Pathologie des Vestibularapparates und die Nystagmographie, wie in einer seiner Monographien zum Ausdruck kommt. Eine weitere Monographie betrifft das Thema des cervikalen Syndroms. Die klinischen Schwerpunkte Dechers lagen in der Mittelohrchirurgie sowie den plastischen Operationen des Faches.
Decher war Vorstandsmitglied, Schriftführer und 1972 Vorsitzender der Vereinigung Westdeutscher HNO-Ärzte und Gründungsmitglied der ADANO und der Bárány-Society.
Unter seiner Leitung wurde 1990 ein neuer Operationstrakt erstellt, der in den Folgejahren immer wieder erweitert wurde und schließlich seit 1992 drei Operationssäle umfasst. 1994 wurden die Ambulanz sowie die Funktionsräume (Neurootologie, Allergologie) erneuert, eine weitere Station wurde der HNO-Abteilung hinzugefügt.
Dechers wichtigste Mitarbeiter waren die Oberärzte Hans-Georg Möller (später Chefarzt in Gelsenkirchen), Berthelm Karl Maas (später Chefarzt in Bad Lippspringe) und Holger-Harald Migdal.

Nach Dechers Pensionierung wurde Jochen Wustrow zu seinem Nachfolger gewählt.

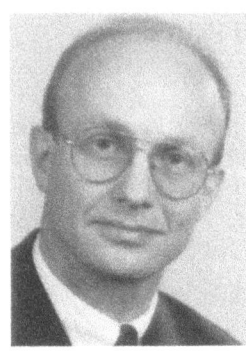

Jochen Wustrow (*1950)
Amtszeit seit 1992
1990 Habilitation in Kiel bei Heinrich Rudert
1990 Leitender Oberarzt in Lübeck
bei Hilko Weerda

Jochen Wustrow ist der älteste Sohn von Fritz Wustrow (Ordinarius an der Universitäts-HNO-Klinik Köln 1968–1983). Jochen Wustrow war 1979 Assistenzarzt am Pathologischen Institut der Universität zu Köln unter Robert Fischer und begann 1980 unter Claus Herberhold seine Assistenzarzttätigkeit an der Universitäts-HNO-Klinik Hamburg-Eppendorf. 1982–1990 war er als Assistenzarzt und Oberarzt unter Heinrich Rudert in Kiel tätig. Hier habilitierte er sich 1990 mit dem Thema: „Die epithelialen Speicheldrüsentumoren, histomorphologische Marker und Klinik". 1990 erhielt er den Ruf auf die C3-Professur und die Stelle des Leitenden Oberarztes sowie des stellvertretenden Direktors der Klinik für Hals-Nasen-Ohren-Heilkunde der Med. Fakultät der Universität zu Lübeck bei Hilko Weerda. 1992 wurde er zum Nachfolger von Hellmuth Decher gewählt.

Der Schwerpunkt von Wustrows Arbeit liegt auf histomorphologischen Untersuchungen im Hals-Nasen-Ohren-Bereich. Vor allem wurden von ihm immunhistochemische Untersuchungen des Nasopharynx bei Lymphomen, bei Speicheldrüsentumoren und dem Schockgeschehen im Bereich der Trachea durchgeführt. Klinische Schwerpunkte sind die Mittelohr- und Nasennebenhöhlen- sowie die Speicheldrüsen- und Tumor-Chirurgie. Das Spektrum umfasst ferner die plastische Chirurgie und die laserchirurgischen Eingriffe. Die Zahl der Klinikbetten beträgt 50. Jochen Wustrow war 1991 Schriftführer der Vereinigung der Schleswig-Holsteinischen HNO-Ärzte.

Wichtige Mitarbeiter: Oberärzte Holger-Harald Migdal (später Chefarzt in Gummersbach), Cornelius Stupp und Lothar Glißmann.

Arztschlüssel: 1–2–4,5

Köln – St. Franziskus Hospital – Franziska Schervier-Hospitalwerk gGmbH – Hals-Nasen-Ohrenklinik, Plastische Operationen

Im Jahre 1868 wurde durch Franziska Schervier, Stifterin der Armen-Schwestern vom Heiligen Franziskus, das St. Franziskus-Hospital gegründet. Von Anfang des Jahrhunderts bis 1919 war Sally Moses, HNO-Arzt des israelitischen Asyls in Köln-Ehrenfeld und langjähriger Schriftführer der Vereinigung Westdeutscher HNO-Ärzte, Konsiliarzt des Hospitals.

Zwischen 1919 und 1921 hielt dort Carl Melchior Hopmann (1844–1925), Gründer der Vereinigung Westdeutscher HNO-Ärzte, eine Spezialsprechstunde für „Ohren-Kranke" ab. Hopmann war von 1868–1870 Assistenzarzt im Hedwigs-Krankenhaus in Berlin und seit 1871 niedergelassener HNO-Arzt in Köln. Er stellte als Erster die Indikation für die vollständige Ausschälung der Gaumenmandeln, beschäftigte sich mit den Ursachen und Therapiemöglichkeiten von Nasenpolypen und Ozaena und entwickelte Operationstechniken und Operationsinstrumente, z.B. „Hopmanns Velotraktor". 1904 wurde er zum Professor ernannt.

1921 wurde eine HNO-Abteilung mit 25 Männer- und 35 Frauenbetten eingerichtet.

Wegen der abnehmenden Zahl von Ordensschwestern gaben die Armen-Schwestern vom Heiligen Franziskus 1993 die Trägerschaft des Krankenhauses in Ehrenfeld an das Deutsch-Ordens-Hospitalwerk ab. Am 2. Januar 2001 wurde das Haus wieder von den Ordensschwestern übernommen.

Erster Chefarzt war Karl Horchler.

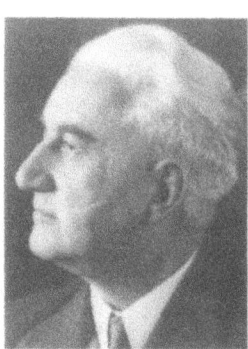

Karl Horchler (1887–1944)
Amtszeit: 1921–1944

Karl Horchler stammte aus Paderborn in Westfalen. Er leitete die HNO-Klinik als erster Chefarzt seit 1921. Karl Horchler führte nebenbei eine Kassenpraxis am Hohenzollernring. 1936 verlor er die Kassenzulassung vorübergehend, da er eine jüdische Großmutter hatte und für „nicht arisch" erklärt wurde. Nach kurzer Zeit wurde ihm die Kassenzulassung wieder zurückgegeben. Bei Patienten mit ausgeprägten Nasenscheidewand-Deviationen verwendete Horchler das alte Operationsverfahren nach Krieg. Mit einer Stanze trug er hervorstehende Septumanteile ab. Dadurch kam es in vielen Fällen zu kleineren oder größeren Septumperforationen. Wenn Patienten so operiert wurden, sagte man, sie wurden „gehorchlert".

1944 kam Horchler bei einem Bombenangriff in Köln ums Leben. Danach wurde Julius Löer zum Chefarzt ernannt.

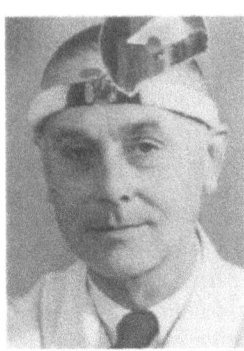

Julius Löer *(1900–1979)*
Amtszeit: 1945–1948
1933–1944 Chefarzt der Städtischen HNO-Klinik Köln-Mülheim
1949–1969 Chefarzt der Städtischen HNO-Klinik Köln-Merheim

Nach der Zerstörung des Städtischen Krankenhauses Köln-Mülheim im Zweiten Weltkrieg führte Löer drei Jahre die HNO-Klinik des St.-Franziskus-Hospitals. Zuvor war er über 10 Jahre Chefarzt der HNO-Klinik des Städtischen Krankenhauses in Köln-Mülheim gewesen, das 1944 durch einen Bombenangriff zerstört worden war. 1949 wurde er zum Dirigierenden Arzt der neu eingerichteten HNO-Klinik des Städtischen Krankenhauses Köln-Merheim ernannt.

1948 übernahm Herbert Cüppers die Leitung der HNO-Abteilung.

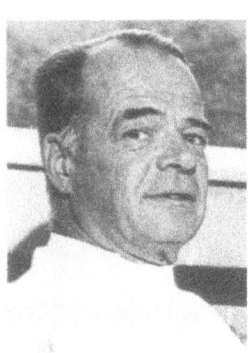

Herbert Cüppers *(1911–1978)*
Amtszeit: 1948–1977

Cüppers studierte in Heidelberg und Wien. Anschließend war er von 1936 bis 1939 in Berlin bei Carl von Eicken und in Gießen bei Alfred Brüggemann tätig. 1939 musste er die Facharztausbildung wegen Einberufung zur Wehrmacht unterbrechen. Während des Krieges nahm er am Polen- und Frankreich-Feldzug als Stabsarzt bzw. Generaladjudant teil. Nach dem Krieg ergänzte er seine Facharztausbildung von 1946–1948 bei Theodor Hünermann am Marienhospital in Düsseldorf. 1948 wurde er zum Leitenden Arzt der HNO-Abteilung des Franziskus-Hospitals in Köln-Ehrenfeld ernannt. Die Klinik führte er bis zum Jahre 1977. Danach war er bis zu seinem Tod in einer Facharztpraxis in Köln tätig.

Cüppers war menschlich wie fachlich ein Arzt der alten Schule mit großer diagnostischer Sicherheit und Zielgenauigkeit in seinen therapeutischen

Handlungen. Er beherrschte das gesamte HNO-Fach einschließlich der operativen Behandlungen der damals immer wieder vorkommenden otogenen Schläfenlappen-Abszesse. Schüler Cüppers waren unter anderem Claus Jansen (später Gummersbach) und Walter Meuser (später Wuppertal).
1977 wurde Hermann Lenz zum Chefarzt der Klinik gewählt.

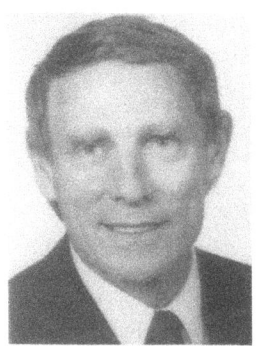

Hermann Lenz (*1937)
Amtszeit: 1977–1999
1971   Ernennung zum Assistenzprofessor an der Freien Universität Berlin am Klinikum Steglitz
1974   Oberarzt in Würzburg bei Horst Ludwig Wullstein
1975   Habilitation bei Horst Ludwig Wullstein
1985   a. o. Professur in Würzburg

Lenz erhielt seine hals-nasen-ohrenärztliche Ausbildung an der Freien Universität Berlin des Klinikum Steglitz bei Hans Heinz Naumann. Ab 1974 war er als Oberarzt an der HNO-Universitätsklinik Würzburg bei Horst Ludwig Wullstein tätig. Hier habilitierte er sich 1975 mit einer Arbeit über kältechirurgische Therapieverfahren. 1985 wurde er durch den bayrischen Kultusminister zum außerordentlichen Professor an der Bayrischen Julius-Maximilians-Universität in Würzburg ernannt. Seine plastisch-chirurgische Ausbildung erhielt Lenz am Klinikum Steglitz durch Irene Flemming und später durch zahlreiche Hospitationen bei namhaften plastischen Chirurgen, z. B. John M. Converse, Sherrell Aston, Thomas Reese und Daniel Baker in New York.

Wissenschaftlich befasste sich Lenz mit der Rasterelektronenmikroskopie unter Darstellung der Oberflächen von pathologisch veränderten und normalen endonasalen Mucosazellen und des Riechepitels. Klinischer Schwerpunkt ist neben der plastischen Chirurgie die endonasale Laserchirurgie, insbesondere die Anwendung im Bereich der unteren Nasenmuscheln. Diese Indikation wurde weltweit erstmals 1976 von Lenz eingeführt. 1986 gründete Lenz die „Deutsche Akademie für Kosmetische Chirurgie e.V." und 1996 die „International Society of Endonasal Laser Surgery e.V.". Hier richtet er als Präsident regelmäßig wissenschaftliche Kongresse mit internationalem Charakter aus.

Zwischen 1999 und 2001 führte die Oberärztin Claudia Lindner die Klinik kommissarisch.

Am 1.3.2001 wurde Christoph Möckel Chefarzt der HNO-Klinik

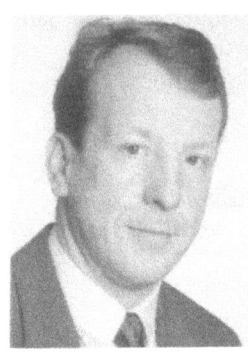

Christoph Möckel (*1962)
Amtszeit seit 2001
1994 Funktionsoberarzt an der Universitäts-HNO-
Klinik Essen bei Klaus Jahnke
1996 Oberarzt an der Universitäts-HNO-Klinik
Mannheim bei Karl Hörmann

Möckel erhielt seine Ausbildung zum HNO-Arzt zwischen 1989 und 1994 an der Universitäts-HNO-Klinik Essen bei Klaus Jahnke. Dort war er anschließend von 1994–1995 als Funktionsoberarzt tätig. 1996 wechselte er an die Universitäts-HNO-Klinik Mannheim als Oberarzt zu Karl Hörmann. Seine wissenschaftlichen Arbeiten beschäftigten sich mit hörverbessernden Operationen, Kernspinangiographie im Kopf-Hals-Bereich und mit pharmakologischen Themen. Seit 1.3.2001 leitet Möckel die HNO-Klinik des St. Franziskus Hospitals Köln.

Die Klinik verfügt über 45 Betten.

Wichtige ärztliche Mitarbeiter waren bzw. sind die Oberärzte Thomas Degen, Dieter Haußmann, Michael Otte und Claudia Lindner.

Arztschlüssel: 1–2–3

Königs Wusterhausen

Achenbach-Kreiskrankenhaus – Eigenbetrieb des Landkreises Dahme-Spreewald – Abteilung für HNO-Heilkunde

Das Krankenhaus wurde 1957 als Außenstelle des Kreiskrankenhauses in Zeuthen-Miersdorf gegründet. Nach Umstrukturierungsmaßnahmen im Achenbach-Kreiskrankenhaus ist der neue Standort seit 1992 Königs Wusterhausen.
Erster Chefarzt wurde im Jahre 1957 Herbert Schneider.

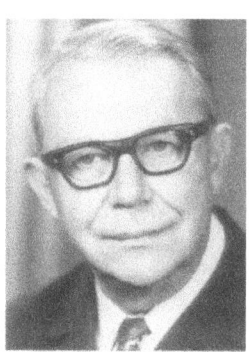

Herbert Schneider (1908–1993)
Amtszeit: 1957–1974

Schneider war Schüler von Alfred Jauernek am Rudolf-Virchow-Krankenhaus und an der Charité in Berlin.
Zum Nachfolger Schneiders wurde Klaus-Joachim Schust gewählt.

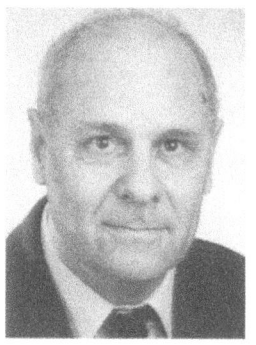

Klaus-Joachim Schust (*1937)
Amtszeit seit 1974
1972 Oberarzt in Königs Wusterhausen
*   bei Herbert Schneider*

Schust erhielt seine Facharztausbildung am gleichen Krankenhaus, wo er 1972 zum Oberarzt ernannt wurde. Neben den Routineeingriffen des Fachgebietes sieht Schust seinen Schwerpunkt vor allen Dingen in der endolaryngealen Mikrochirurgie und den konservativen Therapieverfahren des Faches.

Die Klinik verfügt über 20 Betten. Im September 2000 wurde ein neuer Op.-Trakt eingeweiht.

Arztschlüssel: 1-1-1,5

Krefeld

Städtische Krankenhäuser Krefeld – gemeinnützige GmbH – Klinikum Krefeld – Akademisches Lehrkrankenhaus der Universität Düsseldorf, Hals-Nasen-Ohren-Klinik, Abteilung für Phoniatrie und Pädoaudiologie

Im Jahre 1953 wurde Herbert Greven zum Leiter der ersten selbständigen Hals-Nasen-Ohren-Klinik der Städtischen Krankenanstalten Krefeld gewählt.

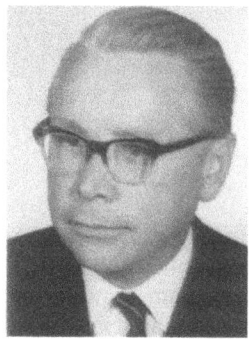

Herbert Greven (*1912)
Amtszeit: 1953–1977
1943 *Oberarzt bei Johannes Koch an der HNO-Klinik der Städtischen Krankenanstalten Essen*
1945 *Leitender Oberarzt in Düsseldorf bei Karl Amersbach*
1949 *Habilitation bei Karl Amersbach*
1952 *Kommissarische Leitung der HNO-Klinik der Medizinischen Akademie Düsseldorf*
1955 *apl. Professur*

Nachdem Greven zwischen 1939 und 1942 als wissenschaftlicher Assistent bei Karl Amersbach an der HNO-Klinik der Medizinischen Akademie Düsseldorf tätig gewesen war, trat er 1943 eine Oberarztstelle bei Johannes Koch an der HNO-Klinik der Städtischen Krankenanstalten Essen an. 1945 kehrte er als Leitender Oberarzt zu Karl Amersbach nach Düsseldorf zurück. Hier habilitierte er sich 1949 mit dem Thema „Pathogenese und Therapie der Kehlkopftuberkulose". Nach dem plötzlichen Tod Amersbachs 1952 übernahm Greven die kommissarische Leitung der Klinik und erhielt 1955, bereits als Chefarzt in Krefeld, die apl. Professur.

Grevens wissenschaftliches und auch klinisches Interesse galt der auf halsnasen-ohrenärztlichem Gebiet seinerzeit häufigen Kehlkopftuberkulose, was bereits in seiner Habilitationsschrift zum Ausdruck kam. Weitere Arbeitsgebiete Grevens waren die Anästhesieverfahren im Fachgebiet der Hals-Nasen-Ohren-Heilkunde. Er publizierte zahlreiche Arbeiten über Intubationsnarkose und Lokalanästhesieverfahren, gemeinsam mit dem damaligen Chefanästhesisten des Hauses Manfred Körner. Greven war korrespondierendes Mitglied der „Société française d'Oto-Rhino-Laryngologie". 1952 war er Vorstandsmitglied der „Deutschen Gesellschaft für die Aesthetische Chirurgie und ihre Grenzgebiete". Klinische Schwerpunkte Grevens waren die Rhinologie – hier insbesondere die operativen Behandlungsverfahren einschließlich der plastischen Operationen zur Nasenkorrektur – sowie die Endoskopie des Fachgebietes, insbesondere die Bronchoskopie. Das operative Spektrum umfasste ferner die Kehlkopf- und Nasennebenhöhlenchirurgie.

Unter Grevens Leitung konnte der im Jahre 1971 fertig gestellte Neubau der operativen Klinik bezogen werden. Greven war hier bereits an der Planung der Ausstattung der Klinik beteiligt. Zu dieser Zeit wurden auch die Phoniatrische und Pädaudiologische Abteilung eingerichtet, die zu dieser Zeit von Ernst Döhne geführt wurde.

Unter Grevens Leitung war die HNO-Klinik mit 112 Betten ausgewiesen.

1978 wurde Jörg Haubrich zum Nachfolger Grevens gewählt.

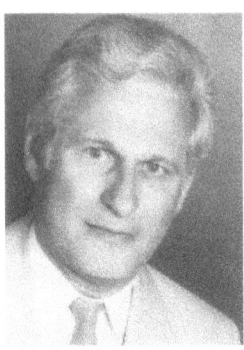

Jörg Haubrich (*1934)
Amtszeit: 1978–1999
1972 Habilitation in Göttingen bei Adolf Miehlke
1975 Leitender Oberarzt bei Adolf Miehlke
1977 apl. Professur

Haubrich war zunächst als Medizinalassistent in Heidelberg und als Assistent in der Gynäkologie und in der Chirurgie des Kreiskrankenhauses Kirchen an der Sieg tätig. Nach zweijähriger Assistenzarztzeit am Institut für Pathologie der Universität Würzburg bei Hans Werner Altmann begann er 1964 seine hno-ärztliche Ausbildung bei Adolf Miehlke in Göttingen. 1972 habilitierte er sich mit dem Thema: „Tierexperimentelle histologisch-histochemische Untersuchungen zur Formalgenese der hypothyreotisch bedingten Schwerhörigkeit". Leitender Oberarzt war er ab 1975.

Haubrichs wissenschaftliche Schwerpunkte liegen in der pathologischen Anatomie – besonders in der Histochemie und Autoradiographie des Innenohres. Entsprechend seiner wissenschaftlich pathologisch-anatomischen Ausbildung verfasste er gemeinsam mit Walter Schätzle den Band „Pathologie des Ohres" im Handbuch der speziellen pathologischen Anatomie von Wilhelm Doerr, Gerhard Seifert und Erwin Uehliger. Zusammen mit Gerhard Seifert, Adolf Miehlke und Reinhard Chilla entstand außerdem die Monographie „Speicheldrüsenkrankheiten", die später auch in englischer Sprache unter dem Titel „Diseases of the Salivary Glands" erschien.

Haubrichs klinische Schwerpunkte liegen im Bereich der Fazialischirurgie und insbesondere der Chirurgie der Speicheldrüsen. Sein weiteres Interesse gilt der endonasalen Nasennebenhöhlenchirurgie und der Laserchirurgie des Kehlkopfes.

Haubrich war langjähriger Schriftführer der Arbeitsgemeinschaft HNO-Chefärzte. Er ist Mitglied der Gutachterkommission der Ärztekammer Nordrhein und war Vorsitzender der Vereinigung Westdeutscher HNO-Ärzte im Jahr 1982. Im Bezirksverein Krefeld des Bundesverbandes der Kehlkopflosen ist er Mitglied und erhielt für sein diesbezüglich besonderes Engagement 1998 das Bundesverdienstkreuz.

Wichtige Mitarbeiter unter Haubrich waren die Oberärzte Cemal Gedik, Panitan Cheewaratanapan, Alfred Anschütz und Raimund Strote. Abteilungsleiter für Phoniatrie und Pädaudiologie war Jerzy Zabiega, der sich mit ihm gemeinsam um die großzügige Ausstattung der Audiologischen Abteilung und den Aufbau der Phoniatrie als wichtigen Bestandteil des Fachgebietes bemüht hat. Zabiegas Oberärztin war Karin Radke-Harm.

Zum Nachfolger Haubrichs wurde Reinhardt Kau gewählt.

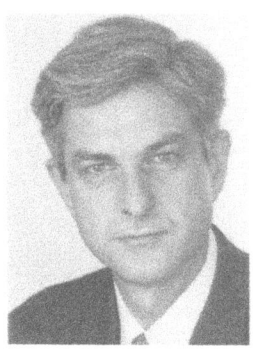

Reinhardt Kau (*1954)
Amtszeit seit 1999
1989 Oberarzt in Düsseldorf
bei Karl-Heinz Vosteen und Uwe Ganzer
1990 Habilitation in Düsseldorf
bei Karl-Heinz Vosteen
1992 Leitender Oberarzt bei Wolfgang Arnold
in München
1995 apl. Professur in München

Kau begann 1981 seine hno-ärztliche Ausbildung bei Karl-Heinz Vosteen an der Universitäts-HNO-Klinik Düsseldorf. Nach der Facharztanerkennung im Jahr 1989 war er hier zunächst bei Karl-Heinz Vosteen und ab 1990 bei Uwe Ganzer als Oberarzt tätig. Mit dem Amtsantritt von Wolfgang Arnold als Direktor der Hals-, Nasen-, Ohrenklinik der TU München wurde Kau 1992 als Leitender Oberarzt nach München berufen.

In den ersten Jahren seiner wissenschaftlichen Aktivitäten beschäftigte sich Kau mit den neurootologischen Untersuchungen zur Differentialdiagnose von Taubheit und retrocochleärer Schwerhörigkeit sowie experimentellen und klinischen Untersuchungen zur Immunologie des Innenohres. Neben Themen der Tumorforschung (Wirkung autolog stimulierter Lymphozyten auf das Tumorwachstum) beschäftigte er sich früh mit der Rehabilitation von Patienten mit ausgedehnten Gesichtsweichteildefekten unter dem Aspekt der plastisch-rekonstruktiven Chirurgie. Von 1992 an galt sein Hauptinteresse der Einsatzmöglichkeit von nuklearmedizinischen Techniken (Somatostatinszintigraphie, Positronenemissionstomographie) für Diagnostik und Therapieplanung von Kopf- und Halstumoren. Als langjähriges Mitglied der Arbeitsgemeinschaft für Dysphagie der TU München war er maßgeblich an der Erarbeitung von diagnostischen und therapeutischen Strategien bei Patienten mit Schluckstörungen beteiligt. Kau ist Mitglied im Editorial Board von ORL, Journal for Oto-Rhino-Laryngology und Otorhinolaryngologia NOVA. Er ist Leiter des Arbeitskreises für Stentanwendung in der HNO der Arbeitsgemeinschaft Endoskopie der Deutschen Gesellschaft für Hals-, Nasen-, Ohren-Heilkunde, Kopf- und Halschirurgie.

Die Klinik verfügt zur Zeit über 58 Betten und zusätzlich 10 Kinderbetten.
Wichtige ärztliche Mitarbeiter sind die Oberärzte Alfred Anschütz, Panitan Cheewaratanapan und Johannes Funcke. Abteilungsleiter der Abteilung für Phoniatrie und Pädaudiologie ist Karin Radke-Harm.
Arztschlüssel: 1-3-6 und 1-1-0 für die Abteilung Phoniatrie und Pädaudiologie

Lahr

Kliniken des Ortenaukreises – Klinikum Lahr – Akademisches Lehrkrankenhaus der Albert-Ludwigs-Universität Freiburg – Klinik für Hals-Nasen-Ohren-Krankheiten, Kopf- und Halschirurgie und Plastische Operationen

Im Jahre 1948 wurde durch Karl Raub eine HNO-Belegabteilung im alten Krankenhaus Lahr eingerichtet. 1970 konnte er eine Belegabteilung mit 40 Betten im neuerbauten Kreiskrankenhaus beziehen. 1979 wurde die Belegabteilung in eine Hauptabteilung umgewandelt. Die Leitung der Klinik übernahm Bernd Schulze.

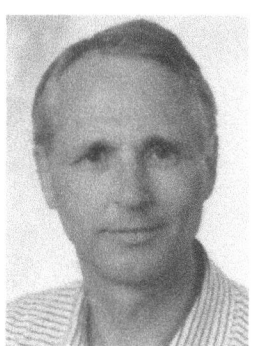

Bernd Schulze (*1941)
Amtszeit seit 1979
1974   Oberarzt in Stuttgart bei Klaus Terrahe

Schulze erhielt seine hals-nasen-ohrenärztliche Ausbildung zwischen 1969 und 1974 bei Hans-Georg Boenninghaus an der Universitäts-HNO-Klinik Heidelberg und war im Anschluss daran als Oberarzt am Katharinenhospital Stuttgart bei Klaus Terrahe tätig.

Seit 1985 wird die HNO-Klinik in Partnerschaft von Bernd Schulze und Klaus-Michael Günther geleitet.

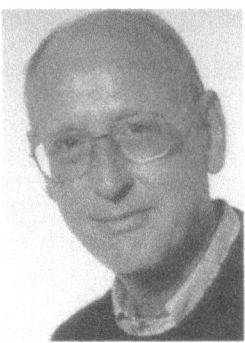

Klaus-Michael Günther (*1943)
Amtszeit seit 1985
1975 Oberarzt in Stuttgart bei Klaus Terrahe

Auch Günther erhielt seine Facharztausbildung an der Universitäts-HNO-Klinik Heidelberg unter Hans-Georg Boenninghaus und war im Anschluss daran als Oberarzt am Katharinenhospital in Stuttgart tätig.

Klinische Schwerpunkte von Schulze und Günther sind die Onkologie, die Chirurgie von Ohr und Nasennebenhöhlen sowie die plastische Chirurgie.

Die Klinik verfügt über 40 Betten. Ihr ist eine logopädische Abteilung mit drei Logopädinnen angeschlossen

Arztschlüssel: 1-1-5

Leipzig

Bundeswehrkrankenhaus, vormals NVA-Lazarett – HNO-Abteilung* – Akademisches Lehrkrankenhaus der Universität Leipzig

Am 18.10.1949 wurde in einer Leipziger Kaserne einer motorisierten Polizeieinheit des III. Reiches ein Polizeikrankenhaus mit angeschlossener Sanitätsschule gegründet. Letztere wurde ab 1950 zur Feldscherschule erweitert. 1953 eröffnete man eine HNO-Abteilung mit Ambulanz. Sie war in einer Holzbaracke mit Ofenheizung der Zimmer und des OP-Raumes untergebracht. Mit Gründung der Nationalen Volksarmee (NVA) 1956 wurde das Polizeikrankenhaus in ein Lazarett der NVA überführt. Die HNO-Abteilung versorgte zunächst die bei noch nicht ausreichender truppenärztlicher Betreuung häufig anfallenden akuten und chronisch-exazerbierten Entzündungen des Faches. Zunehmende Bedeutung erlangten Therapie und Prophylaxe von Knall- und Lärmtraumen, die infolge zunächst noch fast fehlender oder nicht angewendeter individueller Lärmschutzmittel und der Unterschätzung der Knallproblematik durch die Truppenkommandeure relativ häufig auftraten.

Die instrumentell-apparative Ausstattung war lange bescheiden. So konnten erst ab 1956 Audiogramme mit einem Atlasaudiometer – in dafür ungeeigneten Räumen – erstellt werden. 1958 erfolgte der Umzug in ein festes Gebäude. Ab 1959 war ein OP-Mikroskop vorhanden. 1967 standen schallgedämmte Kellerräume für eine audiologische Diagnostik zur Verfügung. 1972 bezog die Abteilung ein rekonstruiertes Gebäude mit HNO-OP-Trakt. Das Leistungsprofil der Abteilung deckte bis auf die große resektive Tumorchirurgie das übrige operative Fachspektrum ab. Schwerpunkte waren die gehörverbessernden und traumatologischen Eingriffe.

---

* HNO-Abteilung wird seit 1992 belegärztlich geführt.

Erster Leiter war Herbert Fritsche.

Herbert Fritsche (*1923)
Amtszeit: 1953–1956

Fritsche wechselte 1956 in die Bundesrepublik Deutschland über und ließ sich in Hamburg als HNO-Arzt nieder.

Danach wurde Gert Andrä – zunächst kommissarisch – Leiter der HNO-Klinik.

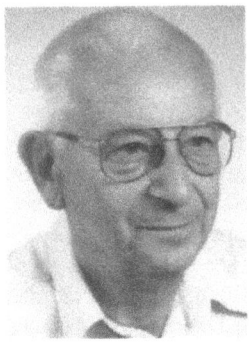

Gert Andrä (*1929)
Amtszeit: 1961–1965

Andrä erhielt seine Facharztausbildung von 1956–1961 an der Universitäts-HNO-Klinik in Leipzig bei Fritz Moser und Friedrich-Wilhelm Oeken. Während dieses Zeitraumes war Andrä bereits aushilfsweise im NVA-Lazarett und im Krankenhaus St. Georg tätig. Als Zivilangestellter legte Andrä die Basis für eine solide operative und ambulante Betreuung. Er festigte die Abteilung personell und erreichte die Schaffung einer zusätzlichen Facharzt-Planstelle. Anschließend übernahm Andrä eine – in der ehemaligen DDR sehr rare – private Facharztpraxis in Weißenfels. 1983 wurde er zum Sanitätsrat ernannt.

Danach wurde Friedrich-Wilhelm Lorentz Leiter der Klinik.

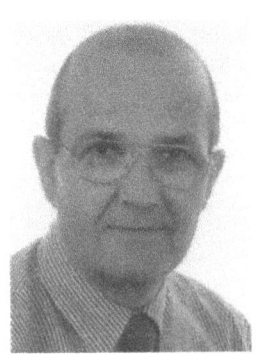

Friedrich-Wilhelm Lorentz (*1934)
Amtszeit: 1965–1986
1984   *Habilitation (Promotion B) an der*
            Militärmedizinischen Akademie
            in Bad Saarow
            bei Hans-Rudolf Gestewitz
1986–1990   *Chefarzt der HNO-Klinik*
            des Volkspolizei-Krankenhauses Berlin
1991–1993   *Chefarzt der HNO-Abteilung*
            des Bundeswehrkrankenhauses Berlin

Friedrich-Wilhelm Lorentz war Schüler von Kurt Dietzel und Rudolf Zippel in Greifswald und von Hans-Rudolf Gestewitz in Bad Saarow. Seine Arbeit in zwei Jahrzehnten prägte wesentlich das Profil der Abteilung. Er war mehr Praktiker als Wissenschaftler, dennoch stark wissenschaftlich interessiert und publizierte und referierte auf Tagungen und Kongressen. 1984 habilitierte er sich bei Hans-Rudolf Gestewitz an der Militärmedizinischen Akademie in Bad Saarow mit dem Thema „Über das Schlagfeld des vestibulären Nystagmus und seine Beziehungen zu vestibulären Körperabweichbewegungen". Nebenamtlich wurde er zum Beratenden Spezialisten für HNO-Heilkunde der Landstreitkräfte (Heer) berufen. 1986 schied er aus der NVA aus und übernahm die Leitung der HNO-Klinik am Volkspolizeikrankenhaus Berlin.

Nach dem Ausscheiden von Lorentz wurde Steffen Aust Leiter der HNO-Abteilung des NVA-Lazarettes.

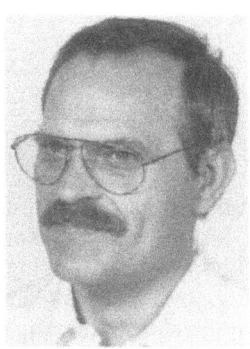

Steffen Aust (*1942)
Amtszeit: 1986–1992
1972 Ziviler Oberarzt im NVA-Lazarett Leipzig bei Friedrich-Wilhelm Lorentz

Aust war Schüler von Fritz Moser in Leipzig, wo er seine Facharztausbildung zwischen 1967 und 1972 erhielt. 1972 wechselte er als Oberarzt an die HNO-Abteilung des NVA-Lazarettes Leipzig. Bis zum Ausscheiden von Lorentz war er dort als Oberarzt tätig. Danach übernahm er die Leitung der Abteilung, welche er bis zum 31.12.1992 inne hatte. Anschließend ließ sich Aust in Leipzig-Wiederitzsch nieder.

Aust machte sich auf Grundlage seiner Subspezialisierung für Phoniatrie besonders um die funktionelle Larynxmikrochirurgie und die Durchsetzung phoniatrischer Aspekte bei Stimmbelasteten der NVA verdient. Fundierte Kenntnisse und Fähigkeiten führten 1990 zur audiologischen Subspezialisierung.

Die Bettenzahl betrug – in Abhängigkeit vom jeweils gültigen Stellenplan – zu diesem Zeitpunkt etwa 30.

Arztschlüssel: 1–1–1

Das NVA-Lazarett bestand bis 1990. Ab 1991 wurde es in ein Bundeswehrkrankenhaus umstrukturiert. Die HNO-Abteilung wurde 1992 in eine Fachärztliche Untersuchungsstelle (FUS) mit Belegbetten umgewandelt.

Leipzig – Städtisches Klinikum „St. Georg" Leipzig – Klinik für Hals-Nasen-Ohren-Krankheiten – Akademisches Lehrkrankenhaus der Universität Leipzig

1955 wurde am Städtischen Klinikum St. Georg eine Klinik für HNO-Krankheiten gegründet.
Erster Klinikleiter war Felix Kuch.

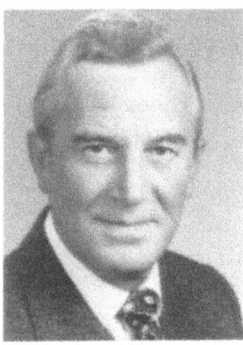

Felix Kuch (1918–1991)
Amtszeit: 1955–1961

Felix Kuch trat nach der Entlassung aus der Kriegsgefangenschaft im Jahre 1949 in die Universitäts-HNO-Klinik Leipzig ein, wo er von Wilhelm Lange und Woldemar Tonndorf zum HNO-Arzt ausgebildet wurde. 1955 ging er in die HNO-Klinik am Städtischen Klinikum St. Georg. 1961 wechselte er in die Bundesrepublik Deutschland über und führte in Itzehoe/Schleswig-Holstein eine HNO-Praxis mit Belegbetten am dortigen Krankenhaus.

Nach dem Weggang von Kuch existierte über 20 Jahre keine hauptamtliche Abteilung am Städtischen Klinikum St. Georg. Die hno-ärztliche Versorgung erfolgte ambulant bzw. konsiliarisch. Zwischen 1965 und 1975 hatte Friedrich-Wilhelm Lorentz, Leiter der HNO-Klinik am NVA-Lazarett, die Tätigkeit nebenamtlich inne. Außerdem arbeitete er dreimal wöchentlich in der Poliklinik und führte daneben Konsile aus. Operative Eingriffe wurden am NVA-Lazarett durchgeführt.

1981 wurde die HNO-Klinik neu gegründet.
Klinikleiter wurde Fredo Rotermundt.

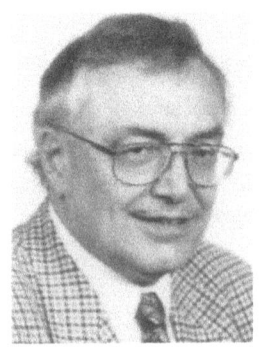

Fredo Rotermundt (*1934)
Amtszeit: 1981–1999
1979 Oberarzt in Leipzig
bei Friedrich-Wilhelm Oeken

Nach seiner Medizinalassistentenzeit an der Universitätsklinik Jena (Chirurgie, Frauenklinik und Pharmakologie) sowie einer Assistenzarztzeit an der Chirurgischen Klinik des Städtischen Krankenhauses Weimar erhielt Rotermundt seine hals-nasen-ohrenärztliche Ausbildung zwischen 1963 und 1980 an der Universitäts-HNO-Klinik Leipzig unter Fritz Moser und Friedrich-Wilhelm Oeken. Hier war er über lange Jahre auch als Oberarzt tätig.

Rotermundts wissenschaftliche und klinische Schwerpunkte galten kindlichen Hörstörungen, der Sportmedizin und der Infektologie.

Die Klinik verfügte über 16 Erwachsenen- und 8 Kinderbetten. Angeschlossen war eine HNO-Ambulanz.

Sein Nachfolger wurde Eberhard F. Meister, zuvor 1. Oberarzt der Klinik.

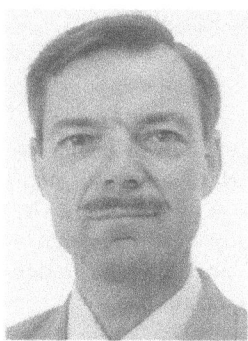

*Eberhard F. Meister (*1950)*
Amtszeit seit 1999
1994 *Habilitation in Leipzig bei Wolfram Behrendt*
1995 *Ernennung zum Privatdozenten*
1996 *Leitender Oberarzt in Leipzig bei Friedrich Bootz*

Nach abgeschlossener Facharztausbildung im Jahre 1982 schloss sich eine umfassende Fortbildung an der Leipziger HNO-Universitätsklinik unter Friedrich-Wilhelm Oeken, Hartmut Michalski, Wolfram Behrendt und zuletzt Friedrich Bootz an, unter dem er 1996 Leitender Oberarzt wurde. 1997 erfolgte der Wechsel ins Städtische Klinikum St. Georg.

Wissenschaftliche Schwerpunkte liegen in der fachbezogenen Zytodiagnostik, den Präkanzerosen und den Papillomavirus-Untersuchungen, der Schlafmedizin und Allergologie. Klinische Schwerpunkte sind die Mittelohr- und Parotischirurgie, die Endoskopie, die plastischen Eingriffe im Fachgebiet und die Otoneurologie. Außerdem ist Meister Mitglied zweier Prüfungskommissionen und des Sachverständigenrates bei der Schlichtungsstelle der Sächsischen Landesärztekammer.

1998/99 erfolgte der durchgreifende Umbau zu einer modernen Klinik mit 25 Betten und weiteren Belegmöglichkeiten in der Kinderklinik.

Wichtige Mitarbeiterin ist die Oberärztin Gisela Müller.

Arztschlüssel: 1–2–1,5 und 1 Facharzt (ambulant)

Ludwigshafen

Klinikum der Stadt Ludwigshafen am Rhein – Gemeinnützige GmbH – Akademisches Lehrkrankenhaus der Johannes-Gutenberg-Universität Mainz – Hals-, Nasen-, Ohrenklinik mit Abteilung für Phoniatrie und Pädaudiologie

Die Hals-Nasen-Ohren-Klinik am Klinikum der Stadt Ludwigshafen am Rhein wurde 1904 gegründet. Gründer und Leiter der HNO-Klinik war Sanitätsrat Erich Jenssen. Die HNO-Klinik ist zur Zeit noch in zwei eigenen Gebäuden untergebracht. Im Jahr 2002 wird die HNO-Klinik in ein Kopfklinikum umziehen. Die Klinik verfügte 1955 über 84 und 1968 über 96 Betten und war eine der größten HNO-Kliniken in Südwestdeutschland.

Erster Klinikleiter war

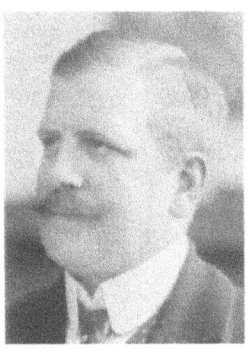

Erich Jenssen (1875–1934)
Amtszeit: 1904–1932

Jenssen hatte in Greifswald studiert. Später wurde er zum Sanitätsrat ernannt. Unter Jenssens Leitung erhielt die HNO-Klinik 1927 ein eigenes Gebäude.

1934 wurde Gerhard Theissing zu seinem Nachfolger gewählt.

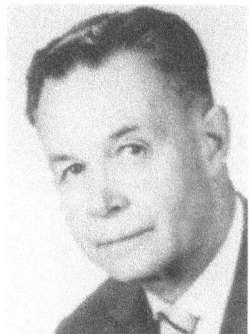

***Gerhard Theissing** (1903–1987)*
Amtszeit: 1934–1960
1931 Habilitation an der Universitäts-HNO-Klinik Bonn bei Karl Grünberg
1960 Ruf nach Erlangen (s. Band I, S. 84)

Theissing erhielt seine Berufung auf den Lehrstuhl in Erlangen im Alter von 57 Jahren. Zuvor war er 26 Jahre Chefarzt in Ludwigshafen. Dadurch konnte er seine reiche klinische Erfahrung als Chefarzt in die Hochschultätigkeit einbringen. Seine Schwerpunkte lagen in der Traumatologie und in der Gesichtschirurgie. Sein Sohn, Jürgen Theissing, ist seit 1975 Chefarzt der Städtischen HNO-Klinik Nürnberg.

Theissings Nachfolger wurde Karl Rudolf Mündnich.

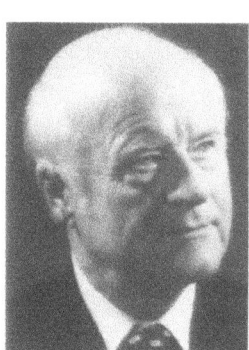

***Karl Rudolf Mündnich** (1908–1993)*
Amtszeit: 1960–1962
1939 Habilitation in Prag bei Karl Amersbach
1962 Ruf nach Münster (s. Band I, S. 256)

Nach dem Zweiten Weltkrieg führte Mündnich vorübergehend eine Praxis in Steyr/Oberösterreich und war danach an den Universitäten Mainz und München tätig. Von dort wurde er zum Chefarzt in Ludwigshafen gewählt. Nach zweijähriger Tätigkeit erhielt er den Ruf auf den Lehrstuhl in Münster. Unter Mündnich war auch Klaus Terrahe tätig. Er folgte Mündnich nach Münster und wurde später Chefarzt am Katharinenhospital in Stuttgart.

Von 1962–1963 wurde die Klinik von Werner Axhausen kommissarisch geführt.

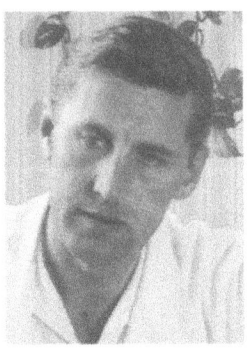

Werner Axhausen (1922–1995)
Amtszeit: 1962–1963

Axhausen, Sohn des Berliner Kieferchirurgen Georg Axhausen, hatte zuvor einige Jahre in der Chirurgischen Abteilung des Amerikanischen Hospitals in Heidelberg gearbeitet. Er galt als ausgezeichneter Halsoperateur. Später war er in Mannheim als niedergelassener Arzt tätig.

Nächster Chefarzt der Klinik wurde Hermann Blümlein.

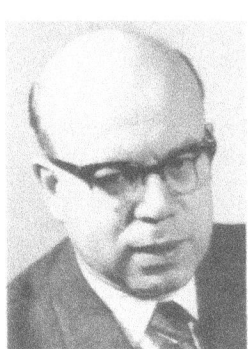

Hermann Blümlein (1920–1992)
Amtszeit: 1963–1985
1955 Habilitation
1955 apl. Professur

Blümlein erhielt seine klinische Ausbildung an der Universitäts-HNO-Klinik Erlangen. Dort habilitierte er sich 1955 mit dem Thema „Zur kausalen Pathogenese des Larynxkarzinoms unter Berücksichtigung des Tabakrauchens". Er war einer der Ersten, der einen Zusammenhang zwischen Tabakrauchen und Krebsentstehung postulierte.

Unter Blümlein wurde 1964 die „Stimm- und Sprachabteilung", heute „Abteilung für Phoniatrie und Pädaudiologie", gegründet. Langjährige Oberärztin der Klinik zwischen 1961 und 1984 – zunächst bei Mündnich dann bei Blümlein – war Christa Schumacher, die auch Fachärztin für Anaesthesie ist.

1985 wurde Gerd Münker Chefarzt der Klinik.

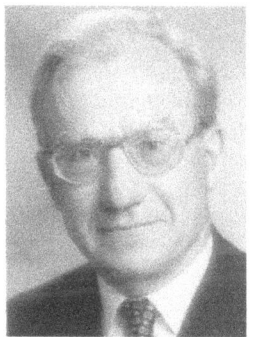

Gerd Münker *(1936–1999)*
Amtszeit: 1985–1999
*1973 Habilitation an der Universitäts-HNO-Klinik
        Freiburg bei Chlodwig Beck*
1976 Leitender Oberarzt bei Chlodwig Beck
1979 apl. Professur

Münker erhielt seine hals-nasen-ohrenärztliche Ausbildung in Freiburg bei Fritz Zöllner und war im Anschluss daran bei Chlodwig Beck als Oberarzt tätig. Unter Beck habilitierte er sich 1973 mit dem Thema „Über die Tubenfunktion des Menschen". Münkers wissenschaftlicher Schwerpunkt lag auf dem Gebiet der Physiologie und Pathologie der Ohrtrompete. Seinen klinischen Schwerpunkt sah er in der endoskopischen Nasennebenhöhlenchirurgie, insbesondere bei Mukoviszidose-Patienten. Münker wurde 1981 mit dem Ludwig-Haymann-Preis ausgezeichnet. Er war Vorsitzender der Medizinischen Gesellschaft in Ludwigshafen.

Nach dem tragischen Tod Münkers wurde die Klinik kommissarisch von Detlef Calenborn, dem langjährigen ersten Oberarzt, geleitet.

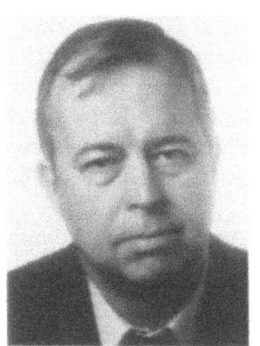

Detlef Calenborn *(*1939)*
Amtszeit: 1999–2000
*1975 Oberarzt in Ludwigshafen bei
        Hermann Blümlein*
*1984 Leitender Oberarzt bei Hermann Blümlein
        und Gerd Münker*

Calenborn gehört der Klinik seit 1970 an. Seine Schwerpunkte sind die Taumatologie, die plastisch-rekonstruktive Chirurgie und die Mikrochirurgie. Nach dem Tode von Münker führte er die Klinik fast zwei Jahre.

Danach wurde Klaus-Wolfgang Delank zum Direktor der Klinik ernannt.

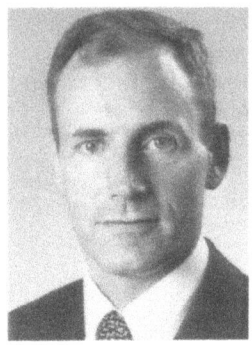

Klaus-Wolfgang Delank (*1959)
Amtszeit seit 2000
1993 Oberarzt in Münster bei Wolfgang Stoll
1996 Habilitation in Münster bei Wolfgang Stoll
1996 Leitender Oberarzt in Münster
bei Wolfgang Stoll

Nach dem Staatsexamen war Delank zunächst als Assistenzarzt an der Neurochirurgischen Universitätsklinik am Knappschaftskrankenhaus Bochum tätig. Anschließend wurde er wissenschaftlicher Mitarbeiter an der Klinik und Poliklinik für Hals-Nasen-Ohrenheilkunde der Universität Münster bei Harald Feldmann und Wolfgang Stoll. 1990 hielt er sich zu einer klinisch-onkologischen Gastarzttätigkeit am M.D. Anderson Cancer Center in Houston/USA auf. 1993 wurde er zum Oberarzt und 1996 zum Leitenden Oberarzt ernannt. Im Jahre 1996 habilitierte er sich mit dem Thema: „Aerodynamische Aspekte der transnasalen Luftströmung unter besonderer Berücksichtigung der Regio olfactoria".

Wissenschaftlich beschäftigte sich Delank unter anderem mit der rhinologischen Funktionsdiagnostik unter besonderer Berücksichtigung des Riechens sowie mit klinisch-onkologischen Themen. Er ist u. a. Mitglied mehrerer wissenschaftlicher Gesellschaften, die sich mit rhinologischen und olfaktologischen Fragen befassen. 1993 wurde er mit dem Founder Chairman Award anlässlich des 15. Weltkongresses für HNO-Heilkunde, Kopf- und Halschirurgie in Istanbul/Türkei ausgezeichnet. 1994 erhielt er eine weitere Auszeichnung anlässlich des 1. Internationalen Festivals des Medizinischen Films in Lüttich/Belgien.

Die Klinik verfügt z. Zt. über 70 Betten inklusive einer „Tagesklinik" mit 6 Betten zur Umsetzung des ambulanten Operierens nach § 115 b SGB V. Es sind drei Operationssäle mit modernem Instrumentarium für die Mikrochirurgie und die lasergestützte Chirurgie vorhanden. Ferner gibt es drei Audiometrieräume sowie ein großes otoneurologisches Labor. Im Frühjahr 2002 wird die gesamte HNO-Klinik einen Neubau beziehen, in dem ferner die Klinik für Augenheilkunde und Mund-Kiefer-Gesichtschirurgie untergebracht sein werden.

Im Jahr werden ca. 4000 Operationen und weit über 10000 ambulante Behandlungen durchgeführt. Klinische Schwerpunkte liegen in der Tumorchirurgie, der rekonstruktiven Mittelohrchirurgie sowie der funktionellen Rhinoplastik und der Nasennebenhöhlenchirurgie, speziell bei Mukoviszidose-Patienten. Seit Jahren besteht eine enge Kooperation mit der Berufsgenossenschaftlichen Unfallklinik/Ludwigshafen, die ein hohes Engagement auf dem Gebiet der Kopf- und Halstraumatologie mit sich bringt. In der fachspezifischen Begutachtung nimmt die Klinik eine traditionell wichtige Stellung ein.

Die in die Klinik integrierte Abteilung für Phoniatrie und Pädaudiologie hat zehn nichtärztliche Mitarbeiter. Sie ist – nach der Klinik für Kommunikationsstörungen in Mainz – die größte in Rheinland-Pfalz und wurde zunächst von Ingeborg Stabenow und dann von Andreas Nickisch geleitet. Seit 1999 ist Wolfram Decker Leiter der Abteilung.

Weitere wichtige ärztliche Mitarbeiter: Detlef Calenborn (Leitender Oberarzt), Lars Duwe, Peter Mattinger, Stefan Schwarz und Wolfram Decker (Leiter der Abteilung für Phoniatrie und Pädaudiologie).

Arztschlüssel: 1-4-10

Lübben

Spreewaldklinik-Lübben – Kreiskrankenhaus – Eigenbetrieb des Landkreises Dahme-Spreewald – Hals-Nasen-Ohren-Klinik

Am 27.5.1892 wurde das Kreiskrankenhaus Lübben/Spreewald mit zunächst 36 Betten eröffnet. Später wurde das Krankenhaus erweitert, insbesondere um eine Abteilung für Lungentuberkulose, die zeitweise über 120 Betten verfügte. Die HNO-Klinik wurde im Juli 1970 mit 25 Betten und einem Eingriffsraum eingerichtet. Gleichzeitig wurden Zusatzstellen in Mahlow, Jüterbog, Luckau und Golßen betreut. 1978 erfolgte ein Umbau der HNO-Klinik, die jetzt über 30 Betten auf zwei Etagen und über eine eigene Operationsabteilung verfügt. Nach der Wende wurde eine Modernisierung der technischen Ausrüstung u.a. mit Anschaffung von Messgeräten für die Neurootologie durchgeführt. 1998 wurde die HNO-Klinik in einen Neubau verlegt. Gleichzeitig wurde ein CO_2-Laser angeschafft. Die Spreewaldklinik Lübben verfügt derzeit über 300 Betten in acht Fachabteilungen.

Erster Chefarzt war Hartmut Laube.

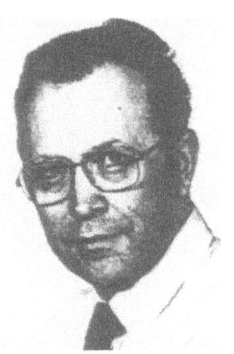

Hartmut Laube (*1933)
Amtszeit: 1970–1999
1970   Oberarzt in Zeuthen bei Herbert Schneider

Hartmut Laube machte seine Facharztausbildung von 1960–1963 in Zeuthen bei Herbert Schneider. Anschließend war er bis 1970 Oberarzt in der HNO-Klinik Zeuthen, von wo er 1970 zum Chefarzt in Lübben gewählt wurde. Dort war er bis Ende 1999 tätig. Unter Laube gehörten die Mikrochirurgie des Mittelohres und des Kehlkopfes, die endonasale Nasennebenhöhlenchirurgie sowie die kleine Tumorchirurgie zum Op.-Spektrum.

Seit 2000 ist Thomas-Uwe Brandt Chefarzt der HNO-Klinik.

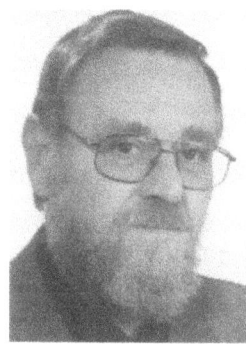

Thomas-Uwe Brandt *(*1942)*
Amtszeit seit 2000
1983   Oberarzt in Berlin-Prenzlauer Berg
bei Günter Loewe

Brandt studierte an der Humboldt-Universität in Berlin und wurde zwischen 1969 und 1974 im Krankenhaus Berlin Prenzlauer Berg unter Rudolf Krienitz zum Facharzt ausgebildet. Danach übte er eine wechselnde Tätigkeit in der HNO-Klinik und in der Poliklinik aus und wurde 1983 Oberarzt und gleichzeitig Stellvertreter des Chefarztes. Brandt erweiterte in Lübben das Op.-Spektrum um die große Tumorchirurgie.

Wichtiger Mitarbeiter ist der Oberarzt Carsten Schult.

Arztschlüssel: 1-1-2

Lübeck

Städtische Krankenanstalten der Hansestadt Lübeck – Hals-Nasen-Ohren-Klinik*

1954 wurde durch den Senat der Hansestadt Lübeck eine Hals-Nasen-Ohren-Klinik mit 40 Betten eröffnet.
Zum Chefarzt wurde Claus Timm gewählt.

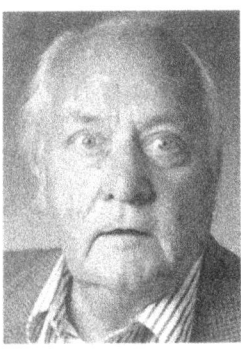

Claus Timm (*1913)
Amtszeit: 1955–1975
1944 Habilitation an der medizinischen Fakultät Berlin für Physiologie
1947 Berufung als Privat-Dozent für Physiologie an die Universität Mainz
1949 Wechsel an die Universitäts-HNO-Klinik zu Alexander Herrmann
1952 Habilitation für das Fach HNO-Heilkunde bei Alexander Herrmann in Mainz
1970 apl. Professur

Nach dem Studium hatte Timm zunächst am physiologischen Institut der Universität Berlin bei Wilhelm Trendelenburg seine Tätigkeit aufgenommen. Hier habilitierte er sich 1944 mit der Arbeit „Die Blutbewegungen in der Aorta, röntgenoptische Untersuchungen mit Zeitdehnung an Katzen und Hunden". Ab 1947 war Timm als Privatdozent für Physiologie an der inzwischen neugegründeten Universität Mainz tätig. 1949 trat er als Assistent in die Universitäts-HNO-Klinik Mainz bei Alexander Herrmann ein und habilitierte sich 1952 mit einer Erweiterung seiner bestehenden Habilitation für das Fach HNO-Heilkunde.

1964 wurde die Medizinische Akademie Lübeck gegründet. 1966 erfolgte die Eröffnung einer Universitäts-HNO-Klinik, die von Kurt Jatho übernommen wurde. Einige Jahre später wurde die Städtische HNO-Klinik geschlossen.

---

* Die HNO-Klinik wurde 1975 geschlossen.

Lüdenscheid

Kreiskrankenhaus Lüdenscheid – Krankenhäuser des Märkischen Kreises GmbH – Akademisches Lehrkrankenhaus der Rheinischen Friedrich-Wilhelm-Universität Bonn – Klinik für Hals-, Nasen-, Ohren-Heilkunde, Kopf- und Halschirurgie, Plastische Operationen

1945 wurde im ehemaligen Kreiskrankenhaus Hellersen, welches aus einem Kriegslazarett hervorgegangen war, eine HNO-Abteilung eingerichtet. Im Keller des Hauses wurde mit ehemaligen Wehrmachtsinstrumenten in einem Luftschutzraum der operative Betrieb aufgenommen. Die Klinik verfügte damals über 10 Betten.

Das Kreiskrankenhaus Lüdenscheid entstand 1973 durch Fusion des Kreiskrankenhauses Hellersen und des Städtischen Krankenhauses Lüdenscheid. 1946 übernahm Udo Esch die Abteilung als HNO-Belegarzt.

Udo Esch (1914–1963)
Amtszeit: 1946–1963

Unter Eschs Leitung erhielt die Abteilung 1947 das Recht zur Ausbildung von Fachärzten.

1963 übernahm Jochen Drabe die Leitung der Klinik.

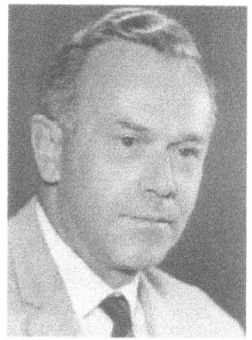

Joachim Drabe (*1919)
Amtszeit: 1963–1984
1959 Habilitation und apl. Professur in Gießen bei Gerhard Eigler

Unter Joachim Drabe, der zuvor Oberarzt an der Universitäts-HNO-Klinik Gießen unter Gerhard Eigler war, wurde die Abteilung zur Hauptabteilung ausgebaut. Gehörverbessernde Operationsverfahren, die große Kehlkopfchirurgie sowie die plastischen Operationen wurden in Lüdenscheid etabliert. Außerdem wurden die Parotischirurgie, gelegentlich mit Rekonstruktion des Gesichtsnerven, Oberkiefer- und Zungenteilresektionen, Oesophago- und Bronchoskopien sowie Mediastinoskopien in den Operationskatalog aufgenommen. Unter Drabes Leitung wurde das Krankenhaus Lüdenscheid im Jahre 1978 Akademisches Lehrkrankenhaus der Universität Bonn.

1984 wurde Wolf-Axel Schmidt zum Nachfolger von Joachim Drabe gewählt.

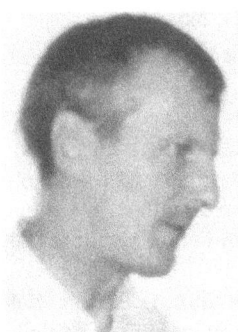

Wolf-Axel Schmidt (*1939)
Amtszeit: 1984–1988
1979 Habilitation an der HNO-Klinik
      der Medizinischen Hochschule Hannover
      bei Ernst Lehnhardt
1984 apl. Professur in Hannover

Wolf-Axel Schmidt war weiterhin am Ausbau der operativen Tätigkeit, insbesondere der Tumorchirurgie, beteiligt. Während seiner Leitung konnte im Jahre 1986 der 1 000-Betten-Krankenhausneubau mit einer modern eingerichteten Hals-Nasen-Ohren-Klinik und 28 Fachabteilungen und Instituten bezogen werden.

Im Jahre 1988 übernahm Heino Davids die Leitung der Klinik.

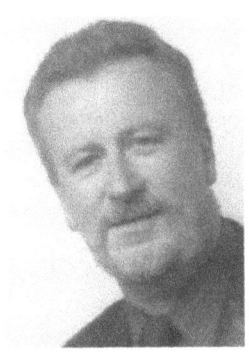

Heino Davids (*1948)
Amtszeit seit 1988
1983 Leitender Oberarzt in Dortmund
      bei Sigurd Hellmich

Davids erhielt seine Facharztausbildung zwischen 1979 und 1983 am St.-Johannes-Hospital in Dortmund bei Sigurd Hellmich, bei dem er bis zu seiner Chefarztwahl als Leitender Oberarzt tätig war.

Schwerpunkte Davids sind die Rhino-Chirurgie einschließlich der ästhetisch-plastischen Chirurgie sowie die endoskopisch/mikroskopische Chirurgie der Nasennebenhöhlen. Im Rahmen der umfangreichen Tumorchirurgie des Kopf-Hals-Bereiches werden ausgedehnte plastisch rekonstruktive Maßnahmen – oft in Zusammenarbeit mit den Abteilungen für plastische Chirurgie, Viszeral-Chirurgie, Gefäß- und Thorax-Chirurgie – durchgeführt. Aufgrund der engen Kooperation mit der Abteilung für Strahlentherapie ist die Möglichkeit einer intraoperativen Strahlentherapie und die Anwendung von after-loading-Verfahren gegeben. Die Klinik verfügt im Weiteren über ein großes traumatologisches Krankengut, einschließlich der wiederherstellenden und kosmetischen Chirurgie sowie der Chirurgie von Erkrankungen und Verletzungen im Schädelbasisbereich. Weiterer Schwerpunkt der Klinik ist die stimmverbessernde Chirurgie sowohl nach Tumoreingriffen als auch nach Rekurrensparesen und Kehlkopftraumen.

In Zusammenarbeit mit der Kinderklinik wurde die gemeinsame Veranstaltungsreihe „Kinder-Oto-Laryngologie" ins Leben gerufen. Aus der Klinik stammen mehrere Kongressbeiträge über Erfahrungen mit der intraoperativen Bestrahlung von Kopf-Hals-Tumoren sowie Videofilme über stimmverbessernde Eingriffe, die auf nationalen und internationalen Kongressen gezeigt wurden. Operationskurse zu diesen Themen werden im eigenen Haus veranstaltet. Das Pilot-Projekt zur Qualitätssicherung in der operativen HNO-Heilkunde im Auftrag der Deutschen Gesellschaft für HNO-Heilkunde, Kopf- und Halschirurgie und des Berufsverbandes wurde über die Märkische Gesellschaft für Medizinisch-Technische Entwicklung, eine Tochtergesellschaft der Krankenhaus GmbH, organisiert und ausgewertet.

Die Klinik verfügt über 38 Erwachsenen-Betten. Hno-ärztlich zu betreuende Kinder werden in der Kinderklinik stationär behandelt. Im Zentral-Op. stehen der Abteilung zwei modern ausgestattete Operationssäle zur Verfügung. Ein ambulantes Op.-Zentrum wurde 1996 in Betrieb genommen und kann an zwei Wochentagen von der HNO-Klinik genutzt werden.

Wichtige ärztliche Mitarbeiter: die Oberärzte Heinrich Horstmann und Daniela Hodel.

Arztschlüssel: 1–2–3,5

Magdeburg

Städtisches Klinikum Magdeburg – Akademisches Lehrkrankenhaus der Otto-von-Guericke-Universität Magdeburg – Klinik für Hals-Nasen-Ohren-Heilkunde, Kopf- und Halschirurgie

Das Städtische Klinikum Magdeburg war Arbeitsstätte hervorragender Chirurgen, die sich schon früh mit Fragen der Hals-Nasen-Ohren-Heilkunde beschäftigten. Karl Friedrich Wilhelm Reiche (1849–1856) gab eine partielle und totale Exstirpation der Zunge an, Karl Fock (1856–1863) setzte sich für Luftröhrenschnitte im letzten Stadium des Krupps ein. Werner Hagedorn (1863–1893) entwickelte die „silberne Luftröhrenkanüle mit Innenröhre" sowie plastische Operationen beim Vorliegen von Hasenscharten.

Im Jahre 1994 wurde die Hals-Nasen-Ohren-Klinik am Städtischen Klinikum Magdeburg eröffnet. Zum Chefarzt wurde Josef Kluba gewählt.

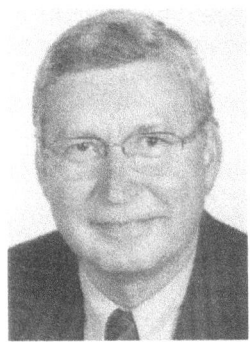

Josef Kluba (*1948)
Amtszeit seit 1994
1984 *Oberarzt in Magdeburg*
 bei Rudolf Preibisch-Effenberger
1991 *Habilitation in Magdeburg an der*
 Universitäts-HNO-Klinik Magdeburg
 bei Rudolf Preibisch-Effenberger

Kluba erhielt seine hals-nasen-ohrenärztliche Ausbildung bei Rudolf Preibisch-Effenberger in Magdeburg, ab 1984 war er dort als Oberarzt tätig und habilitierte sich 1991 mit dem Thema „Topodiagnostische Fragen in der subjektiven und objektiven Audiologie, speziell der Mittellatenzaudiometrie". Klubas klinische Schwerpunkte liegen in der plastischen und Wiederherstellungschirurgie, der Traumatologie und der Tumorchirurgie. Hierbei kommen auch moderne Verfahren wie der Laser und die mikrovaskuläre Gefäßanastomosentechnik zur Anwendung.

Die Klinik verfügt über 35 Betten und 2 Operationssäle sowie eine Funktionsabteilung, die das gesamte diagnostische Spektrum des Faches umfasst.

Wichtiger ärztlicher Mitarbeiter ist der Oberarzt Christian Koch.

Arztschlüssel: 1-2-3

Minden/Westfalen

Klinikum Minden im Zweckverband der Kliniken im Mühlenkreis – Hals-Nasen-Ohren-Klinik – Akademisches Lehrkrankenhaus der Westfälischen Wilhelms-Universität Münster

Zwischen 1946 und 1976 bestand lediglich eine HNO-Belegarztabteilung in Minden. Am 1. Mai 1977 wurde die hauptamtliche Klinik gegründet. Erster Chefarzt war Werner Prott.

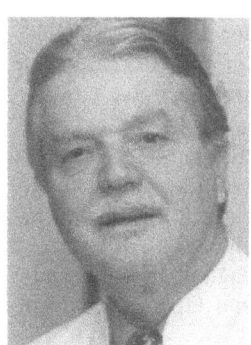

Werner Prott (*1938)
Amtszeit: 1977–1998
1974 Habilitation in Würzburg bei Horst Ludwig Wullstein
1974 Leitender Oberarzt bei Horst Ludwig Wullstein und Walter Kley an der Universitäts-HNO-Klinik Würzburg
1979 apl. Professur

Protts wissenschaftliche und klinische Schwerpunkte lagen im Bereich der Ohrchirurgie, der Endoskopie sowie der NNH- und Schädelbasischirurgie. Zu seinen herausragenden Publikationen gehören seine Habilitationsschrift aus dem Jahre 1974 mit dem Thema: „Endoskopie des inneren Gehörgangs und des Kleinhirnbrückenwinkels auf transmastoidalem Wege" sowie ein Beitrag im Handbuch: „Hals-Nasen-Ohren-Heilkunde in Praxis und Klinik, hrsg. Berendes, Link, Zöllner, 1977". Des Weiteren publizierte er wissenschaftliche Arbeiten über die Anatomie und Physiologie der Luftröhre und der Bronchien sowie über endoskopische Untersuchungstechniken der unteren Luftwege.

Unter Protts Leitung erfolgte 1981 der Umzug der Klinik in das Klinikum I an der Friedrichstraße, 1982 der Anbau der Ambulanz sowie 1982 die Einrichtung einer Abteilung für Logopädie.

1991 war Prott Vorsitzender der Vereinigung Westdeutscher Hals-Nasen-Ohren-Ärzte und richtete deren Tagung in Minden aus.

Wichtige ärztliche Mitarbeiter waren die Oberärzte Werner Schultheis (bis 1981), Martin Kamp (bis 1997), Harald Krüger (bis 1999) und Elfi Seeger-Schellerhoff.

Zum Nachfolger Protts wurde Martin Schrader gewählt.

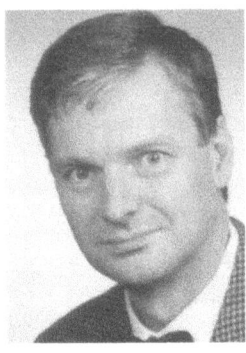

Martin Schrader (*1954)
Amtszeit seit 1998
1987 Oberarzt an der Universitäts-HNO-Klinik
Tübingen bei Dietrich Plester
und Hans-Peter Zenner
1989 Leitender Oberarzt an der Universitäts-
HNO-Klinik Essen bei Klaus Jahnke
1992 Habilitation in Essen bei Klaus Jahnke
1998 apl. Professur

Martin Schrader erhielt nach Asisstenzarzttätigkeiten an der kinderchirurgischen Klinik der Maximilians-Universität München unter Waldemar Hecker und am Pathologischen Institut der Eberhard-Karl-Universität Tübingen unter Adalbert Bohle seine hno-ärztliche Ausbildung bei Dietrich Plester an der Universitäts-HNO-Klinik Tübingen. Hier war er zwischen 1987 und 1989 Oberarzt. 1989 trat er eine Leitende Oberarztstelle an der Universitäts-HNO-Klinik Essen bei Klaus Jahnke an. In Essen habilitierte er sich 1992 mit dem Thema: „Immunhistologische Untersuchungen zur Pathogenese der Otosklerose" und erhielt 1998 eine apl. Professur.

Schraders wissenschaftliche Schwerpunkte liegen auf den Gebieten der Anwendung von Biomaterialien (insbesondere des Mittelohrs), der Pathogenese und Therapie der Otosklerose und in der Onkologie (multimodale Therapie) mit insgesamt über 90 Publikationen. Das klinische Spektrum umfasst u.a. die Mikrochirurgie des Ohres und der lateralen Schädelbasis, die endoskopgestützte endonasale NNH-Chirurgie, die plastischen Operationen, einschließlich Lappenplastiken sowie die Laserchirurgie.

Die Klinik verfügt über 50 Planbetten.

Wichtige Mitarbeiter sind die Oberärztinnen Birgit Lieberum, Elfie Seeger-Schellerhoff und Oberarzt Andreas Unger.

Arztschlüssel: 1–2,5–5

Mönchengladbach

Kliniken Maria Hilf GmbH – Akademisches Lehrkrankenhaus der RWTH Aachen – Klinik für Hals-, Nasen-, Ohren-Krankheiten, Kopf- und Halschirurgie, Plastische Operationen, Stimm- und Sprachstörungen

Bis zum Jahr 1962 hatte an den Kliniken Maria Hilf eine HNO-Belegabteilung bestanden, die dann in eine HNO-Hauptabteilung umgewandelt wurde. Zum ersten Chefarzt wurde Hubertus Kühn gewählt.

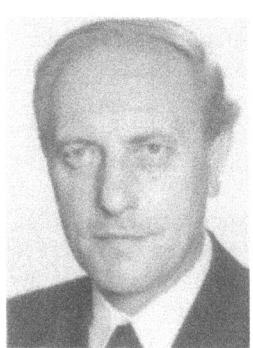

Hubertus Kühn (1923–1993)
Amtszeit: 1962–1990

Hubertus Kühn erhielt seine hals-nasen-ohrenärztliche Ausbildung an der Universitäts-HNO-Klinik Kiel bei Klaus Vogel und am St.-Josef-Hospital Bochum. Danach war er zunächst als Assistenzarzt und später als Oberarzt an der Städtischen HNO-Klinik Essen bei Johannes Koch tätig.

In seiner Amtszeit als Chefarzt führte er die Intubationsnarkose als Routine-Anästhesieverfahren ein. Kühns klinische Schwerpunkte waren die Mikrochirurgie des Ohres und die Tumorchirurgie des Faches. Von 1981–1990 war Kühn Ärztlicher Direktor des Krankenhauses und blieb – auf Wunsch des Krankenhauses – bis zu seinem 68. Lebensjahr als Chefarzt im Amt.

Im Jahr 1991 wurde Michael Vollrath Nachfolger von Kühn.

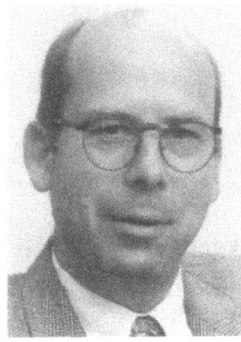

Michael Vollrath *(*1945)*
Amtszeit seit 1991
1984 Habilitation an der Universitäts-HNO-Klinik Göttingen bei Adolf Miehlke
1985 Oberarzt in Hannover bei Ernst Lehnhardt
1989 apl. Professur in Hannover

Vollrath erhielt nach dem Studium in Kiel, Innsbruck, Wien und Freiburg im Breisgau ein Post-Doc-Stipendium am Max-Planck-Institut für Biophysikalische Chemie in Göttingen, Abteilung für Neurobiologie, unter Otto Creutzfeldt. Im Anschluss daran war er als Assistenzarzt und Hochschulassistent unter Adolf Miehlke in Göttingen tätig, wo er sich 1984 mit dem Thema: „Histogenese des Olfactorius (Ästhesio)-Neuroepithelioms – Eine tierexperimentelle Studie an chemisch induzierten Tumoren der Riechschleimhaut der Ratte" habilitierte.

Zwischen 1985 und 1990 war Vollrath Oberarzt an der HNO-Klinik der Medizinischen Hochschule Hannover unter Ernst Lehnhardt und erhielt hier 1989 eine apl. Professur.

Vollraths wissenschaftliche Schwerpunkte liegen in experimentellen Untersuchungen zur biologischen Wirksamkeit des Lasers sowie der experimentellen und klinischen Tumorforschung. Klinisch ist Vollrath auf dem Gebiet der Therapie laryngo-trachealer Stenosen im Kindes- und Erwachsenenalter tätig. Des Weiteren befasst er sich mit der Tumorchirurgie inklusive der Tumordefektdeckung mit gefäßgestielten Lappen und freien mikrovaskulär anastomosierten Interponaten. Auch die endonasale Nasennebenhöhlenchirurgie sowie die Mikrochirurgie des Ohres und die plastische Chirurgie gehören zum Leistungsspektrum der Klinik.

1986 wurde Vollrath mit dem Ernst-Preuss-Preis der Universitäts-HNO-Klinik Göttingen für die beste Arbeit der Klinik ausgezeichnet.

Auf der Jahrestagung der Deutschen Gesellschaft für HNO-Heilkunde, Kopf- und Halschirurgie 1999 in Aachen hielt er das Hauptreferat über „Larynx- und Trachealchirurgie im Kindesalter".

Unter Vollraths Leitung wurde die 64 Betten umfassende Klinik operativ und personell erweitert. Die Klinik verfügt über drei Operationssäle und eine Ambulanz mit zwei Untersuchungsräumen, Audiometrie und objektiver Audiometrie, Rhinomanometrie und B-Scan-Sonographie. In wechselnden Abständen werden Fortbildungsveranstaltungen für die Kollegen im Einzugsgebiet der HNO-Klinik durchgeführt.

Wichtiger ärztlicher Mitarbeiter ist der Oberarzt Matthias Voigt.

Arztschlüssel: 1–2–6

München

Krankenhaus München-Schwabing – Träger Stadt München – Akademisches Lehrkrankenhaus der Ludwig-Maximilians-Universität – Abteilung für Hals-Nasen-Ohren-Heilkunde, Kopf- und Halschirurgie

Das Krankenhaus Schwabing wird erstmals im Jahre 1856 erwähnt. Die ärztliche Betreuung oblag dem praktischen Arzt Dr. von Kern, dem zur chirurgischen Verrichtung der Bader Zwing zur Seite stand. Im Jahre 1904 wurde durch den späteren Ärztlichen Direktor des Hauses, Hofrat Brunner, ein Neubau beschlossen, welcher 1909 seinen Betrieb mit 157 Betten aufnehmen konnte. Während des 1. Weltkrieges wurde das Haus in ein Lazarett umgewandelt, jedoch nach Kriegsende seiner ursprünglichen Bestimmung zugeführt. Bereits 1938/1939 wurde die Errichtung einer Abteilung für Hals-Nasen-Ohren-Kranke mit 30 Betten gefordert; diese Forderung konnte jedoch erst im Jahre 1954 verwirklicht werden.

Mit der Leitung der nun neu geschaffenen Hals-Nasen-Ohren-Abteilung wurden Wilhelm Michels betraut.

Wilhelm Michels (1908–1975)
Amtszeit: 1954–1973

Michels erhielt seine hals-nasen-ohrenärztliche Ausbildung in Frankfurt/Main bei Max Schwarz. Er war zwischen 1944 und 1954 Chefarzt der Otologischen Abteilung des Krankenhauses links der Isar. Diese Abteilung wurde 1955 in das Krankenhaus Schwabing verlegt. Sie verfügte damals über 32 Betten und musste die Außenstationen in Oberföhring, Biederstein, Harlaching und das Krankenhaus Nord konsiliarisch versorgen.

Michels' wissenschaftliche Interessen galten dem Zusammenhang von Hörvermögen und Lebensalter sowie dem Konstitutionsproblem in der Hals-Nasen-Ohren-Heilkunde. Er beschäftigte sich mit der Genese der Oslerschen Erkrankung und mit der Behandlung von Katarrhen der Luftwege. Unter Michels' Leitung erfolgte der räumliche und apparative Ausbau der Klinik. 1960 brachten bauliche Erweiterungsmaßnahmen durch Zuteilung einer eigenen Bettenstation und eigener Op.-Säle eine deutliche Entlastung, sodass eine einheitliche HNO-Abteilung entstand. 1973 erhielt die Abteilung eine vom stationären Bereich räumlich abgetrennte Ambulanz.

1973 übernahm Christian Pfretzschner die Leitung der Klinik.

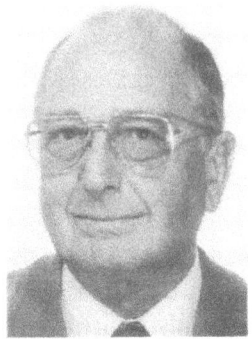

Christian Pfretzschner *(*1933)*
Amtszeit: 1973–1996
1966 Oberarzt in München bei Alfred Kressner

Pfretzschner war zunächst in allgemeinchirurgischen, thoraxchirurgischen und anästhesiologischen Abteilungen tätig, bevor er seine hals-nasen-ohrenärztliche Ausbildung in der HNO-Abteilung des Städtischen Krankenhauses rechts der Isar bei Alfred Kressner begann. 1966 wurde er dort zum Oberarzt ernannt und war bis zu seiner Ernennung zum Chefarzt Lehrbeauftragter der HNO-Klinik rechts der Isar.

Pfretzschners Verdienst war es, innerhalb kurzer Zeit mit bescheidenen Mitteln eine leistungsfähige HNO-Abteilung aufgebaut zu haben. Unter seiner Leitung entstand ein hochmoderner Funktionsbereich für Audiologie und Pädaudiologie. Seit 1981 ist auch die Vestibularisdiagnostik unter modernsten Gesichtspunkten möglich. Schwerpunkte seiner klinischen Arbeit waren neben der Otologie die Tumorchirurgie, die Traumatologie und die Mikrochirurgie des Ohres. Unter seiner Mitarbeit wurde mit der Planung für einen neuen chirurgischen Funktionsbau begonnen.

1996 trat Eberhard Wilmes die Nachfolge Pfretzschners an.

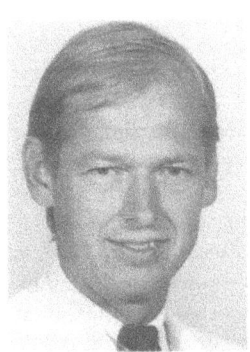

Eberhard Wilmes *(*1946)*
Amtszeit seit 1996
1981 Habilitation an der Universitäts-HNO-Klinik
   München bei Hans Heinz Naumann
1984 C2-Professur
1986 Leitender Oberarzt der HNO-Klinik der
   Ludwig-Maximilians-Universität München

Wilmes erhielt seine hals-nasen-ohrenärztliche Fachausbildung an der HNO-Abteilung des Bundeswehrzentralkrankenhauses Koblenz als Stabsarzt unter der Leitung von Wolfgang Lesoine. 1975 wurde er Wissenschaftlicher Assistent an der Klinik und Poliklinik für Hals-, Nasen- und Ohrenkranke der Universität München, die bis 1986 von Hans Heinz Naumann und danach von Ernst Rudolf Kastenbauer geleitet wurde. Hier habilitierte er sich

1981 mit dem Thema „Untersuchungen bei Primär- und Sekundärerkrankungen durch Epstein-Barr-Virus im Kopf-Halsbereich".

1981 wurde er zum Oberarzt ernannt und erhielt im Jahre 1984 eine C2-Professur. 1986 wurde er Leitender Oberarzt der Klinik. 1988 erhielt er den Lehrauftrag der Medizinischen Fakultät Regensburg für das Fach Hals-Nasen-Ohren-Heilkunde. 1991 erfolgte die Berufung auf eine C4-Professur der Fakultät für Klinische Medizin Mannheim der Universität Heidelberg, den er jedoch ablehnte.

1982 hielt Wilmes in Travemünde das Hauptreferat „Virale Erkrankungen unter besonderer Berücksichtigung der Herpes-Viren". Zwischen 1982 und 1997 war er Schriftführer der Münchener Otorhinolaryngologischen Gesellschaft, zwischen 1983 und 1985 Fachberater für HNO in der Planungsgruppe für die Medizinische Fakultät der Universität Regensburg. 1980, 1990, 1992 und 1994 wurden unter seiner Leitung internationale Kurse für plastische und Wiederherstellungschirurgie im Kopf-Halsbereich in München organisiert und durchgeführt. 1991 wurde er ins Präsidium der Deutschen Gesellschaft für HNO-Heilkunde, Kopf- und Halschirugie gewählt. Klinisches Interesse von Wilmes ist die regionale, plastische und wiederherstellende Chirurgie des Kopf-Halsbereiches.

Das Krankenhaus München-Schwabing verfügt zur Zeit über ca. 1350 Betten mit 2800 Mitarbeitern. Konsiliarisch werden auch die übrigen Städtischen Krankenhäuser betreut, so das Krankenhaus München-Bogenhausen, das Krankenhaus München-Harlaching und das Krankenhaus München-Neuperlach (insgesamt 4000 Betten). In diesen Krankenhäusern befindet sich täglich ein HNO-Konsiliardienst. Im Krankenhaus München-Harlaching werden an einem Tag in der Woche HNO-Operationen durchgeführt.

Wichtige ärztliche Mitarbeiter sind die Leitende Oberärztin Lieselotte Böhringer sowie die Oberärzte Wolfgang Findl und Jochen Röcken sowie ein Facharzt für Mund-, Kiefer- und Gesichtschirurgie.

Arztschlüssel: 1–3–10

München – Kreiskrankenhaus München-Pasing – Landkreis München – Akademisches Lehrkrankenhaus der Technischen Universität München – Hals-Nasen-Ohren-Abteilung, Plastische Operationen

1884 ging aus der Stiftung des Pfarrers und geistlichen Rats Wörnzhofer das Asyl und Krankenhaus des Distrikts links der Isar in der Gemeinde Pasing hervor. 1919 erhielt das Haus die Bezeichnung Bezirkskrankenhaus und 1939 Kreiskrankenhaus, nachdem die Gemeinde Pasing nach München eingemeindet worden war. Daher ist der Landkreis immer noch Träger des Hauses, obwohl dieses im Gebiet der Stadt München liegt. 1967 wurde der Neubau des Krankenhauses mit 451 Betten eröffnet. Die neu eingerichtete HNO-Abteilung umfasste damals 41 Betten.

Zum ersten Chefarzt der neu eingerichteten Abteilung wurde Lorenz Schreiner gewählt.

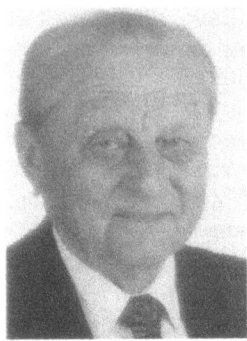

Lorenz Schreiner (*1920)
Amtszeit: 1967–1985
1962 Habilitation in München
bei Alexander Herrmann
1968 apl. Professur

Nach einer dreijährigen Assistenzarztzeit in der Pathologie begann Schreiner seine hno-ärztliche Laufbahn bei Alexander Herrmann in München. Neben seiner klinischen Tätigkeit oblag ihm hier die Leitung des klinikeigenen histologischen Labors. Für wissenschaftliche Arbeiten wurde ihm ein eigenes Isotopenlabor eingerichtet. 1962 habilitierte er sich bei Alexander Herrmann mit dem Thema „Experimentelle Untersuchungen über die Bildungsstätte und den Stoffwechsel der Perilymphe". 1968 erhielt er eine apl. Professur.

Schreiners ausgeprägtes wissenschaftliches Interesse kommt in 69 wissenschaftlichen Arbeiten und Vorträgen auf nationalen und internationalen Kongressen zum Ausdruck. Er beschäftigte sich schwerpunktmäßig mit der Grundlagenforschung des Fachgebiets und hier besonders mit der des Innenohres. 1962 publizierte er zusammen mit Heinz Wrba die Arbeit „Zur Frage des Stoffaustauschs zwischen den Perilymphräumen der Innenohren beiderseits". Sigurd Rauch prägte in seinem Handbuch „Biochemie des Hörorgans" 1964 für diese bei Tracer-Untersuchungen mit radioaktiven Stoffen überraschend gefundenen Ergebnisse den Begriff „Schreiner-Effekt". Schreiner war Mitbegründer der „Arbeitsgemeinschaft für Innenohrbiologie" und leitete 1965 als Chairman beim Internationalen HNO-Kongress in Tokio die Sektion „Biologie des Innenohres".

Unter Schreiners Leitung wurde die HNO-Abteilung mit 44 Betten geführt, angeschlossen war eine Ambulanz mit vier Untersuchungsräumen, dazu eine Einheit mit audiologischer Diagnostik und eine Sprach- und Stimmabteilung. Im Operationstrakt standen zwei eigene Operationssäle sowie ein Eingriffsraum vorwiegend für endoskopische Untersuchungen und ambulante Operationen zur Verfügung. Die Audiometrie verfügte über einen eigenen Raum für Kinderaudiologie mit Biesalski-Untersuchungstisch sowie frühzeitig über eine Elektronystagmographie samt Drehstuhl.

Während der Amtszeit Schreiners lag das Hauptgewicht der klinischen Tätigkeit in der operativen Versorgung der Patienten. Im Jahre 1969 führte Schreiner mit seinen Mitarbeitern und dem Gesundheitsamt München eine Vorsorgeuntersuchung im Landkreis München durch, bei der über 2400 vierjährige Kinder auf Hörschäden und Sprachentwicklungsstörungen untersucht wurden.

Schreiner wurde mit dem Bundesverdienstkreuz I. und II. Klasse ausgezeichnet und ist Träger der Ritter-von-Gerstner-Medaille sowie der Adalbert-Stifter-Medaille der Sudetendeutschen Akademie der Wissenschaften und Künste. 1996 wurde ihm für die Herausgabe seiner drei Bücher „Eger und das Egerland" der Bayrische Nordgau-Kulturpreis vom bayrischen Ministerpräsidenten verliehen.

Wichtigste Mitarbeiterin war die Oberärztin Irene Faas, die 1985 zu seiner Nachfolgerin gewählt wurde.

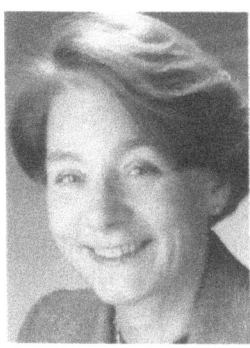

Irene Faas (*1938)
Amtszeit seit 1985
*1975 Oberärztin in München-Pasing
 bei Lorenz Schreiner*

Irene Faas begann ihre Fachausbildung 1966 bei Hans Heinz Naumann an der Universitäts-HNO-Klinik Berlin. Sie arbeitete während dieser Zeit ein Jahr im Robert-Koch-Institut in Berlin über immunologische Untersuchungsmethoden und folgte Naumann 1970 nach München an die dortige Universitäts-HNO-Klinik. 1975 übernahm sie die Oberarztstelle am Kreiskrankenhaus München-Pasing bei Lorenz Schreiner.

Ihre klinischen Arbeitsschwerpunkte sind die gehörverbessernde Mikrochirurgie des Ohres, die endonasale endoskopische Nasennebenhöhlenchirurgie, die Chirurgie der Speicheldrüsen und des N. fazialis, plastische Operationen sowie konventionelle und laserchirurgische Tumoroperationen neben Routineeingriffen des Fachgebietes.

Die Klinik verfügt derzeit über 63 Betten. Es sind ihr drei Operationssäle zugeordnet. In zwei Audiologieräumen können alle audiologischen Routineuntersuchungen, BERA, otoakustische Emissionen und die Vestibularisdiagnostik durchgeführt werden. Insgesamt sind 11 ärztliche Mitarbeiter sowie zwei Audiologie-Assistentinnen und eine Logopädin an der Klinik beschäftigt.

Wichtige ärztliche Mitarbeiter sind die Oberärzte Michael Chucholowski, Johann Bader und Peter Fessler.

Arztschlüssel: 1–3–8

Neubrandenburg

Klinikum Neubrandenburg – Träger Evangelische Krankenhausbetriebs-gesellschaft mbH – Akademisches Lehrkrankenhaus der Ernst-Moritz-Arndt-Universität Greifswald – Klinik für Hals-Nasen-Ohren-Heilkunde, Kopf- und Halschirurgie, Plastische Operationen

Bis 1974 erfolgte die hno-ärztliche Versorgung in Neubrandenburg lediglich an zwei ambulanten Arbeitsplätzen in der dortigen Poliklinik. Von hier aus wurde eine stationäre Abteilung aufgebaut, die im Jahre 1974 eröffnet wurde.
Erster Chefarzt wurde Dieter Lange.

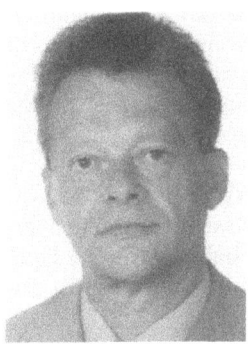

Dieter Lange (*1937)
Amtszeit: 1974–1990

Lange erhielt seine hno-ärztliche Ausbildung bei Werner Kup in Berlin-Buch, wo er 1969 die Facharztprüfung ablegte. 1974 wurde er Leiter der HNO-Abteilung am Kreiskrankenhaus Neubrandenburg. Ab 1977 war er Chefarzt der HNO-Klinik am Bezirkskrankenhaus Neubrandenburg, die aus dem Kreiskrankenhaus hervorgegangen war.

Unter Langes Leitung erfolgte der Umzug der Klinik im Jahre 1976 aus den Gebäuden der Villa „Sonnenkamp" in die jetzigen Räumlichkeiten. Operationen wurden zunächst in einem der Krankenzimmer durchgeführt. Im Jahre 1978 wurde die HNO-Klinik am Bezirkskrankenhaus mit zunächst 60 Betten gegründet, wobei 30 Betten für Kinder reserviert waren. 1982 wurde die HNO-Poliklinik abgetrennt.

Das Klinikspektrum am Bezirkskrankenhaus Neubrandenburg umfasste das gesamte Fachgebiet mit den Schwerpunkten Kopf- und Halschirurgie, plastische Chirurgie und Allergologie. Unter Langes Leitung entstand eine

audiologische Abteilung, durch welche die Hörgeräteversorgung im Bezirk Neubrandenburgs sichergestellt wurde.
Zum Nachfolger Langes wurde Werner Eike Müller gewählt.

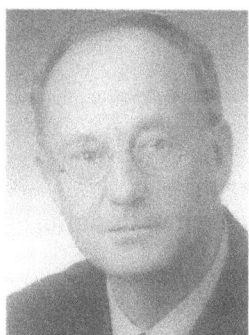

Werner Eike Müller (*1939)
Amtszeit seit 1991
1975-1980 Leiter der HNO-Abteilung am Kreiskrankenhaus Gransee/Mark Brandenburg

Müller erhielt seine hno-ärztliche Ausbildung am Kreiskrankenhaus Löbau/Lausitz bei Christian Horn und am Bezirkskrankenhaus Görlitz bei Siegfried Habedank. Zwischen 1975 und 1980 übernahm er die Leitung der HNO-Abteilung am Kreiskrankenhaus Gransee/Mark Brandenburg. Zwischen 1981 und 1991 war er als wissenschaftlicher Assistent bei Hans-Jürgen Gerhardt an der HNO-Klinik der Humboldt-Universität Berlin tätig.

Müllers klinisches Interesse liegt im Bereich der sanierenden und gehörverbessernden Ohrchirurgie, der Tumortherapie im Kopf-Halsbereich inklusive der Chemotherapie, der minimal invasiven Nasennebenhöhlen-Chirurgie, der plastischen und ästhetischen Chirurgie und der Traumatologie. Weitere Schwerpunkte sind Orbitachirurgie und Laserchirurgie.

Im Jahre 1997 wurde das „Orbitachirurgische Zentrum Neubrandenburg" gegründet, an dem neben der HNO-Klinik die Augenklinik und die Neurochirurgische Klinik und das Pathologische Institut des Klinikums Neubrandenburg beteiligt sind.

Die Klinik verfügt über 45 Betten mit einem OP-Saal sowie einem Eingriffsraum, angeschlossen ist eine pädoaudiologische Abteilung, die von Dagmar Kayser geleitet wird. Bis 2003 ist die Fertigstellung neuer Funktionsräume sowie eines Bettenhauses vorgesehen. Hier stehen der HNO-Klinik 45 Planbetten zur Verfügung, zusätzlich soll eine interdisziplinär geführte chirurgische Kinderabteilung eingerichtet werden.

Wichtige ärztliche Mitarbeiter: die Oberärzte Susanne Häntzschel †, Dietmar Schulz und Caren Harnath.
Arztschlüssel: 1-2-7

Neuruppin

Ruppiner Kliniken GmbH – Akademisches Lehrkrankenhaus des Universitätsklinikums Charité der Humboldt-Universität zu Berlin – Hals-Nasen-Ohren-Klinik

Bereits im Jahre 1948 standen am Kreiskrankenhaus Neuruppin belegärztliche Betten zur Verfügung. Diese wurden durch Julius Vock versorgt. Für die operative Tätigkeit wurden die allgemein-chirurgischen Operationssäle genutzt. 1950 wurde eine reguläre HNO-Station eingerichtet. Im Jahre 1954 fand eine Vergrößerung der Belegabteilung auf 22 Betten statt. Gleichzeitig wurde die Abteilung nun hauptamtlich geführt. Zum Chefarzt wurde Vock gewählt. 1960 wurde eine audiometrische Abteilung eingerichtet und eine Audiometrieassistentin eingestellt. Nachdem das Kreiskrankenhaus in ein Bezirkskrankenhaus für den Nordbereich des Bezirkes Potsdam umgewandelt worden war, standen nach Abschluss der Baumaßnahmen im Jahre 1966 30 Betten, eine neu eingerichtete Untersuchungs- und Behandlungseinheit sowie ein eigener Operationstrakt zur Verfügung. Die Klinik war für den damaligen Zeitpunkt modernst ausgestattet. Außerdem wurde eine Planstelle für einen Assistenten eingerichtet.

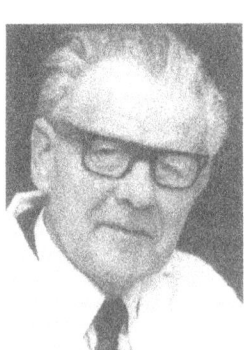

Julius Robert Vock (1903–1980)
Amtszeit: 1954–1969

Vock begann zunächst eine chirurgische Facharztausbildung an der Universität Gießen und wechselte dann nach Marburg zu Walther Uffenorde in die Universitäts-HNO-Klinik. Nach Abschluss der Facharztausbildung wurde er Oberarzt am Allgemeinen Krankenhaus Hamburg-Barmbek und ließ sich 1932 in Eilenburg/Sachsen nieder. Während des 2. Weltkrieges diente er bei der Marine und leitete u. a. die HNO-Abteilung des Marine-Lazaretts in Bergen/Norwegen. Nach Entlassung aus der Kriegsgefangenschaft übernahm er 1948 die Praxis des verstorbenen Dr. Hirsch in Neuruppin und war zunächst belegärztlich im Ruppiner Krankenhaus tätig. Während der ersten Jahre der DDR musste zum Aufbau des „sozialistischen" Gesundheitswesens eine Poliklinik besetzt werden. Daher wurden die niedergelassenen Fachärzte der Stadt zwangsweise zur Abhaltung von Sprechstunden verpflichtet, während die Patienten derweil in der eigenen Praxis warteten. Gleichzeitig mussten die Angehörigen der Sowjetischen Armee – zumindestens die Offiziere und ihre Angehörigen – versorgt werden. Bis zum Ausscheiden im Jahre 1969 hatte Vock gleichzeitig drei Arbeitsstellen. Er war Chefarzt der HNO-Klinik des Bezirkskrankenhauses Neuruppin, Chefarzt der HNO-Abteilung der Kreispoliklinik und betrieb daneben weiter seine eigene Praxis. Nach seiner Berentung führte Vock bis eine Woche vor seinem Tod seine Praxis weiter.

1970 übernahm Horst Gundermann die Leitung der Klinik.

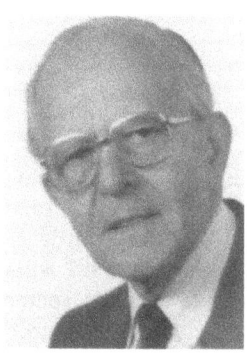

Horst Gundermann (*1922)
Amtszeit 1969–1976
1964   *Oberarzt in Greifswald bei Rudolf Zippel*
1968   *Habilitation in Greifswald*
1976   *apl. Professur an der Klinik für Kommunikationsstörungen bei Peter Biesalski in Mainz*
1977   *Umhabilitation an die Universitäts-HNO-Klinik Heidelberg, Fakultät für Klinische Medizin Mannheim*

Gundermann begann seine hno-ärztliche Fachausbildung an der Universitäts-HNO-Klinik in Greifswald unter Kurt Dietzel und Rudolf Zippel. Dort war er von 1964–1969 als Oberarzt tätig. 1968 habilitierte er sich mit dem Thema „Die Berufsdysphonie". Außerdem richtete er eine phoniatrische Abteilung mit Bettenstation ein. Seine Ausbildung zum Phoniater erhielt er bei Miloslav Seeman in Prag.

Von 1969–1976 war er Chefarzt der HNO-Klinik in Neuruppin. Während dieses Zeitraumes führte er unter anderem Stimmheilkuren in Dambeck bei Neustrelitz durch. Wegen eines Ausreiseantrages kurz nach der Helsinki-Schlussakte im Juni 1975 wurde er aus der Chefarztposition entfernt und strafweise in die Poliklinik versetzt. Nach hartnäckigen Auseinandersetzungen mit den staatlichen Organen der DDR erfolgte 1976 die „Entlassung aus der Staatsbürgerschaft". Im Mai 1976 durfte er ausreisen.

Im gleichen Jahr erhielt er eine Professur an der Klinik für Kommunikationsstörungen bei Peter Biesalski in Mainz. 1977 habilitierte er sich an die Universitäts-HNO-Heidelberg (Fakultät für Klinische Medizin in Mannheim) um. Nach 1977 war er Leitender HNO-Arzt, Phoniater und Direktor der Logopädenausbildungsstätte bei der Stiftung Rehabilitation in Heidelberg. Von 1982–1990 führte er wiederum Stimmheilkuren durch und gründete die Klinik für Stimm- und Sprachstörungen (Stimmheilzentrum) in Bad Rappenau, die er bis 1990 führte.

Gundermann ist Initiator und Organisator der „Kommunikationsmedizinischen Tage" in Bad Rappenau und Bad Boll, die zwischen 1986 und 1992 unter seiner Leitung durchgeführt wurden. Außerdem ist er Vorsitzender des „Arbeitskreises Stimme". Gundermann publizierte über 80 Veröffentlichungen. Darunter im Jahre 1994 das Buch „Phänomen Stimme".

Nach der Entlassung von Gundermann übernahm Eberhard W. Grundmann die Leitung der Klinik.

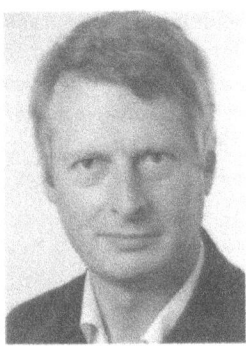

***Eberhard W. Grundmann** (*1942)*
Amtszeit: 1976–1977
1973   Oberarzt in Neuruppin bei Gundermann

Grundmann erhielt seine hno-ärztliche Fachausbildung an der Universitäts-HNO-Klinik Greifswald bei Rudolf Zippel zwischen 1967 und 1970 und danach bei Horst Gundermann in Neuruppin bis 1972. 1973 wurde er Oberarzt und übernahm die Klinik 1976 zunächst kommissarisch. 1977 wurde er zum ordentlichen Chefarzt berufen, floh aber wenige Wochen später nach Westdeutschland. Auf Veranlassung des Staatssicherheitsdienstes wurde die Klinik danach über mehr als zwei Jahre geschlossen. Seit 1978 führt Grundmann eine HNO-Praxis in Burglengenfeld in Bayern. Grundmann ist auch durch wissenschaftliche Publikationen und Vorträge hervorgetreten.

1979 wurde die Leitung der Klinik Ulrich Mansfeld anvertraut.

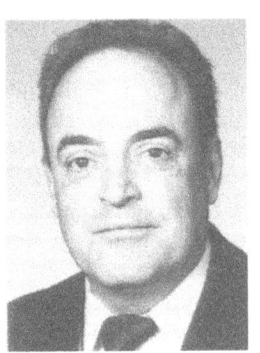

***Ulrich Mansfeld** (*1935)*
Amtszeit 1979–1999
1965   Abteilungsarzt für Audiologie in Halle
          bei Harry Jakobi

Mansfeld war zwischen 1960 und 1979 als Assistent und später als Abteilungsarzt für Audiologie an der Universität Halle bei Harry Jakobi tätig. 1977 bewarb sich Mansfeld um die Chefarztstelle in Neuruppin. Aufgrund der Republikflucht von Grundmann wurde die Klinik jedoch geschlossen und erst 1979 wieder eröffnet. Mansfeld wurde darauf zum Chefarzt der Klinik ernannt.

Nach der Übernahme der Leitung der Ruppiner Klinik umfasste sein operatives Spektrum die endoskopischen und mikroskopischen Nasennebenhöhlenoperationen, die sanierenden und auch die hörverbessernden Ohroperationen sowie die Traumatologie der Oto- und Rhinobasis. Auch die Tumorchirurgie des Fachgebiets zählte zum Spektrum der Klinik. Die Klinik verfügte über 30 Betten, einen eigenen Operationstrakt sowie eine gut ausgestattete Otoneurologie inklusive BERA, OAE, Computerelektronystagmographie.

Wichtiger ärztlicher Mitarbeiter war Oberarzt Jürgen Sellau, der sich besonders mit allergologischen Fragestellungen beschäftigte.

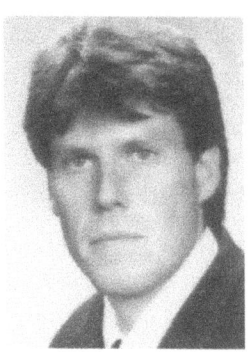

Achim Franzen (*1959)
Amtszeit seit 2000
1993 Leitender Oberarzt in Essen-Werden bei Klaus Koegel

Franzen war nach einjähriger Tätigkeit als wissenschaftlicher Mitarbeiter im Institut für Pathologie der Universität Mainz bei Wolfgang Thoenes von 1987–1993 Schüler von Jochen Gosepath in Trier und von 1993–1999 Leitender Oberarzt in den Kliniken Essen Süd bei Klaus Koegel. Veröffentlichungen erfolgten in den einschlägigen Fachzeitschriften zu klinischen und morphologischen Themen mit Schwerpunkt Ohrspeicheldrüse. Ein Kurzlehrbuch „HNO" erschien 1996 in Erstauflage im Gustav Fischer Verlag, die 2. Auflage ist in Arbeit.

Operative Schwerpunkte sind endoskopisch-endonasale Nasennebenhöhlen-Operationen, mikroskopische Mittelohroperationen einschließlich Stapeschirurgie, Tumoroperationen im Kopf-Hals-Bereich (onkologischer Schwerpunkt Nordbrandenburg), Ohrspeicheldrüsenchirurgie, rekonstruktive und ästhetische Operationen an Ohr, Nase und Gesicht sowie die Traumatologie des Gesichtsschädels und der Schädelbasis.

Wichtiger Mitarbeiter ist weiterhin Jürgen Sellau.

Arztschlüssel: 1-1-3 (zwei fachübergreifend eingesetzte Assistenten aus der Abteilung für Mund-Kiefer- und Gesichtschirurgie)

Neuss

Städtische Kliniken Neuss – Lukaskrankenhaus GmbH – Akademisches Lehrkrankenhaus der Heinrich-Heine-Universität Düsseldorf – Klinik für Hals-Nasen-Ohren-Heilkunde, Kopf- und Halschirurgie, Plastische Operationen, Phoniatrie und Pädaudiologie

Aus dem „Gasthaus zum Hl. Geist" im 13. Jahrhundert entwickelte sich über mehrere Zwischenstufen das Neusser Lukaskrankenhaus. Dieses wurde im Jahre 1911 errichtet. 1921 wurden sechs der damals 196 Krankenhausbetten als HNO-Belegabteilung eingerichtet und zuerst von Gerhard Grevers betreut. Ihm folgten Wilhelm Lücke, Wilhelm Kaldenhoff und Ludwig Girschik. 1967 wurde die HNO-Belegabteilung durch Heinz Grevers zunächst auf 20 und später auf 42 Betten erweitert. 1984 erfolgte die Umwandlung der Abteilung in eine hauptamtliche HNO-Klinik mit 44 Betten.

Zum ersten Chefarzt der neueingerichteten „Klinik für Hals-Nasen-Ohren-Heilkunde, Kopf- und Halschirurgie, plastische Operationen, Phoniatrie und Pädoaudiologie" wurde Hans-Jürgen Schultz-Coulon gewählt.

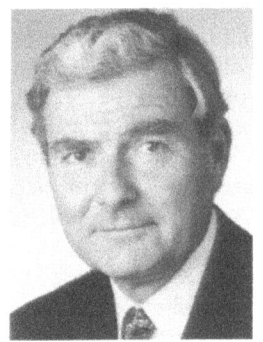

Hans-Jürgen Schultz-Coulon (*1940)
Amtszeit seit 1984
1972 Oberarzt in Hannover bei Ernst Lehnhardt
1977 Habilitation in Hannover bei Ernst Lehnhardt
1982 apl. Professur in Hannover

Schultz-Coulon erhielt seine hals-nasen-ohrenärztliche Ausbildung bei Ernst Müller in Kiel, bevor er 1972 als Oberarzt zu Ernst Lehnhardt nach Hannover wechselte. Dort erwarb er auch die Teilgebietsbezeichnung „Phoniatrie und Pädaudiologie". Schultz-Coulons wissenschaftliches Interesse gilt vor allem der Stimmphysiologie und Stimmfunktionsdiagnostik. 1983 führte er zusammen mit dem Plastischen Chirurgen A. Berger und dem Abdominalchirurgen D. Löhlein die Hypopharynxrekonstruktion mit einem mikrochirurgisch revaskularisierten Jejunumtransplantat in die deutsche HNO-Heilkunde ein und eröffnete damit die Ära der freien Lappentransplantate im HNO-Fachgebiet. Weitere Schwerpunkte waren und sind die Rhinochirurgie, die prothetische Stimmrehabilitation und die pädiatrische Laryngologie.

1993 richtete Schultz-Coulon als Vorsitzender die Jahrestagung der Vereinigung Westdeutscher HNO-Ärzte in Neuss aus. Schultz-Coulon gehört seit 1998 dem Präsidium der Deutschen Gesellschaft für Hals-Nasen-Ohren-Heilkunde, Kopf- und Halschirurgie an und versieht hier die Funktion des Schatzmeisters. Seit Jahren ist er als Schriftleiter für die Reihe „Fort- und Weiterbildung" der Zeitschrift HNO tätig.

Die Klinik verfügt über 44 Betten.

Als Leitende Oberärzte waren Wolfgang Nehse, Thomas Neumann, Reinhard Spicker und Olaf Ebeling an der Klinik tätig. Die derzeitigen Oberärzte sind Simone Weigt und Andreas Neumann.

Arztschlüssel: 1-2-5,5

Nordhausen

Südharz-Krankenhaus – Nordhausen gGmbH – Akademisches Lehrkrankenhaus der Georg-August-Universität Göttingen – HNO-Klinik

Das Südharz-Krankenhaus Nordhausen ging 1982 als letzter Krankenhausneubau der ehemaligen DDR unter dem Namen „Maxim-Zetkin-Krankenhaus" in Betrieb. Bis zu diesem Zeitpunkt bestand das Kreiskrankenhaus Nordhausen aus vielen einzelnen Fachabteilungen, die dezentralisiert über das gesamte Stadt- und Kreisgebiet verstreut waren. So entstanden auch zwei so genannte „HNO-Kliniken", die parallel arbeiteten und einerseits von Fritz Reissmann und andererseits von Hartmann Stumpf – überwiegend als „Einmannbetriebe" – geleitet wurden.

Erster Chefarzt war Fritz Reissmann, dessen Amtszeit sich mit der von Hartmann Stumpf überschnitt.

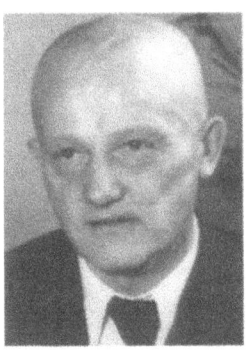

Fritz Reissmann (1890–1965)
Amtszeit: 1922–1965

Reissmann erhielt seine HNO-Ausbildung an den Universitäts-HNO-Kliniken Bonn bei Heinrich Walb und Halle an der Saale bei Alfred Denker.

1952 wurde Hartmut Stumpf Chefarzt der anderen HNO-Klinik.

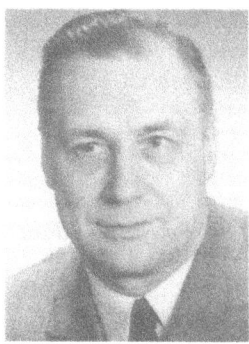

Hartmann Stumpf *(1919-1976)*
Amtszeit: 1952-1976

Stumpf absolvierte seine Facharztzeit von 1950-1951 an der Universitäts-Klinik Halle an der Saale bei Adolf Eckert-Möbius und von 1951-1952 an der Charité Berlin bei Alfred Schulz van Treeck.

Danach führte Götz-Volker Schütz für einen kurzen Zeitraum die HNO-Klinik.

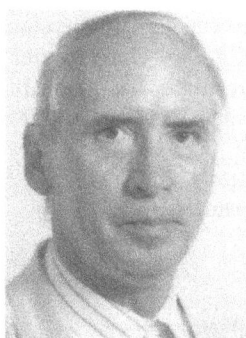

Götz-Volker Schütz *(*1940)*
Amtszeit: 1976-1978
1971   Oberarzt in Bitterfeld bei Hansjürgen Bögel

Schütz erhielt seine Facharztausbildung von 1967-1971 bei Harry Jakobi in Halle. Danach war er von 1971-1976 als Oberarzt bei Hansjürgen Bögel in Bitterfeld tätig.

1978 übernahm Margit Theilmann die Klinikleitung.

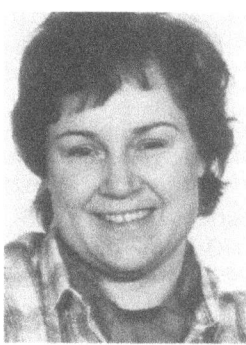

Margit Theilmann *(*1946)*
Amtszeit: 1978-1982

Margit Theilmann wurde von 1971–1976 bei Joachim Wilke an der Medizinischen Akademie Erfurt zur HNO-Ärztin ausgebildet. Von 1978–1982 führte sie gleichzeitig die HNO-Klinik und die Poliklinik. Nach Ausscheiden aus der HNO-Klinik war sie weiterhin von 1982–1990 Leiterin der Poliklinik. Seit 1991 ist sie als niedergelassene HNO-Ärztin in Nordhausen tätig.

Nach 1982 war Hubertus Brandt Chefarzt der Klinik.

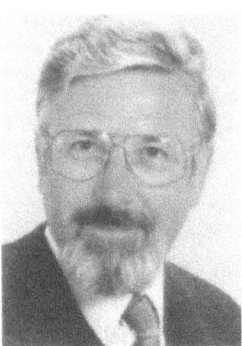

Hubertus Brandt (*1935)
Amtszeit: 1982–2000
1969 Oberarzt in Hennigsdorf bei Erwin Biendara

Hubertus Brandt erhielt seine hals-nasen-ohrenärztliche Ausbildung am „Friedrich-Wolf-Krankenhaus" in Hennigsdorf bei Berlin bei Erwin Biendara, wo er zunächst als Assistent, später als Oberarzt tätig war. Unter seiner Leitung wurde an der HNO-Klinik, die über 30 Betten verfügte, das gesamte operative Spektrum des Fachgebietes mit Ausnahme der großen Tumorchirurgie abgedeckt.

Wichtiger ärztlicher Mitarbeiter war der Oberarzt Jürgen Gäbert.

Seit 2000 wird die HNO-Klinik von Klaudius Czech geführt.

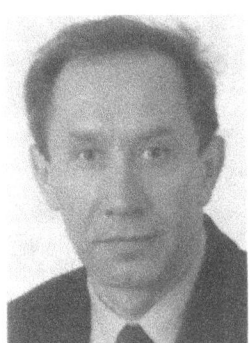

Klaudius Czech (*1949)
Amtszeit seit 2000
1980 Oberarzt in Beuthen/Oberschlesien
bei Stanislau Stawinski
1985 Oberarzt in Straubing bei Rainer Langnickel

Czech erhielt seine hno-ärztliche Fachausbildung nach 1973 in Kattowitz und in der HNO-Klinik des Zentralen Krankenhauses der Bergbauindustrie in Beuthen/Oberschlesien bei Stanislau Stawinski. 1980 wurde er Oberarzt und siedelte im Jahre 1985 in die Bundesrepublik Deutschland über. Anschließend war er von 1985–2000 als Oberarzt an der HNO-Klinik des Klinikums St. Elisabeth in Straubing bei Rainer Langnickel tätig. Klinische Schwerpunkte sind die gehörverbessernden Mittelohroperationen, die gesamte Tumorchirurgie einschließlich CO_2-Laser-Operationen und die Brachy-Therapie. Außerdem hat Czech besondere Kenntnisse auf dem Gebiet der rekonstruktiven und ästhetischen Operationen erworben und betreibt sowohl die Traumatologie des HNO-Gebietes als auch die Trachealchirurgie und Strumachirurgie.

Wichtiger Mitarbeiter ist weiterhin Oberarzt Jürgen Gäbert.

Arztschlüssel: 1-1-4

Nürnberg

Städtische Krankenanstalten Nürnberg – Klinikum Nürnberg – Hals-Nasen-Ohren-Klinik

Bis nach dem 2. Weltkrieg existierte im 1897 fertig gestellten Nürnberger Klinikum keine eigenständige Hals-Nasen-Ohren-Klinik. Die Versorgung fachtypischer Erkrankungen erfolgte durch zwei Konsiliarärzte, die später auch als Belegärzte operativ tätig waren.

1948 wurde Ludwig Lederer erster Chefarzt der neueingerichteten Hals-Nasen-Ohren-Abteilung.

> *Ludwig Lederer (1892–1981)*
> *Amtszeit: 1948–1956*
> *1923 Oberarzt in Dresden-Friedrichstadt bei*
> *Max Mann und Woldemar Tonndorf*

Lederer erhielt seine hals-nasen-ohrenärztliche Ausbildung ab 1920 an der HNO-Klinik der Universität Halle-Wittenberg unter dem Geheimen Rat Alfred Denker. 1923 wurde er Oberarzt an der HNO-Klinik Dresden-Friedrichstadt bei Max Mann und Woldemar Tonndorf, bis er sich 1945 als Facharzt niederließ. Ab 1946 praktizierte er in Fürth, bis er 1948 die auf seine Anregung hin eingerichtete Fachabteilung der Städtischen Krankenanstalt Nürnberg übernahm. Neben Ambulanz und Sprechstunde wurden hier auch kleinere Operationen vorgenommen, hierfür standen zunächst 12 Betten in der Chirurgischen Klinik, später 29 Betten auf einer eigenen Station zur Verfügung. Das ärztliche Personal bestand aus einem Assistenzarzt und einem Hilfsarzt.

Lederers wissenschaftliches Interesse galt der Anatomie der Taubstummheit sowie den Erkrankungen des Gehörganges. Im Handbuch der HNO-Krankheiten von Denker und Kahler verfasste er einen Beitrag.

Ab 1956 übernahm Alfred Becker die Leitung der Klinik.

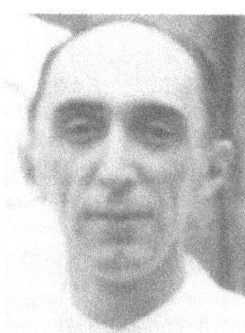

Alfred Becker (1912–1990)
Amtszeit: 1956–1974
1949 Habilitation an der Universitäts-HNO-Klinik
 Marburg bei Richard Mittermaier
1955 Kommissarischer Leiter der Universitäts-
 HNO-Klinik Frankfurt
1955 apl. Professur

Seine Ausbildung im Fach Hals-Nasen-Ohren-Heilkunde erlangte Becker als Schüler von Walther Uffenorde in Marburg, bei dem er zuletzt als Oberarzt tätig war. Von 1942 bis zum Kriegsende leitete er die HNO-Abteilung eines Lazaretts. 1945 nahm er seine Arbeit an der Universitätsklinik Marburg wieder auf, wo er sich 1949 mit dem Thema „Die Mucosus-Otitis" habilitierte. 1955 wurde Becker zum Kommissarischen Leiter der Universitäts-HNO-Klinik Frankfurt ernannt, bevor er als Chefarzt an die Städtischen Krankenanstalten Nürnberg wechselte.

Beckers wissenschaftliches Interesse kommt in zahlreichen Publikationen zum Ausdruck. Es galt den Infektionskrankheiten des HNO-Bereichs sowie der Technik und den Komplikationen operativer Verfahren. 1954 wurde Becker zum korrespondierenden Mitglied der Société d'Oto-Rhino-Laryngologie, Paris, ernannt. Beckers klinisches Interesse galt der Tumorchirurgie und den operativen Methoden der Gehörverbesserung.

Unter seiner Leitung wurde die Zahl der Krankenbetten auf 46 erweitert, ehe 1962 der Neubau der HNO-Klinik mit 104 Betten – darunter 20 Betten auf einer geschlossenen Kinderstation – bezogen werden konnte.

Das ärztliche Personal wurde um 2 Oberärzte und 8 Assistenzärzte erweitert.

Alfred Becker war der ältere Bruder von Walter Becker, Bonn.

Seit 1975 leitet Jürgen Theissing die Klinik.

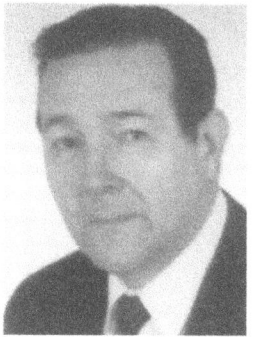

Jürgen Theissing (*1938)
Amtszeit seit 1975
1969 Habilitation an der Universitäts-HNO-Klinik
 Mainz bei Walter Kley
1969 Oberarzt bei Walter Kley
1971 apl. Professur

Jürgen Theissing erhielt seine Facharztausbildung unter seinem Vater, Gerhard Theissing, in Erlangen und Walter Kley in Mainz, wo er ab 1969 als Oberarzt tätig war und sich im gleichen Jahr mit dem Thema „Objektive Hörprüfung im Kindesalter" habilitierte. Theissings wissenschaftliches Interesse gilt neben zahlreichen klinischen Themen insbesondere der ERA-Audiometrie, wie es in seiner Habilitationsschrift zum Ausdruck kam. Theissing ist Herausgeber der Theissingschen HNO-Operationslehre. Theissing war von 1991–1999 im Präsidium der Deutschen Gesellschaft für Hals-Nasen-Ohren-Heilkunde, Kopf und Halschirurgie, deren Generalsekretär er 1995 und 1996 und deren Präsident er von 1996–1997 war.

Die Klinik verfügt zur Zeit über 96 Betten, 4 Operationssäle und einen ambulanten Op.

Wichtige ärztliche Mitarbeiter sind die Oberärzte Bernd Obermann, Lothar Wolff, Wolfgang Bischoff, Beate Raab und Martin Krasa.

Arztschlüssel: 1-5-12,5

Oldenburg

Evangelisches Krankenhaus Oldenburg – Stiftung bürgerlichen Rechts – Evangelisch-lutherischer Oberkirchenrat Oldenburg in Oldenburg – Evangelische Kirchengemeinde Oldenburg – Vorstand Diakonisches Werk Oldenburg – Akademisches Lehrkrankenhaus der Georg-August-Universität Göttingen – HNO-Zentrum, Kopf- und Halschirurgie, Phoniatrie und Pädaudiologie

Zwischen 1893 und 1939 wurde das evangelische Krankenhaus belegärztlich von Johann Schmeden betreut. Dessen Nachfolge übernahm Alfons Zurhausen, der ab 1940 Belegarzt und zwischen 1945 und 1970 Chefarzt der neu eingerichteten 20 Bettenabteilung war.

Nachfolger Zurhausens wurde Tile-Burkhard v. Westernhagen.

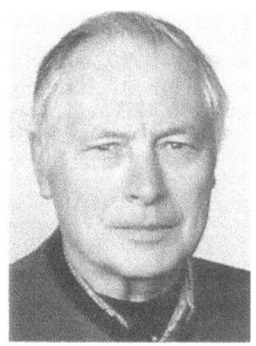

Tile-Burkhard von Westernhagen (*1934)
Amtszeit: 1970–1996
1966   Habilitation in Göttingen
          bei Hermann Frenzel
1972   apl. Professur

Von Westernhagen erhielt seine Facharztausbildung bei Hermann Frenzel an der Universitäts-HNO-Klinik Göttingen. Hier habilitierte er sich 1966 mit dem Thema „Histochemische Untersuchungen zur Auswirkung von Schwermetall- und Salicylsäurevergiftungen am Innenohr". 1972 wurde er zum apl. Professor ernannt.

Klinische Schwerpunkte von von Westernhagen waren die Tumor- und die Parotischirurgie. Während seiner Amtszeit wurde die Klinik von 20 auf insgesamt 53 Betten erweitert. Unter seiner Leitung wurde 1989 die Abteilung für Phoniatrie und Pädaudiologie eingerichtet, und es erfolgte der Aufbau einer logopädischen Lehranstalt in Zusammenarbeit mit dem Sprachheilzentrum der Arbeiterwohlfahrt in Oldenburg. Die Abteilung für Phoniatrie und Pädaudiologie wird seitdem von Rüdiger Schönfeld geleitet.

1991 richtete von Westernhagen die 74. Jahrestagung der Nordwestdeutschen Vereinigung der HNO-Ärzte in Oldenburg aus. 1996 zog er sich auf seinen Familiensitz in Teistungen, Thüringen, zurück.

1996 wurde in Oldenburg das HNO-Zentrum mit den Kliniken für HNO-Heilkunde, Kopf- und Halschirurgie, Plastische Operationen sowie Phoniatrie, Pädaudiologie und spezielle Otoneurologie gegründet.

Zu Chefärzten der HNO-Klinik wurden Peter Volling und Rüdiger Schönfeld gewählt.

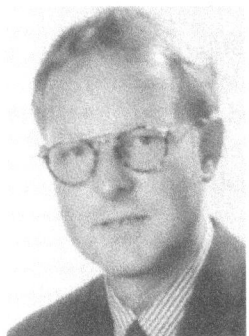

Peter Volling (*1959)
Amtszeit seit 1996
1990 Oberarzt in Köln bei Eberhard Stennert
1994 Habilitation bei Eberhard Stennert
2001 apl. Professur in Göttingen

Volling erhielt seine hals-nasen-ohrenärztliche Ausbildung bei Eberhard Stennert an der Universitäts-HNO-Klinik Köln. 1994 habilitierte er sich mit dem Thema „Neue Aspekte zum kurativen Einsatz einer Chemotherapie bei der Behandlung von Kopf-Halskarzinomen". Vollings wissenschaftliche und klinische Schwerpunkte liegen in der konservativen und operativen Tumortherapie. Dies kommt vor allen Dingen in zahlreichen Veröffentlichungen über chemotherapeutische Verfahren bei Kopf-Hals-Tumoren zum Ausdruck.

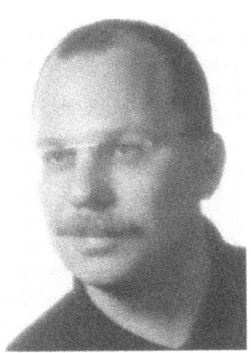

Rüdiger Schönfeld (*1956)
Amtszeit seit 1996

Schönfeld hatte seine Weiterbildung zum HNO-Arzt, Phoniater und Pädoaudiologen in den Jahren 1983–1988 am Evangelischen Krankenhaus Oldenburg abgeleistet. Seit 1.4.1996 ist Schönfeld Chefarzt für den Bereich Phoniatrie, Pädaudiologie und spezielle Neurootologie am HNO-Zentrum des Evangelischen Krankenhauses Oldenburg.

Dem HNO-Zentrum stehen insgesamt 59 Betten zur Verfügung, wobei die Abteilung Phoniatrie und Pädaudiologie über ein variables Kontigent von mindestens fünf Betten verfügt. Das HNO-Zentrum hat drei eigene Operationssäle. Operationstrakt, Ambulanz und audiologische Abteilung sind in den Jahren 1996–1998 komplett neu errichtet bzw. von Grund auf saniert worden. In der phoniatrisch-pädaudiologischen Ambulanz mit dem Schwerpunkt der Abklärung kindlicher Hörstörungen werden pro Jahr über 80 neudiagnostizierte hörgerätepflichtige Kinder behandelt. Ein zweiter Schwerpunkt liegt in der Diagnostik organisch-funktionell bedingter Stimmstörungen und der Diagnostik sämtlicher Formen von Sprach-, Sprech- und Stimmstörungen im Erwachsenenalter. Gemeinsam von der Universität Oldenburg und dem Evangelischen Krankenhaus Oldenburg wurde das Hörzentrum Oldenburg, Fachbereich Physik, Arbeitsgruppe Medizinische Physik (Direktor: Birger Kollmeier) mit dem Ziel der praktischen Umsetzung von wissenschaftlichen Erkenntnissen und klinischen Erfahrungen gegründet.

Wichtige ärztliche Mitarbeiter sind die Oberärzte Olaf Ebeling und Christoph Michalewski.

Arztschlüssel: 2–2–7 und eine Stipendiatstelle

Oldenburg – Städtische Kliniken Oldenburg gGmbH – Akademisches Lehrkrankenhaus der Georg-August-Universität Göttingen – Klinik für Hals-, Nasen-, Ohrenkrankheiten, spezielle Hals-, Nasen-, Ohrenchirurgie und Plastische Operationen

Im Jahre 1841 wurde das Peter-Friedrich-Ludwig-Hospital in Oldenburg eröffnet. Es enthielt zunächst eine Zivilabteilung und eine Militärabteilung. Nach Ende des Zweiten Weltkrieges war eine Erweiterung der Krankenhauskapazität in Oldenburg dringend erforderlich. So konnte 1950 die Chirurgische Klinik, die Frauenklinik, die Urologische Klinik und das ehemalige Standortlazarett der britischen Garnison ausgegliedert werden, sodass im Peter-Friedrich-Ludwig-Hospital erstmals hno-ärztliche Belegbetten zur Verfügung standen. Dort arbeitete zwischen 1950 und 1967 Robert Weise (1893–1967) als Belegarzt.

Im Anschluss daran von 1967–1987 war Gustav Osterwald Belegarzt der Klinik. Er betrieb eine HNO-Praxis in Oldenburg und war daneben in Fragen der Berufspolitik engagiert. Seine Arbeitsschwerpunkte waren Qualitätssicherung ärztlicher Leistungen, Sanitätswesen in Bundeswehr und Zivilschutz, Ärztliche Ethik und die Weiterentwicklung der GOÄ. Daher erhielt er an der Georg-August-Universität Göttingen einen Lehrauftrag für „Niederlassung und Praxisführung des Arztes" und wurde 1987 zum Honorarprofessor für „Ärztliche Berufskunde" ernannt. Für seine engagierte Arbeit erhielt er die Auszeichnungen „Niedersächsisches Verdienstkreuz Erster Klasse", „Bundesverdienstkreuz Erster Klasse", „Großes Bundesverdienstkreuz" und „Paracelsus-Medaille der deutschen Ärzteschaft".

1987 wurden die damals 8 Belegbetten von Ralf Steinert übernommen. Innerhalb kürzester Zeit wurde die Bettenzahl auf 16 Betten aufgestockt, und es folgte die Umwandlung zur hauptamtlichen Abteilung.
Zum ersten Chefarzt wurde Ralf Steinert gewählt.

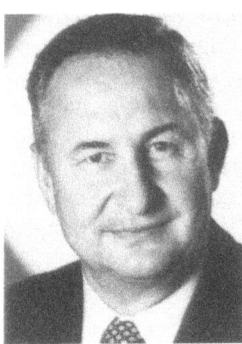

Ralf Steinert (*1941)
Amtszeit seit 1987
1984 Habilitation in Hannover
      bei Ernst Lehnhardt
1990 apl. Professur in Hannover

Steinert erhielt seine hals-nasen-ohrenärztliche Ausbildung an der Medizinischen Akademie Dresden unter Fredo Günnel, an der Universitätsklinik Köln unter Fritz Wustrow und an der Medizinischen Hochschule Hannover unter Ernst Lehnhardt. Hier habilitierte er sich 1984 mit dem Thema „Kochleogramm und Hirnstammaudiometrie bei akuter arterieller Minderdurchblutung im Kopfbereich".

1987 übernahm er die Ärztliche Leitung der HNO-Klinik an den Städtischen Kliniken Oldenburg.

Steinerts wissenschaftliches Interesse gilt der Physiologie und Pathologie des Innenohres. Daneben widmet er seine klinische Tätigkeit der plastisch rekonstruktiven Chirurgie, der Trachealchirurgie und der Laserchirurgie. Breiten Raum nehmen auch Tumorchirurgie, Nasennebenhöhlenchirurgie und Ohrchirurgie ein.

Die Klinik verfügt über 33 Erwachsenen-, 8 Kinderbetten und eine Ambulanz. Audiologische, neurootologische, allergologische und phoniatrische Diagnostik gehören ebenso wie Sonographie, Endoskopie und Chirotherapie zum Leistungsspektrum der Klinik.

Wichtige ärztliche Mitarbeiter: Oberarzt Peter Pedal, der ehemalige Oberarzt Jürgen Wollschläger und der ehemals an der Klinik tätige Steffen Maune, der sich an der Universität Kiel unter Heinrich Rudert für das Fach Hals-Nasen-Ohren-Heilkunde habilitiert hat.

Arztschlüssel: 1-2-4,5

Osnabrück

Marienhospital – Träger Bischöflicher Stuhl zu Osnabrück – Akademisches Lehrkrankenhaus der Medizinischen Hochschule Hannover – Klinik für HNO-Heilkunde, Kopf- und Halschirurgie

Im Jahre 1859 wurde das Marienhospital in Osnabrück gegründet. Bereits im 19. Jahrhundert wurden hier in der chirurgischen Abteilung ausgedehnte Operationen im Gesichtsbereich und in der Mundhöhle durchgeführt. Das Spektrum umfasste sogar Oberkieferteilresektionen bei Tumorleiden sowie plastische Nasenflügeloperationen und „totale" Nasenplastiken.

1950 wurde die HNO-Abteilung mit 23 belegärztlich betreuten Betten eingerichtet, die von den in Osnabrück niedergelassenen Ärzten Antonius Kössendrup (ab 1950), Heinz Hansen (ab 1952) und Theodor Niemann (ab 1956) bis 1977 geführt wurde. Am 1.1.1978 wurde vom Träger des Marienhospitals in enger Absprache mit dem Stadtkrankenhaus eine hauptamtliche Abteilung für Hals-Nasen-Ohren-Heilkunde gegründet.

Erster Chefarzt der Klinik war Eckhard Sawitzki.

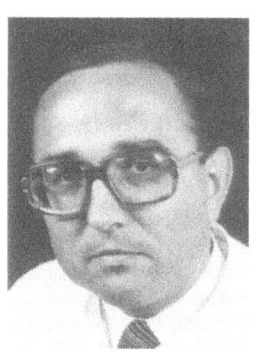

Eckhard Sawitzki (*1937)
Amtszeit: 1978–1993
1972 Oberarzt in Bonn bei Walter Becker
1974 Oberarzt in Köln bei Fritz Wustrow
1974 Akademischer Rat an der Universität zu Köln
1977 Akademischer Oberrat an der Universität zu Köln

Eckhard Sawitzki begann nach dem Medizinstudium in Bonn, Zürich und Turku (Finnland) seine hno-ärztliche Ausbildung bei Walter Becker an der Universitäts-HNO-Klinik Bonn. Hier wurde er im Jahre 1972 zum Oberarzt ernannt. Ab 1974 war er als Oberarzt und Akademischer Rat bei Fritz Wustrow an der Universitäts-HNO-Klinik Köln tätig.

Anfang 1978 konnten die Planungen und Umbauten am Marienhospital in Osnabrück mit großer Unterstützung des Krankenhausträgers fertig gestellt werden. Beratend standen ihm hierbei Leonhard Bernhard Seiferth und Fritz

Wustrow zur Seite. So konnte Sawitzki mit seinem Amtsantritt eine modernst und großzügig ausgestattete Abteilung übernehmen, die über einen eigenen vollklimatisierten Op.-Trakt mit 3 Operationsräumen, einen neu gestalteten Pflegebereich mit 40 Krankenbetten – einschließlich einer eigenen Kinderstation – und eine eigene Klinikambulanz verfügte. In Letzterer standen modernste audiologische, neurologische und allergologische Einrichtungen zur Verfügung.

Sawitzkis klinische Schwerpunkte lagen in der Mikrochirurgie des Ohres, der Traumatologie des Mittelgesichtsbereichs sowie der klinisch-chirurgischen Onkologie des Fachgebietes. Zur postoperativen Versorgung der Tumorkranken wurde eine regelmäßige Tumorsprechstunde in Kooperation mit den Strahlentherapeuten und internistischen Onkologen eingerichtet. Sawitzki engagierte sich für die Lage der Kehlkopflosen und arbeitete in diesem Zusammenhang eng mit den niedergelassenen Logopäden zusammen. Er war Mitbegründer und Fachvertreter des neu geschaffenen regionalen Tumorzentrums Osnabrück. Zu den weiteren Arbeitsschwerpunkten Sawitzkis zählte die Beatmungs- und Notfall-Bronchoskopie. Hier wurde die Zusammenarbeit mit dem großen Kinderhospital Osnabrück intensiviert. Geprägt von der Schule Bernhard Langenbecks in Bonn war Sawitzki um den steten Ausbau der audiologisch-pädoaudiologischen Abteilung bemüht. 1991 wurde mit einer Erweiterung und Modernisierung der audiologischen Abteilung begonnen. Sawitzkis Interesse an der Historie des Fachs kommt in einer Monographie über die Geschichte der Oto-Rhino-Laryngologie an der Universität zu Bonn zum Ausdruck, die zum 150-jährigen Jubiläum der Universität 1969 veröffentlicht wurde.

Wichtige ärztliche Mitarbeiter unter Sawitzki waren die Oberärzte Wolfgang Beck, Justus Senska, Thomas Otte und Wolfhart Porzig.

1993 wurde Bernd Christoph zum Chefarzt gewählt.

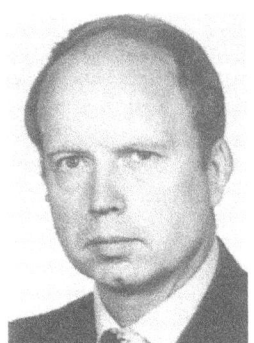

Bernd Christoph (*1943)
Amtszeit seit 1993
1976 *Oberarzt in Magdeburg bei Kurt Fendel*
1983 *Habilitation in Magdeburg*
      bei Rudolf Preibisch-Effenberger
1990 *Leitender Oberarzt in Magdeburg*
1994 *Professur*

Christoph erhielt seine Fachausbildung an der Medizinischen Akademie Magdeburg (seit 1992 Otto-von-Guericke-Universität Magdeburg) bei Friedrich-Wilhelm Oeken, Kurt Fendel und Rudolf Preibisch-Effenberger. 1979 übernahm er die Leitung der Abteilung Endoskopie. Von 1984–1987 betreute er den Um- und Neubau der Magdeburger HNO-Klinik. 1990 wurde er zum Leitenden Oberarzt und stellvertretenden Klinikdirektor ernannt. Seine wissenschaftlichen und klinischen Schwerpunkte liegen in der rekonstruktiven

Larynx- und Trachealchirurgie, der Endoskopie – einschließlich der endoskopischen Laserchirurgie – sowie der Mikrochirurgie von Nasen- und Nebenhöhlen, der Parotis- und Mittelohrchirurgie.

Seine Habilitationsschrift befasst sich mit dem Thema „Endoprothetische Behandlung narbiger und malazischer Larynx- und Trachealstenosen".

Christoph wurde 1990 in den Hochschulsenat gewählt. Seit 1990 ist Christoph im Vorstand der Nordostdeutschen Gesellschaft für Otorhinolaryngologie und zervikofaziale Chirurgie tätig. Außerdem ist er Mitbegründer der Ärztekammer Sachsen-Anhalt. Seit 1992 ist er im Vorstand der AG Endoskopie der Deutschen HNO-Gesellschaft. 1995 war er Kongresspräsident der 78. Jahrestagung der Nordwestdeutschen Vereinigung der Hals-Nasen-Ohren-Ärzte in Osnabrück.

Unter seiner Leitung erfolgte eine Erweiterung der Klinik auf 52 und jetzt 64 Betten, es stehen 4 Operationssäle zur Verfügung. Die stationären Fall- und die Operationszahlen konnten verdoppelt werden. Das Behandlungsspektrum der Klinik wurde u. a. durch endoskopische Laserchirurgie, endonasale Nebenhöhlenchirurgie und Traumatologie erweitert. In der Onkologie wurden rekonstruktive Operationstechniken und Studien zur präoperativen neoadjuvanten Radiochemotherapie eingeführt. Die Diagnostik und Therapie laryngotrachealer Stenosen sowie die Endoskopie bei Kindern und Neugeborenen führten zu einer umfangreichen Zusammenarbeit mit benachbarten Kinderkliniken. Zur Klinik gehören außerdem eine Ermächtigungsambulanz mit Schwerpunkt Otoneurologie, Pädaudiologie und Phoniatrie sowie eine onkologische Sprechstunde. 1993 erfolgte die Gründung einer Logopädenschule.

Wichtige ärztliche Mitarbeiter sind die Oberärzte Bernhard Fischer (Otoneurologie, Onkologie, Mittelohrchirurgie), Marlies Budde (Onkologie) und Max Zöller (NNH-Chirurgie).

Arztschlüssel: 1–3–7,5

Pforzheim

**Krankenhaus Siloah – Freigemeinnützige Trägerschaft
Diakonissenverein Siloah – Klinik für Hals-Nasen-Ohren-Heilkunde,
Plastische Gesichtschirurgie, Phoniatrie und Pädaudiologie**

Operative Hals-Nasen-Ohren-Heilkunde wurde bis zum Jahr 1974 in Pforzheim lediglich im Rahmen einer Belegabteilung betrieben. Zu Beginn der 70er-Jahre begann die Planung einer hauptamtlichen Hals-Nasen-Ohren-Abteilung mit 40 Betten. Diese wurde im Jahre 1974 eröffnet, zum ersten Chefarzt wurde Felix Nagel gewählt.

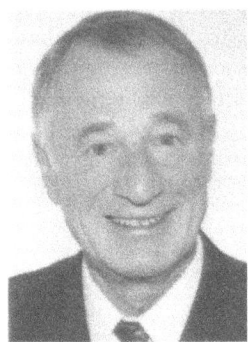

Felix Nagel (*1928)
Amtszeit: 1974–1995
1973 Habilitation an der Universitäts-HNO-Klinik Mainz bei Walter Kley
1973 apl. Professur

Nach dem Studium der Medizin und Zahnmedizin in Heidelberg zwischen 1951 und 1956 erhielt Nagel seine hals-nasen-ohrenärztliche Ausbildung zwischen 1961 und 1963 bei Horst Ludwig Wullstein in Würzburg und zwischen 1963 und 1964 bei Hans Leicher in Mainz. Anschließend war er zwischen 1964 und 1967 bei Erwin Haas an der HNO-Klinik der Vincentius-Krankenhäuser Karlsruhe tätig. 1967 kehrte er an die HNO-Universitätsklinik Mainz zurück, wo er sich 1973 unter Walter Kley mit dem Thema „Die Rekonstruktion der menschlichen Ohrmuschel im Tierversuch" habilitierte.

Nagels operatives Interesse galt der Tumorchirurgie sowie der plastisch-rekonstruktiven und ästhetischen Chirurgie, wie sich in mehrmonatigen Gastaufenthalten bei Maurice Cottle in Chicago, John Marquis Converse in New York, John Conley in New York und M. Eugene Tardy, Jr., in Chicago zeigt. Nagel war über mehr als 20 Jahre Mitglied des Dozentenstabes der Kurse für plastisch-rekonstruktive und ästhetische Chirurgie, zunächst unter Leitung von Horst Ludwig Wullstein und dann von Walter Kley, die zuletzt am Klinikum Großhadern in München unter Ernst Rudolf Kastenbauer durchgeführt wurden.

1992 war Nagel Präsident der 76. Versammlung der Vereinigung Südwestdeutscher HNO-Ärzte in Pforzheim.

Nachfolger Nagels wurde im Jahre 1995 Joerg Hartwein.

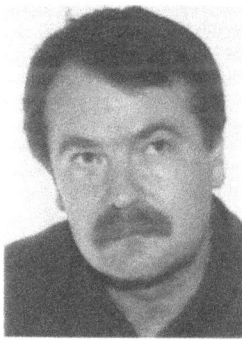

Joerg Hartwein (*1955)
Amtszeit seit 1995
1991 Habilitation an der Universitäts-HNO-Klinik Hamburg bei Ulrich Koch
1996 apl. Professur

Hartwein erhielt seine hals-nasen-ohrenärztliche Ausbildung zwischen 1981 und 1985 an der Universitäts-HNO-Klinik Bonn unter Walter Becker und Ulrich Koch. Danach war er ein Jahr als Oberarzt bei Dieter Raschke in Winsen/Luhe tätig, bevor er seinem Lehrer Ulrich Koch als Oberarzt nach Hamburg folgte. Hier habilitierte er sich 1991 über „Die Beeinflussbarkeit der Außenohrakustik durch chirurgische Maßnahmen".

Wissenschaftliche und klinische Schwerpunkte seiner Hamburger Tätigkeit waren Probleme der Mittelohrchirurgie, der Parotiserkrankungen sowie der Chirurgie der Nasennebenhöhlen und der vorderen Schädelbasis. Unter seiner Leitung liegen die Schwerpunkte der Pforzheimer HNO-Klinik in der rekonstruktiven Chirurgie des Mittelohres, der Speicheldrüsenchirurgie, der Chirurgie der Nasennebenhöhlen und der vorderen Schädelbasis sowie der plastischen Eingriffe des Kopf- und Gesichtsbereiches.

Nach grundlegenden Umbauarbeiten im stationären und ambulanten Bereich, u. a. nach der Errichtung einer neurootologischen Funktionseinheit, stehen der Klinik nunmehr 42 Betten zur Verfügung.

Wichtige ärztliche Mitarbeiter sind die Oberärzte Kai Hillmann und Jürgen Stolper sowie Raimund Böckler, der Leiter der Abteilung für Phoniatrie und Pädaudiologie ist.

Arztschlüssel: 1-3-5

Pirna

Kreiskrankenhaus Pirna – Hals-Nasen-Ohren-Klinik

Seit den 30er Jahren waren im jetzigen Kreiskrankenhaus Pirna hals-nasenohrenärztliche Belegbetten vorhanden. Im Jahre 1957 wurde eine abgeschlossene Belegabteilung eingerichtet und in demselben Jahr in eine Hauptabteilung umgewandelt. Hier wurde Josef Thomitzek erster Chefarzt.

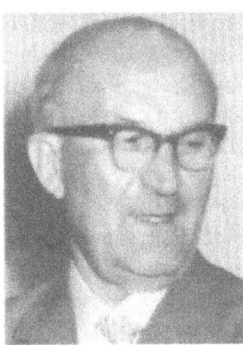

Josef Thomitzek (1901–1978)
Amtszeit: 1958–1965

Thomitzek erhielt seine hals-nasen-ohrenärztliche Fachausbildung bei Reinhard Perwitzschky an der Schlesischen Friedrich-Wilhelm-Universität zu Breslau, wo er anschließend bis 1945 in freier Niederlassung und als Belegarzt tätig war. Ab 1945 war er niedergelassener Hals-Nasen-Ohren-Arzt in Pirna, wo er bereits seit 1946 Belegbetten am Kreiskrankenhaus Pirna betreute. Neben Thomitzek war Werner Schnaack, der seine hno-ärztliche Ausbildung in Dresden unter Woldemar Tonndorf erhalten hatte, an der Klinik tätig. Dieser übernahm 1958 als Chefarzt die HNO-Abteilung am Kreiskrankenhaus Staaken.

Zum Nachfolger Josef Thomitzeks wurde dessen Sohn Hans-Jürgen Thomitzek gewählt.

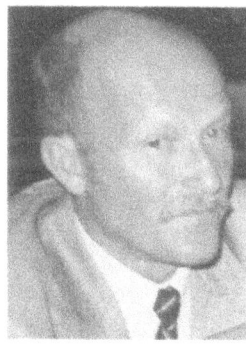

Hans-Jürgen Thomitzek (*1934)
Amtszeit: 1965–1982

Hans-Jürgen Thomitzek erhielt seine hals-nasen-ohrenärztliche Ausbildung an der Medizinischen Akademie Dresden unter Fredo Günnel und übernahm 1965 als Nachfolger seines Vaters die Chefarztstelle am Kreiskrankenhaus Pirna. 1982 erhielt er aus politischen Gründen Berufsverbot und siedelte später in die Bundesrepublik Deutschland über.

Unter Hans-Jürgen Thomitzek erfolgte 1968 der Umzug der HNO-Abteilung in neue Räumlichkeiten, die 1906 als Infektionsstation des Standortlazaretts für die Königlich Sächsischen Gardedragoner gebaut und zwischen 1945 und 1968 als Tuberkulosestation genutzt worden waren.

Zwischen 1982 und 1984 wurde die HNO-Abteilung interimsmäßig in stark eingeschränktem Umfang weitergeführt. 1984 erfolgte ein erneuter Umbau der Klinik, und es wurde ein zweiter Op.-Saal geschaffen. Im gleichen Jahr wurde Alexander Fabian zum Chefarzt gewählt.

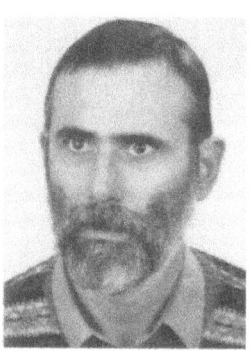

Alexander Fabian (*1950)
Amtszeit seit 1984

Fabian erhielt seine hals-nasen-ohrenärztliche Ausbildung bei Hans-Peter Jung in Brandenburg/Havel und war zuletzt als Oberarzt an der HNO-Klinik des Bezirkskrankenhauses Brandenburg tätig. Unter Fabian erfolgte die Ausweitung des operativen Spektrums der Klinik in Hinsicht auf die Tumorchirurgie, die endoskopische und mikroskopische Chirurgie des Fachgebietes sowie die Traumatologie und die Operationen im Bereich von Orbita und

Schädelbasis. 1993 erfolgte erneut ein Umzug der HNO-Abteilung, diesmal in ein zentrales Klinikgebäude.

Die Klinik verfügt nunmehr über 28 Betten, zusätzliche Kinderbetten können in der Kinderklinik des Hauses belegt werden. Nach der Wende war Fabian am Aufbau der Kreisärztekammer Pirna/Sächsische Schweiz beteiligt, deren Vorsitzender er seit ihrer Gründung ist.

Wichtiger ärztlicher Mitarbeiter ist der Oberarzt Lutz Hering.

Arztschlüssel: 1-1-3,5

Plauen

Krankenhaus Bethanien Plauen – Träger Bethanien-Krankenhaus Chemnitz gGmbH – Klinik für Hals-, Nasen- und Ohren-Krankheiten, Kopf- und Halschirurgie

1956 wurde die HNO-Abteilung im damaligen Stadtkrankenhaus Plauen eröffnet.
Erster Chefarzt wurde Helmut Hofmann.

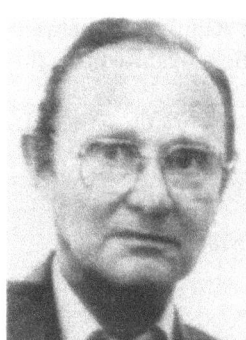

Helmut Hofmann (*1921)
Amtszeit: 1956–1986
1966 Medizinalrat
1978 Obermedizinalrat

Hofmann, ein Schüler von Johannes Zange in Jena, übernahm 1956 die Leitung der Abteilung, die anfangs aus 26 Betten bestand. In den ersten Jahren gab es keine räumliche Trennung zwischen der Hals-Nasen-Ohren-Klinik und der etwas später eingerichteten Augenabteilung. Es fehlte an fachspezifischem Instrumentarium. Aufgrund einer äußerst knappen Personalbesetzung konnten Operationen oftmals erst am späten Abend erfolgen, wobei die Äther-Tropfnarkose durch eine Stationsschwester geführt wurde. 1960 erhielt das Krankenhaus den Status eines Bezirkskrankenhauses, die HNO-Klinik war mittlerweile auf 46 Betten angewachsen.

Mitarbeiter Hofmanns war Frieder Egermann, später Chefarzt in Hoyerswerda.

Nach Hofmann übernahm 1986 Ralf-Rüdiger Kleber die Leitung der Klinik.

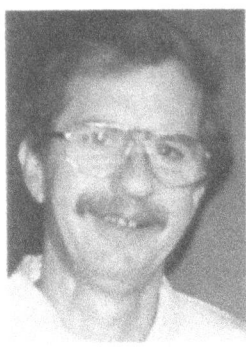

Ralf-Rüdiger Kleber (1944-1999)
Amtszeit: 1986-1995

Kleber erhielt seine hals-nasen-ohrenärztliche Ausbildung in der HNO-Klinik der Universität Greifswald unter Rudolf Zippel. Unter Klebers Leitung wurden 1954 die Räumlichkeiten der Hals-Nasen-Ohren-Klinik in das Bethanien-Krankenhaus in Plauen verlegt. Die Bettenzahl betrug zu diesem Zeitpunkt 27. Nach dem Ausscheiden von Kleber wurde die Klinik zwischenzeitlich kommissarisch durch Beate Haubner geführt, die Bettenzahl wurde aufgrund des steigenden Bedarfs auf 30 Betten erhöht.

1996 wurde Karl-Heinrich Ahrens zum neuen Chefarzt gewählt.

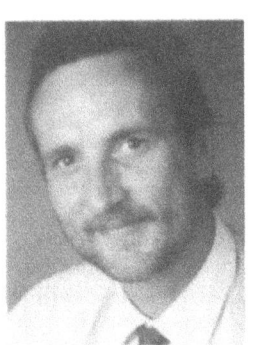

Karl-Heinrich Ahrens (*1953)
Amtszeit seit 1996
1992 Oberarzt in Lübeck bei Hilko Weerda

Ahrens studierte zunächst Pharmazie an der FU Berlin, wo er 1980 das Studium mit der Approbation als Apotheker abschloss. Anschließend studierte er in Bonn und Lübeck Medizin. Seine hals-nasen-ohrenärztliche Ausbildung erhielt er an der Medizinischen Universität zu Lübeck, wo er 1992 bei Hilko Weerda zum Oberarzt ernannt wurde.

Seine wissenschaftlichen Schwerpunkte liegen im Bereich der Diagnostik und Therapie von Schluckstörungen und der Behandlung von Krankheiten des oberen Gastrointestinaltraktes. Sein operatives Interesse gilt der plastisch-rekonstruktiven Chirurgie des Fachgebietes sowie der laserchirurgischen und endoskopischen Therapie von benignen und malignen Erkrankungen des Pharynx und Larynx.

1993 erhielt Ahrens zusammen mit Stephan Remmert und Hilko Weerda in Berlin den Sonderpreis der Deutschen Gesellschaft für Plastische- und Wiederherstellungschirurgie für den Videofilm „Der neurovaskuläre infrahyoidale Muskelfaszienlappen – Ein neues Konzept zur Deckung von Defekten der Mundhöhle und des Pharynx".

1995 wurde ihm und den Koautoren Martina Pfestorf, Stephan Remmert und Hilko Weerda der Videopreis der Deutschen Gesellschaft für Hals-Nasen-Ohren-Heilkunde für den Film „Nahlappentechnik im Gesichtsbereich" verliehen. Für den Film „Rekonstruktion großer Defekte der Zunge mit dem neurovaskulären infrahyoidalen Muskelfaszienlappen" von Stephan Remmert und Karl-Heinrich Ahrens wurden die Autoren 1996 ebenfalls mit dem Videopreis der Deutschen Gesellschaft für Hals-Nasen-Ohren-Heilkunde ausgezeichnet.

Die HNO-Klinik verfügt 1997 über 37 Betten und 2 Op.-Säle, eine Abteilung für Otoneurologie sowie eine für Stimm- und Sprachstörungen. In dem 1997 bezogenen Neubau bestehen ferner drei intermediated care-Betten.

Wichtige Mitarbeiter sind die Oberärztinnen Beate Haubner und Marion Seidel.

Arztschlüssel: 1-2-3,5

Potsdam

Klinikum Ernst von Bergmann – Eigenbetrieb der Stadt Potsdam – Akademisches Lehrkrankenhaus des Universitätsklinikums Charité der Humboldt-Universität zu Berlin – Hals-Nasen-Ohren-Klinik

Die Hals-Nasen-Ohren-Klinik wurde zwischen 1950 und 1951 in Potsdam-Hermannswerder gegründet. Sie umfasste zunächst 40, später 30 Betten. Die HNO-Poliklinik war im Hauptgebäude des Bezirkskrankenhauses Potsdam in etwa 6 km Entfernung zur HNO-Klinik untergebracht.
Erster Chefarzt war Horst Schumann.

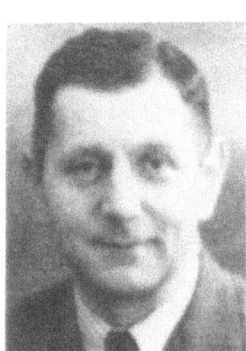

Horst Schumann (1906–1980)
Amtszeit: 1951–1972

Schumann erhielt seine hno-ärztliche Ausbildung an der Universitäts-HNO-Klinik Leipzig. Unter seiner Leitung erfolgten Gründung und Aufbau der HNO-Klinik bzw. deren Umwandlung aus der von dem HNO-Arzt Krause vorher schon geführten Belegabteilung. Das operative Spektrum umfasste die große Tumorchirurgie des Halses sowie die Mittelohrchirurgie einschließlich der hörverbessernden Operationen, die Nasennebenhöhlenchirurgie und die Endoskopie des Fachgebietes. Bereits 1950 führte Schumann erste Bronchoskopien mit Hilfe eines modifizierten Zystoskopes durch. Diese Versuche führten sehr früh zur Entwicklung eines eigenen Bronchoendoskopes.

Nach dem Ausscheiden Schumanns wurde Käthe Klett zur Chefärztin gewählt.

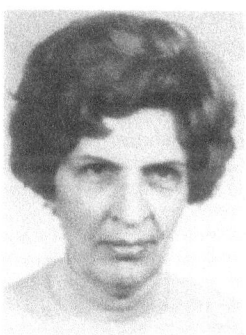

***Käthe Klett** (*1931)*
Amtszeit: 1972–1977
1962 Oberärztin in Potsdam bei Horst Schumann

Käthe Klett erhielt ihre hals-nasen-ohrenärztliche Ausbildung von 1959–1962 bei Horst Schumann in Potsdam und war hier ab 1962 als Oberärztin tätig. Ihr klinisches Interesse galt vor allen Dingen der Ohrchirurgie. Ihrer Initiative ist die Einführung der Stapeschirurgie mit der Drahtprothese nach Schuknecht in das operative Spektrum der Klinik zu verdanken. Das Operationsspektrum umfasste jedoch auch die Traumatologie des Fachgebietes, die Nasennebenhöhlenchirurgie sowie die Broncho- und Oesophagoskopie. Unter ihrer Leitung wurde die Audiometrie ausgebaut und eine Tumorsprechstunde eingerichtet. 1972 erhielt sie den Titel „Medizinalrat". Nach der Abtrennung des stationären vom ambulanten Bereich im Jahre 1977 übernahm Käthe Klett die Leitung des ambulanten Bereichs.

Nächster Chefarzt der HNO-Klinik wurde Bernhard Roseburg.

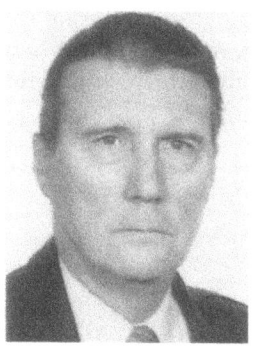

***Bernhard Roseburg** (*1931–1994)*
Amtszeit: 1977–1994
1974 Habilitation in Halle bei Harry Jakobi

Roseburg erhielt seine hals-nasen-ohrenärztliche Ausbildung bei Harry Jakobi an der Universitäts-HNO-Klinik in Halle-Wittenberg, wo er sich 1974 mit dem Thema: „Klinische Olfaktologie und Gustologie" habilitierte. Sein ausgeprägtes wissenschaftliches Interesse kommt in zahlreichen Publikationen und wissenschaftlichen Vorträgen zum Ausdruck. 1977 veröffentlichte er zusammen mit Rüdiger Fikentscher die Monografie „Klinische Olfaktologie und Gustologie". 1982 und 1987 richtete Roseburg als Vorsitzender der Arbeitsgemeinschaft Olfaktologie und Gustologie Symposien aus. 1992 wurde ihm die Lehrbefugnis für das Fach Hals-Nasen-Ohren-Heilkunde an der Freien Universität Berlin verliehen.

Nach dem Tode Roseburgs wurde Peter Gundlach zum Chefarzt gewählt.

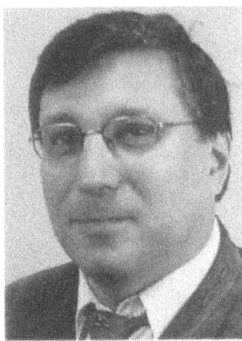

Peter Gundlach (*1950)
Amtszeit seit 1995
1989   Oberarzt in Berlin bei Hans Scherer
1991   Leitender Oberarzt bei Hans Scherer
1995   Habilitation bei Hans Scherer

Gundlachs Facharztausbildung erfolgte nach klinischer Weiterbildung in der Pathologie und Neurochirurgie zunächst an der Hals-Nasen-Ohren-Klinik der Ludwig-Maximilians-Universität München bei Hans Heinz Naumann und Ernst Rudolf Kastenbauer. Danach war er zwischen 1986 und 1995 bei Hans Scherer an der Universitäts-HNO-Klinik der Freien Universität Berlin tätig, wo er 1989 zum Oberarzt und 1991 zum Leitenden Oberarzt ernannt wurde. Dort habilitierte er sich 1995 mit dem Thema „Die endoskopisch kontrollierte Laserlithotripsie von Speichelsteinen". Gundlachs wissenschaftliche und klinische Schwerpunkte liegen im Bereich der Tumorchirurgie und der Mittelohrchirurgie.

Die Klinik verfügt über 60 Betten.
Arztschlüssel: 1-2-6,5

Am 1. September 2001 übernahm Markus Jungehülsing, habilitiert 2000 bei Eberhard Stennert in Köln, die Leitung der Klinik. Gundlach wechselte in die private Arabella-Klinik München.

Quedlinburg

Klinikum Dorothea Christiane Erxleben – Quedlinburg GmbH – Akademisches Lehrkrankenhaus der Otto-von-Guericke-Universität Magdeburg – HNO-Klinik*

Zu Beginn der 70er-Jahre bestand am Kreiskrankenhaus Quedlinburg eine hno-ärztliche Belegabteilung, welche von Karl-Heinz Baumüller geleitet wurde. Im Rahmen der Erweiterung der betriebsärztlichen Versorgung des Eisenhüttenwerks Thale mit ca. 7000 Beschäftigten gründeten die Stadt Thale und das Eisenhüttenwerk gemeinsam in Thale eine Klinik mit den Abteilungen für Allgemeinchirurgie und HNO mit insgesamt 60 Betten.

Zum ersten Chefarzt wurde Helmut Koch gewählt.

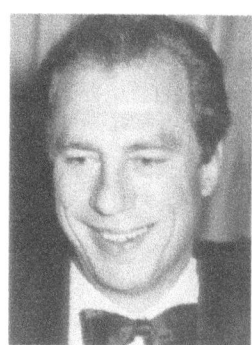

Helmut Koch (1936–1978)
Amtszeit: 1972–1973

Koch erhielt seine hno-ärztliche Ausbildung in Dresden bei Fredo Günnel. Die HNO-Abteilung in Thale leitete er bis zu seiner Flucht aus der DDR im September 1973.

---

* Die HNO-Klinik wurde zum 1.7.2001 geschlossen.

Im März 1974 trat Manfred Reinsch die Nachfolge Kochs an.

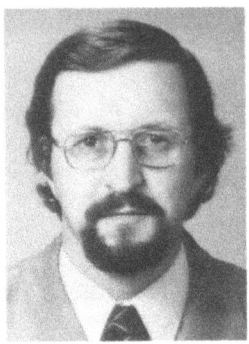

Manfred Reinsch (*1938)
Amtszeit: 1974–1990
1972   Oberarzt in Erfurt bei Kurt Schröder

Reinsch wurde in Erfurt von 1965–1968 bei Kurt Schröder zum HNO-Arzt und danach zum Phoniater ausgebildet. Unter seiner Leitung wurde das Einzugsgebiet der Abteilung rasch ausgedehnt, da Reinsch aufgrund seiner Tätigkeit auf dem Gebiet der Mittelohrchirurgie und Weichteilchirurgie des Fachgebietes inklusive der Parotischirurgie ein großes operatives Spektrum anbieten konnte, welches von der Universität Halle und der Medizinischen Akademie Magdeburg nicht ausreichend abgedeckt werden konnte. Reinschs klinisches und operatives Interesse galt darüber hinaus der Tumorchirurgie. Dies verschaffte der Klinik ebenfalls einen überregionalen Bekanntheitsgrad. Reinsch beschäftigte sich im Weiteren mit Fragen der Lärmschwerhörigkeit und der Überwachung von Betriebsangehörigen des Eisenhüttenwerks Thale.

Nach dem Ausscheiden Reinschs wurde Bruno Jung zum Chefarzt gewählt.

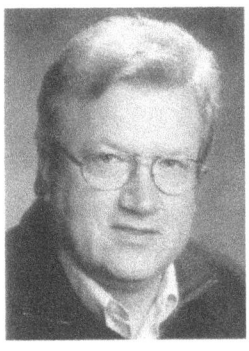

Bruno Jung (*1951)
Amtszeit: 1990–1997

Bruno Jung erhielt seine HNO-Ausbildung zwischen 1978 und 1982 in der Poliklinik der Stadt und des Eisenhüttenwerkes Thale bei Manfred Reinsch und von 1980–1983 an der HNO-Klinik der Martin-Luther-Universität Halle/Saale bei Harry Jakobi. Eine Zweitfacharztausbildung in Anaesthesie und Intensivmedizin erfolgte im Bezirkskrankenhaus Halberstadt unter Elvira Tautenhahn von 1987–1990.

Mit dem Amtsantritt Jungs im Jahre 1990 wurde die HNO-Abteilung mit der bisherigen Ausrichtung weitergeführt und vom Klinikum Quedlinburg im März 1991 mit 30 Betten übernommen. Die Klinik wurde zunächst in

einem speziell für die HNO-Klinik rekonstruierten ehemaligen Poliklinikgebäude untergebracht. – Einen Schwerpunkt seiner Arbeit sah Jung in der Einführung der mikroskopisch und endoskopisch kontrollierten Nasennebenhöhlenchirurgie und in einer Kooperation mit der benachbarten Lungenklinik in Ballenstedt (Kreis Quedlinburg) und der benachbarten HNO-Klinik Halberstadt.
1997 wurde Markus Mertens zum Leiter der Klinik gewählt.

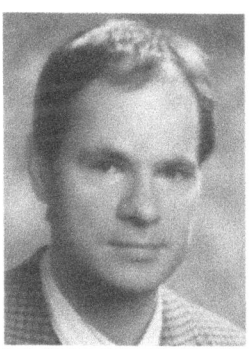

Markus Mertens (*1960)
Amtszeit: 1997–2000
1995 Oberarzt in Quedlinburg bei Bruno Jung

Mertens erhielt seine hno-ärztliche Ausbildung in der Universitäts-HNO-Klinik Heidelberg 1986 bei Hans-Georg Boenninghaus und der Universitäts-HNO-Klinik Frankfurt von 1988–1994 bei Christoph von Ilberg. 1987 arbeitete Mertens ein Jahr im Cochlear-Implant-Labor bei Rainer Klinke in Frankfurt. 1995 trat er zunächst als Oberarzt bei Bruno Jung in die Klinik ein.
Mertens' operative Schwerpunkte liegen im Bereich der Mittelohrchirurgie, hier insbesondere auf dem Gebiet der hörverbessernden Operationen. Ferner führte er die großen Tumoreingriffe einschließlich der CO_2-Laser gestützten Verfahren ein. Im November 1998 erfolgte der Umzug in einen großzügig bemessenen Neubau. Die HNO-Klinik verfügte nunmehr über 26 Betten.
Am 31.12.2000 verließ Markus Mertens die Klinik, da beschlossen worden war, diese zu schließen.
Arztschlüssel: 1-1-3
Im ersten Halbjahr 2001 wurde die Abteilung von der HNO-Klinik Halberstadt (Chefarzt Klaus-Günter Begall) versorgt. Im Rahmen von Umstrukturierungsmaßnahmen des Landes Sachsen-Anhalt wurde die Abteilung zum 1.7.2001 geschlossen. Es besteht jedoch weiterhin für niedergelassene HNO-Ärzte die Möglichkeit, ambulante Operationen am Haus durchzuführen.

Radebeul

Kreiskrankenhaus Radebeul – HNO-Abteilung – Träger Landkreis Meißen

Im Jahre 1946 wurde im neu geschaffenen Kreiskrankenhaus Radebeul eine HNO-Abteilung eingerichtet. Diese verfügte zunächst über 30 Betten, die unter improvisierten Bedingungen in einer ehemaligen Villa eingerichtet wurden. Funktionsräume fehlten, die Beheizung erfolgte durch Kachelöfen. Trotz intensiver Bemühungen der Klinikleiter wurde erst im Jahre 1986 der Einbau einer Zentralheizung möglich. 1994 konnte ein neuer HNO-Trakt in Betrieb genommen werden.

Erster Chefarzt der Klinik war Walter Sprenger.

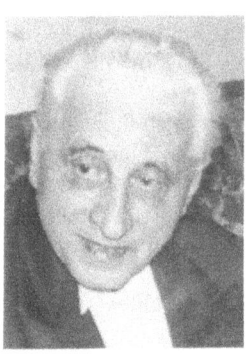

Walter Sprenger (1898–1977)
Amtszeit: 1946–1975

Sprenger studierte in Greifswald, Erlangen und Würzburg und erhielt seine Facharztausbildung in Breslau. 1926 ließ er sich in Landsberg (Warthe) nieder. 1940 wurde er zur Deutschen Wehrmacht eingezogen und war während des Krieges als HNO-Arzt in den Lazaretten Eberswalde, Gnesen und im August-Bier-Krankenhaus Litzmannstadt (Lodz) tätig.

Ab Herbst 1945 war Sprenger niedergelassener HNO-Arzt in Radebeul und gleichzeitig Leiter der HNO-Abteilung des Kreiskrankenhauses, eine damals übliche Organisationsform, die aus dem Facharztmangel der Nachkriegszeit entstanden war. Er operierte nach Art eines Belegarztes. Besonders in der Ohrchirurgie wurde Erstaunliches geleistet, wenn man die damalige Ausrüstung in Relation setzt.

Zum Nachfolger Sprengers wurde Bernd Uhlemann gewählt.

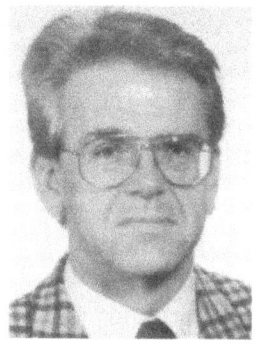

Bernd Uhlemann (*1940)
Amtszeit seit 1975

Uhlemann erhielt seine hno-ärztliche Ausbildung zwischen 1966 und 1970 bei Fredo Günnel in Dresden und war zwischen 1970 und 1975 Assistent an der damaligen Medizinischen Akademie Dresden „Carl-Gustav-Carus", wo er als Stationsarzt der Kinderstation tätig war. 1975 übernahm er die Leitung der HNO-Abteilung im Kreiskrankenhaus Radebeul. Unter seiner Leitung erfolgte 1994 die Übernahme der neuen Räumlichkeiten im integrierten Krankenhaus mit zentralem Funktionstrakt. Durch die Verbesserung der räumlichen Voraussetzungen wurde der Patientendurchlauf von 500–600 Patienten pro Jahr im Jahre 1974 auf 1 400 Patienten im Jahre 1998 gesteigert.

Die Klinik ist entsprechend ihrem Errichtungsdatum modern ausgestattet. Hno-ärztliche Eingriffe werden an vier Operationstagen im Zentral-OP durchgeführt. Hierzu stehen Operationsmikroskop, endoskopische Instrumente und Laser zur Verfügung. Das operative Spektrum umfasst die wichtigen Eingriffe des HNO-Faches. Außerdem kann in neugestalteten Untersuchungsräumen mit einer modernen Diagnostikausstattung gearbeitet werden. Schwerpunkt sind otoneurologische Untersuchungsmethoden.

Arztschlüssel: 1 sowie 3 Fachärzte

Recklinghausen

Prosper-Hospital – Gemeinnützige Krankenhausgesellschaft mbH – Akademisches Lehrkrankenhaus der Ruhr-Universität Bochum – Klinik für Hals-Nasen-Ohren-Heilkunde, Kopf- und Halschirurgie

Nach dem Bochumer Modell wurden von der Medizinischen Fakultät der Ruhr-Universität Bochum – anstelle eines eigenen Klinikums – leistungsfähige Kliniken für studentischen Unterricht und Forschung in Anspruch genommen. Zwischen 1977 und 1999 war daher neben der HNO-Klinik am St.-Elisabeth-Krankenhaus Bochum auch die Hals-Nasen-Ohren-Klinik am Prosper-Hospital Recklinghausen unter Leitung von Peter Plath Teil der Ruhr-Universität Bochum (s. Band I, S. 43).

Nach dem Ausscheiden von Plath wurde die HNO-Klinik hauptamtliche Abteilung und Ralf Siegert zum Chefarzt der Klinik gewählt.

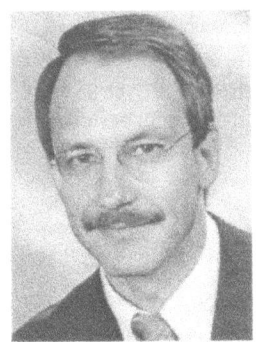

Ralf Siegert (*1956)
Amtszeit seit 1999
1992 *Leitender Oberarzt in Lübeck bei Hilko Weerda*
1995 *Habilitation bei Hilko Weerda*
1999 *apl. Professur*

Siegerts Studium der Medizin und Zahnmedizin an der Universität Hamburg wurde durch die Studienstiftung des Deutschen Volkes gefördert. 1980 erhielt er die Approbation als Arzt, 1983 die Approbation als Zahnarzt. Er promovierte in beiden Fächern. Zwischen 1981 und 1983 war er als wissenschaftlicher Mitarbeiter bei Claus Herberhold in Hamburg-Eppendorf tätig. Es folgte 1983 eine Tätigkeit als Gastarzt im Department of Oral and Maxillofacial Surgery bei Daniel Waite und der Craniofacial Pain Clinic bei Jim Fricton an der University of Minnesota. Der Gastarztaufenthalt wurde durch den Deutschen Akademischen Auslandsdienst gefördert. Zurück in Deutschland war Siegert zwischen 1984 und 1988 wissenschaftlicher Mitarbeiter an der Nordwestdeutschen Kieferklinik des Universitätskrankenhauses Hamburg-Eppendorf bei Gerhard Pfeifer und Rainer Schmelzle. Nach der Anerkennung als Arzt für Mund-, Kiefer- und Gesichtschirurgie erfolgte die weitere hno-ärztliche Ausbildung zwischen 1989 und 1992 bei Hilko Weerda in Lübeck. Nach seiner Anerkennung als Arzt für Hals-Nasen- und Ohren-Heilkunde im Jahre 1992 wurde er Leitender Oberarzt Weerdas und war in dieser Position bis 1999 in Lübeck tätig. 1995 habilitierte er sich mit einer Arbeit über das Thema „Untersuchungen zur Hautexpansion". 1999 erhielt er die apl. Professur und konnte in demselben Jahr die Leitung des Prosper-Hospitals in Recklinghausen übernehmen.

Siegerts wissenschaftliches Interesse kommt in mehr als 250 Veröffentlichungen, 150 Vorträgen und mehr als 20 Einladungen zu nationalen und internationalen Fortbildungskursen als Referent oder Operator zum Ausdruck. Seine wissenschaftlichen Schwerpunkte liegen in der Behandlung von Fehlbildungen der Ohrmuschel und des Mittelohres, der Rekonstruktion nach Kehlkopfteilresektion mit Chondrosynthesetechniken und freien Transplantaten, der Rhinobasischirurgie, der Tränenwegschirurgie, der Allergologie und der Sonographie. Weitere Schwerpunkte sind die hno-ärztlichen Aspekte der Rhonchopathie und des obstruktiven Schlaf-Apnoe-Syndroms. Die Klinik verfügt über 60 Betten.

Wichtige ärztliche Mitarbeiter sind die Oberärzte Rudolf Lenart und Stefan Mattheis.

Arztschlüssel: 1-2-6 sowie eine Psychologin, drei Logopädinnen und ein Logopäde

Remscheid

Sana-Klinikum Remscheid GmbH – Akademisches Lehrkrankenhaus der Ruhr-Universität Bochum – Klinik für Hals-Nasen-Ohren-Krankheiten, Kopf- und Halschirurgie

Im Jahre 1961 wurde in den Städtischen Kliniken Remscheid die damalige Hals-Nasen-Ohren-Belegabteilung in eine Hauptabteilung umgewandelt und in einem gesonderten Gebäude untergebracht. Sie wurde umfangreich apparativ und diagnostisch ausgestattet. Die HNO-Klinik befindet sich heute im Betriebsteil „Burgerstraße" und besteht aus einem eigenen Pavillon.

1961 wurde Peter Krahl zum ersten Chefarzt gewählt.

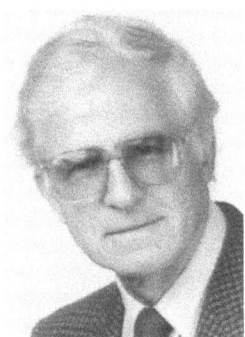

Peter Krahl (*1922)
Amtszeit: 1961–1988
1957 Habilitation an der Universitäts-HNO-Klinik Heidelberg bei Werner Kindler
1964 apl. Professur

Krahls wissenschaftliches Interesse galt der Begutachtung der Lärmschwerhörigkeit und forensischen Fragen. Zu seinen klinischen Schwerpunkten zählten die Mikrochirurgie des Ohres – besonders hörverbessernde Operationen, die Tumorchirurgie sowie die plastische und kosmetische Chirurgie.

1973 richtete er die Tagung der Vereinigung Westdeutscher HNO-Ärzte in Remscheid aus. Krahl war viele Jahre Vorsitzender der Arbeitsgemeinschaft HNO-Chefärzte.

Seit 1988 ist Jörg Gülzow Chefarzt der Klinik.

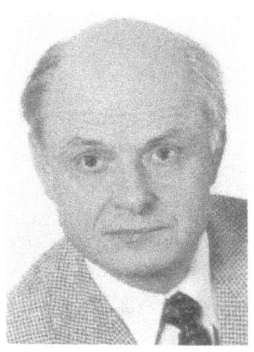

Jörg Gülzow (*1943)
Amtszeit seit 1988
1976 Klinischer Oberarzt an der
Universitäts-HNO-Klinik Heidelberg
bei Hans-Georg Boenninghaus
1979 Habilitation bei Hans-Georg Boenninghaus
1981 apl. Professur
1986 Leitender Oberarzt der
Universitäts-HNO-Klinik Heidelberg

Gülzow erhielt seine hals-nasen-ohrenärztliche Ausbildung an der Universitäts-HNO-Klinik Heidelberg unter Hans-Georg Boenninghaus, hier wurde er 1976 zum klinischen Oberarzt ernannt und habilitierte sich 1979 mit dem Thema „Die klinische Bedeutung der F-19-Szintigraphie als diagnostisches Kriterium zum Nachweis von aktiven Knochenumbauzonen im Ohr bei progressiver Otitis media epitympanalis". 1986 wurde er Leitender Oberarzt. Zwischen 1987 und 1988 übernahm er die kommissarische Leitung der Universitäts-Klinik, die während dieser Zeit in das neue Kopfklinikum im Neuenheimer Feld umzog.

Gülzows wissenschaftliche und klinische Schwerpunkte liegen im Bereich der Ohrchirurgie, der otoneurologischen Diagnostik und der Laserchirurgie. Weiterhin beschäftigt sich Gülzow mit der Begutachtung von HNO-Erkrankungen, insbesondere mit der von Berufskrankheiten. 1975 erschien sein Aufsatz „Ein berufsbedingtes Nasennebenhöhlen-Adenocarcinom bei Tischlern?".

Die Klinik verfügt über 35 Betten, zwei Operationssäle sowie eine moderne Audiometrie mit BERA, CERA und otoakustischen Emissionen. Stroboskopie sowie die Sonographie des Fachgebietes werden klinikintern durchgeführt, interdisziplinär wird die Myographie und Doppler-Sonographie betrieben.

Wichtiger ärztlicher Mitarbeiter ist der Oberarzt Helmut Eigel-Hanus, zu dessen Schwerpunkten neben den Stimm- und Sprachstörungen die Problematik von Hörstörungen und endokrinologischen Erkrankungen gehören.

Arztschlüssel: 1-1-5

Ribnitz-Damgarten

Bodden-Kliniken Ribnitz-Damgarten GmbH – Träger Kreis Nord-Vorpommern – Hals-Nasen-Ohren-Abteilung

1962 wurde die HNO-Abteilung an den Bodden-Kliniken Ribnitz-Damgarten gegründet. Erster Chefarzt war Helmut Weiß.

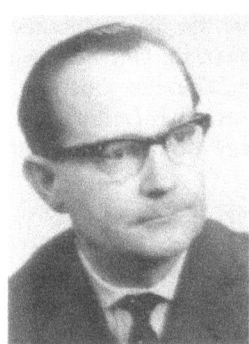

Helmut Weiß (1915–1982)
Amtszeit: 1962–1970
1950 Oberarzt der Universitäts-HNO-Klinik Rostock bei Walter Hesse und Kurt Dietzel

Weiß erhielt seine hals-nasen-ohrenärztliche Ausbildung an der Universitäts-HNO-Klinik in Rostock unter Walter Hesse und Kurt Dietzel. Hier war er zwischen 1950 und 1962 als 1. Oberarzt tätig.

Weiß' wissenschaftliches Interesse kommt in zahlreichen Publikationen zu Larynx- und Pharynxtumoren, otogenen Komplikationen im Säuglingsalter und der Betreuung von mehreren Doktoranden zum Ausdruck. 1970 wurde er mit der „Hufeland"-Medaille in Silber ausgezeichnet.

Unter seiner Leitung erfolgte der Aufbau der Klinik im stationären und ambulanten Bereich. Es wurde ein Erweiterungsbau errichtet, der für eine bessere audiologische und ambulante Versorgung sowie für bessere Arbeitsbedingungen der Mitarbeiter notwendig war. Weiß arbeitete zunächst allein. Später war er mit einem Ausbildungsassistenten, danach mit einem Facharzt, mit der Patientenversorgung betraut. Nach seinem Ausscheiden aus dem Klinikbetrieb war Weiß bis zu seinem Tode im Jahre 1982 ambulant tätig.

Zu seinem Nachfolger wurde Manfred Conrad gewählt.

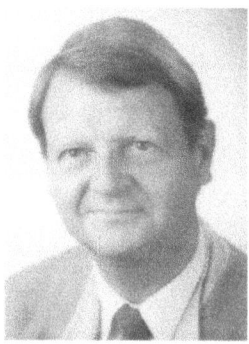

Manfred Conrad (*1937)
Amtszeit seit 1970

Conrad erhielt seine hals-nasen-ohrenärztliche Ausbildung an der Universitäts-HNO-Klinik Greifswald unter Rudolf Zippel. 1970 übernahm er – nach der Leitung der HNO-Abteilung der Kreispoliklinik Demmin – die HNO-Abteilung in Ribnitz-Damgarten.

Mit dem Amtsantritt von Conrad wurde die Abteilung in einen von ihm geführten stationären Bereich und einen eigenverantwortlich geleiteten ambulanten Bereich getrennt.

Unter Conrad wurde die apparative Ausstattung der Abteilung weiter verbessert. Sonographie, Endoskopie sowie endoskopisch/mikroskopische Operationen gehören heute zum Leistungsspektrum der Klinik. Sie verfügt über 20 Betten.

Arztschlüssel: 1–2

Riesa

Kliniken des Landkreises Riesa-Großenhain – Kreiskrankenhaus Riesa – Klinik für HNO-Heilkunde, Kopf- und Halschirurgie

Im Jahre 1861 wurde auf dem „kommunischen Platz" im Armen- und Arbeitshaus eine Krankenabteilung errichtet. 1880 wurde das Johanniter-Krankenhaus in der Hauptstraße gegründet und 1903 durch das Krankenhaus am Weinberg, das neu erbaut wurde, abgelöst. 1927 erfolgte dann der Aufbau einer HNO-Belegabteilung mit 12 Betten innerhalb der Chirurgie des Hauses. Diese bestand bis 1960 und wurde von Alfred Simon belegärztlich geleitet. 1960 fand die Eröffnung der HNO-Abteilung mit Errichtung einer HNO-Station im ehemaligen Kinderheim statt. Die Klinik verfügte damals über 28 Betten.

Der frühere HNO-Belegarzt, Alfred Simon, wurde dann Chefarzt der Klinik.

Alfred Simon (1886–1968)
Amtszeit: 1960–1964

Simon erhielt seine Fachausbildung bei Sanitätsrat Max Mann in Dresden-Friedrichstadt. Außerdem war er zuvor an der Universitäts-HNO-Klinik Greifswald tätig.

Christo Apostolov (*1921)
Amtszeit: 1964–1965

Apostolov kam aus Bulgarien und leitete die HNO-Klinik etwas länger als ein Jahr. 1965 ging er nach Sofia zurück. Die zeitweilige Beschäftigung ausländischer Fachkollegen aus dem „sozialistischen Ausland" war ein Versuch, dem damals vorhandenen Facharztmangel entgegenzuwirken.

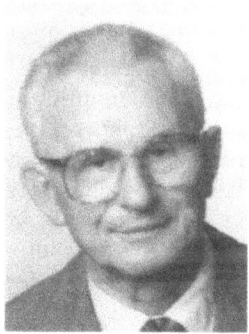

Karl Nehls (*1923)
Amtszeit: 1965–1969

Nehls übernahm 1965 die Leitung der HNO-Abteilung am Kreiskrankenhaus/Poliklinik Riesa, nachdem diese kurzfristig noch einmal von Simon geführt worden war, da Apostolov in sein Heimatland Bulgarien zurückgekehrt war. Nehls kam aus Greifswald, wo er an der dortigen Universitäts-HNO-Klinik bei Johannes Schubel, Fritz Moser, Kurt Dietzel und Rudolf Zippel tätig gewesen war.

Die HNO-Abteilung war im ehemaligen Anne-Seghers-Heim untergebracht. Neben der stationären Tätigkeit übte Nehls eine umfangreiche ambulante Tätigkeit außerhalb des Krankenhauses in der Stadtambulanz VI in der Alexander-Puschkin-Straße aus. Hinzu kam einmal wöchentlich nachmittags eine hno-ärztliche Sprechstunde in der Betriebspoliklinik des Stahlwerkes in Gröditz, etwa 20 km von Riesa entfernt.

Zwischen der HNO- und der Kinderabteilung des Riesaer Krankenhauses entwickelte sich speziell auf dem Gebiet der damals häufig anzutreffenden okkulten Säuglingsotitis bei ernährungsgestörten Säuglingen eine intensive Zusammenarbeit. Parazentese und Säuglings-Antrotomien waren keine Seltenheiten und zeigten oft überzeugende Besserungen bzw. Heilungen der Ernährungsstörungen. 1969 verließ Nehls Riesa, um als Ärztlicher Direktor und HNO-Fachvertreter am Kreiskrankenhaus/Poliklinik Anklam tätig zu werden.

Die Leitung der HNO-Abteilung übernahm Werner Koch.

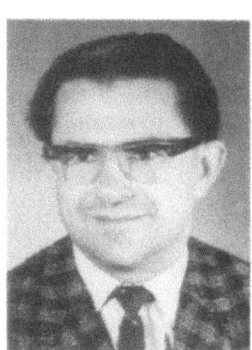

***Werner Koch** (1932–1987)*
Amtszeit: 1969–1976

Koch studierte Humanmedizin in Halle, Berlin und Greifswald. 1960 trat er in die Hals-Nasen-Ohren-Abteilung des Krankenhauses der Volkspolizei in Berlin ein und beendete die Facharztausbildung bei Hans Günther Pfeiffer-Bothner und Günter Bothe nach Ablegung eines Facharztkolloquiums am 28.2.1963. Danach arbeitete er weiter im VP-Krankenhaus zu Berlin, teils in der stationären Einrichtung und teils ambulant. Im Februar 1968 übernahm er die Leitung des Ambulatoriums Stolpen mit gleichzeitiger ambulanter fachärztlicher Tätigkeit an den Polikliniken Sebnitz und Neustadt sowie in dem Ambulatorium Stolpen. Von 1969–1976 leitete er die HNO-Abteilung des Kreiskrankenhauses Riesa. 1976 ging er nach Schwerin, wo er Leiter der Poliklinik wurde.

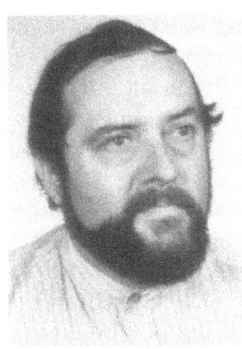

Werner Seidel (*1945)
Amtszeit: 1976–1994

Seidel wurde in der HNO-Klinik Riesa bei Werner Koch und danach an der Akademie in Dresden-Johannstadt bei Fredo Günnel zum Hals-Nasen-Ohren-Arzt ausgebildet. Danach kehrte er nach Riesa zurück und arbeitete von 1974–1976 in der Poliklinik des Kreiskrankenhauses Riesa. Nach dem Weggang von Werner Koch nach Schwerin übernahm Seidel die HNO-Klinik des Kreiskrankenhauses Riesa, die er bis 1994 führte. Danach war Werner Seidel als HNO-Arzt in Oschatz, in der Nähe von Riesa, tätig.

Wassili Politschuk (*1950)
Amtszeit: 1994–1996

Politschuk erhielt seine hals-nasen-ohrenärztliche Ausbildung in der ehemaligen UdSSR (Ukraine) und dann in Dresden bei Lutz Kessler und in Riesa bei Werner Seidel. Er war zwei Jahre lang kommissarischer Leiter der Klinik.

1996 wurde Erhard D. Meyer zum Chefarzt gewählt.

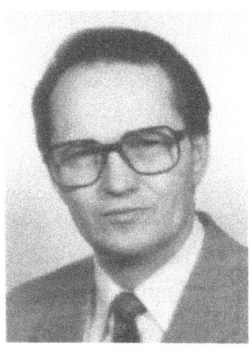

Erhard D. Meyer *(*1940)*
Amtszeit seit 1996
1989 Habilitation in Berlin
bei Hans-Jürgen Gerhardt

Meyer wurde am Kreiskrankenhaus Hoyerswerda bei Michael Möbius und an der HNO-Klinik der Charité unter Isolde Kaiser-Meinhardt und Hans-Jürgen Gerhardt zum HNO-Arzt ausgebildet. Meyers wissenschaftliche und klinische Schwerpunkte liegen auf dem Gebiet der Neurootologie und Vestibularisprüfung sowie der Mikrochirurgie des Felsenbeines. Ferner zählen die endoskopisch-mikroskopische Chirurgie der Nasennebenhöhlen sowie die Tumorchirurgie einschließlich der plastisch-rekonstruktiven Maßnahmen zu seinem operativen Spektrum.

Meyer gehört der Nationalen Vereinigung für den Wissenschaftlichen Film (NVWF) an und ist hier Präsident der Sektion Medizin gewesen. Für Filme und Videoaufnahmen in der HNO-Heilkunde wurde er mit internationalen Filmpreisen ausgezeichnet.

Die Klinik verfügt seit 1998 über 29 Betten, 1996 wurde die HNO-Ambulanz ausgebaut, sodass jetzt eine Abteilung für HNO-Funktionsdiagnostik, Audiologie sowie Neurootologie und Rhinologie zur Verfügung steht. Ferner werden Sprechstunden für Ohrenkrankheiten, Nasen- und Nasennebenhöhlenerkrankungen und eine Tumorsprechstunde abgehalten.

Wichtige ärztliche Mitarbeiterin: Ines Burghardt, die ihre Ausbildung in Dresden bei Lutz Kessler und in Riesa bei Werner Seidel erhielt, ist Leitende Oberärztin der HNO-Klinik.

Arztschlüssel: 1–1–3,5

Rotenburg (Wümme)

Diakoniekrankenhaus Rotenburg (Wümme) – Evangelisch-lutherisches Diakonissen-Mutterhaus Rotenburg (Wümme) – Akademisches Lehrkrankenhaus der Georg-August-Universität Göttingen – Hals-Nasen-Ohren-Klinik

Das Diakoniekrankenhaus existiert seit 1906. Im Jahre 1992 wurde eine Hals-Nasen-Ohren-Klinik eingerichtet.
Zum ersten Chefarzt wurde Björn Peter Eberhard Clasen gewählt.

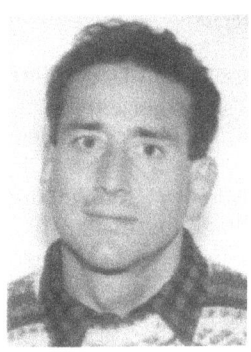

Björn Peter Eberhard Clasen (*1953)
Amtszeit seit 1992
1986 Oberarzt in Köln bei Eberhard Stennert
1986 Oberarzt in München bei Werner Schwab

Nach dem Studium der Medizin und Zahnmedizin in Köln erhielt Clasen zwischen 1980 und 1981 eine kieferchirurgische Ausbildung an der Zahnklinik der Universität zu Köln, Abteilung für Mund-, Kiefer- und Gesichtschirurgie, bei Hans-Dieter Pape.
Zwischen 1981 und 1985 wurde er an der Universitäts-HNO-Klinik Köln bei Fritz Wustrow zum HNO-Arzt ausgebildet. Nach der Facharztanerkennung arbeitete er hier bei Eberhard Stennert als klinischer Oberarzt.
Zwischen 1986 und 1991 war er Oberarzt an der Universitäts-HNO-Klinik rechts der Isar der Technischen Universität München bei Werner Schwab.
Clasen wurde bereits 1990 zum Chefarzt der neu zu errichtenden HNO-Klinik des Diakoniekrankenhauses Rotenburg (Wümme) gewählt und war mit der Planung des Neubaus betraut. Die Klinik übernahm er als Chefarzt 1992. Sie verfügt über 32 Betten, drei Operationssäle und eine Einrichtung für die Durchführung ambulanter operativer Eingriffe. Angeschlossen sind eine Audiometrie/Vestibulometrie sowie eine logopädische Abteilung.

Clasens wissenschaftliche und klinische Schwerpunkte liegen in der otorhino-laryngologischen Onkologie, der endoskopischen Nebenhöhlenchirurgie sowie der Mittelohrchirurgie.

Zwischen 1986 und 1991 war er mit Vorlesungen an der Akademie des Sanitäts- und Gesundheitswesens der Bundeswehr München und zwischen 1988 und 1991 mit der Hauptvorlesung „Radiotherapie, Teilgebiet Kopf-Hals-Tumoren" an der Technischen Universität München betraut. An Clasens Klinik wird in jährlichem Turnus das Fortbildungsseminar „Workshop Mittelohrchirurgie" abgehalten.

Wichtiger ärztlicher Mitarbeiter ist der Oberarzt Andreas Emmerich.

Arztschlüssel: 1-2-2,5

Rüsselsheim

Stadtkrankenhaus Rüsselsheim – Hessenklinik – Akademisches Lehrkrankenhaus der Johannes-Gutenberg-Universität Mainz – Abteilung für Hals-Nasen-Ohren-Heilkunde, Kopf-, Hals- und Plastische Gesichtschirurgie

1945 wurde ein Krankenhaus in der alten Opel-Villa eröffnet. 1956 erfolgte die Einrichtung eines neuen Hauptgebäudes. Dieses wurde 1964 um ein Bettenhaus mit 510 Betten erweitert. 1984 konnte ein neuer Op.-Trakt mit einer Intensivstation eröffnet werden. Im Jahr 1999 wurde dann nach mehrjähriger Bauzeit ein neues Bettenhaus in Betrieb genommen. Erste Belegärzte waren Hans Jirzik und Albert Baltharsar.

1956 wurde Hans Joachim Bartels zum Chefarzt gewählt.

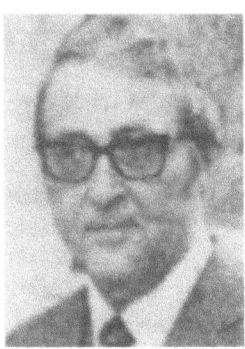

Hans Joachim Bartels (*1910)
Amtszeit: 1956–1970

Seine Ausbildung erhielt Bartels bei Alfred Brüggemann in Gießen. Nach seiner Tätigkeit als Chefarzt war er weiter als niedergelassener HNO-Arzt in Rüsselsheim tätig.

Zum Nachfolger wurde Dimitar Sofiansky gewählt.

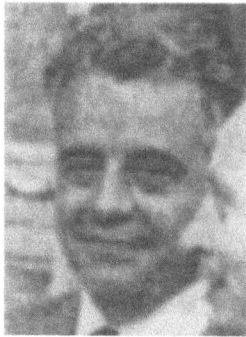

Dimitar Sofiansky *(1917–1995)*
Amtszeit: 1970–1980
1959 Oberarzt in Magdeburg bei Wilhelm Küstner
1962 Oberarzt in Wuppertal bei Otto Erich Rieker
1966 Oberarzt in Rüsselsheim
bei Hans Joachim Bartels

Sofiansky war nach Studium und Staatsexamen zwischen 1942 und 1944 als praktischer Arzt in Walkowa-Slatina, Bulgarien, tätig. Danach arbeitete er von 1944–1946 als Volontärassistent an der HNO-Klinik der Universität Sofia. Es folgten zwischen 1946 und 1951 Tätigkeiten als Oberarzt am Bezirkskrankenhaus Sofia sowie zwischen 1947 und 1948 als Gastarzt an der Universitätsklinik Wien und von 1951–1956 als Assistenzarzt beim „Institut für Weiterbildung von Fachärzten" in Sofia. Zwischen 1956 und 1957 war Sofiansky Chefarzt am bulgarischen Krankenhaus in Korea und zwischen 1958 und 1959 Chefarzt im Bezirkskrankenhaus Dimitrovo. Von 1959–1962 war er als Oberarzt an der HNO-Klinik der Medizinischen Akademie Magdeburg bei Wilhelm Küstner und von 1962–1966 als Oberarzt an der HNO-Klinik des Städtischen Krankenhauses Wuppertal-Barmen bei Otto Erich Rieker tätig. Ab Juli 1966 arbeitete er als Oberarzt unter Hans Joachim Bartels.

Zum Nachfolger Sofianskys wurde Joachim Genschow gewählt.

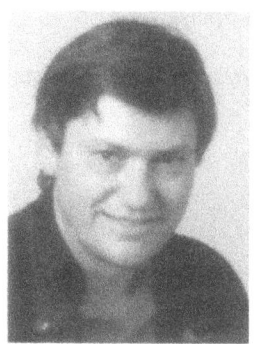

Joachim Genschow *(1943–1999)*
Amtszeit: 1985–1998
1976 Oberarzt in Mainz bei Jan Helms

Genschow begann seine hno-ärztliche Ausbildung 1972 als Assistent an der Universitäts-HNO-Klinik Mainz bei Walter Kley. 1976 wurde er von Jan Helms zum Oberarzt ernannt. Schwerpunkte der klinischen Tätigkeit in Rüsselsheim waren die Tumor- und die Ohrchirurgie.

Seit 1998 wird die Klinik von Bernd Korves geleitet.

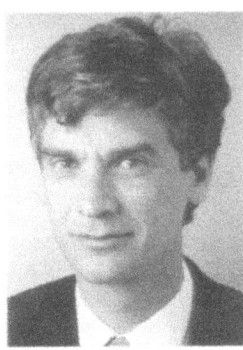

Bernd Korves (*1954)
Amtszeit seit 1998
1990 Oberarzt in Aachen bei Georg Schlöndorff und Martin Westhofen

Korves studierte nach dem Abitur 1972 Ingenieurwissenschaften und Medizin in Berlin, Aachen und Bonn. Seine Assistenzarztzeit begann er 1985 in der HNO-Abteilung des Kreiskrankenhauses Bad Hersfeld unter Ernst Hens. Ein Jahr später setzte er seine Ausbildung bei Georg Schlöndorff an der Universitäts-HNO-Klinik in Aachen fort. Hier übernahm er 1990 die Position eines Oberarzt.

Korves besonderes wissenschaftliches Interesse gilt der Cochlea-implant-Versorgung bei Kindern, der Entwicklung des computerunterstützten Navigationssystems CAS sowie der Allergologie des Fachgebietes. Mit der Übernahme der Rüsselsheimer Klinik stellte er die Plastische Kopf- und Halschirurgie mit rekonstruktiven und ästhetischen Maßnahmen einschließlich der Rhinoplastik in den Vordergrund seiner klinischen Tätigkeit. Das Spektrum der Klinik umfasst ferner die hörverbessernden Operationen des Mittelohres, die endonasal-mikroskopische Chirurgie der Nasennebenhöhlen, der Schädelbasis und der Orbita sowie die Behandlung des Schnarchens und die Therapie von Tumorerkrankungen der oberen Luft- und Speisewege.

Die Abteilung verfügt über 30 Betten.

Wichtiger Mitarbeiter ist Oberarzt Jürgen Stüttem, der auch Ingenieur ist.
Arztschlüssel: 1-1-3

Saarbrücken

cts – Caritasklinik St. Theresia – Akademisches Lehrkrankenhaus der Universität des Saarlandes – Klinik für Hals-, Nasen-, Ohrenheilkunde, Kopf- und Halschirurgie, Plastische Operationen

Bis zum Jahre 1968 gab es in den Krankenhäusern der Landeshauptstadt Saarbrücken nur Belegabteilungen für Hals-Nasen-Ohren-Heilkunde; 12 Betten hiervon befanden sich in der Caritasklinik St. Theresia.

Im Jahre 1968 wurde Helmut Maurer mit der Leitung der neu eröffneten Hals-Nasen-Ohren-Klinik an dem Caritasklinik St. Theresia Saarbrücken beauftragt.

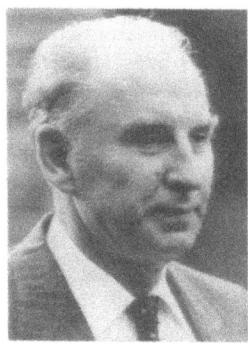

Helmut Maurer (*1926)
Amtszeit: 1968–1991
1961   *Habilitation an der Universitäts-HNO-Klinik Homburg/Saar bei Paul Falk*
1966   *apl. Professur*

Maurer war Stipendiat der Deutschen Forschungsgemeinschaft und erhielt seine Fachausbildung bei Alexander Herrmann in München. 1961 habilitierte er sich an der Universitäts-HNO-Klinik in Homburg/Saar bei Paul Falk, wo er zuletzt Leitender Oberarzt der Klinik war.

Maurers wissenschaftliches Interesse kommt in zahlreichen Publikationen über den Knochenstoffwechsel bei Otosklerose, über funktionserhaltende Operationen beim Kehlkopfkarzinom und über tracheo-pharyngeale Shunt-Operationen nach Kehlkopfexstirpation zum Ausdruck. Ferner schrieb er mehrere Handbuchartikel über die entzündlichen Erkrankungen des Rachens.

1968 wurde Maurer Chefarzt der Klinik. Von Anfang an betrieb er an seiner Klinik das gesamte Spektrum der HNO-Chirurgie. Frühzeitig verfügte er über Geräte zur Kryo- und Laserchirurgie.

Im Jahre 1972 wurde an der Klinik eine Logopädenlehranstalt eingerichtet, ferner wurden eine phoniatrische Sektion sowie eine audiologische bzw. pädoaudiologische Abteilung aufgebaut. Hierdurch wurden wesentliche Voraussetzungen dafür geschaffen, dass später an der Klinik eine Versorgung von saarländischen Patienten mit dem Cochlea-Implant erfolgen konnte.

Maurer ist es zu verdanken, dass die Caritasklinik St. Theresia Akademisches Lehrkrankenhaus der Universität des Saarlandes wurde.

1992 wurde Alexander Rauchfuss Nachfolger Maurers.

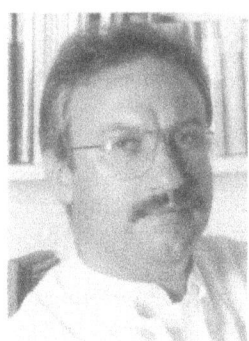

Alexander Rauchfuss (*1949)
Amtszeit seit 1992
1983 *Habilitation an der Universitäts-HNO-Klinik Hamburg bei Claus Herberhold*
1992 *Umhabilitation an die Universität des Saarlandes in Homburg/Saar und apl. Professur*

Rauchfuss war zunächst Assistent in der Neuroanatomie in Hamburg, bevor er seine HNO-Fachausbildung bei Burkhard Schlosshauer in Bremen erhielt. In den folgenden Jahren war er in Hamburg-Eppendorf bei Claus Herberhold, bei dem er sich 1983 habilitierte, und bei Ulrich Koch tätig.

Rauchfuss beschäftigte sich wissenschaftlich mit der Anatomie und Entwicklungsgeschichte des Mittelohres und ist Herausgeber eines Kompendiums über Notfälle im Kopf- und Halsbereich. Nachdem zunächst Roland Laszig 1991 das erste Cochlea-Implant im Saarland platziert hatte, erfolgte dieser Eingriff 1992 erstmals durch Operateure der eigenen Klinik. Diesbezüglich wurde die Ohrchirurgie weiterhin signifikant ausgebaut. Das Spektrum beinhaltet des Weiteren tumorchirurgische Eingriffe inklusive der mikrovaskulären Anastomosen, der Vollhauttransplantate und der Dünndarminterpositionen.

Ferner besteht eine selbständige Abteilung für Stimm- und Sprachtherapie, Phoniatrie und Pädaudiologie, die von Manfred Just geleitet wird, der bis 1992 Leitender Oberarzt bei Maurer gewesen war. Schwerpunkt dieser Abteilung ist insbesondere die Rehabilitation der mit einem Cochlea-Implant versorgten Kinder und Erwachsenen. Angeschlossen ist die Schule für Logopädie mit 18 Ausbildungsplätzen. 1983 wurde der Diplomphysiker Ernst Schneider in der Audiologischen Abteilung eingestellt. Ferner bestehen 2 1/2 Stellen für Audiometrieassistentinnen.

Die Klinik verfügt über 78 Planbetten.

Arztschlüssel: 1-4-9,5

Schwedt/Oder

Klinikum Uckermark Schwedt GmbH – Akademisches Lehrkrankenhaus der Pommerschen Medizinischen Akademie Stettin (Republik Polen) – Klinik für Hals-Nasen-Ohren-Krankheiten

Im Jahre 1973 wurde die HNO-Klinik im neu geschaffenen Klinikgebäude eröffnet. In der Zeit davor existierte in Schwedt keine Möglichkeit zur stationären Behandlung von HNO-Patienten.

Erster Chefarzt der Klinik wurde Peter Lutz Ebert.

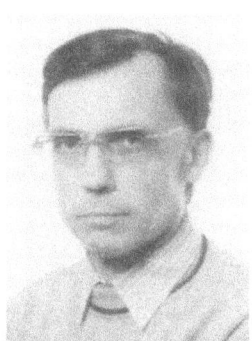

Peter Lutz Ebert (*1937)
Amtszeit seit 1973

Ebert erhielt nach einer Assistenzarztzeit am Pathologischen Institut der Medizinischen Akademie Dresden, heute Universitätsklinik Dresden, von 1964–1966 seine hals-nasen-ohrenärztliche Facharztausbildung im Kreiskrankenhaus Eberswalde bei Friedrich Beitzke. Zwischen 1966 und 1969 war er als Assistent an der Universitäts-HNO-Klinik Jena bei Rosemarie Albrecht tätig. Danach war er am Aufbau der ambulanten HNO-Versorgung in Schwedt sowie an der Einrichtung der gesamten Klinik und der Eröffnung derselben beteiligt.

Schwerpunkte der Klinik sind die Mikrochirurgie von Ohr, Nase und Kehlkopf sowie endoskopische und lasergestützte Therapieverfahren.

Die HNO-Klinik verfügt zur Zeit über 23 Betten.

Wichtiger ärztlicher Mitarbeiter ist Oberarzt Ulrich Berthold.

Arztschlüssel: 1–1–2

Schwerin

Klinikum Schwerin – Medizinisches Zentrum der Landeshauptstadt Schwerin – Akademisches Lehrkrankenhaus der Universität Rostock – Hals-, Nasen-, Ohrenklinik

Bis 1948 wurde die stationäre hno-ärztliche Versorgung in Schwerin durch Friedrich Wilhelm Bock mit einer Privatklinik und Martin Behm mit Belegbetten durchgeführt. 1948 wurde in Schwerin die erste Poliklinik auf dem Gebiet der DDR gegründet, deren HNO-Abteilung Dietrich Meyer leitete.

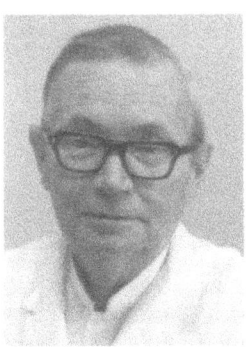

Dietrich Meyer (*1912)
Amtszeit: 1952–1979

Dietrich Meyer begann seine Facharztausbildung 1937 im Städtischen Krankenhaus Breslau bei Georg Jung und war anschließend am Diakonissenkrankenhaus Bethanien in Breslau unter Leitung von Arnold Kriebel tätig. Nach der Kriegsgefangenschaft übernahm Meyer – nach zwischenzeitlich kurzfristig anderer ärztlicher Tätigkeit – 1948 die HNO-Abteilung in Schwerin in der ersten Poliklinik, die auf dem Gebiet der DDR gegründet wurde. Neben dieser Tätigkeit in der Poliklinik war Meyer bis 1951 halbtags in eigener Praxis als niedergelassener HNO-Arzt tätig.

Im Jahre 1952 wurde im Stadtkrankenhaus Schwerin eine gemeinsame Abteilung für HNO-Krankheiten und Kieferchirurgie eingerichtet. Diese Abteilung verfügte über insgesamt 36 Betten, davon 24 HNO-Betten unter der Leitung von Dietrich Meyer und 14 kieferchirurgische Betten unter der Leitung von Hans Walter Voigt. Die in der Chirurgischen Abteilung des Stadtkrankenhauses untergebrachte Abteilung verfügte über einen eigenen Operationssaal, der von beiden Abteilungen genutzt wurde. Beide Fachvertreter waren jeweils alleine auf ihrem Fachgebiet tätig. Während der Kieferchirurg überwiegend vormittags operierte, führte der HNO-Arzt vormittags die ambulante hno-ärztliche Versorgung durch und operierte nachmittags. 1956 wurde die HNO-Abteilung nach der Trennung von der Kieferchirurgie auf 36 Betten erweitert.

Friedrich Wilhelm Bock, der 1958 seine Privatklinik aufgab, nahm nun an der hno-ärztlichen Versorgung der HNO-Abteilung des Stadtkrankenhauses in Form einer belegärztlichen Tätigkeit teil. Im Jahre 1960 wurde eine erste und im Jahre 1963 eine zweite Ausbildungsassistentin eingestellt. 1971 nahm der spätere Oberarzt Helmut Lubinski seine Tätigkeit in der Schweriner Abteilung auf. 1974 fand der Umzug der HNO-Klinik in ein völlig rekonstruiertes Gebäude im Bereich der Bezirksnervenklinik auf dem Sachsenberg statt. Die Klinik umfasste nunmehr 60 Betten, sodass neben Dietrich Meyer drei Fachärzte und drei Weiterbildungsassistenten tätig sein konnten. 1975 wurde eine audiologische Abteilung und 1976 eine phoniatrische Abteilung eingerichtet. Im Februar 1979 schied Dietrich Meyer mit 67 Jahren aus der Tätigkeit als Chefarzt der HNO-Klinik des Bezirkskrankenhauses Schwerin aus Altersgründen aus.

Nach kurzer kommissarischer Leitung durch Helmut Lubinski übernahm Werner Bruchmüller im Mai 1979 die Leitung der HNO-Klinik des Bezirkskrankenhauses Schwerin.

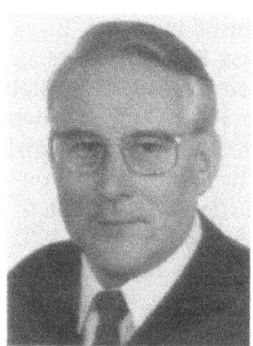

Werner Bruchmüller (*1935)
Amtszeit: 1979–1991
1978 Habilitation in Halle/Wittenberg
       bei Harry Jakobi

Werner Bruchmüller wurde an der HNO-Universitätsklinik in Halle/Saale zum HNO-Facharzt ausgebildet, wo er von 1965–1979 tätig war. Für seine wissenschaftlichen Arbeiten über das Kehlkopfkarzinom erhielt er 1968 den Forschungspreis der Martin-Luther-Universität Halle-Wittenberg. Zur Vertiefung der Kenntnisse auf dem Gebiet der Tumorchirurgie und der endonasalen Chirurgie arbeitete er von 1970–1971 als Gastarzt an der HNO-Universitätsklinik Graz/Österreich unter Walter Messerklinger. 1978 habilitierte er sich bei Harry Jakobi an der Martin-Luther-Universität Halle-Wittenberg mit dem Thema: „Präkanzerosen des Larynx". Am 1.5.1979 wurde er Chefarzt der HNO-Klinik des Bezirkskrankenhauses Schwerin mit 60 Betten und einer umfangreichen Ambulanz.

Bruchmüller hat sich hier insbesondere um den Aufbau der Tumorchirurgie des Kopf-Hals-Bereiches verdient gemacht. Unter seiner Leitung wurde 1981 die phoniatrische Abteilung mit der audiologischen Abteilung organisatorisch zu dem vom Gesundheitsministerium der DDR geforderten „Rehabilitationszentrum für Hör-, Stimm- und Sprachgestörte" vereinigt. In seinem Tätigkeitszeitraum wurden außerdem die Computer-Audiometrie (BERA) an der Klinik eingeführt und die Grundlagen der endoskopischen Chirurgie und der Laserchirurgie mit Hilfe von Oberarzt Henning Wiegels geschaffen.

1991 schied Bruchmüller aus der HNO-Klinik des Klinikums Schwerin aus. Danach wurde Henning Wiegels von 1992–1994 die kommissarische Klinikleitung übertragen.

1994 wurde Reinhard Gustav Matschke Chefarzt der Klinik.

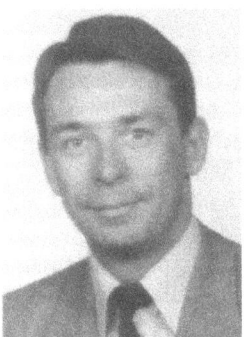

Reinhard Gustav Matschke (*1947)
Amtszeit: 1994–1997
1982   Oberarzt in Recklinghausen
          (Ruhr-Universität Bochum) bei Peter Plath
1991   Habilitation in Recklinghausen
          bei Peter Plath

Matschke erhielt seine hals-nasen-ohrenärztliche Ausbildung bei Ernst Hens in der HNO-Abteilung des Kreiskrankenhauses Bad Hersfeld sowie an der HNO-Abteilung der Ruhr-Universität Bochum am Prosper-Hospital Recklinghausen bei Peter Plath. In Recklinghausen war er am Aufbau einer audiologisch-neurootologischen Abteilung zur weiterführenden Diagnostik von Hörstörungen beteiligt. In Zusammenarbeit mit dem Fachbereich „Sonderpädagogik" der Universität Dortmund baute er ein Team zur Rehabilitation von Gehörlosen mittels Implantation einer Innenohrprothese auf. 1982 wurden ihm Lehraufgaben für die klinische Ausbildung von Studenten im Rahmen des Bochumer Modells übertragen. 1991 habilitierte er sich bei Peter Plath mit dem Thema „Untersuchungen zur Reifung der menschlichen Hörbahn". Matschke ist Vorstandsberater der Deutschen Gesellschaft für Luft- und Raumfahrtmedizin, Mitglied des wissenschaftlichen Beirates der Akademie für Flugmedizin sowie Gründungsmitglied der Deutschen Gesellschaft für Audiologie.

1994 übernahm Matschke die Leitung der HNO-Klinik Schwerin mit 58 Betten. Von 1994–1995 erfolgte die Restaurierung und Modernisierung des Gebäudes, in dem die HNO-Klinik zusammen mit der Klinik für Mund-, Kiefer- und Gesichtschirurgie sowie der Augenklinik zur so genannten Kopfklinik zusammengefasst wurde. 1997 wurde die Zusammenarbeit mit der Schule für Logopädie in Schwerin zur Ausbildung der Logopäden vertraglich geregelt. 1997 schied Reinhard Gustav Matschke aus der HNO-Klinik des Klinikums Schwerin aus.

Seit 1997 ist Henning Wiegels Chefarzt der Klinik.

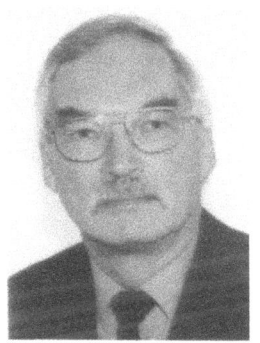

Henning Wiegels (*1943)
Amtszeit seit 1997
1976 Oberarzt in Schwerin bei Dietrich Meyer,
Werner Bruchmüller
und Reinhard Gustav Matschke

Wiegels absolvierte seine Ausbildung in der HNO-Abteilung Wismar unter Arno Tamm und an der Universitäts-HNO-Klinik Rostock unter Kurt Dietzel. Bis 1975 war Wiegels als Facharzt in der HNO-Abteilung Wismar beschäftigt. Ab 1976 war er als Oberarzt an der HNO-Klinik des ehemaligen Bezirkskrankenhauses Schwerin unter Dietrich Meyer tätig.
Wiegels führte in Schwerin die Mikrochirurgie des Larynx ein und erweiterte die Palette der plastischen Operationen, insbesondere der Nasenchirurgie. Neben seiner chirurgischen Tätigkeit baute Wiegels das Zentrum für Hör-, Stimm-, und Sprachstörungen am Klinikum Schwerin auf, dessen Leiter er seit 1982 ist. Wiegels gehörte zu den Gründungsmitgliedern der Sektion Plastische Chirurgie, war Mitglied der Arbeitsgemeinschaft Endoskopie und Mitglied der Sektion Audiologie der Gesellschaft für Oto-, Rhino-, Laryngologie der DDR. 1986 erfolgte die Anerkennung als Subspezialist „Audiologie", 1992 die Anerkennung der Teilgebietsbezeichnung „Phoniatrie und Pädaudiologie" und 1998 die Anerkennung der Facharztbezeichnung „Phoniatrie und Pädaudiologie". 1990 führte Wiegels die Laserchirurgie in das operative Spektrum der Hals-Nasen-Ohren-Klinik ein, insbesondere unter dem Gesichtspunkt der laserchirurgischen Tumorchirurgie des Larynx. Neben der Ohrchirurgie, der Laserchirurgie und der Plastischen Gesichtschirurgie ist Wiegels Spezialgebiet die Otoneurologie. Henning Wiegels gehört zu den Gründern der Ärztekammer des Landes Mecklenburg-Vorpommern und ist in dieser als Vorsitzender der Fachkommission HNO-Heilkunde und in weiteren Kommissionen aktiv tätig.
Die HNO-Klinik verfügt weiterhin über 58 Betten sowie eine eigene Ambulanzabteilung, eine audiologisch-phoniatrische Abteilung und einen separaten Op.-Trakt mit 2 1/2 Op.-Sälen.
Wichtige Mitarbeiter sind Birte Wacker-Köpp und Gritt Mensch.
Arztschlüssel: 1–5–4,5

Siegen

Evangelisches Jung-Stilling-Krankenhaus – Akademisches Lehrkrankenhaus der Rheinischen Friedrich-Wilhelms-Universität Bonn – HNO-Abteilung*

Am 17. Oktober 1947 wurde im ehemaligen Standortlazarett am Fischbacherberg in Siegen das Evangelische Jung-Stilling-Krankenhaus eröffnet. 1966 erfolgte der Umzug in das neuerbaute Krankenhaus in der Minnerbach.

1947 wurde auf Veranlassung von Horst Ludwig Wullstein in Siegen eine erste hauptamtliche HNO-Abteilung eingerichtet.

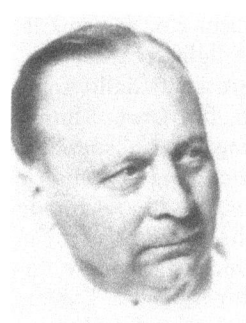

Horst Ludwig Wullstein (1906–1987)
Amtszeit: 1947–1955
1935 Habilitation in Jena bei Johannes Zange
1955 Ruf nach Würzburg
(s. Band I, S. 290ff.)

Nach der Entlassung aus französischer Kriegsgefangenschaft im Jahre 1947 war Wullstein bei einem Besuch seiner Schwester in Olpe bei Siegen „hängen geblieben" und hatte die Krankenhausverwaltung des alten Evangelischen Jung-Stilling-Krankenhauses überzeugt, für ihn eine HNO-Abteilung einzurichten, um die gehörverbessernde Chirurgie bei Otosklerose weiterzuentwickeln. Wullstein hatte zuvor als Oberarzt bei Theodor Nühsmann in Straßburg Shambaughs Fensterungsoperationen bei Otosklerose kennen gelernt. Zu derselben Zeit wie Fritz Zöllner, mit dem er zusammen Schüler bei Zange in Jena war, und wie Walter Moritz, Mitarbeiter von Alexander Herrmann in Mainz, entwickelte er die Fensterung des horizontalen Bogengangs bei der Otosklerose.

---

* Die Abteilung wird seit 1986 belegärztlich geführt.

Später - Anfang der 50er Jahre - folgte auch die operative Behandlung der chronischen Mittelohrerkrankungen. 1955 erhielt er den Ruf auf das Ordinariat für HNO-Heilkunde in Würzburg, wo seine innovativen Ideen zur Tympanoplastik mit den Möglichkeiten einer großen Universitäts-Klinik zur endgültigen Reife gebracht wurden. Wichtige Schritte der Otosklerose-Chirurgie und der Tympanoplastik hatte Wullstein jedoch bereits in den Siegener Jahren getan.

Bei der Wahl seiner Mitarbeiter war Wullstein darauf bedacht, qualifizierte Vertreter aus Grenzgebieten zur HNO-Heilkunde zu finden. Seine Mitarbeiter waren August Niermann (Vorbildung allgemeine Hals-Nasen-Ohren-Heilkunde in Freiburg), Dietrich Plester (Vorbildung Pharmakologie in Düsseldorf), Heinz-Günther Weschke (Vorbildung Physiologie bei Ranke in Erlangen) sowie Heinrich Gerlach (Neurochirurgische Vorbildung bei Tönnis in Bochum-Langendreer).

Parallel zu den Fensterungstechniken bei Otosklerose wurden sanierende bzw. restaurierende Maßnahmen bei chronischer Mittelohrerkrankung intensiv weiter verfolgt. Man dachte auch zunehmend dabei an den Wiederaufbau der Schalldrucktransformation zur Hörverbesserung. Insbesondere ab 1952 wurde dieses Ziel operationstechnisch weiter verfolgt, und es wurde die Typeneinteilung I-V vorgeschlagen. Ermöglicht wurde diese Entwicklung durch die Verwendung des freien Vollhauttransplantates, welches auf einen „Zwischenfall" bei der Präparation des Sourdille-Lappens bei einer Fensterungs-Operation zurückgeht. Die Bezeichnung „Tympanoplastik", die 1952 erstmalig auf einem internationalen Kongress in Amsterdam von Wullstein vorgeschlagen wurde und danach weltweite Verbreitung fand („Tympanoplasty"), geht auf einen Vorschlag seines Mitarbeiters Weschke zurück.

Nachdem Wullstein 1955 den Ruf auf den Lehrstuhl für HNO-Heilkunde in Würzburg angenommen hatte, wurde Heinrich Gerlach die HNO-Abteilung als Chefarzt übertragen.

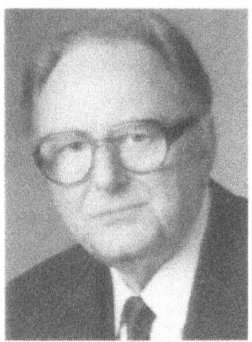

Heinrich Gerlach (1921-1998)
Amtszeit: 1955-1986
1986-1998 Weiterführung der Abteilung
als Belegabteilung

Heinrich Gerlach wurde am 10. Oktober 1921 in Methler bei Unna/Westfalen geboren und absolvierte das Medizinstudium zwischen 1940 und 1948 in Münster, Königsberg und München. Nach Approbation und Promotion Mitte 1948 arbeitete er in der Neurochirurgie bei Wilhelm Tönnis, damals Bochum-Langendreer.

Im Januar 1951 wechselte er in die HNO-Heilkunde und bekam eine Assistentenstelle bei H.L. Wullstein in Siegen. Als Wullstein Mitte 1955 den Ruf an die Universitäts-HNO-Klinik Würzburg bekam, wurde H. Gerlach am 16. August 1955 die Leitung der HNO-Abteilung am Jung-Stilling-Krankenhaus in Siegen übertragen. Seine Schwerpunkttätigkeit galt der Weiterentwicklung der von Professor Wullstein begonnenen gehörverbessernden Chirurgie und der Weiterentwicklung der Behandlung chronischer Mittelohrentzündungen. Als einer von wenigen Pionieren führte er am 16. August 1960 in Siegen die erste Stapedektomie in Abwendung von der alten Fensterungsoperation durch. Parallel zur Weiterentwicklung der Operationstechniken bei der Otosklerose wurden von ihm sanierende und rekonstruktive Maßnahmen bei chronischen Mittelohrerkrankungen vorangetrieben und Vorschläge zum Wiederaufbau der Schallübertragung gemacht („Stepp-Plastik"). Neben seiner intensiven klinischen Tätigkeit war Heinrich Gerlach auch außerhalb der Universität wissenschaftlich engagiert. Von ihm stammen ca. 60 Publikationen, Filme sowie zahlreiche Vorträge auf nationalen und internationalen Kongressen. Gerlach demonstrierte an zahlreichen Orten der Welt die Mittelohrchirurgie mittels Liveoperationen.

1964 wurde er zum Ehrenmitglied der japanischen und 1969 zum korrespondierenden Mitglied der peruanischen Oto-Rhino-Laryngologischen Gesellschaft ernannt. 1982 wurde er mit der Hans-Herrmann-Schenkung der Deutschen Gesellschaft für HNO-Heilkunde, Kopf- und Halschirurgie für seine außerordentlichen wissenschaftlichen und praktischen Arbeiten außerhalb einer Universität geehrt.

1986 schied Gerlach im Alter von 65 Jahren aus. Die bis dahin hauptamtlich geführte HNO-Abteilung wurde in eine Belegabteilung mit 20 Betten umgewandelt. Nach 1991 führte Heinrich Gerlach die Belegabteilung – in Gemeinschaftspraxis – mit seinem Sohn Thomas Gerlach weiter. Am 9. Juli 1998 ist Heinrich Gerlach in Siegen verstorben. Die Klinik wird derzeit mit 15 Betten als HNO-Belegabteilung durch Thomas Gerlach weitergeführt.

Solingen

Städtisches Klinikum – Akademisches Lehrkrankenhaus der Universität zu Köln – Klinik für Hals-Nasen-Ohren-Heilkunde, Kopf- und Halschirurgie

Das Solinger Krankenhaus wurde im Jahre 1915 mit 350 Betten – davon etwa 25 HNO-Betten – eröffnet. Während des 2. Weltkrieges wurde ein großer Teil der Städtischen Krankenanstalten zerstört, die 1948 wieder aufgebaut wurden. 1994 wurde eine neue HNO-Klinik erstellt. Bereits 1915 wurden die Betten belegärztlich von Friedrich Roepke betreut.
Dieser wurde im Jahre 1915 zum Chefarzt gewählt.

Friedrich Roepke (1864–1934)
Amtszeit: 1915–1929
1910 Berufung zum Professor

Friedrich Roepke bildete sich bei Moritz Trautmann und Hugo Beckmann in Berlin „spezialistisch" aus, arbeitete später bei Adam Politzer in Wien und Emanuel Zaufal in Prag und praktizierte seit 1893 in Solingen. 1910 wurde er in Anbetracht seines wissenschaftlichen und gemeinnützigen Wirkens durch Verleihung des Professorentitels ausgezeichnet. Am Otologentag 1912 in Hannover war Roepke Vorsitzender.
Roepkes wissenschaftliches und klinisches Interesse kommt in den Monographien „Eigene Methode der Stirnhöhlen-Operation mit Erweiterung des Ductus naso-frontalis und kosmetischen Ergebnissen", „Zur Operation der otitischen Großhirnabszesse mit Berücksichtigung des Heilwertes der Operation", „Die Verletzungen der Nase und deren Nebenhöhlen nebst Anleitung zur Begutachtung ihrer Folgezustände" und „Die Berufskrankheiten des Ohres und der oberen Luftwege" zum Ausdruck.

Zum Nachfolger Roepkes wurde Werner Kindler gewählt.

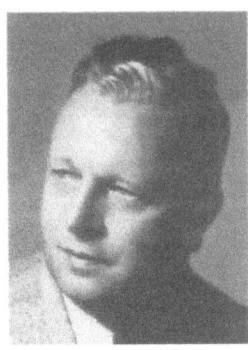

Werner Kindler *(1895–1976)*
Amtszeit: 1930–1944
1928   Habilitation in Graz bei Johannes Zange
1937   Umhabilitation an die Medizinische Fakultät
         der Universität zu Köln
1938   apl. Professor in Köln
1944   Ruf nach Innsbruck
1949   Ruf an die HNO-Klinik
         der Freien Universität Berlin
1954   Ruf nach Heidelberg (s. Band I, S. 162)
1963   Emeritierung (Ruhestand ab 1965)

Kindler war von 1923–1930 bei Johannes Zange an der Universitäts-HNO-Klinik in Graz als Assistent und später als Oberarzt tätig. 1928 habilitierte er sich dort. 1930 erfolgte seine Wahl zum Chefarzt der hauptamtlichen HNO-Abteilung am Städtischen Krankenhaus Solingen, wo er bis 1944 tätig war. 1944 nahm er einen Ruf auf den Lehrstuhl für HNO-Heilkunde in Innsbruck an. 1945 wurde er als Reichsdeutscher aus Österreich ausgewiesen und führte bis zu seiner erneuten Berufung an die Freie Universität Berlin im Jahre 1949 eine Facharztpraxis in Solingen.

Kindlers breites wissenschaftliches Interesse galt überwiegend klinischen Themen wie der Liquordiagnostik, der Epistaxis sowie der Frühdiagnostik der Malignome. Er beschäftigte sich jedoch auch mit der Medizingeschichte. Von ihm stammen Handbuchbeiträge sowie eine Abhandlung über die Geschichte der HNO-Heilkunde in Berlin. Besonderes Anliegen Kindlers war die Schaffung eines engen Kontaktes zu den benachbarten französischen Fachkliniken, mit dem er sich bereits unmittelbar nach dem Zweiten Weltkrieg beschäftigte.

Zwischen 1944 und 1946 existierte keine offizielle Kliniksleitung.

Zwei Jahre nach dem Ausscheiden Kindlers übernahm Paul Gerhard Wüsthoff als Chefarzt die Leitung der HNO-Klinik.

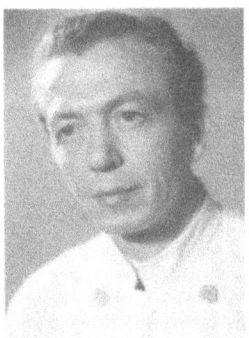

Paul Gerhard Wüsthoff *(1909–1988)*
Amtszeit: 1946–1975

Wüsthoff erhielt seine hals-nasen-ohrenärztliche Ausbildung von 1938 bis 1945 bei Max Schwarz an der Universitäts-HNO-Klinik in Frankfurt. Während mehrmonatiger Aufenthalte bei Carl von Eicken in Berlin betrieb er seine Weiterbildung auf dem Gebiet der Phoniatrie, der sein besonderes Interesse galt.

Unter Wüsthoff erfolgte im Jahre 1948 der Wiederaufbau des Krankenhauskomplexes, 1956 der Neubau eines Bettenhochhauses und 1972 ein erneuter Erweiterungsbau. Neben der klinischen Tätigkeit in Solingen arbeitete Wüsthoff viele Jahre als Leiter einer phoniatrischen Abteilung in Düsseldorf.

Danach wurde Ernst-August Schnieder zum Chefarzt gewählt.

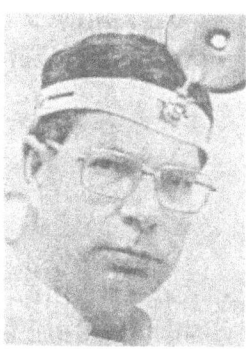

Ernst-August Schnieder (*1934)
Amtszeit: 1975–1981
1970 Habilitation in Würzburg bei
      Horst Ludwig Wullstein
1972 Ernennung zum Oberarzt und wissenschaftlicher Rat bei Reinhard Pfalz in Ulm
1975 apl. Professur

Schnieder trat 1961 als wissenschaftlicher Assistent in die Universitäts-HNO-Klinik Würzburg unter Horst Ludwig Wullstein ein, wo er sich 1970 mit dem Thema: „Die Entstehung des Schalltraumas. Ein Beitrag zur Physiologie über die Perilymphe" habilitierte. 1972 wechselte er an die Universität Ulm, wo er zuletzt als Leitender Oberarzt tätig war. Schnieder brachte die moderne oto- und plastisch-rekonstruktive Tumorchirurgie nach Solingen aus Würzburg mit. Sein wissenschaftliches Interesse lag auf dem Gebiet der Innenohrforschung. Schnieder schrieb dazu mehrere Handbuchbeiträge.

Im Jahre 1981 übernahm Kurt Fendel die Leitung der Klinik.

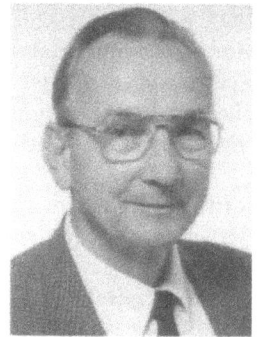

Kurt Fendel *(*1929)*
Amtszeit: 1981–1994
1964   Habilitation in Jena
            bei Rosemarie Albrecht
1975–1979   Ordinarius in Magdeburg
            (s. Band I, S. 212)
1981   Umhabilitation an die Universität
            Düsseldorf und apl. Professur

Wissenschaftlich beschäftigte sich Fendel mit Untersuchungen zur formalen Genese der angeborenen Choanalatresie sowie Fragen der Strömungsphysik bei trachealen und laryngealen Stenosen. Des Weiteren galt sein Interesse der Schädelbasischirurgie und der audiologischen Forschung.

Unter Fendels Leitung entstanden im Solinger Klinikum ein kompletter Neubau der HNO-Klinik mit Bettenstation, Ambulanz und moderner Funktionsdiagnostik sowie zwei separate Operationssäle. Die Einweihung der Klinik erfolgte im Jahre 1994.
In diesem Jahr wurde Götz Geyer zum Chefarzt gewählt.

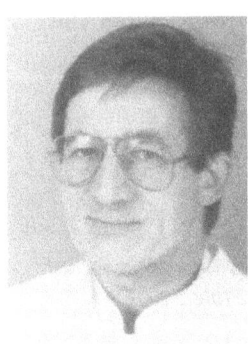

Götz Geyer (*1944)
Amtszeit seit 1994
1977 Oberarzt in Mainz bei Jan Helms
1987 Oberarzt in Würzburg bei Jan Helms
1991 Habilitation in Würzburg bei Jan Helms
1999 apl. Professur

Geyer erhielt seine Facharztausbildung bei Hermann Blümlein an der HNO-Klinik der Städtischen Krankenanstalten Ludwigshafen. Zwischen 1977 und 1994 war er als Oberarzt bei Jan Helms zunächst in Mainz und dann in Würzburg tätig. Hier habilitierte er sich 1991 mit dem Thema „Glasionomerzement als Knochenersatzmaterial in der Ohrchirurgie".

Geyers wissenschaftliches Interesse kommt vor allen Dingen in seiner Tätigkeit als Leiter des Forschungsvorhabens „Ionomerzement als Knochenersatzmaterial in der HNO-Heilkunde und Kopf-Halschirurgie" zum Ausdruck. Seine klinischen Schwerpunkte liegen in der gesamten konservativen und chirurgischen Breite des Fachgebiets einschließlich der Chirurgie des inneren Gehörgangs.

In der Operationslehre von Hans Heinz Naumann verfasste er zusammen mit Jan Helms das Kapitel „Sanierende und rekonstruktive Operationen an Gehörgang, Mittelohr und Felsenbein: Rekonstruktive Eingriffe". Das Hauptreferat „Implantate in der Mittelohrchirurgie", im Jahr 1992, erfolgte auf Aufforderung der Deutschen Gesellschaft für HNO-Heilkunde, Kopf- und Halschirurgie. Im gleichen Jahr wurde Geyer mit dem Hans-von-Seemen-Preis der Deutschen Gesellschaft für Plastische und Wiederherstellungschirurgie ausgezeichnet. Außerdem ist Geyer Gründungsmitglied der „European Academy of Otology and Neuro-Otology, 1997.

Die Klinik verfügt über 40 Betten sowie eine moderne Audiometrie in schall- und elektromagnetisch isolierten Räumen. Die Operationen werden in zwei eigenen Operationssälen durchgeführt.

Wichtiger ärztlicher Mitarbeiter ist der Leitende Oberarzt Peter Hahn.
Arztschlüssel: 1–2–5,5

Stade

Elbe-Klinikum Stade GmbH – Klinik für Hals-Nasen-Ohren-Heilkunde, Kopf-, Gesichts- und Halschirurgie

Eine hauptamtlich geleitete Hals-Nasen-Ohren-Klinik wurde am Krankenhaus Stade erstmals im Jahre 1966 eingerichtet. Zuvor war die HNO-Abteilung etwa 20 Jahre lang belegärztlich geführt worden.

Erster Chefarzt der HNO-Klinik wurde Horst Wiegand.

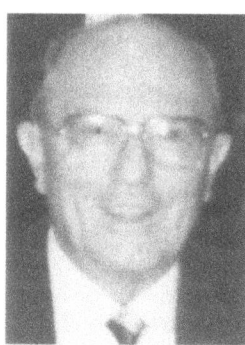

Horst Wiegand (1922–1994)
Amtszeit: 1966–1986

Wiegand hatte einen Teil seiner Ausbildung in den USA u.a. bei Lempert erworben. Sein operativer Schwerpunkt und seine Passion war die Mittelohrchirurgie, bei der er die Heermannsche Transplantationtechnik mit Knorpelpalisaden weiterentwickelte.

Zu seinem Nachfolger wurde bereits 1983 Jürgen Naujoks gewählt, der dann die Klinik mit ihm gemeinsam bis Anfang 1986 leitete.

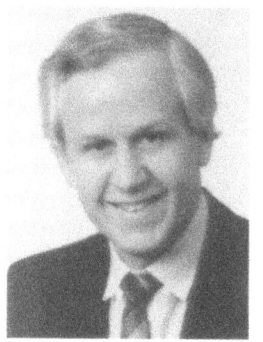

Jürgen Naujoks (*1945)
Amtszeit seit 1983/1986
1979 Habilitation an der Universitäts-HNO-Klinik
*   Würzburg bei Walter Kley*
1981 C2-Professur auf Lebenszeit

Naujoks erhielt seine ärztliche Ausbildung zunächst bei dem Anästhesisten Karl Heinz Weis und dann bei Horst Ludwig Wullstein und Walter Kley in Würzburg. Seine klinischen Arbeitsschwerpunkte sind die Mikrochirurgie des Ohres, die rekonstruktive Tumorchirurgie im Gesichts- und Halsbereich sowie die Funktionsstörungen des Innenohres und nicht zuletzt die EDV-gestützten Modalitäten zur Qualitätssicherung. 1993 fand unter Naujoks' Vorsitz die 76. Jahrestagung der Nordwestdeutschen Vereinigung der Hals-Nasen-Ohren-Ärzte und die 4. Jahrestagung der Deutschen Gesellschaft für klinische Datenverarbeitung und Kommunikation in Stade statt.

In wissenschaftlichen Untersuchungen befasste sich Naujoks vorrangig mit Innenohrfunktionsstörungen, der Pathohistologie und Immunologie des Oropharynx und mit der Mittelohrchirurgie. 1981 habilitierte er sich mit dem Thema: „Die so genannte chronisch spezifische Oropharyngitis des Menschen – ein Beitrag zur klinischen Morphologie und Histopathologie."

Die Klinik umfasst 42 Betten, zwei Operationssäle sowie eine Ambulanz mit objektiver Audiometrie und Vestibulometrie einschließlich Computer-Nystagmografie und Drehstuhl. Ferner wurde eine EDV-gestützte ambulante Patientenverwaltung und Qualitätssicherung im Netz aufgebaut.

Wichtiger ärztlicher Mitarbeiter war Rudolf Poser, der als Leitender Oberarzt von 1989–1999 tätig war und sich vor allen Dingen mit dem Aufbau der Sektion „Plastische Chirurgie" befasste. Poser wurde 1999 zum Chefarzt der HNO-Klinik in Bremerhaven gewählt. Derzeitige Oberärzte sind Martin Enke und Andreas Mai, die auch für die Bereiche Otoneurometrie sowie Qualitäts- und Budgetkontrolle verantwortlich sind.

Arztschlüssel: 1-1-4,5

Stollberg/Erzgebirge

Kreiskrankenhaus Stollberg/Erzgebirge gGmbH – HNO-Klinik

Der erste in Stollberg tätige HNO-Arzt war Horst Leistner. Er praktizierte in eigener Niederlassung von 1937–1945 und führte gelegentlich kleinere operative Eingriffe im damaligen Operationssaal belegärztlich durch. Nach dem Zweiten Weltkrieg ließ sich Eberhard Pilz als zweiter HNO-Arzt in Stollberg nieder. Er wurde 1949 zum ersten Chefarzt der neugegründeten HNO-Abteilung am damaligen Bergarbeiterkrankenhaus Stollberg der Sozialversicherung Wismut gewählt.

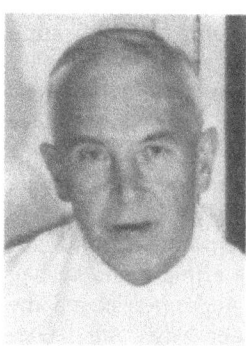

Eberhard Pilz (1912–1984)
Amtszeit: 1949–1970

Pilz führte neben seiner Chefarzttätigkeit nebenamtlich seine private Praxis weiter. Er arbeitete zunächst nur in einer allgemeinen Abteilung und führte die Operationen in Abstimmung mit den Gynäkologen im gynäkologischen Operationssaal durch. Erst 1952 wurde eine eigene Abteilung mit Operationssaal und eigenen Untersuchungsräumen fertig gestellt.

Schwerpunkt seiner Arbeit war neben der Grundversorgung der Bergarbeiter der damaligen SDAG (Sowjetisch-Deutsche Aktiengesellschaft) Wismut und deren Angehörigen vor allen Dingen die arbeitsmedizinische Problematik im Zusammenhang mit dem Bergbaugeschehen. Hier sind besonders die berufsbedingte Lärmschwerhörigkeit und Lungenerkrankungen zu erwähnen. 1970 schied Pilz als Chefarzt der HNO-Abteilung aus, die Leitung der Klinik wurde kommissarisch durch Manfred Kirbach übernommen.

Als Nachfolger wurde Hans-Hellmut Frey gewählt.

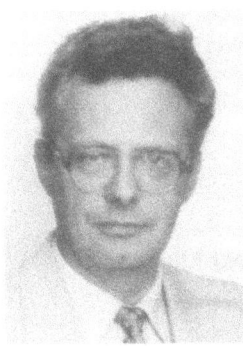

Hans-Hellmut Frey (*1935)
Amtszeit: 1971–2000
1963 Klinischer Oberarzt und Leitender Poliklinik-Oberarzt in Erfurt bei Kurt Schröder, Karl-Heinz Gramowski und Joachim Wilke
1970 Habilitation bei Kurt Schröder bzw. Karl-Heinz Gramowski

Frey erhielt seine hals-nasen-ohrenärztliche Ausbildung an der Hals-Nasen-Ohren-Klinik der Medizinischen Akademie Erfurt unter Kurt Schröder, Karl-Heinz Gramowski und Joachim Wilke. Er war hier zwischen 1963 und 1971 als Oberarzt und Leitender Poliklinik-Oberarzt tätig. Insbesondere war er mit der Audiologie, der Arbeitsmedizin und der Stellvertretung des Klinikdirektors für Forschung betraut. Sein wissenschaftliches Interesse kommt in seiner umfangreichen Vortrags- und Veröffentlichungstätigkeit zum Ausdruck. Seine Habilitationsschrift befasst sich mit dem Thema: „Die Wirkung von Kalisalzstaub im Bereich der oberen Luftwege".

Ab 1971 war Frey Weiterbildungsleiter für das Fachgebiet der HNO-Heilkunde, zwischen 1973 und 1989 war er Vorsitzender des Arbeitskreises der HNO-Ärzte des Gesundheitswesens Wismut. 1993 wurde er zum Privatdozenten für das Fachgebiet HNO-Heilkunde an der Medizinischen Hochschule Erfurt berufen.

Die HNO-Abteilung wurde durch Hans-Hellmut Frey zusammen mit Manfred Kirbach vollständig neu strukturiert. Insbesondere erfolgte ein Ausbau der Funktionsdiagnostik in Hinsicht auf die objektive Audiometrie und die Vestibularisdiagnostik sowie die Funktionsdiagnostik der Nase. Auf letzterem Gebiet war Volker Eismann als technischer Mitarbeiter entscheidend tätig. Gleichzeitig wurden OP-Möglichkeiten im zentralen Operationstrakt des Hauses geschaffen. Die Klinik wurde 1986 von 18 auf 24 Betten erweitert. Schwerpunkt der Klinik waren zunächst arbeitsmedizinische Fragen im Zusammenhang mit dem Uranbergbau, insbesondere die Durchführung von Begutachtungen der Bergleute mit verschiedenen Arten der Schwerhörigkeit sowie bösartigen Tumoren im Bereich des HNO-Fachgebietes als Folge der Strahlenbelastung im oben genannten Industriezweig. Das operative Spektrum schließt darüber hinaus auch hörverbessernde Operationen ein. Mittlerweile verfügt die Klinik über 30 Betten.

Nach Beendigung des Uranbergbaus 1991 wurden unter anderem alle klinischen Einrichtungen des ehemaligen Bergarbeiterkrankenhauses in den Verband des Kreiskrankenhauses Stollberg übernommen. 1995 erfolgte in diesem Zusammenhang ein Ausbau der zentralen Operationsabteilung im ehemaligen Kreiskrankenhaus Stollberg, jetzt Haus I des Kreiskrankenhauses Stollberg. Im zentralen Operationstrakt steht ein eigener Operationssaal zur

Verfügung. Zwei ehemalige internistische Stationen wurden zur HNO-Klinik umgebaut.

Wichtige ärztliche Mitarbeiter: Nach dem Ausscheiden von Manfred Kirbach übernahm Ingeburg Schreiber die Oberarztfunktion. Deren Nachfolger waren 1994–1997 Jürgen Kanzok und seit 1999 Grit Bauer. Volker Eismann war über 15 Jahre als Techniker hauptamtlich in der HNO-Klinik tätig.

Am 1.1.2001 übernahm Gregor Hilger die Leitung der HNO-Klinik in Stollberg.

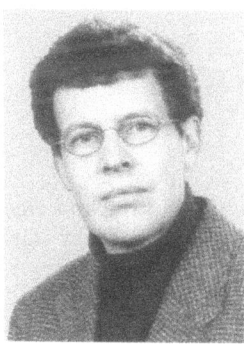

Gregor Hilger (*1964)
Amtszeit seit 2001
1999 Oberarzt in Cottbus bei Thomas Eichhorn

Hilger wurde auf dem hno-ärztlichen Gebiet an der Klinik und Poliklinik für Hals-Nasen-Ohren-Heilkunde der Medizinischen Fakultät „Carl-Gustav-Carus" der TU Dresden unter Karl-Bernd Hüttenbrink ausgebildet und war dort anschließend von 1995–1998 als wissenschaftlicher Assistent tätig. Insbesondere war er mit der Ultraschalldiagnostik inklusive der Organisation der seit 1994 in Dresden stattfindenden Ultraschallkurse und der Nachsorge von Tumorpatienten betraut. 1998 wurde er zum DEGUM-Tutor ernannt und erlangte die Ausbildungsberechtigung für Ultraschalldiagnostik im Hals-Nasen-Ohren-Gebiet in Sachsen. Von 1999–2000 war er als Oberarzt bei Thomas Eichhorn am Städtischen Carl-Thiem-Klinikum in Cottbus beschäftigt. Sein wissenschaftliches Interesse findet sich vor allem auf dem Gebiet der Ultraschalldiagnostik und der Ernährung von Tumorpatienten. Operativ widmet sich Hilger mit besonderer Vorliebe der Nasen-, Nasennebenhöhlen- und Ohrchirurgie sowie der Traumatologie.

Arztschlüssel: 1–2–2,5

Stralsund

Klinikum der Hansestadt Stralsund GmbH – Akademisches Lehrkrankenhaus der Ernst-Moritz-Arndt-Universität Greifswald – Klinik für Hals-Nasen-Ohren-Heilkunde

Bereits zwischen 1901 und 1909 existierte in der Bleistraße in Stralsund eine Hals-Nasen-Ohren-Klinik, die von Karl Beinert als Privatklinik geleitet wurde.

Dessen Nachfolge trat Theodor Karrer an, der zuvor Oberarzt an der Universitätsklinik Leipzig gewesen war. Er führte die Klinik in der Tribseer Straße zwischen 1912 und 1935. Im gleichen Jahr wurde die Klinik auf 12 Betten vergrößert, und es erfolgte ein Umzug in das Gebäude Jungfernstieg. Leiter der Klinik war bis 1958 Dietrich Weickert. Nachfolger Weickerts wurde Gottwalt Weber, unter dessen Leitung die Klinik 1962 dem Bezirkskrankenhaus zugeordnet wurde. Parallel dazu bestand in der Heilgeiststraße von 1925 an eine kleinere 5-Betten-HNO-Klinik unter der Leitung von Walter Krisch. Diese wurde 1937 von Gottwalt Weber übernommen. Nach dem Krieg wurde dann im ehemaligen Marinelazarett Stralsund eine 35-Betten-Klinik aufgebaut.

Diese wurde ab 1958 von Werner Buchholz geführt.

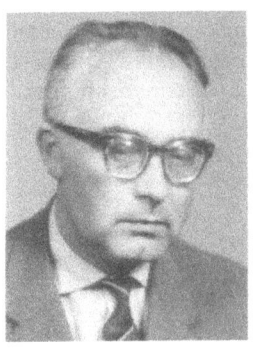

Werner Buchholz (*1921)
Amtszeit: 1958–1986

Buchholz erhielt seine Ausbildung an der Universitäts-Hals-Nasen-Ohren-Klinik in Leipzig von 1955–1958 bei Woldemar Tonndorf. Buchholz' Verdienst war die Einführung technischer Erneuerungen an der Klinik wie Saugspülgeräte, Vergrößerungslupen und Operationsmikroskop. Damit wurden die Voraussetzungen für die Einführung der Mikrochirurgie des Mittelohres geschaffen. Mit großem Engagement und personeller Aufstockung konnte der Ausbau der audiologischen Abteilung in lärmarmen Räumen erfolgen, sodass bereits 1962 400 Mitglieder des Maschinenpersonals von Seefahrzeugen der Heimathäfen Stralsund, Saßnitz und Wolgast dispensaire betreut wurden. Buchholz' weiteres besonderes Interesse galt der Diagnostik und Therapie bei frühkindlichen Hörstörungen. Außerdem beschäftigt sich Buchholz mit medizinhistorischen und heimatkundlichen Themen.

1986 übernahm Günter Langhans die Nachfolge Buchholz'.

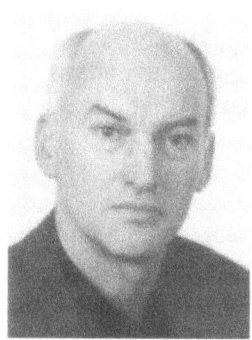

Günter Langhans (*1949)
Amtszeit seit 1986
1981 Oberarzt in Greifswald bei Rudolf Zippel

Langhans erhielt seine hno-ärztliche Ausbildung von 1975-1979 bei Rudolf Zippel an der Universitäts-HNO-Klinik Greifswald. Hier wurde er 1981 zum Oberarzt ernannt. Sein wissenschaftliches Interesse gilt der Physiologie, Pathologie und Diagnostik im Bereich von Nase und Nasennebenhöhlen.

Seine operativen Schwerpunkte setzte er im Bereich neuer Operationsmethoden wie der Tympanoplastik, der mikrokopischen endonasalen Nasennebenhöhlen-Operationen und der Tumorchirurgie. Weiterhin beschäftigt er sich mit der Traumatologie des Fachgebiets, insbesondere im Bereich der Oto- und Rhinobasis.

Daneben ist Langhans als Vorstandsmitglied in der Landesärztekammer berufspolitisch tätig und führt regional als Vorsitzender den Medizinisch-Naturwissenschaftlichen Verein, der sich nach der Wende neu gegründet hatte.

Nach 20-jähriger Auslagerung der Klinik in das Krankenhaus West konnte 1987 der Umzug der HNO-Klinik in die renovierten Räume der Klinik „Am Sund" erfolgen. Die Klinik verfügt nunmehr über 24 Betten, wobei Kinder in der interdisziplinären Kinder- und Jugendklinik untergebracht sind.

Wichtiger ärztlicher Mitarbeiter ist der Oberarzt Sigurd Cramer.

Arztschlüssel: 1-1-4

Straubing

**Klinikum St. Elisabeth, Straubing – Träger Stadt Straubing –
Orden der Elisabethinnen, Caritas – Akademisches Lehrkrankenhaus
der Technischen Universität München – Klinik für HNO-Heilkunde,
Kopf-, Hals- und Plastische Gesichtschirurgie**

Im Jahre 1975 wurde die HNO-Klinik am Klinikum Straubing eröffnet. Erster Chefarzt der Klinik wurde Rainer Langnickel. Im Jahre 1990 erfolgte der Umzug der Klinik in den Neubau des Klinikums.

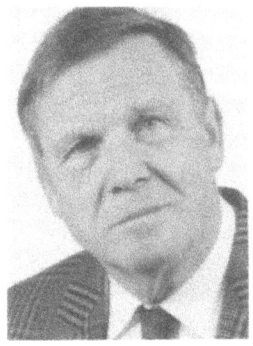

Rainer Langnickel (*1936)
Amtszeit: 1975–2001
1970 Oberarzt an der Universitäts-HNO-Klinik
Tübingen bei Dietrich Plester
1973 Habilitation in Tübingen
1979 apl. Professur

Langnickel erhielt seine hno-ärztliche Ausbildung am Klinikum rechts der Isar bei Alfred Kressner. 1970 wechselte er als Oberarzt an die Universitäts-HNO-Klinik Tübingen zu Dietrich Plester. Hier habilitierte er sich 1973 mit dem Thema „Experimentelle und klinische Untersuchung zur Frage des Strömungswiderstandes an der normalen und veränderten Stimmritze".

Langnickels wissenschaftliche Schwerpunkte lagen in der operativen Behandlung der doppelseitigen Recurrensparese mit Entwicklung eines eigenen Operationsverfahrens. Ferner widmete er sich experimentellen Untersuchungen am Crico-Arytaenoid-Gelenk des Kehlkopfes sowie experimentellen Untersuchungen zur Vitalitätsprüfung verschiedenartig vorbehandelter Faszien und ihrer klinischen Bedeutung für den Trommelfellersatz.

Klinische Schwerpunkte waren die Mikrochirurgie des Ohres, die endonasale Nasennebenhöhlenchirurgie und die Traumatologie sowie die endolaryngeale Kehlkopfchirurgie einschließlich der endonasalen Laserchirurgie und die Parotis- und plastische Chirurgie.

Wichtige ärztliche Mitarbeiter: Klaudius Czech (seit 2000 Chefarzt der HNO-Klinik Nordhausen) und Philipp Funk.
Im April 2001 trat Rainer Keerl die Nachfolge Langnickels an.

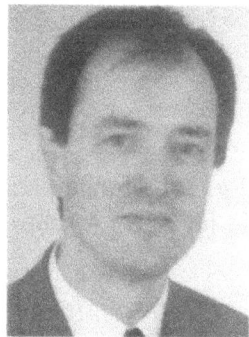

Rainer Keerl (*1958)
Amtszeit seit 2001
1989 Oberarzt in Fulda bei Wolfgang Draf
2000 Habilitation in Bochum
   bei Henning Hildmann

Keerl erhielt seine hno-ärztliche Fachausbildung zwischen 1985 und 1989 an der Universitäts-HNO-Klinik Hamburg-Eppendorf bei Ulrich Koch. 1989 trat er dann eine Oberarztstelle bei Wolfgang Draf in Fulda an. Im Jahre 2000 habilitierte er sich extern bei Henning Hildmann in Bochum mit dem Thema „Einsatzmethodik multimedialer Lernsoftware zur Verbesserung in der Ausbildung in der endonasalen mikro-endoskopischen Nasennebenhöhlenchirurgie".
Keerls operative Schwerpunkte liegen in der mikro-endoskopischen endonasalen NNH- und Schädelbasischirurgie, der Mittelohrchirurgie, der Tränenwegschirurgie, der Traumatologie des Gesichtsschädels und der Rhinobasis, der großen Tumorchirurgie sowie der knochenverankerten epithetischen Versorgung bei Missbildungen, Zustand nach Tumoroperationen oder Unfällen im Ohr-, Nasen- und Augenbereich. Sein wissenschaftliches Interesse gilt daneben auch der Anwendung von Computern in Aus- und Weiterbildung sowie multimedialer Computerlernprogramme und der Qualitätssicherung in der Medizin. Keerl wurde 1995 mit dem „Multimediatransfer-Preis" und 1996 mit dem „Friedrich-Hofmann-Preis" und dem „1. Preis für eine Posterpräsentation" ausgezeichnet.
Die Klinik verfügt bei 58 stationären Betten über eine moderne Ausstattung, insbesondere über die apparativen Möglichkeiten zur audiologischen, otoneurologischen, allergologischen, endoskopischen, sonographischen und phoniatrischen Diagnostik.
Wichtige ärztliche Mitarbeiter: Der Leitende Oberarzt Philipp Funk und der zweite Oberarzt Elmar Degen.
Arztschlüssel: 1–2–6

Stuttgart

Klinikum Stuttgart Katharinenhospital – Akademisches Lehrkrankenhaus der Eberhard-Karl-Universität Tübingen – Klinik für Hals-, Nasen-, Ohren-Krankheiten, Plastische Operationen

Vor dem Ersten Weltkrieg erfolgte die hals-nasen-ohrenärztliche Versorgung am Katharinenhospital in Stuttgart durch konsiliarische Tätigkeit von niedergelassenen HNO-Ärzten. Ab 1919 wurden zwei Fachärzte angestellt, die einmal pro Woche erforderliche hno-ärztliche Untersuchungen und Behandlungen durchführten.

1933 wurde Karl Grahe mit dem Aufbau einer modernen HNO-Klinik beauftragt. Diese wurde 1937 eröffnet.

> *Karl Grahe (1890–1953)*
> *Amtszeit: 1937–1945*
> *1923 Habilitation in Frankfurt/Main bei Otto Voss*
> *1928 apl. Professur*

Grahes Verdienst ist der Aufbau einer für die damalige Zeit beispielhaft ausgestatteten Hals-Nasen-Ohren-Klinik mit Einrichtungen zur Diagnostik, Operationssälen sowie einer eigenen „Physikalischen Therapie". Krankenzimmer und Operationsräume waren – für die damalige Zeit nicht üblich – klimatisiert. Die Klinik wurde im Zweiten Weltkrieg zerstört. Daraufhin wurde in Stetten im Remstal vorübergehend eine Ausweichklinik eingerichtet. Nach dem Krieg wurde die Klinik nach den ursprünglichen Plänen wieder aufgebaut.

Nachfolger von Grahe, der 1945 aus dem Amt schied, wurde Hans Leicher.

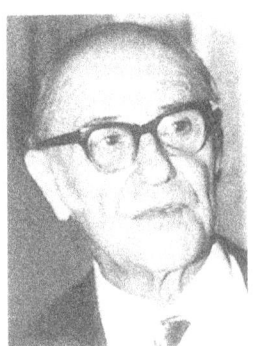

> *Hans Leicher (1898–1989)*
> *Amtszeit: 1947–1953*
> *1928   Habilitation in Frankfurt/Main*
> *   bei Gustav Spieß*
> *1937–1947 Chefarzt in Frankfurt*
> *   am St.-Marien-Krankenhaus*
> *1953   Ruf nach Mainz (s. Band I, S. 216)*

Leicher erhielt seine HNO-Ausbildung bei Otto Voss und Gustav Spieß in Frankfurt. Bevor er nach Stuttgart kam, war er Chefarzt am St.-Marien-Krankenhaus in Frankfurt.

Unter Leichers Leitung fand eine Erweiterung der operativen Tätigkeit statt. Das Spektrum wurde insbesondere auf die chirurgische und radiotherapeutische Behandlung von Kehlkopfkarzinomen erweitert.

1953 folgte Leicher einem Ruf an den Lehrstuhl für Hals-Nasen-Ohren-Krankheiten in Mainz.

Zu seinem Nachfolger wurde Richard Kirstein gewählt.

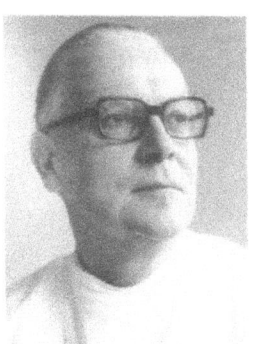

Richard Kirstein (1909-1979)
Amtszeit: 1953-1974
1947 Habilitation in Göttingen
      bei Hermann Frenzel
1952 apl. Professur

Unter Kirsteins Leitung wurden neue Operationsverfahren wie Tympanoplastik, Stapeschirurgie sowie die funktionserhaltende Tumorchirurgie in die Klinik eingeführt. Das operative Spektrum wurde kontinuierlich erweitert, sodass ein Neubau der HNO-Klinik notwendig wurde. Dieser wurde im Jahre 1959 fertig gestellt. Es entstand eine siebengeschossige Spezialklinik, die nach fast 40 Jahren heute immer noch den räumlichen Erfordernissen diagnostischer, operativer und pflegerischer Maßnahmen genügt. Neben der großen Ambulanz mit funktionell ausgestatteten Untersuchungseinheiten, der Audiologie und Vestibularisdiagnostik wurde eine Abteilung für Stimm- und Sprachstörungen etabliert.

1974 übernahm Klaus Terrahe die Leitung der Klinik.

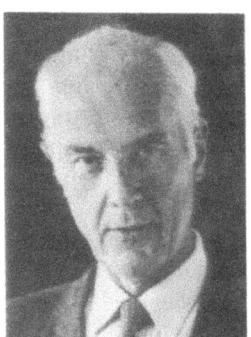

Klaus Terrahe (*1935)
Amtszeit: 1974-1997
1968 Oberarzt und Habilitation in Münster
      bei Karl Rudolf Mündnich
1971 apl. Professur

Terrahe erhielt seine hno-ärztliche Facharztausbildung zwischen 1963 und 1966 in Münster, wo er ab 1968 als Oberarzt tätig war. Im gleichen Jahr habilitierte er sich mit einer Arbeit über die Elektronenmikroskopie und Histochemie der Drüsen der Nasenschleimhaut. Im Jahre 1974 wurde er zum Chefarzt der HNO-Klinik des Katharinenhospitals Stuttgart gewählt.

Terrahe legte Wert auf die Einführung der plastisch-rekonstruktiven Chirurgie ins Spektrum der Klinik. Ferner wurde die allergologische Diagnostik und Therapie etabliert. Unter seiner Leitung wurde die Umbenennung der HNO-Klinik in „Klinik für Hals-Nasen-Ohren-Krankheiten, Plastische Operationen" durchgesetzt. Die interdisziplinäre Zusammenarbeit kam der Versorgung schwerer Krankheitsbilder wie komplexer Mittelgesichts- und Schädelbasisfrakturen oder tumoröser Prozesse der Schädelbasis zugute.

1986 war Terrahe Vorsitzender der Südwestdeutschen HNO-Ärzte in Salzburg, 1987 Präsident der Deutschen Gesellschaft für Hals-Nasen-Ohren-Heilkunde, Kopf- und Halschirurgie und leitete ihre Tagung in Bad Neuenahr. Präsident der Deutschen Fortbildungsgesellschaft für HNO-Ärzte war er 1987. Dozentenkanzler von 1977–1986 und von 1998–2000.

Seit 1998 ist Rudolf Hagen Ärztlicher Direktor der Klinik.

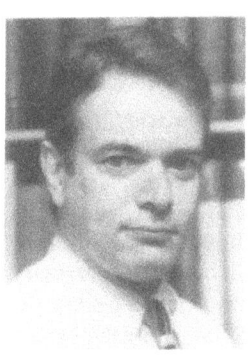

Rudolf Hagen (*1957)
Amtszeit seit 1998
1991 Habilitation in Würzburg bei Jan Helms
1998 apl. Professur

Hagen erhielt seine hno-ärztliche Ausbildung in Würzburg bei Jan Helms, wo er sich 1991 mit dem Thema „Zur Stimmrehabilitation nach Laryngektomie" habilitierte. Unter Hagens Leitung verfügt die Klinik nun über 99 Betten auf drei Stationen. Eingegliedert sind eine große Ambulanz mit fünf modernen Behandlungseinheiten, eine komplette audiometrische, vestibuläre, elektrophysiologische und sonographische Diagnostik, eine Allergie- und Inhalationsabteilung sowie eine Abteilung für Stimm- und Sprachstörungen, die von dem Oberarzt Erhard Miethe geleitet wird. Es stehen fünf Operationssäle mit einem eigenen, anaesthesiologisch überwachten Aufwachraum zur Verfügung.

Der hohe ambulante und stationäre Patientendurchsatz wird durch eine EDV-gestützte Patienten-Administration erleichtert. Zweimal jährlich bietet die Klinik den niedergelassenen Fachärzten der Region eine Fortbildungsveranstaltung an, bei der Fortentwicklungen in der Hals-Nasen-Ohren-Heilkunde sowie lehrreiche Fälle vorgestellt werden. Neben der Chirurgie von Akustikusneurinomen wurde unter Hagen die mikrovaskuläre Rekonstruktionschirurgie in die tägliche Routine der Tumoroperationen aufgenommen. Einmal jährlich wird ein klinischer Kurs zur „Stimmrehabilitation nach Laryngektomie" für die Klinikärzte mit Operationsdemonstrationen angeboten.

Aufgrund seiner umfangreichen Erfahrung in der Tumorchirurgie wurde Hagen als Referenzchirurg für die internationale pädiatrische Weichteilsarkomstudie berufen. Zur Verstärkung der interdisziplinären Zusammenarbeit etablierte er mit den benachbarten Disziplinen das „Zentrum für kraniofaziale Chirurgie" am Klinikum Stuttgart. Durch die Einbindung der Klinik in den Sonderforschungsbereich „Ultraschall" der Universität Stuttgart konnte eine dauerhafte Zusammenarbeit mit dem Institut für Biomedizinische Technik etabliert werden, die sich in den nächsten Jahren intensiv mit den biologischen Auswirkungen von Ultraschall auf das Gehör beschäftigen wird.

Hagen veröffentlichte mehrere Buchbeiträge zum Radialislappen, zur Behandlung des fortgeschrittenen Larynxkarzinoms und zu Durchblutungsstörungen des Innenohres. 1995 erhielt Hagen den Anton-von-Tröltsch-Preis für seine Arbeit „Stimmrehabilitation nach totaler Laryngektomie mittels eines mikrovaskulär-anastomosierten Unterarmlappens".

Wichtige ärztliche Mitarbeiter sind der Leitende Oberarzt Udo Schuss sowie die Oberärztinnen Liljana Blazon, Katrin Gückel und die Oberärzte Klaus Schneider und Christophe Schwarz.

Arztschlüssel: 1–6–13 und ein zusätzlicher wissenschaftlicher Mitarbeiter für das Forschungsprojekt „Ultraschall".

Stuttgart – Marienhospital Stuttgart – Genossenschaft der Barmherzigen Schwestern des hl. Vinzenz von Paul in Untermarchtal gGmbH – Akademisches Lehrkrankenhaus der Eberhard-Karl-Universität Tübingen – Klinik für Hals-Nasen-Ohren-Heilkunde, Kopf- und Halschirurgie, Abteilung für Phoniatrie und Pädaudiologie (Kommunikationsstörungen)

Das Marienhospital Stuttgart wurde 1890 eingeweiht. Bis 1923 erfolgte die hno-ärztliche Versorgung durch niedergelassene Ärzte, die als „Fachberater" in die einzelnen Stuttgarter Kliniken kamen. 1923 wurde dann die erste hauptamtliche Fachabteilung für HNO-Kranke am Marienhospital eingerichtet.

Erster Chefarzt dieser Fachabteilung wurde Caesar Hirsch.

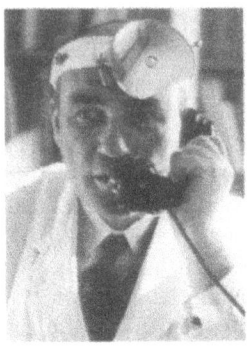

Caesar Hirsch *(1885-1940)*
Amtszeit: 1923-1933

Caesar Hirsch war Schüler von Franz von Hofmeister und Otto Voss in Frankfurt.

Seit 1922 war er in Stuttgart niedergelassen und „Fachberater" im Katharinenhospital.

1925 erschien sein Lehrbuch der Lokalanästhesie des Ohres und der oberen Luft- und Speisewege. Des Weiteren gab er mehrere Einzelpublikationen über die Lokalanaesthesie heraus.

Die HNO-Abteilung im Marienhospital umfasste zunächst 20-30 Betten im so genannten „Vinzenzbau". 1926 wurde sie in den neu errichteten „Ludovikabau" verlegt und vergrößerte sich bis 1931 auf über 80 Betten. Kurz vor dem so genannten Judenboykott am 1.4.1933 floh Hirsch über die Schweiz nach Frankreich und von dort nach Seattle (USA), wo er eine HNO-Praxis führte. Es gelang ihm jedoch nicht, ein erträgliches Auskommen zu erzielen. In dieser Situation resignierte er und nahm sich – im Alter von nur 54 Jahren – das Leben. Nach seiner Flucht wurde die Hals-Nasen-Ohren-Abteilung vorübergehend geschlossen.

Danach wurde Camill-Conrad Ruf zum Chefarzt gewählt.

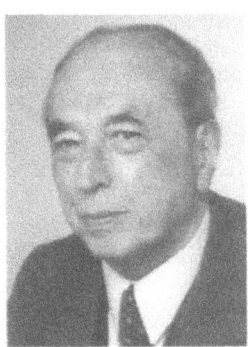

Camill-Conrad Ruf *(1897-1991)*
Amtszeit: 1933-1968
1928 Habilitation in Freiburg/Breisgau
bei Otto Kahler und Oberarzt
an der dortigen Klinik
1933 apl. Professur

Ruf war nach dem Studium zunächst als Assistent am Pathologischen Institut der Universität Freiburg im Breisgau bei Geheimrat Aschoff tätig. Hier publizierte er bereits zusammen mit Aschoff und Büchner. Seine HNO-Ausbildung erhielt er bei Otto Kahler an der Universitäts-HNO-Klinik Freiburg, wo er später zum Oberarzt ernannt wurde. 1933 erhielt Ruf die apl. Professur und übernahm in demselben Jahr die Nachfolge von Caesar Hirsch.

Während des Krieges war die HNO-Klinik zum Lazarett umfunktioniert worden. 1944 wurde die Klinik bei einem Fliegerangriff teilweise zerstört. Im Rahmen des Wiederaufbaus nach dem Krieg wurde die Klinik auf 100 Betten erweitert. Rufs Engagement ist es zu verdanken, dass in der Klinik bereits in den fünfziger Jahren Operationsmikroskope für die Ohrchirurgie und Operationsendoskope für die Nasennebenhöhlenchirurgie eingeführt wurden.

Sein breites wissenschaftliches Interesse wurde durch ein Rockefellerstipendium unterstützt. Er veröffentlichte mehrere Beiträge im Handbuch der Hals-Nase-Ohren-Krankheiten von Denker und Kahler. Seine Habilitationsschrift im Jahre 1928 betraf elektroakustische Reizschwellenuntersuchungen des menschlichen Hörorgans. Diese stellen die Grundlage der heutigen routinemäßigen tonaudiometrischen Untersuchungen dar.

Zum Nachfolger Rufs wurde Hans Haerle gewählt.

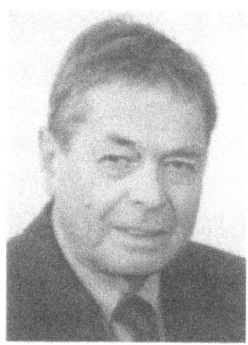

Hans Haerle (*1930)
Amtszeit: 1968–1976

Haerle erhielt seine hals-nasen-ohrenärztliche Ausbildung bei Max Schwarz an der Universitäts-HNO-Klinik in Tübingen. Danach war er als Oberarzt bei Camill-Conrad Ruf tätig, bevor er dessen Nachfolge übernahm. Haerles Verdienst ist die Erweiterung der Klinik im diagnostischen Bereich, vor allem auf dem Gebiet der Audiologie und Vestibulometrie.

1976 wurde Leo Reich Chefarzt der Klinik.

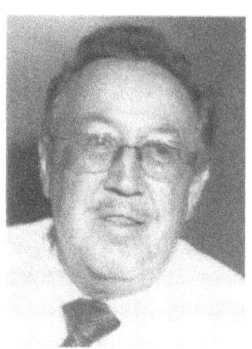

Leo Reich (*1938)
Amtszeit: 1976–2001
1972 Oberarzt in Stuttgart bei Hans Haerle

Reich war bereits unter Ruf und Haerle an der Klinik tätig gewesen, zuletzt – zwischen 1972 und 1976 – als Oberarzt. Sein wissenschaftliches Interesse kommt in Publikationen über immunologische Probleme, rekonstruktive Methoden im Kehlkopf-Tracheal-Hypopharynx- und Oesophagus-Bereich sowie der Therapie von Sportverletzungen im HNO-Bereich zum Ausdruck. 1978 etablierte er die Laserchirurgie in seiner Klinik. Ab 1980 erfolgte unter seiner Leitung der Aufbau einer logopädischen Abteilung, danach einer selbständigen Abteilung für Phoniatrie und Pädoaudiologie. Seit 1986 ist Reich Landesarzt für Sprach- und Hörbehinderte. 1987 wurde ihm das Bundesverdienstkreuz am Bande verliehen.

Die Klinik umfasst heute 80 Betten sowie eine Abteilung für Phoniatrie und Pädaudiologie. Schwerpunkte der Klinik sind die Tumor- und Speicheldrüsenchirurgie, die Otochirurgie sowie die endonasale Nasennebenhöhlenchirurgie.

Frühere Oberärzte waren Heinrich Birke, Raphael Brunke, Ludwig Friedrich, Gisela Fuchs, Joachim Hendus, Klaus Kirchner, Peter Lyncker, Christoph von Marchtaler, Ingmar Naumer, Friedrich Obermaier, Wulf Renner, Michal Suchan, Heinrich Schubert, Ernst Schulze, Martin Strümpel und Josef Mrowetz.

Am 15.1.2001 wurde Rainer Weber Leitender Oberarzt mit Chefarztnachfolge am Marienhospital Stuttgart.

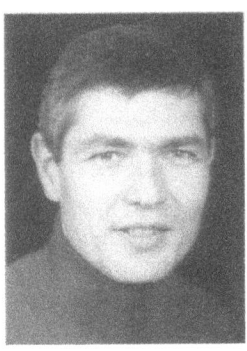

Rainer Weber (*1961)
Amtszeit seit 2001/2002
1993 Oberarzt in Fulda bei Wolfgang Draf
1998 externe Habilitation in Hamburg-Eppendorf bei Ulrich Koch
1999 C3-Professur auf Lebenszeit und Leitender Oberarzt in Magdeburg bei Bernd Freigang

Rainer Weber wurde zwischen 1988 und 1992 an der Klinik für HNO-Krankheiten, Kopf-, Hals- und Plastische Gesichtschirurgie Fulda bei Wolfgang Draf zum HNO-Arzt ausgebildet. Anschließend war er an der Klinik als Oberarzt tätig. Zwischen 1997 und 1999 hospitierte er an der Universitäts-HNO-Klinik Hamburg-Eppendorf bei Ulrich Koch, wo er sich im Jahre 1998 extern mit dem Thema „Untersuchungen zum Einsatz computergestützter Zeitraffer-Bildverarbeitung zur Analyse und Dokumentation endonasaler Schleimhautveränderungen" habilitierte. 1999 wurde er zum C3-Professor auf Lebenszeit für das Fach „Hals-Nasen-Ohren-Heilkunde" an der Otto-von-Guericke-Universität Magdeburg ernannt. Gleichzeitig wurde er dort Leitender Oberarzt bei Bernd Freigang. Ab 15. Januar 2001 trat Weber die Funktion eines Leitenden Oberarztes am Marienhospital Stuttgart mit Chefarztnachfolge an.

Webers Forschungsgebiete und klinische Schwerpunkte liegen im Bereich der konservativen und operativen Therapie von Nasennebenhöhlen-Erkrankungen, der endonasalen und osteoplastischen Stirnhöhlenchirurgie, der endonasalen Duraplastik sowie Tränenwegschirurgie. Außerdem beschäftigte er sich mit der Differentialdiagnose und Therapie von Erkrankungen im Orbitabereich, mit Nasentamponade und endonasalem Stenting, mit der computergestützten Bilddatenverarbeitung, mit multimedialer Aus- und Weiterbildung und der refluxassoziierten Laryngitis.

1996 erhielt er den Posterpreis der Deutschen Gesellschaft für Schädelbasischirurgie für „Die rhinobasale Duraplastik - Indikation, Technik, Ergebnisse".

Zu den wichtigen ärztlichen Mitarbeitern gehören Andreas Seimer, Leitender Arzt der Abteilung für Phoniatrie und Pädaudiologie (Kommunikationsstörungen) seit 1994 sowie die Oberärzte Ilias Karapantzos (jetzt Assistenzprofessor in Alexandroupolis), Ralph Kehl und Volker Gareis.

Arztschlüssel: 1-2-6

Stuttgart - Olgahospital - Pädiatrisches Zentrum der Landeshauptstadt Stuttgart - Akademisches Lehrkrankenhaus der Eberhard-Karl-Universität Tübingen - Hals-Nasen-Ohren-Klinik

Das Olgahospital ist eine Städtische Kinderklinik. Ihr angeschlossen ist eine Hals-Nasen-Ohren-Klinik, in der auch Erwachsene behandelt werden. Die Klinik wurde von Fritz Köbel gegründet.

Friedrich Köbel (1858-1934)
Amtszeit: 1909-1934

Köbel bildete sich „spezialistisch" bei Adam Politzer in Wien und August Hedinger in Stuttgart aus, bei dem er die Stelle eines Assistenten versah. Ab 1885 übte er eine ohrenärztliche Tätigkeit in Stuttgart aus und war an der Stuttgarter Karl-Olgaheilanstalt tätig.

Von 1889 an betreute Köbel, zunächst als beratender Arzt, die „ohrkranken" Patienten. Durch die große Zahl von Kindern, die an den Folgen einer akuten oder chronischen Mittelohrentzündung litten, und die Entwicklung operativer Techniken zur Eröffnung des Warzenfortsatzes wurde die Einrichtung einer Hals-Nasen-Ohren-Abteilung notwendig. Sie umfasste 48 Betten und stand bis 1934 unter seiner Leitung.

Sein Nachfolger wurde Josef Kern.

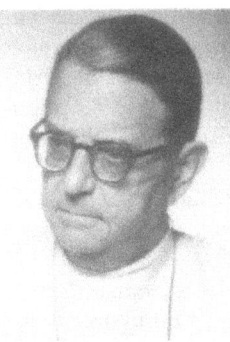

Josef Kern *(1900-1982)*
Amtszeit: 1934-1967

Kern führte die Klinik durch die schwierige Phase des Krieges und der Nachkriegszeit.
Sein Nachfolger wurde Klaus-Dietrich Ebert.

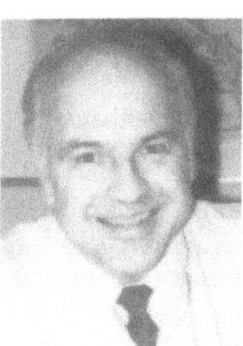

Klaus-Dietrich Ebert *(*1924)*
Amtszeit: 1967-1989

Unter Eberts Leitung erfolgten die Planung, der Bau sowie die Inbetriebnahme der neuen Gebäude des Olgahospitals. Bei der Errichtung der Hals-Nasen-Ohren-Klinik konnte er seine Vorstellungen von einer auf die Bedürfnisse der Hals-Nasen-Ohren-Heilkunde zugeschnittenen Anordnung der Räume und ihrer Einrichtung verwirklichen. Seitdem verfügt die Klinik über zwei moderne und gut eingerichtete Op.-Säle sowie über eine funktionsgerechte Ambulanz. Ebert initiierte auch die Einrichtung einer Abteilung für Pädoaudiologie und Phoniatrie innerhalb der Hals-Nasen-Ohren-Klinik. Diese Abteilung wurde zwischen 1973 und 1988 von Marianne Katz geführt, hiernach wurde die Leitung von Hagen Spinar übernommen. Dieser verstarb im Jahre 1997, seither ist Rüdiger Boppert Leiter der Abteilung.

Nach dem Ausscheiden Eberts wurde Henning Heumann zum Chefarzt der Klinik gewählt.

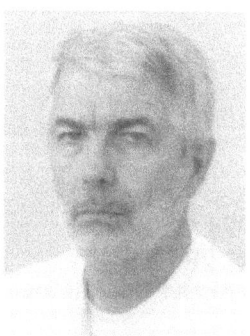

Henning Heumann (*1945)
Amtszeit seit 1989
1981   Oberarzt in Tübingen bei Dietrich Plester
1987   Habilitation in Tübingen bei Dietrich Plester

Heumann erhielt seine hals-nasen-ohrenärztliche Ausbildung an der Universitäts-Hals-Nasen-Ohren-Klinik Tübingen bei Dietrich Plester, wo er sich auch 1987 über experimentelle und klinische Untersuchungen osteoinduktiver Substanzen zur Verkleinerung von Warzenfortsatzhöhlen habilitierte. Entsprechend seiner Ausbildung gilt Heumanns operatives Interesse insbesondere der Ohrchirurgie. Im Jahre 1997 wurden an seiner Klinik insgesamt 513 Ohroperationen einschließlich Stapesersatzplastiken durchgeführt. Die Klinik verfügt 1998 über 42 Betten.

Wichtige ärztliche Mitarbeiter sind die Oberärzte Emmerich Hazivar und Antje Lenz.

Arztschlüssel: 1-2-6

Suhl

**Zentralklinikum Suhl gGmbH – Träger die SHR-Gruppe –
Akademisches Lehrkrankenhaus der Friedrich-Schiller-Universität
Jena – Klinik für Hals-Nasen-Ohren-Krankheiten, Plastische Operationen**

1979/1980 wurde die Hals-Nasen-Ohren-Klinik am damaligen Bezirkskrankenhaus Suhl gegründet. Sie löste damit die frühere gemeinsame belegärztlich betreute Bettenstation für augen- und hno-ärztliche Patienten ab.

Mit der Leitung der Klinik wurde Klaus Küttner betraut.

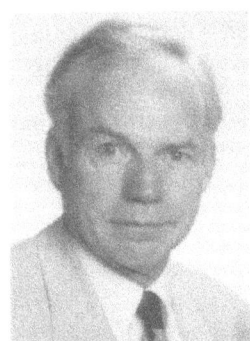

Klaus Küttner (*1938)
Amtszeit seit 1980
1972   Oberarzt in Jena bei Rosemarie Albrecht
1978   Habilitation in Jena bei
Karl-Heinz Gramowski
und Leitender Oberarzt

Küttner erhielt seine hals-nasen-ohrenärztliche Fachausbildung an der Universitäts-Hals-Nasen-Ohren-Klinik Jena unter Rosemarie Albrecht. Hier wurde er 1972 zum Oberarzt und 1978 nach seiner Habilitation unter Karl-Heinz Gramowski zum Leitenden Oberarzt ernannt. 1978 habilitierte er sich mit dem Thema: „Das juvenile Nasenrachenfibrom – eine klinisch-pathologisch-anatomische Entität. Eine Stellungnahme zur Pathologie des juvenilen Nasenrachenfibroms anhand klinischer, histologischer, elektronenmikroskopischer, histochemischer und ultrahistochemischer Untersuchungen".

Küttners wissenschaftliches Interesse gilt elektronenmikroskopischen und ultrahistochemischen Untersuchungen am Innenohr sowie der fachspezifischen Onkologie mit Schwerpunkt der Untersuchungen beim juvenilen Nasenrachenfibrom. Er widmet sich ferner der multimodalen Behandlung der Tumoren des Fachgebietes einschließlich supportiver Maßnahmen und der Therapie entzündlicher Nasennebenhöhlen-Erkrankungen sowie der Mastoiditis im Kindesalter.

Die Klinik verfügt über 42 Betten zuzüglich 6 Kinderbetten in der Pädiatrie. Angeschlossen sind Abteilungen für Audiologie und Vestibulogie sowie für Stimm- und Sprachtherapie mit einer Logopädin und ein Schlaflabor. Eine zusätzliche halbe Logopädinnenstelle ist im Pädaudiologischen Zentrum vorhanden. Hier wird speziell an der Rehabilitation bei frühkindlicher Schwerhörigkeit und der Diagnostik mehrfach geschädigter Kinder gearbeitet.

Küttners operatives Spektrum umfasst die Mikrochirurgie des Mittelohres, die endonasale endoskopische Nasennebenhöhlenchirurgie, die Tumorchirurgie einschließlich der laserchirurgischen Therapieverfahren, die traumatologischen und plastischen Eingriffe des Fachgebietes sowie die Versorgung mit knochenverankerten Hörgeräten.

Arztschlüssel: 1-1-6,5

Templin

Kreiskrankenhaus Templin gGmbH – Betrieb des gemeinnützigen paritätischen Unternehmerverbandes – HNO-Abteilung*

1961 wurde am Kreiskrankenhaus Templin eine HNO-Abteilung eingerichtet. Zum Chefarzt wurde Medizinalrat Wolfgang Richter gewählt.

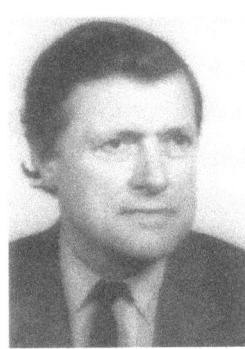

*Wolfgang Richter (*1927)*
Amtszeit: 1961–1993
1971 Ernennung zum Medizinalrat

Richter erhielt seine Facharztausbildung an der Universitätsklinik Greifswald unter Fritz Moser und Rudolf Zippel. Zwischen 1956 und 1961 war er zunächst als Stationsarzt, später als Oberarzt in der HNO-Klinik des Kreiskrankenhauses Henningsdorf bei Erwin Biendara tätig.

Richters operativer Schwerpunkt lag neben den Standardeingriffen des Fachgebietes auf dem Gebiet der mikrochirurgischen und hörverbessernden Ohrchirurgie sowie in der Traumatologie des Fachgebietes.

Die Bettenzahl der Abteilung wurde von 33 im Jahr 1961 sukzessive auf 22 im Jahr 1990 reduziert. Mit dem Ausscheiden Richters wurde die HNO-Abteilung im Rahmen des Strukturwandels der Länder geschlossen.

Wichtige ärztliche Mitarbeiter Richters waren die Oberärzte Jutta Sengbusch, die zwischen 1974 und 1978 die HNO-Abteilung im Medizinischen Zentrum Mitte Rostock leitete, und Hans-Peter Bestmann.

---

* Die Abteilung wurde 1993 geschlossen.

Trier

**Krankenanstalten Mutterhaus der Borromäerinnen –
Träger Kongregation der Barmherzigen Schwestern des Hl. Karl
Borromäus, Geschäftsführung der Caritasträgergesellschaft Trier –
Akademisches Lehrkrankenhaus der Johannes-Gutenberg-Universität
Mainz – Klinik für Hals-Nasen-Ohren-Heilkunde, Kopf-Hals- und
Plastische Gesichtschirurgie, Lasertherapie, Kommunikationsstörung**

Bis 1971 existierte an den Krankenanstalten Mutterhaus der Borromäerinnen eine HNO-Belegabteilung, die dann in eine Hauptabteilung umgewandelt wurde.
Zum ersten Chefarzt wurde Jochen Gosepath gewählt.

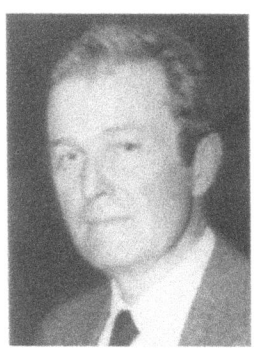

Jochen Gosepath (1931–2000)
Amtszeit: 1972–1994
1966 Habilitation in Mainz bei Hans Leicher
1966 Oberarzt in Mainz bei Walter Kley
1970 apl. Professur

Gosepath stammt aus einer Familie mit HNO-Tradition. Seine hals-nasenohrenärztliche Fachausbildung erhielt er bei Hans Leicher in Mainz, wo er sich insbesondere mit der Laryngologie beschäftigte.
Prägend für Gosepath wurde ein Hospitationsjahr in Frankreich bei Jean Leroux-Robert in Paris, wo Gosepath die Möglichkeiten funktionserhaltender larynxchirurgischer Eingriffe kennen lernte, die er später – während seiner Mainzer Zeit und in der Trierer Klinik – perfektionieren konnte. Mit dem Ordinariatwechsel in Mainz im Jahr 1966 bot sich Gosepath die Möglichkeit, die damals neuen Methoden der Tympanoplastik in sein operatives Spektrum aufzunehmen. Durch die in den 70er Jahren auftretenden Thalidomidfehlbildungen erwarb Gosepath umfangreiche Kenntnisse in der mikrorurgischen Chirurgie von Ohrmissbildungen. In Zusammenarbeit mit Karl-

Heinz van de Weyer wurde zu Beginn der Trierer Zeit das onkologische Behandlungsspektrum im Bereich der onkologischen Radiotherapie ausgedehnt.

Ab 1977 wurden zunächst mit neurochirurgischer Unterstützung von Kurt Schürmann und Madjid Samii die Chirurgie des inneren Gehörgangs mit translabyrinthären und transtemporalen Zugängen ins operative Spektrum aufgenommen.

Erfahrungen auf dem Gebiet der Plastischen Chirurgie des Fachgebiets erwarb Gosepath während Gastaufenthalten in Amerika. Sein Interesse in dieser Richtung kommt auch darin zum Ausdruck, dass zwischen 1985 und 1993 fünf internationale Kurse für plastische, ästhetische und rekonstruktive Chirurgie in Trier abgehalten wurden. 1978 leitete Gosepath die 62. Versammlung Südwestdeutscher HNO-Ärzte in Trier, deren Vorsitzender er in diesem Jahr war. Gosepath ist Autor von zahlreichen Publikationen, die sich u. a. mit den Fehlern und Gefahren der Plastischen Gesichtschirurgie insbesondere mit der sekundären Rhinoplastik beschäftigen.

1978 erfolgte eine Erweiterung der Klinik um 24 auf den heutigen Stand von 64 Betten. Damals wurde der HNO-Operationstrakt mit vier Operationssälen erbaut. Außerdem wurde der Klinik eine Abteilung für Kommunikationsstörungen angegliedert.

Zum Nachfolger Gosepaths wurde Friedrich Peter Schwerdtfeger gewählt.

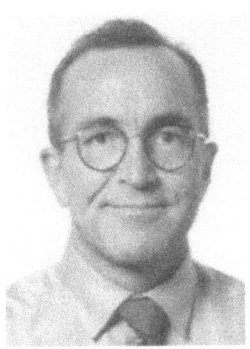

Friedrich Peter Schwerdtfeger (*1949)
Amtszeit seit 1994
1979 Oberarzt in Trier bei Jochen Gosepath

Auch Schwerdtfeger stammt – wie sein Vorgänger – aus einer Familie mit HNO-Tradition. Seine gesamte Facharztausbildung erhielt er bei Jochen Gosepath, dessen Oberarzt er ab 1979 und dessen Leitender Oberarzt er ab 1983 war.

Auch Schwerdtfeger erweiterte nochmals das operative Spektrum der Klinik. Mikroskopisch-endoskopische Technik der Nasennebenhöhlenchirurgie erlernte er bei Wolfgang Draf in Fulda und die laserchirurgischen – vor allem onkologischen – Behandlungsmethoden bei Wolfgang Steiner in Göttingen. Schwerdtfeger ist Bezirksvorsitzender des Marburger Bundes, Vizepräsident der Ärztekammer Trier und Mitglied des Krankenhausausschusses der Landesärztekammer Rheinland-Pfalz.

Die HNO-Klinik verfügt über eine großzügige Klinikambulanz. Die Untersuchungsplätze sind mit flexiblen und starren Optiken sowie Untersuchungsmikroskopen ausgestattet. Zur Klinik gehören ferner eine audiologische Abteilung sowie ein Zentrum für Fotodokumentation für den Bereich Plastische Chirurgie. Separat wird die Abteilung für Kommunikationsstörungen betrieben. Hier sind zwei Logopädinnen im Verbund mit der Trierer Lehranstalt für Logopädie tätig. Zur Operationsabteilung gehören vier Operationssäle. Die Klinik verfügt über 44 Erwachsenen- und 20 Kinderbetten. Die Kinderabteilung der Klinik wird in eigener Regie betrieben. An der Klinik existiert seit 20 Jahren eine gemeinsame onkologische Sprechstunde mit der Abteilung für Radio-Onkologie sowie seit 1994 ein Tinnitusprojekt mit der Psychologischen Fakultät der Universität Trier (Trierer Tinnitusmodell).

Wichtige ärztliche Mitarbeiter sind Richard Demers, Antonios Skevas, später habilitiert in Athen, heute Ordinarius in Ioannina, ferner Heinrich Schenke, Heinrich Fischer, Karl Helmut Hofmann sowie die jetzigen Oberärzte Rüdiger Schneider und Peter Schäfer.

Arztschlüssel: 1-3-6,5

Ulm

Bundeswehrkrankenhaus Ulm – Akademisches Krankenhaus der Universität Ulm – Abteilung für Hals-Nasen-Ohren-Heilkunde, Kopf- und Halschirurgie

Nachdem der Deutsche Bundestag entschieden hatte, in Verbindung mit einer vom Land Baden-Württemberg geplanten medizinischen naturwissenschaftlichen Hochschule in Ulm auch ein Bundeswehrkrankenhaus zu errichten, wurde 1971 durch die Kultusminister von Baden-Württemburg, Prof. Dr. Wilhelm Hahn, und den damaligen Bundesminister der Verteidigung, Helmut Schmidt, eine Grundvereinbarung über diese Zusammenarbeit getroffen. Es erfolgte der Planungsauftrag für ein 620-Betten-Krankenhaus der Bundeswehr. Das Bundeswehrkrankenhaus Ulm konnte am 1. September 1979 seinen Betrieb aufnehmen. Zum ersten Abteilungsleiter wurde Klaus Schumann berufen. Die Abteilung verfügte über 45 Betten.

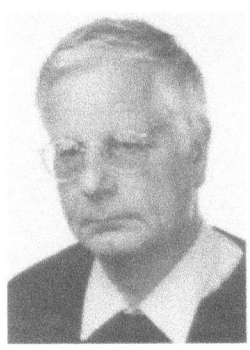

Klaus Schumann (*1940)
Amtszeit: 1980–1990
1975 *Habilitation in Freiburg bei Chlodwig Beck*
1976 *Oberarzt bei Chlodwig Beck*
1986 *apl. Professur*

Schumann erhielt seine Facharztausbildung bei Chlodwig Beck an der Albert-Ludwigs-Universitäts-HNO-Klinik Freiburg, wo er sich 1975 mit dem Thema „Funktionsanalyse der oberen Atemwege. Drei verschiede Methoden und ihre klinische Anwendung" habilitierte. Von 1976–1979 war er an derselben Klinik als Oberarzt tätig. Sein wissenschaftliches Interesse galt unter anderem der Physiologie und Pathophysiologie der oberen und unteren Atemwege. Nach dem Wechsel zur Bundeswehr führte er ab 1982 die ersten Behandlungen mit hyperbarem Sauerstoff in der Vorgehensweise von Harry Jakobi (Halle) durch. Die Indikationen umfassten hierbei unter anderem Knalltraumen, Tinnitus und die Osteomyelitis. 1987 schlossen sich Krebsbehandlungen nach dem Verfahren von Fletcher an. Ferner war er an der Entwicklung und dem ersten Einsatz des Knochenzements KSC 10.06 beteiligt, der später u. a. zur Fixierung von Cochlear-Implants, Gehörknöchelchen und zum Verschluss von Schädelbasisdefekten verwendet wurde. Bereits 1988 beschäftigte sich Klaus Schumann zusammen mit Wolfgang Schiehlen, Institut B für Mechanik der Universität Stuttgart, mit der Entwicklung implantierbarer Hörgeräte. Zum operativen Spektrum Schumanns gehörte vor allen Dingen die Mikrochirurgie des Ohres und die Tumorchirurgie.

Nach dem Ausscheiden Schumanns im Jahre 1990 aus der Bundeswehr wurde die Klinik bis 1994 durch Wolfgang Stöckle und Günther Stussack geleitet.

Danach wurde Heinz Maier zum Chefarzt gewählt.

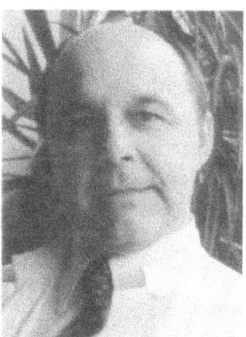

Heinz Maier (*1952)
Amtszeit seit 1994
1986   *Oberarzt in Gießen bei Hagen Weidauer*
1987   *Oberarzt in Heidelberg bei Hagen Weidauer*
1989   *Habilitation in Heidelberg*
         bei Hagen Weidauer
1995   *apl. Professur*

Nach der Facharztausbildung an der Ruprecht-Karls-Universitäts-HNO-Klinik Heidelberg unter Hans-Georg Boenninghaus folgte er Hagen Weidauer 1986 als Oberarzt an die Justus-Liebig-Universitäts-HNO-Klinik Gießen. 1987 kehrte er mit Hagen Weidauer als Oberarzt an die Universitäts-HNO-Klinik Heidelberg zurück und habilitierte sich dort 1989 mit dem Thema „Eingeschränkte Funktion der Kopfspeicheldrüsen bei Patienten mit Plattenepithelkarzinomen des oberen Aerodigestivtraktes – Ursachen und pathophysiologische Relevanz".

Die Forschungsschwerpunkte Maiers liegen im Bereich der Epidemiologie und der Prävention bösartiger Tumoren des oberen Aerodigestivtraktes, in der Physiologie und Pathophysiologie der Erkrankungen der Kopfspeicheldrüsen und der plastisch-rekonstruktiven Chirurgie im Kopf-Hals-Bereich. Operative Schwerpunkte an Maiers Klinik sind die Traumatologie, die Tumorchirurgie, die plastisch-rekonstruktive Chirurgie im Kopf-Halsbereich und die Nasennebenhöhlenchirurgie.

Die Klinik verfügt über 36 Betten. Angeschlossen an die Klinik sind drei fachärztliche Untersuchungsstellen (Ulm, Kempten, Sigmaringen), die jeweils mit einem Facharzt für Hals-Nasen-Ohren-Heilkunde besetzt sind.

Wichtige ärztliche Mitarbeiter sind Roland Kohnle, Matthias Tisch, Kai Lorenz und Peter Nikodem.

Arztschlüssel: 1-6-6

Waren (Müritz)

Müritz-Klinikum GmbH – Akademisches Lehrkrankenhaus der Universität Rostock – Klinik für Hals-Nasen-Ohren-Krankheiten, Kopf- und Halschirurgie

Das Warener Krankenhaus wurde als Städtisches Belegkrankenhaus im Jahre 1914 gegründet. Von 1931 bis zum Ende des Zweiten Weltkrieges bestand hier eine HNO-Belegabteilung. Nach dem Zweiten Weltkrieg wurde eine Hauptabteilung mit 35 Betten gegründet. 1996 wurde der Neubau eines Bettenhauses eingeweiht.

Zum ersten Chefarzt wurde Walter Schmidt gewählt.

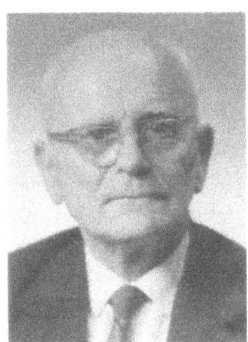

Walter Schmidt (1900–1991)
Amtszeit: 1931–1973
1939   Leiter der Lazarettabteilung
         der Universitäts-HNO-Klinik Rostock

Schmidt war von 1926–1930 Schüler Alfred Brüggemanns in Gießen. Von 1939–1945 arbeitete er als Leiter der Lazarettabteilung der Rostocker Universitäts-HNO-Klinik unter Otto Steurer.

Danach war Schmidt zunächst als niedergelassener Hals-Nasen-Ohren-Arzt in Waren an der Müritz tätig und eröffnete im Jahre 1931 als Belegarzt eine HNO-Abteilung im Warener Krankenhaus. Nach dem Zweiten Weltkrieg wurde er zum ersten Chefarzt der Klinik gewählt.

Nachfolger Schmidts wurde im Jahre 1973 Eckhart Tauscher.

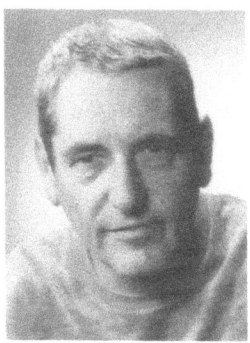

Eckhart Tauscher (*1931)
Amtszeit: 1973–1996
1963 Oberarzt in Waren bei Walter Schmidt

1961–1963 Ausbildung in Rostock unter Walter Hesse und Kurt Dietzel. Anschließend Tätigkeit bei Walter Schmidt in Waren von 1963–1973 als Oberarzt.

Nach dem Ausscheiden Tauschers wurde Detlef Kleemann zum Chefarzt gewählt.

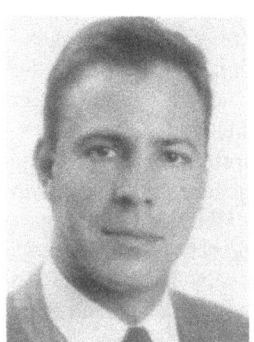

Detlef Kleemann (*1959)
Amtszeit seit 1996
1994 Oberarzt in Rostock bei Hans-Wilhelm Pau
2000 Habilitation in Rostock
         bei Hans-Wilhelm Pau

Kleemann erhielt seine Facharztausbildung zwischen 1987 und 1992 an der Universitäts-HNO-Klinik Rostock bei Heinz-Joachim Scholz und Burkhard Kramp, der von 1992–1993 kommissarischer Direktor der Klinik war. Hier war er zwischen 1994 und 1996 auch als Oberarzt bei Hans-Wilhelm Pau tätig. 1996 ging Kleemann als Chefarzt nach Waren an der Müritz. Im Jahre 2000 habilitierte sich Kleemann extern an der Medizinischen Fakultät der Universität Rostock mit dem Thema: „Zur Frage der Sexualsteroidhormonabhängigkeit von Larynxkarzinomen".

Kleemanns wissenschaftliches und klinisches Interesse gilt den onkologischen Problematiken des Fachgebietes, der Laserchirurgie und der Rhinologie im Kindesalter.

Die Klinik verfügt über 25 Betten auf einer Erwachsenenstation und im interdisziplinären Kinderzentrum und außerdem über eine Funktionsabteilung. Die operativen Eingriffe werden in einer Zentraloperationsabteilung durchgeführt.

Arztschlüssel: 1-1-2 (und ein Facharzt in Honorartätigkeit)

Weimar

Sophien- und Hufeland-Klinikum Weimar gGmbH – Hufeland-Trägergesellschaft GmbH – Stiftung Sophienhaus Weimar – Akademisches Lehrkrankenhaus der Friedrich-Schiller-Universität Jena – Hals-Nasen-Ohren-Klinik

In den Jahren zwischen den beiden Weltkriegen erfolgte in Weimar die hno-ärztliche Versorgung durch zwei niedergelassene Fachärzte, die kleinere Eingriffe an Ohr, Nase, Rachen und Kehlkopf in ihrer Praxis vornahmen. Größere Operationen wurden in einer Belegabteilung im Evangelischen Sophienhaus-Krankenhaus durchgeführt, während schwierige Eingriffe überwiegend in die Universitäts-HNO-Klinik Jena überwiesen wurden. Im Rahmen der Verstaatlichung des Gesundheitswesens in der DDR wurde 1958 in der Weiss'schen Jugendstilvilla in der Rosenthalstraße 30 die erste Hals-Nasen-Ohren-Klinik Weimars mit 48 Betten eingerichtet. Die ambulante Versorgung erfolgte in zunehmend mit allen Fachdisziplinen ausgebauten Polikliniken (Weimar Nord und Weimar Süd), wo es auch je eine HNO-Abteilung gab. Bis 1990 war der Klinik eine poliklinische Ambulanz angeschlossen, die etwa 3 km entfernt in der Steubenstraße 25 untergebracht war. Hier arbeiteten zumeist vier HNO-Fachärzte, von denen einer im Rotationsverfahren eine Zeit lang in die Klinik deligiert war.
Erster Chefarzt wurde Alfred Möller.

Alfred Möller (1893–1965)
Amtszeit: 1958–1962

Alfred Möller, der zuvor als niedergelassener HNO-Arzt in Weimar belegärztlich tätig gewesen war, übernahm die Klinik unter äußerst ungünstigen räumlichen, apparativen und personellen Bedingungen. Mangels eines Fahrstuhls war man gezwungen, bettlägrige Patienten im steilen engen Treppenhaus von Etage zu Etage zu tragen. Ein hno-ärztlicher Bereitschaftsdienst war nicht eingerichtet, ebenso stand der HNO-Klinik anfangs keine eigene Operationsschwester zur Verfügung. Außerdem gab es kaum Möglichkeiten einer apparativen Funktionsdiagnostik. Die beiden an der Klinik tätigen HNO-Ärzte mussten zusätzlich die poliklinische Versorgung aufrecht erhalten. Trotz der relativ hohen Bettenzahl war das operative Spektrum zu dieser Zeit daher eher klein.

Nach dem Ausscheiden Möllers und kurzfristiger Leitung durch Sybille Hartebrodt übernahm 1962 Harro Festerling die Leitung der Klinik.

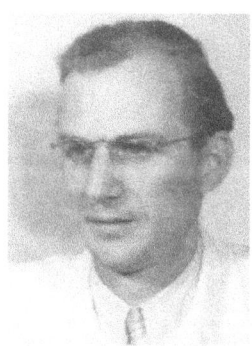

Harro Festerling (*1921)
Amtszeit: 1962–1981
1952 Oberarzt in Jena bei Johannes Zange

Festerling erhielt seine hno-ärztliche Ausbildung zwischen 1948 und 1953 an der Universitäts-HNO-Klinik Jena bei Johannes Zange, wo er zuletzt als Oberarzt tätig war. Danach arbeitete er bis Ende 1961 als niedergelassener HNO-Arzt in einer Kassenpraxis in Salzwedel – damals in der DDR eine seltene und begehrte Ausnahme –, wobei Festerling die Auflage erhielt, in der Poliklinik nachmittags drei- bis viermal pro Woche eine einstündige Sprechstunde abzuhalten und 20 Krankenhausbetten zu betreuen.

Unter Festerlings Leitung erfuhr die Weimarer HNO-Klinik einen wesentlichen Auftrieb. Er führte moderne mikrochirurgische Verfahren in die Klinik ein, operierte Ohren nach tympanoplastischen Gesichtspunkten, brachte die fachspezifische Allergologie nach Weimar und sorgte dafür, dass auch die Stimm- und Sprachheilkunde als Subspezialisierung präsent wurde. Standardisierte Verfahren zur Hör- und Gleichgewichtsprüfung fanden unter seiner Leitung Eingang. In den Großbetrieben der Stadt sorgte Festerling für eine Dispensairebetreuung lärmgefährdeter Arbeiter. 1969 begann er Fachanaesthesisten für die in der Klinik durchzuführenden Eingriffe hinzuzuziehen.

Im Mai 1965 zog die Klinik in ein Mansardengeschoss einer ehemaligen Polizeikaserne in der Rosenthalstraße 70 um, da das Gebäude Rosenthalstraße 30 wegen massiven Schwammbefalls geräumt werden musste. Danach waren zwei bis drei Ärzte in der Klinik tätig. Aus gesundheitlichen Gründen widmete sich Festerling nach 1981 einer poliklinischen Tätigkeit in Bergen auf Rügen.

Nachfolger Festerlings wurde Ernst Galle.

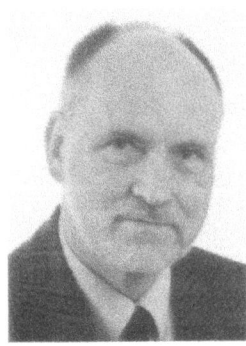

Ernst Galle (*1936)
Amtszeit seit 1982
1972 Oberarzt in Erfurt bei Kurt Schröder

Nach Assistenzarztzeiten in der Chirurgie, der Gynäkologie, der Geburtshilfe, der Inneren Medizin und der Allgemeinmedizin war Galle zwischen 1963 und 1965 als wissenschaftlicher Assistent unter Harry Güthert am Institut für Pathologie und Pathologische Anatomie der Medizinischen Hochschule Erfurt tätig. Zwischen 1965 und 1967 erhielt er die Facharztausbildung für Otorhinolaryngologie und cervicofaziale Chirurgie bei Kurt Schröder an der HNO-Klinik der Medizinischen Hochschule Erfurt. Zwischen 1968 und 1972 war er als Facharzt und ab 1972–1981 als Oberarzt an der Klinik tätig. Als Mitarbeiter und teilweise Leiter war er an verschiedenen Forschungsvorhaben wie auditorische Efferenzen, objektive Audiometrie, Gefäßerkrankungen am Innenohr, Salzstaubwirkungen im Respirationstrakt und anderen tätig. Er war ferner Leiter des klinikeigenen histologischen Labors und damit zuständig für die gesamte Routinehistologie der Klinik. In die Lehrtätigkeit an der Hochschule war er vielfältig einbezogen. Galles wissenschaftliches Interesse kommt in 34 Publikationen sowie mehreren Buchbeiträgen – hier unter anderem das Kapitel „Hals-Nase-Ohrenbereich" im Handbuch „Spezielle Pathologie" von Dieter Schreiber – zum Ausdruck.

Die Möglichkeiten der Erweiterung des operativen Spektrums der HNO-Klinik Weimar waren zunächst weiterhin durch unzureichende anaesthesiologische und intensivmedizinische Möglichkeiten behindert. Des Weiteren fehlten räumliche, personelle und apparative Voraussetzungen. So konnten Intubationsnarkosen z. B. nur an einem Vormittag in der Woche eingeplant werden. Aufgrund der planwirtschaftlichen Begrenztheit war Improvisationsfähigkeit gefragt. Unter anderem wurde mikrochirurgisches Kleinsasser-Instrumentarium mangels Importmöglichkeiten von Feinmechaniker-Lehrlingen nachgebaut. Die Jet-Beatmung erfolgte mit einer umgebauten Obstbaumspritze. Paukenröhrchen wurden aus Teflonabfällen auf einer Uhrmacherdrehbank gefertigt.

Mit dem Neuanfang 1990 wurden diese Hemmnisse überwunden. Durch Bezug eines neu erbauten Operations- und Diagnose-Zentrums im Oktober 1992 wurde auch die Verbindung zu den anderen chirurgischen Disziplinen enger. Es erfolgte eine grundlegende Erneuerung der instrumentellen und apparativen Ausstattung der Klinik. Neben den hno-ärztlichen Standardeingriffen findet sich nun im Spektrum der Klinik die diagnostische und operative Endoskopie des Fachgebiets, die minimal invasive Chirurgie, die Mikrochirurgie, die Traumatologie, die Laserchirurgie und die große Tumorchirurgie. Der Schwerpunkt der Klinik liegt heute in der Mikrochirurgie von Nasennebenhöhlen und Ohren sowie der Laserchirurgie des Kehlkopfes. Als konservativer Schwerpunkt sind die otoneurologische Diagnostik sowie die spezielle Differentialdiagnostik bei Schwindelerkrankungen hinzugetreten. Im Herbst 1998 konnte ein moderner Klinikneubau in der Henry-van-de-Velde-Straße bezogen werden. Das Gebäude vereinigt nunmehr zwölf medizinische Fachdisziplinen unter einem Dach. Die HNO-Klinik verfügt über 25 Betten.

Wichtiger ärztlicher Mitarbeiter ist der Oberarzt Volker Baumgarten, dessen spezielle Interessen neben der fachspezifischen Chirurgie dem Gebiet der Otoneurologie gelten.

Arztschlüssel: 1-1-3

Wiesbaden

Dr.-Horst-Schmidt-Kliniken – Klinikum der Landeshauptstadt Wiesbaden – Akademisches Lehrkrankenhaus der Johannes-Gutenberg-Universität Mainz – Klinik für Hals-Nasen-Ohren-Heilkunde, Kopf- und Halschirurgie

Die Hals-Nasen-Ohren-Klinik Wiesbaden entstand 1946 aus der HNO-Abteilung des Reservelazaretts Wiesbaden und hieß zunächst Hals-Nasen-Ohren-Abteilung der Städtischen Kliniken Wiesbaden.

Erster Chefarzt war Karl-Heinz Preusse.

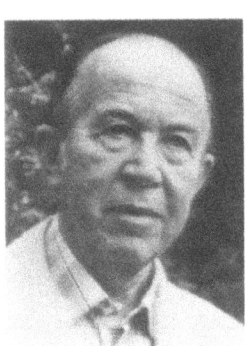

Karl-Heinz Preusse (1906–1997)
Amtszeit: 1946–1972
1940 *Leiter der HNO-Abteilung des Reservelazarettes in Wiesbaden*

Preusse absolvierte seine Facharztausbildung an der Kölner Universitäts-HNO-Klinik bei Alfred Güttich. 1935 ließ er sich in Saarbrücken nieder, wo er auch belegärztlich operativ tätig war.

Während des Krieges leitete er ab 1940 die HNO-Abteilung des Reservelazaretts Wiesbaden und ließ sich nach Kriegsende in Wiesbaden nieder. 1946 wurde er mit der Leitung der HNO-Abteilung mit damals 19 Betten betraut. Preusses Verdienst ist der stetige Ausbau der Klinik, insbesondere auch durch die Einführung moderner Methoden, der Schwebelaryngoskopie, Bronchoskopie, Bronchographie und Mikrochirurgie von Ohr und Kehlkopf. Besonders zu erwähnen sind auch seine Anregungen, die zur Entwicklung der Untersuchungseinheit „Otopront" geführt haben.

1953, 1972 und 1975 sowie 1981 war Preusse bei der Organisation der Jahreskongresse der Deutschen Gesellschaft für Hals-Nasen-Ohren-Heilkunde, Kopf- und Halschirurgie in Wiesbaden behilflich. Im Alter von 80 Jahren erhielt er dafür die Ehrenmitgliedschaft der Gesellschaft.

Preusse war ein großer Musikliebhaber, sein besonderes Verständnis für die Künstlerstimmen brachte ihm stets eine dankbare Klientel von Schauspielern und Sängern.

Zum Nachfolger Preusses wurde Georg Schlöndorff gewählt.

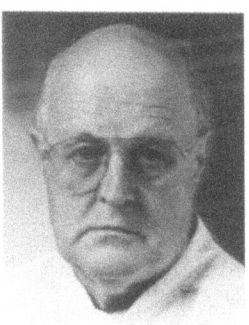

Georg Schlöndorff (*1931)
Amtszeit: 1972–1973
1965 Oberarzt in Bonn bei Walter Becker
1969 Habilitation in Bonn bei Walter Becker
1973 Ruf an die RWTH Aachen (s. Band I, S. 10)

Schlöndorff erhielt seine hals-nasen-ohrenärztliche Ausbildung bei Hans Leicher in Mainz. Nach einer einjährigen Tätigkeit als Kassenarzt und Belegarzt in Wiesbaden wurde er 1965 Oberarzt bei Walter Becker in Bonn und habilitierte sich hier 1969 mit dem Thema „Untersuchungen zur Stimmbildung unter veränderten atmosphärischen Bedingungen". Bereits ein Jahr nach seiner Chefarzt-Tätigkeit in Wiesbaden folgte er dem Ruf an die Klinik für Hals-Nasen-Ohren-Heilkunde und Plastische Kopf- und Halschirurgie der Rheinisch-Westfälischen-Technischen Hochschule Aachen.

Zum Nachfolger Schlöndorffs wurde Hans Joachim Arndt gewählt.

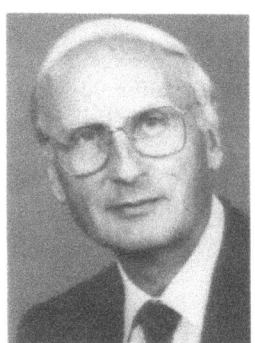

Hans Joachim Arndt (*1928)
Amtszeit: 1973–1993
1961 Habilitation in Kiel bei Ernst Müller
1963 Leitender Oberarzt in Kiel bei Ernst Müller
1968 apl. Professur

Arndt machte seinen Facharzt unter Klaus Vogel und Ernst Müller an der Universitäts-HNO-Klinik Kiel. Hier habilitierte er 1961 mit dem Thema „Untersuchungen über den Einfluss der Mandelausschälung auf die menschliche Stimme" und wurde mit der Leitenden Oberarztfunktion betraut. Nach kurzer Niederlassung in freier Praxis in München übernahm er 1973 die Leitung der Wiesbadener HNO-Klinik.

Arndt etablierte an seiner Klinik die Phoniatrie und Pädaudiologie. Er war auch Gründungsmitglied der Union Europäischer Phoniater. Weitere klinische Schwerpunkte Arndts waren die Mikrochirurgie des Ohres, der Nase und der Nasennebenhöhlen sowie die Tumorchirurgie einschließlich der Rekonstruktionschirurgie.

Wissenschaftlich befasste sich Arndt mit dem Einfluss androgener und anaboler Hormone auf die menschliche Stimme, mit weiteren phoniatrischen Fragen und mit der perakuten Epiglottitis bei Kindern. Dies kommt in zahlreichen Publikationen und vier Buchbeiträgen zum Ausdruck.

In die Amtszeit Arndts fiel der Umzug der HNO-Klinik aus den alten beengten Gebäuden in das neue Großklinikum Dr.-Horst-Schmidt-Klinikum „Klinikum der Landeshauptstadt Wiesbaden", der im Jahre 1982 stattfand.

1993 trat Arwed Beigel seine Nachfolge als Chefarzt an.

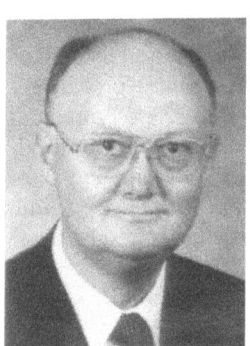

Arwed Beigel (*1944)
Amtszeit seit 1993
1983   Leitender Oberarzt in Kiel
       bei Heinrich Rudert
1985   Habilitation in Kiel bei Heinrich Rudert
1991   apl. Professur

Beigel ist Schüler von Ernst Müller und Heinrich Rudert in Kiel.

Hier habilitierte er sich 1985 mit dem Thema: „Über immunologische Abstoßungsreaktionen gegen Trachealtransplantate" und war als Leitender Oberarzt tätig. 1993 wurde er Chefarzt in Wiesbaden.

Beigels Interessen auf klinischem Gebiet liegen vor allem in der plastischen und rekonstruktiven Chirurgie, der Nasennebenhöhlenchirurgie – unter mikroskopischen und endoskopischen Bedingungen – und der Laserchirurgie.

Sein wissenschaftliches Interesse gilt immunologischen Fragestellungen, wie in seiner Habilitationsschrift zum Ausdruck kommt. Besonderes Interesse widmete Beigel aber auch der Diagnostik und der Therapie der Wegenerschen Granulomatose.

Neben zahlreichen Publikationen verfasste er ein Kongressreferat über die Trachealtransplantation. 1995 war er Kongresspräsident der Tagung Südwestdeutscher HNO-Ärzte in Bad Dürkheim. 1996 erfolgte ein weiterer Ausbau der Klinik im Ambulanz- und Audiometriebereich. Der Name der Klinik wurde in „Klinik für Hals-Nasen-Ohren-Heilkunde, Kopf- und Halschirurgie" geändert. Die Klinik verfügt nunmehr über 51 Betten.

Wichtige ärztliche Mitarbeiter sind die Oberärzte Peter Jochimsen, Maurizio Jemma und Matthias Gieringer.

Arztschlüssel: 1-3-7,5

Winsen (Luhe)

**Krankenhaus Buchholz und Winsen, gemeinnützige GmbH,
Krankenhaus Winsen – Abteilung für Hals-Nasen-Ohren-Krankheiten,
Plastische Kopf- und Halschirurgie, Stimm- und Sprachstörungen**

Im Jahre 1974 wurde das Krankenhaus mit der damals 36 Betten umfassenden HNO-Abteilung eröffnet.
Zum Chefarzt wurde Dieter Thomas Raschke gewählt.

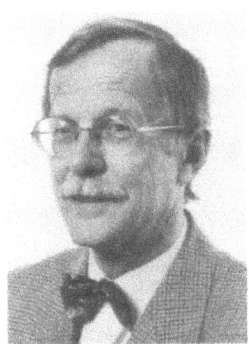

Dieter Thomas Raschke (*1938)
Amtszeit seit 1974
1972   Oberarzt in Karlsruhe bei Erwin Haas

Nach seiner Medizinalassistentenzeit in Osnabrück, Bochum und Hamburg war Raschke zunächst als chirurgischer Assistenzarzt bei Günter Schulze-Bergmann in Hamburg tätig. Seine hals-nasen-ohrenärztliche Fachausbildung erhielt er bei Erwin Haas am St.-Vincentius-Krankenhaus in Karlsruhe, wo er zwischen 1972 und 1974 auch als Oberarzt tätig war. Während seiner beruflichen Weiterbildung war er ferner als Gastarzt in Marburg, Wien und Mainz tätig.

1974 übernahm er die neugegründete Abteilung für Hals-Nasen-Ohren-Krankheiten in Winsen (Luhe), mit deren Aufbau er im Weiteren betraut war. Im Jahre 1978 wurde eine Abteilung für Stimm- und Sprachstörungen aufgebaut, 1988 erfolgte der Anbau eines hno-eigenen Operations-Trakts. Die Klinik wurde 1990 mit Unterstützung der Deutschen Krebshilfe erneut erweitert. Im Jahre 1994 konnte der Abteilung eine eigene Onkologie angegliedert werden, mit deren Leitung Axel Pinkpank betraut wurde. Die Klinik wurde im Jahre 1996 auf 44 Betten erweitert.

Zur Klinik gehören zwei eigene Operationssäle. Angeschlossen sind eine Neuro-Otologie (einschließlich Drehstuhl) mit zwei medizinisch-technischen

Funktionsassistentinnen sowie eine logopädische Abteilung mit fünf Mitarbeitern.

Wichtige ärztliche Mitarbeiter: Joerg Hartwein, jetzt Chefarzt in Pforzheim, und Axel Pinkpank, Leitender Arzt der Abteilung Onkologie und Wiederherstellungschirurgie in der HNO-Heilkunde, und Leander Langer.

Arztschlüssel: 1-2-5

Wolfsburg

Stadtkrankenhaus Wolfsburg – Akademisches Lehrkrankenhaus der Georg-August-Universität Göttingen – Hals-Nasen-Ohren-Klinik

Die Stadt Wolfsburg wurde im Jahre 1938 unter dem Namen „Stadt des KdF-Wagens bei Fallersleben" gegründet und hatte zunächst 1144 Bürger. Die stationäre Krankenversorgung erfolgte ab Herbst 1940 zunächst in einem Behelfskrankenhaus. Dieses bestand aus 12 „Baracken" mit 100 Betten. Im Jahre 1941 wurde daraus ein Städtisches Krankenhaus, welches nach Kriegsende dahingehend erweitert wurde, sodass nunmehr 352 Betten zur Verfügung standen. Der Neubau konnte 1955 in Betrieb genommen werden. Jetzt betrug die Bettenzahl 450. Zunächst wurde eine HNO-Belegabteilung eingerichtet, welche 1965 in eine Hauptabteilung umgewandelt und zu deren erstem Chefarzt Günther Kottmeyer gewählt wurde. Heute verfügt das Stadtkrankenhaus über 761 Planbetten in 12 Kliniken und ist Schwerpunkt-Krankenhaus.

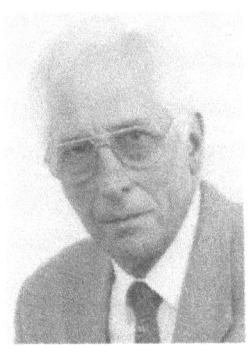

Günther Kottmeyer (*1924)
Amtszeit: 1965–1990
1960 Habilitation in Marburg bei Julius Berendes
1961 Oberarzt in Marburg bei Julius Berendes
1966 apl. Professur
1972 Umhabilitation an die Medizinische Hochschule Hannover
1978 Umhabilitation an die Universität Göttingen

Kottmeyer war zunächst als Assistent an der physiologischen Abteilung der Sporthochschule Köln unter Hans Mies und am physiologischen Institut der Universität Köln unter Max Schneider tätig. 1952 begann er mit seiner hals-nasen-ohrenärztlichen Ausbildung an der Universitäts-HNO-Klinik Gießen bei Gerhard Eigler. Hier beschäftigte er sich wissenschaftlich mit der Einwirkung von Streptomycin auf den Nervus statoakusticus.

Ab 1957 arbeitete er bei Julius Berendes an der Universitäts-HNO-Klinik in Marburg, wo er sich 1960 mit dem Thema „Plethysmographische Untersuchung nach schwellennahen sensorischen und sensiblen Reizen" habilitierte. Danach übernahm er die zweite Oberarztstelle und beschäftigte sich seinem wissenschaftlichen Interesse folgend mit den Möglichkeiten objektiver Höruntersuchungen beim Menschen mittels der Plethysmographie und Folgen der Einwirkung verschiedener Pharmaka und der Narkose auf das Meerschweinchenohr unter Lärmbelastung.

Mit der Übernahme der Chefarztstelle in Wolfsburg erfolgte die Planung und der Aufbau der Klinik, die zur damaligen Zeit 40 Betten hatte und über drei Operationsräume verfügte. Zusätzlich konnten über mehrere Jahre vier Betten in der neu erbauten Kinderklinik belegt werden.

Im Dezember 1966 erhielt er die apl. Professur und wurde 1972 an die MH Hannover umhabilitiert. 1978 erfolgte die erneute Umhabilitation an der Universität Göttingen im Rahmen der Übernahme der Lehrkrankenhausfunktion durch das Wolfsburger Stadtkrankenhaus.

Zum Nachfolger Kottmeyers wurde Carl-Heinz Vogt-Hohenlinde gewählt.

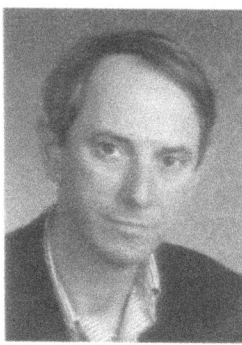

Carl-Heinz Vogt-Hohenlinde (*1949)
Amtszeit seit 1990
1981   Oberarzt in Braunschweig
bei Karsten Paulsen

Zwischen 1976 und 1989 war Vogt-Hohenlinde bei Hans-Heinrich Stenger und Karsten Paulsen an der Hals-Nasen-Ohren-Klinik Braunschweig tätig. Bis 1981 arbeitete er dort als Assistenzarzt, danach als Oberarzt. Zwischen 1989 und 1990 war Vogt-Hohenlinde in Helmstedt als Belegarzt niedergelassen. 1990 erfolgte seine Wahl zum Chefarzt der HNO-Klinik Wolfsburg.

Vogt-Hohenlindes wissenschaftliche und klinische Schwerpunkte liegen im Bereich der Mikrochirurgie von Nase und Nasennebenhöhlen. Zwischen 1987 und 1994 war er als Dozent bei den Operationskursen für endonasale-mikrochirurgische Nebenhöhlenchirurgie in Braunschweig unter Leitung von Karsten Paulsen eingesetzt.

Die Klinik umfasst 52 Betten für Erwachsene und 10 Kinderbetten. Es stehen drei moderne Operationssäle, eine große Ambulanz sowie eine audiologische Untersuchungseinheit zur Verfügung. Angeschlossen ist ein Schlaflabor.

Wichtiger ärztlicher Mitarbeiter war der ehemalige Oberarzt Peer Oliver Philipp, seit 1994 Chefarzt in Wolmirstedt.

Arztschlüssel: 1–3–6

Wolmirstedt

Ohrekreis-Klinikum – Standort Wolmirstedt – Hals-Nasen-Ohren-Klinik

1993 wurde am Kreiskrankenhaus Wolmirstedt eine Hals-Nasen-Ohren-Klinik mit 20 Betten gegründet. Das Kreiskrankenhaus bestand zu diesem Zeitpunkt bereits 100 Jahre. An der Planung wirkte Dirk Eßer mit.

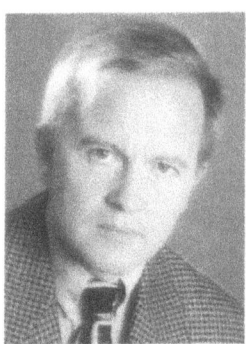

Dirk Eßer (*1955)
Amtszeit: 1993–1994
1993   Habilitation in Magdeburg
*   bei Rudolf Preibisch-Effenberger*
1995   Chefarzt in Erfurt
2000   apl. Professor in Magdeburg
*   bei Bernd Freigang*

Eßer erhielt seine hals-nasen-ohrenärztliche Ausbildung unter Rudolf Preibisch-Effenberger an der HNO-Klinik der Otto-von-Guericke-Universität Magdeburg, wo er ab 1990 bei Preibisch-Effenberger und dann von 1994 bis 1995 bei Bernd Freigang als Oberarzt tätig war. 1993 habilitierte er sich bei Rudolf Preibisch-Effenberger über Prognosekriterien von Oro- und Hypopharynxkarzinomen.

Eßers klinische Schwerpunkte liegen im Bereich der onkologischen Chirurgie einschließlich der mikrovaskulären Gewebstransplantation und der Mikrochirurgie des Ohres sowie der Traumatologie der Schädelbasis. 1995 wurde Eßer zum Chefarzt in Erfurt gewählt.

Die Klinik wurde bis April 1994 durch den Oberarzt Rolf König kommissarisch geleitet.

Seit Mai 1994 ist Peer Oliver Philipp Chefarzt der Klinik.

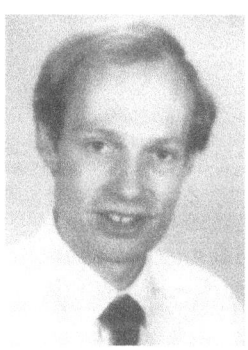

Peer Oliver Philipp (*1957)
Amtszeit seit 1994
1989 Oberarzt in Braunschweig
bei Karsten Paulsen
1991 Leitender Oberarzt in Wolfsburg
bei Carl-Heinz Vogt-Hohenlinde

Philipp erhielt seine hals-nasen-ohrenärztliche Ausbildung an der HNO-Klinik Braunschweig unter Karsten Paulsen und war hier als Oberarzt – später auch als Oberarzt bei Carl-Heinz Vogt-Hohenlinde in Wolfsburg – tätig. Unter seiner Leitung wurde die HNO-Klinik Wolmirstedt ausgebaut und verfügt z. Zt. über eine Erwachsenenstation mit 40 Betten, zusätzliche pädiatrische Betten sind im Bereich der interdisziplinär-chirurgischen Kinderstation verfügbar.

1996 wurde ein OP-Neubau mit zwei HNO-Sälen übernommen, in denen unter anderem die Möglichkeit zum Neuromonitoring sowie zu laserchirurgischen Therapieverfahren mit CO_2- und Nd-Yag-Laser vorhanden ist. Ein weiterer operativer Schwerpunkt der Klinik – es werden jährlich ca. 2000 Patienten versorgt – liegt unter anderem in der Mikrochirurgie des Mittelohres, der Nase und der Nasennebenhöhlen sowie der Kopf-Halsweichteil-Chirurgie. Zur apparativen Ausstattung der Klinik gehören B-Bild-, Doppler- und Duplexsonographie sowie die flexible Endoskopie des Fachgebietes, die z. T. innerhalb eines interdisziplinär genutzten Funktionstraktes durchgefürt wird.

Die HNO-Klinik verfügt über eine Ambulanz mit zwei Untersuchungsplätzen sowie einen neurootologischen Funktionsbereich und eine eigene Bibliothek. Seit 1997 erfolgt schrittweise die Einrichtung des Bereiches Phoniatrie/Pädoaudiologie. Anfang 2000 ist ein Schlaflabor angegliedert worden.

Wichtige ärztliche Mitarbeiterinnen sind die Oberärztin Grit Dörfelt und die Leiterin des Bereiches von Phoniatrie und Pädaudiologie Cordula Schöler, früher tätig an der Klinik für Phoniatrie und Pädoaudiologie der Medizinischen Hochschule Hannover bei Martin Ptok.

Arztschlüssel: 1-1-4,5

Wuppertal

Kliniken St. Antonius – Gemeinnützige GmbH – Akademisches Lehrkrankenhaus der Heinrich-Heine-Universität Düsseldorf – HNO-Klinik

Ursprung der heutigen Kliniken St. Antonius war das 1901 eingeweihte St.-Petruskrankenhaus in Wuppertal-Barmen, Eigentum der katholischen Kirchengemeinde St. Antonius in Wuppertal-Barmen. Durch den Erwerb weiterer Krankenhäuser in Wuppertal und Umgebung durch die GmbH ab 1974 entstanden die „Kliniken St. Antonius". Konsiliarisch wurde das Haus zunächst durch niedergelassene HNO-Ärzte, die gelegentlich auch kleinere operative Eingriffe wie Tonsillektomien oder Adenotomien vornahmen, betreut. Mit Einrichtung und Gründung einer hauptamtlichen HNO-Abteilung im Jahre 1964 wurde Walter Meuser beauftragt, auf den man durch seine gehörverbessernde Chirurgie aufmerksam geworden war.

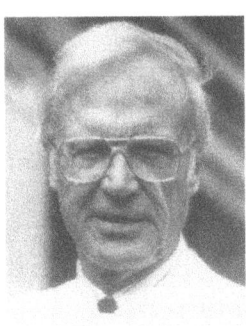

*Walter Meuser (*1924)*
Amtszeit: 1964–1989

Nach Assistenzarztzeiten in der Chirurgie, der Physiologie und der Inneren Medizin begann Meuser seine hno-ärztliche Ausbildung bei Herbert Cüppers, einem Hünermann-Schüler, in der 45-Betten-HNO-Belegabteilung des St. Franziskus Hospitals in Köln. Durch die ungünstige Konstellation von ärztlichem Personal (1-0-1) und Patientenaufkommen erwarb Meuser sehr schnell eine große operative Erfahrung und durch Mitarbeit und Vertretung in der Kassenarztpraxis seines Chefs große Erfahrung in konservativer Behandlung. 1956 erhielt er die Facharztanerkennung. 1957 wechselte Meuser für 4 Monate als Assistenzarzt an die HNO-Klinik der damaligen Städtischen Krankenanstalten Aachen (heute RWTH-Aachen) unter Hugo Eickhoff. Von 1957–1963 war er unter Theodor Hünermann an der HNO-Abteilung des Marienhospitals Düsseldorf tätig. Als dieses wegen einer Salmonellenverseuchung in der Zeit von November 1960 bis Mai 1961 geschlossen war, arbeitete er als Gastarzt in der HNO-Klinik der damaligen Städtischen Krankenanstalten Düsseldorf (heute Universitäts-Klinik) und profitierte von seinem Lehrer Dietrich Plester, später Ordinarius in Tübingen, der ihn in die Mikrochirurgie des Mittelohrs einführte. Diese Kenntnisse brachte er nach seiner Rückkehr an die HNO-Abteilung des Marienhospitals in die Klinik ein.

Meusers wissenschaftliche und klinische Schwerpunkte lagen in der Ausarbeitung von Operationstechniken. Unter anderem entwickelte er die Adenoidektomie unter Sicht, die beidhändige Mikro-Mediastinoskopie, eine Methode zum Verschluss von Nasenscheidewandperforationen und Varianten der direkten Laryngoskopie unter erschwerten Bedingungen. In seinen wissenschaftlichen Vorträgen und Publikationen hat sich Meuser außerdem intensiv mit der Mittelohr-Chirurgie befasst. Er entwickelte ein umfassendes Konzept für die endaurale Cholesteatom-Operation mit fünf Operationstypen. Über zwei Jahrzehnte nahm Meuser als Referent an den Internationalen Cholesteatomkonferenzen teil. Nach Beendigung der Kliniklaufbahn war Meuser noch bis 1996 als niedergelassener HNO-Arzt vorwiegend operativ tätig. Die Klinik verfügte unter Meuser über 47–50 Betten.

Seit 1989 ist Carl-Peter Fues Chefarzt der Klinik.

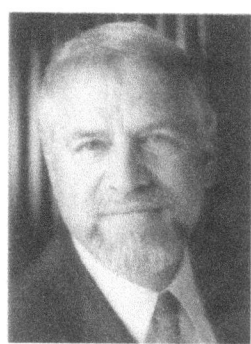

Carl-Peter Fues (*1942)
Amtszeit seit 1989
1979 *Oberarzt, später Leitender Oberarzt in der HNO-Klinik Bochum bei Henning Hildmann*

Fues studierte an der Philipps-Universität in Marburg Humanmedizin und Zahnheilkunde und erhielt 1973 die ärztliche und die zahnärztliche Approbation. Anschließend begann er seine Fachausbildung bei Ernst Lehnhardt an der HNO-Klinik der Medizinischen Hochschule Hannover. Bereits hier erlernte er die operative Versorgung von Mittelgesichts- und Schädelbasisfrakturen. 1978 bekam er die Facharztanerkennung. Im Jahre 1979 wechselte er als Oberarzt an die neugegründete HNO-Universitäts-Klinik der Ruhr-Universität Bochum im Elisabeth-Hospital Bochum unter der Leitung von Henning Hildmann. Hier war er ab 1980 als Leitender Oberarzt bis zum Dezember 1986 tätig. Fues' Schwerpunkte in dieser Zeit waren die gehörverbessernden und sanierenden Operationen des Mittelohrs, die Tumorchirurgie des Fachgebiets sowie die Mittelgesichts- und Schädelbasis-Traumatologie.

Im Januar 1987 nahm er seine Tätigkeit als Oberarzt mit Chefarztnachfolge bei Walter Meuser auf. Die Chefarztnachfolge trat er 1989 an. Unter seiner Leitung wurden an den Kliniken St. Antonius die Mittelohrchirurgie, die Tumorchirurgie und die Nasennebenhöhlenchirurgie erweitert sowie die Laserchirurgie eingeführt und fest etabliert. Fues wissenschaftliches Interesse kommt in Veröffentlichungen zur Entwicklungsgeschichte und Histologie des Mittelohrs aber auch zu allgemeinen klinischen Fragen zum Ausdruck.

Die Klinik verfügt heute über 40 Betten.

Wichtige ärztliche Mitarbeiter: die früheren Oberärzte Rita Verspohl und Christian Schulz-Flake sowie der derzeitige Oberarzt Detlef Hoch.

Arztschlüssel: 1-1-4,5

Wuppertal – Klinikum Wuppertal GmbH – Akademisches Lehrkrankenhaus der Heinrich-Heine-Universität Düsseldorf – Klinikum der Universität Witten-Herdecke – Hals-Nasen-Ohren-Klinik

Im Jahre 1951 wurde die Städtische HNO-Klinik Wuppertal mit 75 Betten gegründet. Vorher versorgte Hermann Torhorst die hals-nasen-ohrenärztlichen Fälle im großen Städtischen Klinikum. Seine Patienten waren auf verschiedenen Stationen im gesamten Krankenhaus (1 500 Betten) untergebracht, eine eigenständige HNO-Station gab es nicht.

Zum ersten Direktor der Städtischen HNO-Klinik wurde Otto Erich Riecker im Jahr 1951 gewählt.

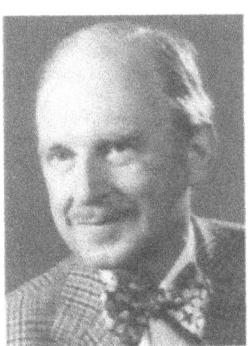

Otto Erich Riecker (1910–1982)
Amtszeit: 1951–1976
1943 Habilitation in Freiburg bei Otto Kahler
1946 Kommissarischer Leiter der Universitäts-HNO-Klinik Freiburg
1949 apl. Professur

Riecker wurde 1910 als Sohn eines Hals-Nasen-Ohren-Arztes geboren und erhielt seine hals-nasen-ohrenärztliche Ausbildung ab 1937 an der Universitäts-HNO-Klinik Freiburg unter Otto Kahler. Hier habilitierte er sich 1943 mit dem Thema „Tierexperimentelle Untersuchung über Veränderungen der Struktur und Funktion des Gehörorgans nach Unterdruckwirkung" und erhielt 1949 die apl. Professur. Nach dem Tode Kahlers leitete Riecker zwischen 1946 und 1948 kommissarisch die Universitäts-HNO-Klinik Freiburg und vertrat während dieser Zeit den dortigen Lehrstuhl für Hals-Nasen-Ohren-Heilkunde. Rieckers wissenschaftliches Interesse galt den endoskopischen Untersuchungs- und Therapieverfahren des Fachgebietes („Riecker-Rohr"). Er war ferner an der Entwicklung und Ausarbeitung moderner Intubationstechniken und Narkoseverfahren beteiligt.

1952 hielt Riecker vor der Jahresversammlung der Deutschen Gesellschaft der Hals-Nasen-Ohren-Ärzte in Bad Reichenhall ein Referat mit dem Titel „Die Bronchologie. Ihre Arbeitsmethoden und Möglichkeiten". Riecker leitete die Wuppertaler Städtische HNO-Klinik bis 1976 und eröffnete danach eine erfolgreiche HNO-Praxis in Wuppertal, die er bis zu seinem Tode im Jahre 1982 führte.

1980 wurde Riecker zum Ehrenmitglied der Deutschen Gesellschaft für HNO-Heilkunde, Kopf- und Halschirurgie ernannt.

Nachfolger im Amt wurde Gert Lange.

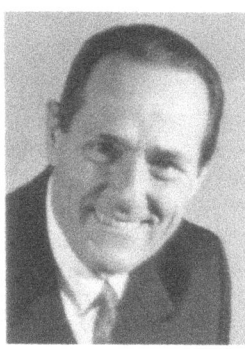

Gert Lange (*1933)
Amtszeit: 1976–1999
1968 Habilitation in Freiburg bei Fritz Zöllner
1970 Leitender Oberarzt in Freiburg
bei Chlodwig Beck
1974 apl. Professur

Gert Lange – auch er als Sohn eines niedergelassenen Hals-Nasen-Ohren-Arztes geboren – trat 1962 in die Freiburger Universitäts-HNO-Klinik unter Fritz Zöllner ein. Hier habilitierte er sich 1968 mit dem Thema: „Standardierung und quantitative Auswertung der Vestibularisschäden nach Medikation von Streptomycin und Streptomycin-Ozothin; Behandlung der Menièreschen Erkrankung beim Menschen". Aus dieser tierexperimentellen Arbeit an Affen und Meerschweinchen entwickelte sich die intratympanale Gentamycin-Behandlung des Morbus Menière, die heute eine international anerkannte Standardmethode ist. Weitere wissenschaftliche Veröffentlichungen beschäftigten sich mit der Behandlung von Stenosierungen der oberen Luftwege, mit der Auswertung operativer Korrekturen von Ohrmissbildungen sowie mit der chirurgischen Behandlung von Nasennebenhöhlenerkrankungen. Nach 1970 war Lange Leitender Oberarzt der Freiburger Universitäts-HNO-Klinik unter Chlodwig Beck.

1976 erfolgte die Ernennung zum Direktor der Wuppertaler Städtischen HNO-Klinik. 1981 war er Vorsitzender der Vereinigung Westdeutscher HNO-Ärzte und leitete deren Jahresversammlung in Wuppertal.

Die Wuppertaler Kliniken dienten damals wie heute als Lehrkrankenhaus der Universitätskliniken Düsseldorf. 1993 wurde das Klinikum Wuppertal auch Klinikum der Universität Witten/Herdecke, an welchem mehrere Wuppertaler Klinik- und Instituts-Direktoren als Lehrstuhlinhaber fungieren.

Die HNO-Klinik verfügte damals über 60 Betten. Operationssaal und Ambulanz wurden 1992 neu angebaut und entsprechen hohen modernen Anfor-

derungen. Seit 1994 sind die Kliniken der Stadt Wuppertal in „Klinikum Wuppertal GmbH" umbenannt.
1999 erfolgte die Wahl von Hans-Georg Kempf zum Nachfolger.

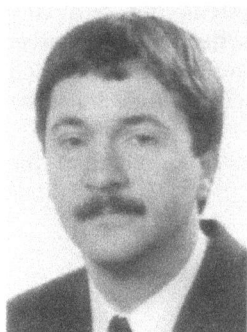

Hans-Georg Kempf (*1957)
Amtszeit seit 1999
1993   Leitender Oberarzt an der HNO-Klinik
       der Medizinischen Hochschule Hannover
       bei Thomas Lenarz
1995   Habilitation
2000   apl. Professur

Hans-Georg Kempf, ebenfalls Sohn eines niedergelassenen HNO-Arztes, begann seine Facharztausbildung zum Hals-Nasen-Ohren-Arzt – nach einer klinisch-wissenschaftlichen Grundausbildung am Pathologischen Institut der Universität Ulm – bei Dietrich Plester an der Universitäts-Hals-Nasen-Ohren-Klinik in Tübingen. Bei Hans Peter Zenner erwarb er die Anerkennung zum Facharzt sowie die Zusatzbezeichnung „Allergologie". 1993 wechselte er an die Medizinische Hochschule Hannover und wurde bei Thomas Lenarz zum Leitenden Oberarzt der HNO-Klinik ernannt. 1995 erfolgte die Habilitation mit einer molekularbiologischen Untersuchung zur Neurotransmission des Innenohres. Sein klinischer Schwerpunkt bezieht sich auf die Tumorchirurgie sowie auf die Implantologie, insbesondere im Bereich des Mittel- und Innenohres (implantierbare Hörgeräte, Cochlear Implant). Wissenschaftliche Veröffentlichungen betreffen Rekonstruktionsverfahren nach Tumorchirurgie im Kopf-Halsbereich, die Verwendung von Implantaten im Ohr und Schädelbasisgebiet, die Komplikationen der Cochlear Implant-Chirurgie sowie die Analyse seltener Tumoren im Kopf-Halsbereich.

Die Klinik verfügt aktuell über 45 Betten. Sie bietet entsprechend ihrer Ausstattung sämtliche Möglichkeiten der konservativen und operativen Hals-Nasen-Ohren-Heilkunde mit besonderen Schwerpunkten in der Tumorchirurgie, in der plastischen Chirurgie und in der Ohrchirurgie. Klinisch-wissenschaftliche Möglichkeiten ergeben sich durch eine enge Kooperation mit der Universität Witten-Herdecke.

Wichtiger ärztlicher Mitarbeiter ist der 1. Oberarzt Frank Gille.
Arztschlüssel: 1–2–5,5

Zeitz

Georgius-Agricola-Klinikum Zeitz im Burgenlandkreis – HNO-Klinik

Zwischen 1963 und 1965 existierte in Zeitz bereits eine HNO-Station am Kreiskrankenhaus, die vom jeweiligen verantwortlichen HNO-Facharzt der HNO-Abteilung der Poliklinik nebenamtlich betreut wurde. Diese wurde zwischen 1963 und 1965 von Jürgen Evers geführt. Nach dem Ausscheiden Evers' blieb die Stelle ein Jahr unbesetzt.
1966 wurde sie von Siegfried Leonhardt übernommen.

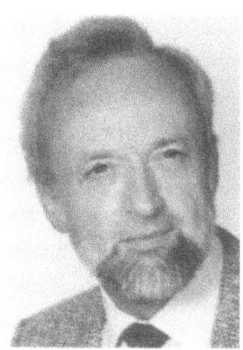

Siegfried Leonhardt (*1937)
Amtszeit seit 1966 bzw. 1980

Siegfried Leonhardt war zunächst zwischen 1962 und 1963 allgemeinärztlich in der Poliklinik des Bezirkskrankenhauses „Am Sund" in Stralsund tätig. Seine hals-nasen-ohrenärztliche Fachausbildung erhielt er bei Gerhard Franck am Bergarbeiter-Krankenhaus Erlabrunn zwischen 1963 und 1966. Im Jahre 1966 übernahm er als Facharzt für HNO-Krankheiten im Kreiskrankenhaus/Poliklinik Zeitz nebenamtlich die Versorgung der HNO-Station mit 24 Betten. Diese Station befand sich zunächst in zwei ehemaligen Privatkliniken.

Nach vierjähriger alleiniger Tätigkeit wurde Leonhardt im Jahre 1970 offiziell die Funktion des Abteilungsleiters in der HNO-Abteilung der Poliklinik übertragen. Im Jahre 1980 erfolgte im Zusammenhang mit Strukturveränderungen innerhalb des Gesundheitswesens des Kreises Zeitz die Bildung einer eigenständigen HNO-Abteilung am Kreiskrankenhaus. Leonhardt wurde zum Chefarzt gewählt. Die angeschlossene Poliklinik wurde nach 1989 schrittweise geschlossen. Die Bettenzahl wurde 1990 zunächst auf 20 Betten, 1992 auf 15 Betten und 1993 auf 12 Betten reduziert. Im Jahre 1996 wurde die HNO-Abteilung im Rahmen baulicher Veränderungen in den Hauptkomplex des Kreiskrankenhauses in der Röntgenstraße eingegliedert.

Im März 2000 erfolgte der Umzug des Kreiskrankenhauses Zeitz in einen Klinik-Neubau mit 283 Betten – jetzt als Georgius-Agricola-Klinikum Zeitz –, in dem die Hals-Nasen-Ohren-Klinik über 20 Betten verfügt. Ihr obliegt die umfassende chirurgische und konservative hno-ärztliche Versorgung des ehemaligen Kreises Zeitz und teilweise der angrenzenden Nachbargebiete mit einem Einzugsgebiet von etwa 150 000 Einwohnern.

Wichtiger Mitarbeiter ist Oberarzt Bekele Mekonnen.

Arztschlüssel: 1-1-1

Zwickau

Heinrich-Braun-Krankenhaus Zwickau – Städtisches Klinikum – Akademisches Lehrkrankenhaus der Universität Leipzig – Klinik für Hals-Nasen-Ohren-Heilkunde

Im Jahre 1950 wurde am Heinrich-Braun-Krankenhaus Zwickau, dem sog. „Krankenstift", eine Klinik für Hals-Nasen-Ohren-Krankheiten mit 39 Betten eingerichtet. Die Leitung übernahm Erich Katzschmann, der nach seiner Berufung in die Städtische Poliklinik die Abteilung weiter betreute.

Erich Katzschmann (1885–1960)
Amtszeit: 1950

Im Juli 1950 wurde Günter Laage zum Chefarzt der Klinik gewählt.

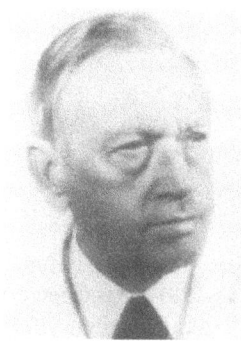

Günter Laage (1917–1996)
Amtszeit: 1950–1983

Laage erhielt seine hals-nasen-ohrenärztliche Fachausbildung in Gera und Erfurt bei Fritz Moser, bei dem er im Anschluss daran auch als Oberarzt tätig war.

Unter seiner Leitung entwickelte sich die Klinik zu einer leistungsstarken Einrichtung mit teilweise bis zu 75 Betten. Laages klinischer Schwerpunkt lag neben den onkologischen Operationen insbesondere in den Bereichen der Larynx-Chirurgie, der endolaryngealen Mikrochirurgie, der Traumatologie der Oto- und Rhinobasis sowie der Ohrchirurgie.

Oberärzte unter Laage waren Reiner Freiherr von und zu Heßberg (Gera), Dietrich Ullmann (Greiz), Heinz Hunger (Glauchau), Hans-Jürgen Köppen (Wittenberg bzw. Eisenhüttenstadt) und Lothar Zipfel (Aue bzw. Zwickau).

Zum Nachfolger Laages wurde Dietmar Beuthner, der zuvor Oberarzt an der Zwickauer Klinik war, gewählt.

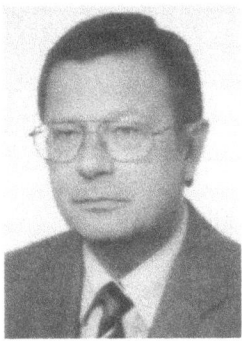

Dietmar Beuthner (*1941)
Amtszeit: 1983–1994
1973   Oberarzt in Zwickau bei Günter Laage

Beuthner erhielt seine Facharztausbildung bei Günter Laage und war unter ihm auch ab 1973 als Oberarzt tätig. Während seiner Tätigkeit als Chefarzt galt sein klinisches Interesse insbesondere der Tumorchirurgie, der plastisch-rekonstruktiven Chirurgie und der Schädelbasischirurgie.

Im Jahre 1995 übernahm Lothar Zipfel die Leitung der Klinik.

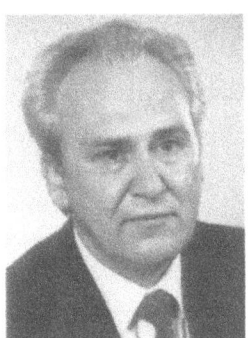

Lothar Zipfel (*1936)
Amtszeit seit 1995
1969   Oberarzt in Zwickau bei Günter Laage
1981–1995 Chefarzt in Aue

Zipfel erhielt seine Facharztausbildung an demselben Hause bei Günter Laage. Er war hier bis 1980 als Oberarzt tätig und wurde 1981 zum Chefarzt des damaligen Bezirkskrankenhauses „Ernst Scheffler", Aue, berufen. 1995 wechselte er nach Zwickau. Unter Zipfels Leitung umfasst die HNO-Klinik in Zwickau zur Zeit 38 Betten. Sie wurde zwischen 1995 und 1996 vollkommen renoviert und modernisiert. Die Operationen werden in den Räumen der zentralen Operationsabteilung durchgeführt. Neben den Routineoperationen des Fachgebietes und der konservativen Therapie gehören die mikrochirurgischen Operationen des Ohres, der Nase und des Kehlkopfs sowie die Endoskopie und die Tumordiagnostik und -therapie zum Spektrum der Klinik. Des Weiteren befasst sich Zipfel mit der Traumatologie einschließlich der Operationen der Rhino- und Otobasis sowie der plastischen und operativ-korrektiven Gesichtschirurgie.

Wichtige ärztliche Mitarbeiter sind die Oberärzte Rainer Franke und Jürgen Trommer.
Arztschlüssel: 1–2–3

Namenverzeichnis

A

Abing, Winfried	127
Adamiak, Thomas	106
Adler, Detlev	**35**
Ahlers, Hermann	**89**
Ahrens, Karl-Heinrich	**308**, 309
Albanus, Georg	**184**
Albrecht, Rosemarie	22, 23, 37, **132**, 150, 335, 345, 366
Albrecht, Walther	85, 219, 220
Alexander, Josef	**145**
Al-Rifai, Ghassan	15
Altmann, Hans Werner	248
Alvarez, Sergio	144
Amersbach, Karl	126, 247, 259
Anders, Frank	227
Andrä, Gert	**254**
Andres, Rickmer	84
Andresen, August	89
Angerstein, Wolfgang	113
Anschütz, Alfred	249, 250
Apostolov, Christo	**324**, 325
Arentsschild, Odo von	41
Arlt, Rüdiger	88
Arndt, Hans Joachim	**381**, 382
Arndt, Joachim	224
Arndt, Olaf	199
Arnold, Wolfgang	151, 249
Aschoff, Ludwig	123, 220, 360
Aston, Sherrell	243
Aust, Gottfried	41
Aust, Steffen	**255**
Aust, Verena	127
Axhausen, Georg	260
Axhausen, Michael	**59**, 60
Axhausen, Werner	**260**

B

Bader, Johann	279
Baker, Daniel	243
Baltes	225
Baltharsar, Albert	330
Bärmann, Michael	215
Bartels, Hans Joachim	**330**, 331
Bartels, Sven	84
Basse, Hans-Jürgen	68
Baudet, J.	63
Bauer, Frieder	**74**
Bauer, Grit	351
Baum, Michaela	173
Baumgarten, Volker	379
Baumüller, Karl-Heinz	313
Beck, Chlodwig	147, 222, 261, 372, 393
Beck, Josef	206
Beck, Wolfgang	300
Becker, Alfred	**293**
Becker, Donald	127
Becker, Walter	232, 239, 299, 303, 381
Beckmann, Gerd	**228**
Beckmann, Hugo	343
Begall, Klaus-Günter	**176**, 315
Behm, Martin	336
Behm, Wolfgang von	16, 228
Behm-Trendelenburg, Reinhard	145, **146**
Behncke, Karin	**46**
Behrbohm, Hans	**48**
Behrendt, Wolfram	74, 257
Behrens, Klaus	237
Beickert, Paul	**222**
Beigel, Arwed	**382**
Beinert, Karl	352
Beitzke, Friedrich	**128**, 129, 130, 335
Bendorff, Jörg	68
Berendes, Julius	57, 78, 83, 223, 228, 271, 386
Berger, A.	286
Berger, Fritz	**122**
Berger, Klaus	159, **178**
Bergmann, Rüdiger	217
Berthold, Ulrich	335
Bertram, Gerhard	111
Bestmann, Hans-Peter	368
Bethe, A.	192
Betz, E.	217
Beuthner, Dietmar	**398**

Beyer, Hermann	124
Biendara, Erwin	**208**, 290, 368
Biermann, Eckhardt	193
Biesalski, Peter	233, 283
Birke, Heinrich	362
Birke, Manfred	33, **130**
Birnmeyer, Georg	**206**
Bischoff, Wolfgang	294
Blazon, Liljana	359
Bloch, Emil	103
Block, Werner	59
Blohmke, Artur	44, 143, 239
Blümlein, Hermann	**260**, 261, 346
Bock, Friedrich Wilhelm	336, 337
Böckler, Raimund	303
Bockmühl, Fritz	97, 212
Bockmühl, Ulrike	156
Bodi, Sandor	165
Boekamp, Josef	**153**
Boekels, Paul	**225**
Boenninghaus, Hans-Georg	4, 35, 63, 100, **221**, 223, 237, 251, 252, 315, 321, 373
Boewer, Erich	**62**
Bögel, Hansjürgen	**69**, 289
Bogener, Arnold	154
Bohle, Adalbert	272
Böhm, Frank	230
Böhne, Otto	216
Böhringer, Lieselotte	277
Bootz, Friedrich	257
Boppert, Rüdiger	364
Börger, Udo	6, 171
Botev, Setoslav	11
Bothe, Günter	**29**, 326
Brandt, Hubertus	208, **290**
Brandt, Rolf-Hans	**117**, 118, 134
Brandt, Thomas-Uwe	46, **265**
Braumann, Elke	160
Brcan, Franc	43
Bremer, Kurt	**75**
Brodnitz, F.S.	229
Bruchmüller, Werner	**337**, 338, 339
Brüggemann, Alfred	121, 203, 242, 330, 374
Brünings, Wilhelm	1, 108, 208
Brunke, Raphael	362
Brunner, Franz Xaver	**11**
Brunner, Hofrat	275
Brusis, Tilman	237, 238

Bryson, Evelyn	156
Buchholz, Werner	**352**, 353
Büchner	360
Budde, Marlies	301
Bullinger, Günter	205
Bumm, Peter	**10**
Burgdorf, Volker	173
Burghardt, Ines	327

C

Calenborn, Detlef	**261**, 263
Calero, Luis	238
Cantemir, Simona	174
Charkasi, Mohamed	138
Cheewaratanapan, Panitan	249, 250
Chiari, Ottokar von	51
Chilla, Reinhard	**87, 88, 90**, 248
Christoph, Bernd	**300**, 301
Christoph, Silke	156
Chryssikopoulos, Petros	42
Chucholowski, Michael	279
Chung, Tae Cen	138
Claas, Friedrich	**13**, 14
Clasen, Björn Peter Eberhard	**328**, 329
Claus, Georg	52, **53**
Claus, Hans	**51**, 52
Collo, Detlef	**186**, 193
Conley, John	197, 204, 229, 302
Conrad, Manfred	**323**
Converse, John Marquis	243, 302
Cottle, Maurice	302
Cramer, Sigurd	353
Creutzfeldt, Otto	274
Cüppers, Herbert	125, 169, **242**, 390
Czech, Klaudius	**290**, 291, 355

D

Dalchow, Carsten	121
Daly, J. F.	57
Dammad, Haydar	138
Davids, Heino	113, **268**
Decher, Hellmuth	17, 157, 171, **239**
Decker, Wolfram	263
Degen, Elmar	355

Degen, Erwin	45, 46
Degen, Thomas	244
Deitmer, Thomas	11, **111**
Delank, Klaus-Wolfgang	**262**
Demers, Richard	371
Denecke, Hans Joachim	101, 155
Denker, Alfred	108, 124, **172**, 288, 292, 361
Deuerling, Wilhelm	**163**
Dieroff, Hans-Georg	33, 132
Diestel, Herrmann	**94**, 159, 178
Dietrich, Albert	219
Dietzel, Kurt	23, 25, 150, 165, 168, 255, 283, 322, 325, 339, 375
Dodenhöft, Joachim	224
Döderlein, Wilhelm	**58**, 59
Doepner, Thea	54
Doerr, Wilhelm	248
Döhne, Ernst	248
Dörfelt, Grit	389
Drabe, Joachim	**267**, 268
Draf, Wolfgang	64, 101, **154**, 355, 362, 370
Dreiner, Norbert	110, 111
Driesen	67
Drost, Constanze Babette	90
Dühmke, Eckhart	102
Dürr, Clemens	11
Duwe, Lars	263

E

Ebach, Frank	111
Ebeling, Olaf	287, 297
Ebert, Klaus-Dietrich	**364**
Ebert, Peter Lutz	**335**
Eckel, Walter	**109**
Eckermeier, Lothar	101
Eckert-Möbius, Adolf	75, 104, 117, 137, 289
Egermann, Frieder	**212**, 307
Ehr, Reinhard	**162**
Eichel, Friedrich	103
Eichhorn, Thomas	**98**, 351
Eicken, Carl von	53, 56, 124, 128, 242, 345
Eickhoff, Hugo	112, 157, 390
Eigel-Hanus, Helmut	46, 321
Eigler, Gerhard	267, 268, 386
Eiselberg, Anton Freiherr von	124
Eismann, Volker	351

Elies, Wolfgang	67
Elze, Curt	161, 191
Emmerich, Andreas	329
Enderlen, Eugen	218, 219
Enger, Bernd	**9**
Enke, Martin	348
Enzmann, Harald	11
Ernst, Arne	**64**
Esch, Fritz Rudolf	28, **29**, 36
Esch, Udo	**267**
Eßer, Dirk	**135, 388**
Eube, Hans	21
Euler, Hans-Edgar	164
Evers, Jürgen	**91,** 187
Evers, Jürgen	395
Eversheim, Wolfgang	**232**
Ewing, Sir Alexander	229
Ey, Werner	**100,** 101, 155

F

Faas, Irene	**279**
Fabian, Alexander	76, **305**
Fabian, Götz	76, **117, 118,** 165, 211
Faferek, Alfred	194
Falk, Paul	213, 333
Fastenau, Heiner	88
Fatschel, Jürgen	33
Feichtmayer, Werner	**65**
Feist, Klaus	207
Feldmann, Harald	101, 109, 111, 262
Felgner, Klaus	**180,** 181
Fendel, Kurt	300, **345,** 346
Fenger, Renate	33
Fessler, Peter	279
Festerling, Harro	**377**
Fettin	175
Fikentscher, Rüdiger	311
Finckh, Martin	224
Findl, Wolfgang	277
Fischer, Bernhard	301
Fischer, Eugen	220
Fischer, Heinrich	371
Fischer, Robert	240
Fischer, Thomas	144
Flach, Michael	**117,** 118
Fleischer, Brigitte	165, 166

Fleischer, Konrad	17, 34, 47, 97, **133**, **196**, 197
Flemming, Irene	243
Fleuter, Constanze	48
Flock, Helmut	**203**
Flügel, Wolfgang	35
Fock, Karl	270
Foet, Karl	**143**
Forssmann, Werner	128
Förster, H.	85
Foss, Erich	**103**, 104
Fraatz, Helmut	152
Fraenkel, Bernhard	52
Franck, Gerhard	395
Francke, Ute	39
Franke, Klaus-Dieter	**84**
Franke, Rainer	399
Fränkel, Albrecht	218
Franzen, Achim	140, **285**
Frehiwot, Mengiste	74
Freigang, Bernd	135, 176, 362, 388
Frenzel, Hermann	4, 77, 78, 82, **108**, 295, 357
Freund, Helga	18
Frey, Hans-Hellmut	133, **350**
Fricton, Jim	318
Friedrich, Alois	54
Friedrich, Ludwig	362
Fritsche, Herbert	**254**
Fritz, Heinrich	118
Fronz, Thomas	140
Fuchs, Gisela	362
Fues, Carl-Peter	**391**
Funcke, Johannes	250
Funk, Philipp	355

G

Gäbert, Jürgen	290, 291
Gaessler, Bernhard von	172
Gahr, Wilhelm	194
Galle, Ernst	**378**
Ganzer, Uwe	249
Gareis, Volker	363
Gedik, Cemal	249
Geisendörfer, Rudolf	42
Genschow, Joachim	**331**
Georgi, Michael	194
Gerhardt, Hans-Jürgen	37, 39, 48, 60, 63, 66, 97, 165, 281, 327

Gerlach, Heinrich	**341**, 342
Gerlach, Thomas	342
Gerste, Thomas	84
Gestewitz, Hans-Rudolf	**19**, 20, 30, 69, 254, 255
Geyer, Götz	**346**
Gieringer, Matthias	383
Giesing, Erwin	53
Gille, Frank	394
Girschik, Ludwig	286
Glanz, Hiltrud	**146**
Glißmann, Lothar	240
Göbel, Stefanie	102
Godbersen, Godber Sönke	11
Godt, Einer	81
Goertchen, Roland	26
Göldner, Gabriele	208
Golebiowska, Irena	78
Gorgulla, Harald	234
Gosepath, Jochen	285, **369**, 370
Götz, Claus	26, **165**
Gräff, Siegfried	191
Graffunder, Paul	225
Grahe, Karl	**356**
Gramer, Lothar	194
Gramowski, Karl-Heinz	18, **133**, 350, 366
Gravenhorst, Friedrich	89
Greven, Herbert	**247**
Grevers, Gerhard	286
Grevers, Heinz	286
Gruber, Josef	50
Grün, Detlef	120, **121**
Grünberg, Karl	259
Grundmann, Eberhard W.	**284**, 285
Gückel, Katrin	359
Gülzow, Jörg	**321**
Gundermann, Horst	**283**, 284
Gundlach, Peter	**312**
Günnel, Fredo	117, 118, 165, 298, 305, 313, 317, 326
Günther, Klaus-Michael	**252**
Güthert, Harry	378
Güttich, Alfred	32, 108, 235, 380

H

Haas, Erwin	**225**, 226, 302, 384
Habedank, Siegfried	116, 149, 150, **164**, 165, 281
Haberer, Hans von	124

Namenverzeichnis

Habermann, Günther	**93, 142**
Haerle, Hans	**361**, 362
Hagedorn, Werner	270
Hagen, Rudolf	**358**, 359
Hahn, Erwin	**103**
Hahn, Peter	346
Hajek, Markus	220
Halle, Max	137
Handrock, Michael	59, **197**
Hansberg, Friedrich Wilhelm	1, **107**
Hansen, Heinz	299
Hanson, Jörg	**105**, 129
Häntzschel, Susanne	281
Harnath, Caren	281
Hartebrodt, Sybille	377
Hartmann, Arthur	5, **49**, 50, 51, 85
Hartmann, Sabine	111
Hartwein, Joerg	**303**, 385
Hasenclever, Silke	123
Hassheider, Klaus	237
Haubner, Beate	308, 309
Haubrich, Jörg	**248**, 249
Haußmann, Dieter	244
Hazivar, Emmerich	365
Hecker, Waldemar	272
Heckrodt, Klaus	6
Hedinger, August	363
Heermann, Hans	**137**, 138, 203
Heermann, Joachim	15, 137, **138**, 139, 140
Heermann, Josef	**136**, 137
Hegener, Julius	**188**, 189
Heidelmann, Gerhard	118
Heidemüller, Bernd	95
Heidenhain, Martin	219
Heilmann, Hans-Peter	**159**, 178
Heinicke, Anne-Margret	44
Heinze, Alfred	**61**
Heiß, Peter	134
Hellmich, Sigurd	**112**, 113, 268
Helm, Christa	118
Helms, Jan	11, 101, 102, 144, 162, 186, 204, 331, 346, 358
Hendus, Joachim	156, 362
Henker, Monika	118
Hens, Ernst	**14**, 332, 338
Hensel, Dirk	201
Hentsch, Georg	**26**
Heppelmann, Jörg	72

Heppt, Werner	223
Herberhold, Claus	92, 127, 214, 240, 318, 334
Herbrich, Rainer	166
Hering, Lutz	306
Hermanussen, Gernot	187
Hermenau, Günter	33
Herrmann, Alexander	131, 181, 203, 232, 266, 278, 333, 340
Herrmann, Karl	**8**
Herrmann, Reiner	**216**
Heßberg, Reiner Freiherr von und zu	**158**, 397
Hesse, Walter	**36**, 322, 375
Heumann, Henning	**365**
Hilbig, Ruth	207
Hildebrandt, Thomas	48
Hildmann, Henning	113, 156, 355, 391
Hilger, Gregor	**351**
Hillmann, Kai	303
Hilterhaus, Frauke	156
Hinsberg, Victor	104, 185, 202
Hinz, Michael	127
Hirsch	283
Hirsch, Caesar	180, **360**, 361
Hittel, Jens-Peter	227
Hoch, Detlef	392
Hodel, Daniela	269
Hoffmann, Karl	204
Hoffmann, Katrin	135
Hoffmann, Klaus	91, **186**, 187
Hoffmann, Ralf	130
Hofmann, Helmut	212, **307**
Hofmann, Karl Helmut	371
Hofmann, Siegfried	142, **143**
Hofmann, Udo	**210**
Hofmeister, Franz von	360
Hohenhorst, Winfried	140
Holwede, Benno von	77
Holzki, Josef	238
Hommerich, Klaus Wilhelm	197
Hopmann, Carl Melchior	241
Horchler, Karl	**241**, 242
Höring, Felix-Otto	65
Hörmann, Karl	**214**, 215, 244
Horn, Christian	**149**, 150, 165, 281
Hornig, Gerhard	73
Horstmann, Heinrich	269
House, Howard	138, 143, 229
House, William	143
Huch, Reinhard	**23**

Hünermann, Rudolf	123
Hünermann, Theodor	5, 120, **123**, 124, 242, 390
Hunger, Heinz	397
Huppertz, Michael	56, 65, **66**
Hüsten, Werner	29
Hütten, Friedrich Wilhelm von der	121
Hüttenbrink, Karl-Bernd	166, 351

I

Ilberg, Christoph von	141, 315
Ingelmann, Rudolf	**47**
Ionescu, Radu	216

J

Jäckel, Martin	102
Jacob, Roland	233
Jahneke, Gerhard	194
Jahnke, Klaus	244, 272
Jahnke, Volker	56, **57**, 58, 60, 64
Jakobi, Harry	62, 105, 129, 178, 179, 209, 210, 284, 285, 289, 311, 314, 337, 372
Janisch, Rudolf	176
Jansen, Claus	**169**, 243
Jatho, Kurt	266
Jauerneck, Alfred	40, **41**, 54, 55, 56, 61, 245
Jemma, Maurizio	383
Jenssen, Erich	**258**
Jersch, Frank	170
Jessen	85
Jirzik, Hans	330
Jochimsen, Peter	383
John, Heinrich	**25**, 26
Joseph, Jaques	137
Jost, G.	63
Jung, Bruno	**314**, 315
Jung, Georg	**185**, 186, 187, 336
Jung, Hans-Peter	**76**, 118, 214, 305
Jung, Hartmut	88
Jung, Helmut	9, **233**
Jungehülsing, Markus	**312**
Just, Manfred	334

K

Kahler, Otto	124, 202, 218, 219, 292, 360, 361, 392
Kahsnitz, Karl	**224**
Kaiser-Meinhardt, Isolde	33, 37, 45, 47, 63, 66, 97, 327
Kaldenhoff, Wilhelm	286
Kalkhoff, Conrad	**104**
Kaller, Heinrich	**65**
Kamp, Martin	271
Kämpfe-Koitschew, Charlotte	165
Kander, Ludwig	**217**, 218
Kanzenbach, Hans-Eckart	**22**, 23
Kanzok, Jürgen	130, 351
Karapantzos, Ilias	363
Karrer, Theodor	352
Kaschke, Oliver	**60**
Kastenbauer, Ernst Rudolf	42, 182, 183, 276, 303, 312
Katircioglu, Sedat	138
Katz, Marianne	364
Katzenstein, Jakob	54
Katzschmann, Erich	**397**
Kau, Reinhardt	**249**
Kaufmann	189
Keerl, Rainer	155, **156**, **355**
Kehl, Ralph	363
Kehrl, Wolfgang	**199**
Kelker, Wolfgang	147
Kempf, Hans-Georg	**394**
Kern, Josef	**364**
Kern, von	275
Kersebaum, Michael	232
Kessler, Lutz	26, 118, 165, 166, 326, 327
Keune, Günter	**209**
Keusgen, Ralf	170
Kienast, Ulrike	179
Killian, Gustav	50
Killian, Hans	226
Kim, Jai Sun	138
Kinast, Udo	114
Kindler, Werner	55, 56, 100, 182, 185, 320, **344**
Kirbach, Manfred	349, 350, 351
Kirchner, Klaus	362
Kirschner, Martin	101
Kirstein, Richard	**357**
Kleber, Ralf-Rüdiger	**308**
Klee, Birgit	76
Kleemann, Detlef	**375**
Klein, Dieter	66

Kleinsasser, Oskar	79, 98, 146
Klemm, Eckart	**118**
Klett, Käthe	**311**
Kley, Walter	11, 81, 102, 143, 154, 155, 162, 170, 206, 207, 233, 271, 293, 294, 302, 331, 347, 348, 369
Klinke, Rainer	315
Kluba, Josef	**270**
Knöbber, Dirk	11
Köbel, Friedrich	**363**
Koberg, Wolfgang	171
Koch	185
Koch, Christian	270
Koch, Helmut	**313**
Koch, Johannes	247, 273
Koch, Ulrich	156, 199, 214, 303, 334, 355, 362
Koch, Werner	30, **325**, 326
Koegel, Klaus	**140**, 285
Koellreutter, Wilhelm	**224**
Kohnle, Roland	373
Kollmeier, Birger	297
Konietzko, Paul	82
König, Rolf	388
Konow, Veronika	46
Köppen, Hans-Jürgen	397
Köpsel, Günter	33
Körber, Ernst-Otto	88
Körner, Otto	1
Korves, Bernd	**332**
Kössendrup, Antonius	299
Kösterke, Horst	**167**
Kottmeyer, Günther	**386**, 387
Kräenbring, Christa	216
Krahl, Peter	**320**
Kramp, Burkhard	375
Krasa, Martin	294
Krastinova, D.	63
Kraus, Hermann	109
Krause	310
Krehl, Ludolf von	218
Kreidewolf, Wilhelm	**40**
Kressner, Alfred	276, 354
Kriebel, Arnold	336
Krienitz, Rudolf	**45**, 265
Krisch, Axel	134
Krisch, Walter	352
Kröhl, Jutta	217
Krüger, Ernst	**190**

Krüger, Harald	271
Krzyzaniak, Stanislav	90
Kuba, Jiri	60
Kuch, Felix	**256**
Kühn, Hubertus	193, **273**
Kuhs, Günter	**38**
Kümmel, Werner	189, 218, 225
Kup, Werner	9, **33**, 34, 129, 130, 151, 280
Küpper, Klaus	**173**
Kurzeja, Adam	**122**
Küstner, Ernst	117
Küstner, Wilhelm	175, 331
Küttner, Klaus	74, **366**, 367

L

Laage, Günter	9, 158, **397**, 398
Lamm, Christoph	151
Lamm, Hans	**150**, 151
Lamm, Kerstin	151
Lamprecht, Jürgen	**139**
Lange	175
Lange, Dieter	**280**
Lange, Gert	**393**
Lange, Otto	117, 118
Lange, Wilhelm	47, 116, 196, 220, 256
Langenbeck, Bernhard	239, 300
Langer, Leander	385
Langhans, Günter	**353**
Langnickel, Rainer	290, **354**
Laszig, Roland	174, 199, 334
Lattermann, Erich	28
Laube, Hartmut	**264**
Laubert, Armin	**174**
Leden, Hans von	229
Lederer, Ludwig	**292**
Legler, Ulrich	162
Lehnhardt, Ernst	84, 150, 151, 174, 199, 203, 268, 274, 286, 298, 391
Leicher, Hans	**145**, 225, 226, 236, 302, **356**, 357, 369, 381
Leisse, Otto	**86**
Leistner, Horst	349
Lemcke, Christian	1
Lempert, Julius	347
Lenart, Rudolf	319
Lenarz, Thomas	64, 174, 223, 394

Lenz, Antje	365
Lenz, Hermann	**243**
Leonhardt, Siegfried	**395**
Leroux-Robert, Jean	369
Lesoine, Wolfgang	6, **232**, 276
Leßle, Max	194
Letzsch, Thomas	60
Lexer, Erich	124, 219
Liebe, Dieter	21
Lieberum, Birgit	272
Liebschner, Klaus	**94**, 159
Lindemann, Gregor	127
Linder, Fritz	66
Lindner, Claudia	243, 244
Link, Rudolf	55, 56, 142, 182, 185, 191, 198, 199, 214, 223, 271
Löbe, Lutz-Peter	179, 209
Löbel, Albrecht	95
Lochner, Wilhelm	193
Lode, Klaus-Gert	21
Loebell, Georg	**181**
Loebell, Helmut	109, 181, 229
Löer, Julius	**235**, **236**, **242**
Loewe, Günter	**45**, 46, 265
Löhlein, D.	286
Loncarevic, Stjepan	154
Lorent, E.	80
Lorentz, Friedrich-Wilhelm	30, 254, 255, 256
Lorenz, Kai	373
Lübbers, Dietrich	17
Lubinski, Helmut	337
Lucae, August	52
Lücke, Wilhelm	286
Luckhaupt, Horst	111, **113**, 114
Ludewig, Carl Johann	1, **188**
Ludwig, Eiko	171
Luhn, Johann-Peter	**92**, 199
Lyncker, Peter	362

M

Maass, Berthelm Karl	17, 239
Mahdi-Joest, Aiman	72
Mahler, Karl-Friedrich	**37, 66**
Mahn, Hans-Rainer	**62**, 63
Mai, Andreas	348
Mai, Erik	**70**

Maier, Heinz	373
Makowski, L.	161
Manasse, Paul	153
Mann, Max	**115**, 292, 324
Mann, Wolf	102, 204, 233
Mansfeld, Ulrich	**284**, 285
Mansky, Fritz	89
Marchtaler, Christoph von	362
Marciniak, Stefan	160
Marek, Astrid	238
Markert, Rudolf	**218**
Marsch, Holger	141
Martins, Ludwig	4, **44**, 79
Martins, Michael	79
Marx, Hermann	55, 220
Mashoff, Günther	55, 56, **154**
Masing, Hellmuth	112
Matschke, Reinhard Gustav	**338**, 339
Mattheis, Stefan	319
Mattinger, Peter	263
Matzker, Joseph	**236**, 237
Mäuerle, Wolfgang	18, 102
Maune, Steffen	298
Maurer, Helmut	**333**, 334
Maurer, Rolf	**71**, 72
Mauß, Hans Georg	**80**, 81
Mauß, Johannes	31, 54
Mayer, Berndt Artur	**63**
Mayer, Otto	220
McCarthy, J.	63
Mehner, Rolf	19, **20**, 21
Mehring, Hermann	125
Meister, Eberhard F.	**257**
Mekonnen, Bekele	396
Mennig, Harry	37, 62
Mensch, Gritt	339
Mertens, Jürgen	**226**, 227
Mertens, Markus	**315**
Mesinovic, Asim	216
Messerklinger, Walter	337
Messingschlager, Walter	120
Meuser, Walter	125, 243, **390**, 391, 392
Meyer zum Gottesberge, Alf	17, 83, 120, 122, 126, 173
Meyer, Dietrich	**336**, 337, 339
Meyer, Erhard D.	**327**
Meyer, Max	56, 191
Meyer, Otto	86, 87, **202**
Meyer, Peter	**177**, 178

Namenverzeichnis

Meyer, Rodolphe	63, 138
Michalewski, Christoph	297
Michalski, Hartmut	74, 257
Michels, Wilhelm	**275**
Miehlke, Adolf	87, 88, 229, 248, 274
Mies, Hans	386
Miethe, Erhard	358
Migdal, Holger-Harald	**171**, 239, 240
Milewski, Christian	**144**
Minnigerode, Bernhard	78
Mittermaier, Richard	4, 42, **131**, 143, 192, **219**, 221, 293
Möbius, Michael	**211**, 212, 327
Möckel, Christoph	**244**
Möller, Alfred	**376**
Möller, Hans-Georg	**157**, 239
Mootz, Burkhard	238
Morgenstern, Claus	**193**
Moritz, Walter	**203**, 340
Moser, Fritz	26, 73, **132**, 211, 254, 255, 257, 325, 368, 397
Moses, Sally	241
Mrowetz, Josef	362
Mrowinski, Dieter	183
Muck, Otto	**104**
Müller, Ernst	**32**, 78, 83, 286, 381, 382
Müller, Gisela	257
Müller, Thomas	12
Müller, Werner Eike	**281**
Müller, Wolfgang	**63**
Mulzer, Paul	195
Mündnich, Karl Rudolf	**259**, 357
Münker, Gerd	**261**
Münzel, Manfred Andreas	**187**
Müsebeck, Klaus-Wolfgang	213, 215

N

Nagel, Diethelm	18
Nagel, Felix	**302**
Nassiv, T. M. A.	63
Naujoks, Jürgen	90, **347**, 348
Naumann, Claus	**206**, 207
Naumann, Hans Heinz	14, 57, 183, 187, 243, 276, 279, 312, 346
Naumer, Ingmar	362
Nawka, Tadeus	193
Nehls, Karl	**325**

Nehring, Hans	43
Nehse, Wolfgang	287
Neubert, Jürgen	237
Neubert, K.	161
Neugebauer, Günter	**104**
Neumann, Andreas	287
Neumann, Hans Jürgen	**179**
Neumann, Heinrich	220
Neumann, Otto Georg	92, **198**, 199
Neumann, Thomas	287
Neumann-Kleinpaul, Heinz-Ulrich	55
Neveling, Richard	**126**, 223
Nickisch, Andreas	263
Nickol, Hans-Jürgen	**182**
Nielitz, Thomas	65
Niemann, Theodor	299
Niemeyer, Wolfhart	229
Niermann, August	341
Nikodem, Peter	373
Nikodem, Thomas	201
Nischwitz, Axel-Steffen	165
Nitze, Hans-Rudolf	**42**
Noack, Gerhard	**104**, 105
Nobbe, Friedrich Wilhelm	200
Nolte, Rudolf	**96**, 97
Noltenius, Hermann	1, 50, **84**, **85**
Nolting, Hans	202
Nonne, Max	190, 195
Noppeney, Ruth	199
Nordheim, Günther von	6
Nuernbergk, Franz	44
Nühsmann, Theodor Alexander	**108**, 173, 340

O

Obermaier, Friedrich	362
Obermann, Bernd	294
Oeken, Friedrich-Wilhelm	33, 46, 74, 117, 254, 256, 257, 300
Ohlemutz, Alfred	205
Oidtmann, Christoph	199
Osterwald, Gustav	297
Osterwald, Lutz E.	**204**, 205
Otte, Michael	244
Otte, Thomas	300
Otten, Carl	228
Otto, Horst-Dietrich	**39**

P

Pabst, Friedemann	118
Pade, Jürgen	114
Pantev, Christo	134
Pape, Hans-Dieter	328
Park, Chu-Bang	138
Park, In Yong	138
Passow, Adolf	52, 53, 54, 58, 124, 188, 189
Pau, Hans-Wilhelm	375
Pauli, G.	80
Paulsen, Karsten	**78, 83,** 387, 389
Pavlidelis, Vasilius	140
Pedal, Peter	298
Peer, Lyndon A.	138
Peet	197
Pein, Eckhart	15
Pellnitz, Dietrich	**55,** 56, 66, 154
Perwitzschky, Reinhard	304
Peter, Johannes	217
Peter, Klaus Dieter	170
Pfalz, Reinhard	345
Pfander, Friedrich	**82**
Pfeifer, Gerhard	319
Pfeiffer-Bothner, Hans Günther	**29,** 36, 326
Pfestorf, Martina	309
Pfretzschner, Christian	**276**
Philipp, Peer Oliver	387, **389**
Pick, L.	220
Pilz, Eberhard	**349**
Pinkpank, Axel	384, 385
Pirsig, Wolfgang	199
Pischke, Rolf	237
Pitanguy, P. I.	63
Plath, Peter	157, 318, 338
Plester, Dietrich	124, 217, 232, 272, 341, 354, 365, 391, 394
Politschuk, Wassili	**326**
Politzer, Adam	49, 50, 343, 363
Portmann, Georges	138
Portmann, Michel	138
Porzig, Wolfhart	237, 238, 300
Poser, Rudolf Helmut	**90,** 348
Pownick	189
Pradelski, Luzian	15
Preibisch-Effenberger, Rudolf	135, 176, 270, 300, 388
Preusse, Karl-Heinz	**380,** 381
Preysing, Hermann	59

Prott, Werner 271
Ptok, Martin 389
Puder, Christian 238
Puttkamer, Dietrich von 66

Q

Quante, Manfred **83**

R

Raab, Beate 294
Radke-Harm, Karin 249, 250
Radtke, Gerald 135
Ramsahye, Mahendranath 173
Ranke, Otto E. 341
Raschke, Dieter Thomas 303, **384**
Raub, Karl 251
Rauch, Sigurd 278
Rauchfuss, Alexander **334**
Raue, Thomas **26**
Rayes, Rauf 138
Reck, Ralf **101**, 102
Rees, T. 63
Reese, Thomas 243
Rehberg, Elisabeth 174
Rehberg, Joachim Wolf 18
Rehurek, Lubomir **15**, 138
Reich, Leo **361, 362**
Reiche, Karl Friedrich Wilhelm 270
Reinartz, Bernd 232
Reinke, Walther 61, **62**
Reinke, Willi **36**
Reinsch, Manfred 314
Reiß, Michael **166**
Reissmann, Fritz **288**
Remmert, Stephan 309
Rempt, Egon 7
Renner, Wulf 362
Renninghoff, Fritz **109**
Reska 175
Richter, Wolfgang **368**
Richter, Wolfram Christian 170
Riecker, Otto Erich **392, 393**
Riedel, Heinz 97
Riegg, H. 162

Rieker, Otto Erich	331
Riemann, Elke	144
Riemann, Randolf	144
Ringk, Gerhard	37
Ristow, Werner	154
Ritter, Karsten	**81**
Robbers, Bernhard	121
Röcken, Jochen	277
Roepke, Friedrich	**343**
Rohden	175
Rohden, Konrad von	**85**, 86
Röke, Ulrike	48
Rollin, Heinz	**189**, **195**, 199
Roos, Eduard	150
Rose, Kurt-Günter	**110**, 113, 127
Roseburg, Bernhard	**311**, 312
Rosen, Samuel	138
Rosenberg, Hartmut	213
Roßberg, Gerhard	**192**, 193
Rossius, Hartmut	152
Rotermundt, Fredo	73, **256**
Rudert, Heinrich	10, 226, 240, 298, 382
Rüdiger, Willfried	**16**, 17
Ruf, Camill-Conrad	**360**, 361, 362
Rumor, Dominique	60
Rumpf, Günther	**38**
Runge, Hermann Gustav	**189**
Rüstig, Wolfgang	216

S

Sachs, Wolfgang	**167**
Saland, Hermann	**59**
Samii, Madjid	204, 370
Sauerland, Ludwig	187
Sawitzki, Eckhard	**299**
Schadel, Axel	144
Schäfer, Peter	371
Schaffrath, Horst	19
Schaps, Peter	118
Scharff	128
Scharpenberg, Heinrich	**173**
Schätzle, Walter	248
Scheddin, Ernst	**149**
Schedler, Michael	101
Scheel, Jobst von	**182**, 183
Schenke, Heinrich	371

Scherer, Hans	59, 312
Schicker, Simon	**161**
Schiehlen, Wolfgang	373
Schiele, Gerhard	**175**
Schielinski, Willi	39
Schilling, Anton	229
Schilling, Joachim	**44**, 45, 54
Schilling, Volker	**42**
Schindler, Elke	134
Schlenter, Wolfgang W.	**147**
Schlöndorff, Georg	67, 122, 139, 332, **381**
Schlosshauer, Burkhard	**86**, 87, 89, 334
Schmeden, Johann	295
Schmelzle, Rainer	319
Schmid, Eduard	138
Schmidt	121
Schmidt, Gerhard	**38**
Schmidt, Herbert	**181**
Schmidt, Herrmann	21
Schmidt, Horst	215
Schmidt, Volkhart	21
Schmidt, Walter	374, 375
Schmidt, Wolf-Axel	**268**
Schnaack, Werner	304
Schneeweiß, Horst	33, **34**
Schneider, Dirk	234
Schneider, Herbert	**245**, 264
Schneider, Klaus	359
Schneider, Max	386
Schneider, Renate	37
Schneider, Rüdiger	371
Schnieder, Ernst-August	**345**
Schnitzler, Johann	50
Schock, Juliane	179
Schoder	128
Schoffke, Stephan	**37**
Schöler, Cordula	389
Scholz, Georg	**145**
Scholz, Heinz-Joachim	375
Schönfeld, Ortwin	**163**
Schönfeld, Rüdiger	295, **296**
Schrader, Martin	**272**
Schreiber, Dieter	378
Schreiber, Horst	**36**
Schreiber, Ingeburg	351
Schreiner, Lorenz	**278**, 279
Schröder, Gertrud	118
Schröder, Kurt	7, 94, 110, **116**, **133**, 314, 350, 378

Schröder, Michael	**229**
Schröder, Tilmann	217
Schroeder, Heinz-Georg	**79**
Schröer, Rudolf	6
Schrötter, Leopold von	50
Schubel, Johannes	325
Schubert, Heinrich	362
Schuknecht, Harold	138
Schult, Carsten	265
Schulte, Emil	**153**
Schulte-Mattler, Klaus	111
Schultheis, Werner	271
Schultz, Klaus-Detlev	193
Schultz-Coulon, Hans-Jürgen	**286**, 287
Schulz van Treeck, Alfred	19, 47, 196, 289
Schulz, Dietmar	281
Schulze, Bernd	**251**, 252
Schulze, Ernst	362
Schulze, Rosemarie	165
Schulze-Bergmann, Günter	384
Schulz-Flake, Christian	392
Schumacher, Christa	260
Schumann, Horst	**310**, 311
Schumann, Klaus	200, **372**, 373
Schürmann, Kurt	81, 370
Schuss, Udo	359
Schust, Klaus-Joachim	**245**, 246
Schütz, Götz-Volker	**289**
Schütze, Sebastian	35
Schwab, Werner	101, 328
Schwartze, Hermann	188
Schwarz, Christophe	359
Schwarz, Max	4, 32, 216, **219**, 220, 275, 344, 361
Schwarz, Stefan	263
Schwerdtfeger, Friedrich Peter	**370**
Seeber, Hermann	**105**
Seeger-Schellerhoff, Elfi	271, 272
Seela, Wolfgang	118
Seelbach, Wolfgang	88
Seeman, Miloslav	283
Seidel, Marion	309
Seidel, Werner	**326**, 327
Seidl, Rainer Ottis	65, 170
Seifert, Gerhard	92, 248
Seiferth, Leonhard Bernhard	4, 191, 299
Seiffert, Alfred	14, 100, 101, 236
Seimer, Andreas	363
Seitz, Daniela	18

Sellau, Jürgen	285
Selye, Hans	57
Sengbusch, Jutta	368
Senska, Justus	300
Sesterhenn, Klaus	110, **127**
Seyffarth, Otto	202
Siegert, Ralf	**318**, 319
Simm, Klaus Jens	194
Simon, Alfred	**324**, 325
Simon, Reinhard	18
Sinell, Hermann	**184**
Skevas, Antonios	101, 371
Skurczynski, Wieslaw	**70**
Smith, Catherine	57
Sofiansky, Dimitar	**331**
Sökeland, Thomas	**87**
Sollmann, Wolf Peter	79
Sonntag, Heinz	73
Spicker, Reinhard	287
Spieske, Christine	**134**
Spieß, Gustav	145, 356, 357
Spinar, Hagen	364
Sprenger, Walter	**316**
Stabenow, Ingeborg	263
Stange, Günter	**222**
Stasche, Norbert	76, **214**, 215
Staude, Gudrun	33, 34
Stawinski, Stanislau	290
Steffl, Miklos	**36**
Steimann, Goswin	205
Stein, Helmut	194
Steiner, Wolfgang	101, 102, 229, 370
Steinert, Ralf	**298**
Steinhardt, Gerhard	170
Stenger, Hans-Heinrich	77, 387
Stenger, Paul	36, 77, 96
Stennert, Eberhard	111, 113, 237, 296, 312, 328
Steurer, Otto	77, 86, 87, 89, 164, 191, 374
Stöckle, Wolfgang	**200**, 373
Stojiljkovic, Dragan	60
Stoll, Hans-Günther	32, 33, 34, 38
Stoll, Wolfgang	262
Stolper, Jürgen	303
Stopa, Richard	127
Störk, Karl	50
Strobel, Hardy	73
Strohm, Gerhard	**72**
Strohm, Michael	**217**

Strong, William	229
Strote, Raimund	249
Strümpel, Martin	362
Strümpel, Peter	**47**, 48, 149
Strümpel, Wilhelm	**148**, 149
Stumpf, Hartmann	288, **289**
Stupp, Cornelius	240
Stupp, Heinz	**120**, 121, 123, 171
Stussack, Günther	373
Stüttem, Jürgen	332
Suchan, Michal	362
Swoboda, Renate	134, 135

T

Tamm, Arno	339
Tammena, Udo	**103**
Tardy, Jr., M. Eugene	63, 302
Tauscher, Eckhart	**375**
Tautenhahn, Elvira	314
Terrahe, Klaus	252, 259, **357**, 358
Tessier, P.	63
Theilmann, Margit	**289**, 290
Theissing, Gerhard	112, 206, **259**, 294
Theissing, Jürgen	259, **293**, 294
Thielemann, Michael	71, 239
Thiem, Carl	96
Thoenes, Wolfgang	285
Thölken, L.	80
Thomitzek, Hans-Jürgen	**305**
Thomitzek, Josef	**304**
Thost, Hermann Arthur	190
Tichy, Alexander	**61**
Tichy, Stanislav	176
Tiedemann, Rudolf	92, **185**, 194
Tietze, Georg	134, 135
Tigges, Monika	224
Timm, Claus	**266**
Tisch, Matthias	373
Tobeck, Alfred	**108**, 109
Toennissen	16
Tonndorf, Woldemar	8, 25, 47, 93, 94, **116**, 164, 175, 196, 256, 292, 304, 352
Tönnis, Wilhelm	341
Torhorst, Hermann	392
Trautmann, Moritz	343
Trendelenburg, Paul	219

Trendelenburg, Wilhelm	266
Trommer, Jürgen	399
Trommlitz, Martin	147
Tschilschke, Wolfgang von	15
Tzschoppe, Achim	118

U

Uehliger, Erwin	248
Uffenorde, Walther	221, 282, 293
Uhlemann, Bernd	166, **317**
Uhlenhut, Paul	219
Ullmann, Dietrich	397
Unger, Andreas	272
Unger, Eberhard	134
Urbantschitsch, Viktor von	85
Utech, Heinz	112, 180, 195
Utry-Pütz, Etelka	15
Uttenweiler, Viktor	223

V

Vanselow, Bernhard	227
Verspohl, Rita	392
Vetter, Hartmut	236
Vetter, Herbert	**75**
Virchow, Rudolf	48
Vock, Julius Robert	**282**
Vogel, Hans-Joachim	171
Vogel, Herbert	82
Vogel, Klaus	78, 83, 228, 273, 382
Vogt, Ulrich	22
Vogt-Hohenlinde, Carl-Heinz	**387**, 389
Voigt, Hans Walter	336
Voigt, Herbert	**231**
Voigt, Matthias	274
Volling, Peter	**296**
Vollrath, Michael	**274**
Vorwerk, Ulrich	176
Voss, Otto	145, 180, 356, 357, 360
Voss, Wilhelm von	216
Vosteen, Karl-Heinz	42, 87, 89, 122, 139, 173, **191**, 193, 249

W

Wacker-Köpp, Birte	339
Wagener, Oskar	108, 116
Wagner, Hans	**175**
Wahls, Michael	6, **31**
Waite, Daniel	318
Walb, Heinrich	288
Walczok, Andreas	215
Walter, Claus	140, 229
Walter, Herbert	**32**, 33, 34
Walter, Uso	127
Warnebier, Hans	123
Warnecke, Rudolf	202
Wattenberg, Thomas	121
Weber, Alexander	**141**
Weber, Gottwalt	352
Weber, Moritz	**220**
Weber, Rainer	155, 156, **362**, 363
Wecker, Hermann	174
Weerda, Hilko	147, 240, 308, 309, 318, 319
Wehbeh, Said	138
Weibel, Heinz-Peter	6
Weickert, Dietrich	352
Weidauer, Hagen	223, 373
Weigt, Sinmone	287
Weinrich, Wolfgang	204
Weis, Karl Heinz	348
Weise, Robert	297
Weiß, Helmut	**322**
Weitze, Monika	**129**, 130
Welkoborsky, Hans-Jürgen	**204**, 205
Wendler, Jürgen	44, 151
Werner, Eberhard	76
Wersäll, Jan	57
Weschke, Heinz-Günther	341
West, J.M.	52
Westernhagen, Tile-Burkhard von	**295**, 296
Westhofen, Martin	332
Weyer, Karl-Heinz van de	370
Wezler, Karl	192
Wichterei, Andreas	76
Wiegand, Horst	195, **347**
Wiegels, Henning	338, **339**
Wielgosz, Romuald	140
Wigand, Malte Erik	10, 207
Wilke, Joachim	33, **134**, 290, 350
Wilmes, Eberhard	**276**, 277

Winckler, E.	82
Windfuhr, Jochen	127
Wirth, Erich	225
Wittmaack, Karl	103, 189, 190, 195, 220
Wodke, Tatiana, verheiratete Clement-Cassau	54
Wolf, Oswald	106
Wolff, Lothar	294
Wollschläger, Jürgen	298
Wowra, Joachim	102
Wrba, Heinz	278
Wrobel, Wiete	7
Wucherer, Hans	44
Wucherpfennig, Reinhard	198
Wullstein, Horst Ludwig	5, 10, 11, 144, 155, 161, 170, 192, 196, 203, 204, 233, 243, 271, 302, **340**, 341, 342, 345, 348
Wunderle, Peter	18
Wüsthoff, Paul Gerhard	**344**, 345
Wustrow, Fritz	110, 113, 127, **191**, 192, 237, 240, 298, 299, 300, 328
Wustrow, Jochen	171, **240**

Z

Zabiega, Jerzy	249
Zamora, Jose-Maria	27
Zange, Johannes	32, 137, 158, 181, 196, 212, 307, 340, 344, 377
Zapolski, Johannes	**159**
Zarniko, Carl	50
Zaufal, Emanuel	343
Zehm, Siegfried	**192**, 193, **196**, 197
Zenev, Emil	18
Zenner, Hans Peter	64, 272, 394
Zimmer, Wolfgang	**151**, 152
Zimmermann, Alfred	86
Zinser, Georg	**41**
Zipfel, Lothar	**8**, 397, **398**
Zippel, Rudolf	23, 105, 129, 255, 283, 284, 308, 323, 325, 353, 368
Zöller, Max	301
Zöllner, Fritz	147, 203, 222, 223, 261, 271, 340, 393
Zühlke, Dietmar	59, 197
Zumbroich	123
Zurhausen, Alfons	143, 295

Die Erstellung dieser Dokumentation war eine Chance, das zu sammeln, zu beschreiben und festzuhalten, was in den letzten 100 Jahren in unserem Fachgebiet geschah und es geprägt hat. Trotz aller Bemühungen, umfassend und genau zu recherchieren, kann nicht gewährleistet werden, dass die verwendeten Informationen immer vollständig und zutreffend sind. Der Autor beabsichtigt, das Gebiet „HNO-Kliniken" weiter zu bearbeiten. Er wäre den Lesern daher dankbar, ihn auf eventuelle Fehler aufmerksam zu machen, von ihnen ergänzende Informationen zu erhalten oder über weitere Entwicklungen informiert zu werden.

Bitte schreiben Sie mir!

Prof. Dr. T. Brusis
Krankenhaus Köln-Holweide
Neufelder Straße 32
51058 Köln

Firmenportraits

Enge Zusammenarbeit mit Industriefirmen

Die HNO-Heilkunde ist ein vielseitiges Fach mit überwiegend operativer Ausrichtung. Sie umfasst die Diagnostik und Therapie von Krankheitsbildern im Kopf- und Halsbereich. Der HNO-Arzt behandelt schwerpunktmäßig Erkrankungen der oberen Luft- und Speisewege sowie Erkrankungen, die zu einer Funktionsstörung der zwölf Hirnnerven und der Sinnesorgane führen.

Für die Diagnostik der Erkrankungen ist der HNO-Arzt auf zahlreiche apparative Untersuchungsmethoden angewiesen. Ohne Spiegeluntersuchung oder Endoskopie kann er keinen Befund erheben. Für die otoneurologische Diagnostik sind weitere technische Voraussetzungen wie Audiometer, Vestibularisprüfgeräte usw. notwendig.

Das Gleiche gilt für die Behandlung und Rehabilitation von HNO-Erkrankungen. Der HNO-Arzt benötigt eine umfangreiche Operationsausstattung mit einem vielseitigen Makro- und Mikroinstrumentarium einschließlich schneidender oder lasergestützter Operationsverfahren. Für die konservative Behandlung wie auch für die operative Nachbehandlung sind eine Vielzahl von Medikamenten erforderlich, die die pharmazeutische Industrie herstellt, sowie funktionsersetzende technische Geräte wie Hörgeräte, Sprechventilprothesen usw.

Seit über 100 Jahren arbeiten HNO-Ärzte mit Unternehmen und pharmazeutischen Firmen zusammen, die sich auf das Fachgebiet der HNO-Heilkunde spezialisiert haben. Seit Jahrzehnten sind diese auf den Industrieausstellungen von HNO-Kongressen vertreten und bieten dort technische Geräte, Produkte oder Medikamente an. Einige Firmen haben die sich ihnen gebotene Gelegenheit genutzt, in diesem Band über ihre eigene Firmengeschichte zu berichten. Durch ihre Beteiligung haben sie zum Erscheinen dieses Buches beigetragen. Ihnen sei an dieser Stelle herzlich gedankt!

bess medizintechnik gmbh

Gustav-Krone-Straße 7 - D-14167 Berlin
☎ 030 / 816 909-0 Fax 030 / 816 909-16

bess wurde am 3.3.1988 als „bess medizintechnische vertriebsges. mbh" ins Handelsregister eingetragen. Anfänglich war die bess med. eine reine Handelsorganisation, die im seinerzeit „ummauerten" Berlin (West) für auswärtige Hersteller eine geeignete Vertretung darstellte. Mit dem Fall der Mauer wurde aus *bess* ein bundesweit operierendes Unternehmen, das sich zunehmend auf Nischenbereiche der Medizin spezialisierte.

Die Namensänderung in *bess medizintechnik gmbh* (1994) macht deutlich, dass neben der reinen Vertriebstätigkeit zunehmend auch eigene Entwicklungen verfolgt werden, so sie nicht im Wettbewerb zu unseren Partnern stehen. Ende 1995 wurde die *bess medizintechnik gmbh* in Österreich als rechtlich selbständiges Schwesterunternehmen gegründet. Die Bereiche Entwicklung und Herstellung sowie Sterilisation wurden 1998 in das Schwesterunternehmen *bess pro gmbh* ausgegliedert.

1998 wurden die Unternehmen nach der höchsten „Klasse", d.h. nach DIN EN ISO 9001, DIN EN 46001 sowie RL 93/42/EWG Anh. II (Med/Cert, CE 0482) zertifiziert.

Eine Auswahl unserer Partner:

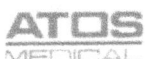 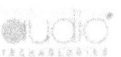 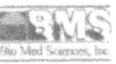 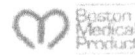

Immer besser!

office@bess.de - www.bess.de

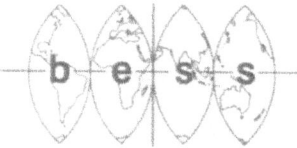

Unsere Unternehmensstrategie ist es, erklärungsbedürftige Nischenprodukte exklusiv anzubieten und eine schnelle Belieferung zu gewährleisten. Als kompetente Ansprechpartner vor Ort stehen unsere Aussendienstmitarbeiter zur Verfügung.

Wir möchten auch dazu beitragen, neue Verfahren bzw. Technologien im Markt zu etablieren. Die bisherige erfolgreiche Tätigkeit dokumentiert sich unter anderem darin, dass wir auch Produkte, die ein neuartiges operatives Herangehen erfordern, zur Marktführerschaft gebracht haben.

Wir führen in Zusammenarbeit mit *Opinion Leaders* Marktrecherchen, Studien und Anwendungsbeobachtungen durch und bieten unseren Partnern von außerhalb der EU Dienstleistungen als Europäischer Bevollmächtigter gem. RL 93/42/EWG an.

bess medizintechnik - Produkte für die
- Otologie/HNO-Mikrochirurgie
- Laryngologie/Trachealchirurgie
- Bronchoskopie/Pulmologie
- Rhinologie
- Ophthalmologie
- Plastische / Rekonstruktive Chirurgie

u.a.

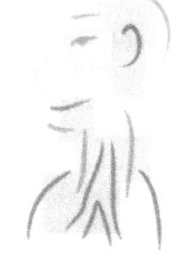

 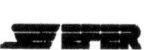 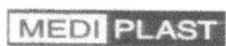 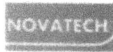

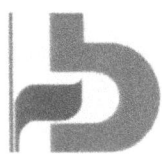

Phytotherapie, die überzeugt
Pflanzliche Arzneimittel von BIONORICA -
Qualität vom Anbau bis zur Anwendung

„In many cases a medicinal plant was first used in folk medicine and with some of these remedies the drug is actually contained in the plant and can be used as with digoxin and morphine. But in other instances scientific endeavour has been all important in developing new medicines or new uses from the folk remedy. As examples of new medicines one can cite amiodaron, verapamil and aspirin whilst new uses include atropine, reserpine and ryanodine. ... There must be more plants awaiting for discovery, but how do we go about finding them? I do not believe that theorising from existing knowledge will be the answer. Progress is likely to develop along the lines it has followed in the past."

HOLLMANN A., PLANTS IN CARDIOLOGY. BRITISH MEDICAL JOURNAL, 1992

Schon vor rund 5000 Jahren verfassten chinesische Ärzte Lehrbücher, in denen Heilpflanzen und ihre Anwendung exakt beschrieben sind. Bis Anfang des 20. Jahrhunderts stellten pflanzliche Arzneimittel den größten Anteil an den Pharmakopoen. Paracelsus, von der Alchimie seines Vaters inspiriert, hatte den Gedanken aufgebracht, dass nicht die Pflanze selbst das Arzneimittel sei, die „quinta essentia" vielmehr erst noch gewonnen werden müsste. Mit der Isolierung des Morphins aus dem Schlafmohn - 275 Jahre nach Paracelsus - wurde diese Idee zum ersten Mal Wirklichkeit und zum Paradigma für die folgenden Jahrhunderte bis heute. Tausende von Pflanzeninhaltsstoffen sind isoliert, ihre Struktur aufgeklärt.

Phytopharmaka - naturwissenschaftliche Medizin
Moderne Phytopharmaka nach heutigem Standard sind in ihrer pharmazeutischen Qualität synthetisch hergestellten Medikamenten gleichzusetzen. Der behandelnde Arzt kann sich heute darauf verlassen, dass ein pflanzliches Präparat der BIONORICA höchsten Qualitätsansprüchen genügt. Entscheidend ist hier die Auswahl des Rohmaterials, das in seiner stofflichen Zusammensetzung einer Vielfalt äußerer Einflüsse unterliegt, und die Sorgfalt bei der Weiterverarbeitung bis zum Fertigarzneimittel.

Dies bedeutet eine besondere Herausforderung, denn Phytopharmaka sind komplexe Vielstoffgemische. Um ihre Qualität analytisch zu fassen, muss ein wesentlich höherer Aufwand geleistet werden als bei chemisch-synthetischen Wirkstoffen. BIONORICA hat für alle qualitätsbestimmenden Schritte firmeneigene Spezifikationen entwickelt, die über die vom Gesetzgeber vorgeschriebenen Mindestanforderungen hinausreichen.

Ohne intensive und innovative Forschung geht das nicht. Prof. Dr. Michael A. Popp, Geschäftsführer von BIONORICA, umreißt die Zielsetzung seiner Firma folgendermaßen: "Wir legen extrem hohen Wert auf den Wirksamkeitsnachweis für unsere pflanzlichen Arzneimittel. Daher werden unsere Präparate präklinisch und *klinisch nach allen Regeln der Wissenschaft geprüft. Nur so lässt sich jetzt und in Zukunft eine rationale Phytotherapie sicherstellen. Die gleiche Bedeutung messen wir aber der pharmazeutischen Qualität zu, und wir wissen, dass wir dafür beim Anbau beginnen müssen."*

Innovative Forschungsansätze insbesondere in der Therapie von Atemwegserkrankungen
Unterstützt durch Bayern Innovativ hat BIONORICA in Zusammenarbeit mit einer jungen Technologie-Firma in Halle eine elektronische Nase entwickelt, mit der kleinste Konzentrationen von Thymol (aus Bronchipret®) online in der Atemluft bestimmt werden können. Die Mediziner der Universität Erlangen-Nürnberg (Medizinische Klinik I, Abteilung Naturheilverfahren) und eine Naturwissenschaftlerin der Universität Würzburg sowie der Entwickler der elektronischen Nase haben in einer wissenschaftlichen Studie die Konzentrations-Zeit-Kurve des Wirkstoffs im Zielorgan und in den Körperflüssigkeiten bestimmt.

Sinupret® behauptet seinen Platz; Assalix®, der Newcomer
Die Produktpalette bei BIONORICA umfasst einerseits hochwertige Originalia als Kombinationspräparate und zum anderen Monopräparate auf der Basis "klassischer" pflanzlicher Wirkstoffe, deren Qualität dem hohen Niveau des BIONORICA-Standards entspricht.

Sinupret®, das seit mehr als 60 Jahren (!) mit besten Erfolgen bei Sinusitis als Mittel der ersten Wahl eingesetzt wird, hat eine Reihe von pharmakologisch relevanten Eigenschaften: Es wirkt sekretolytisch und anti-inflammatorisch und zielt damit auf die beiden pathophysiologisch zentralen Punkte bei Nebenhöhlenerkrankungen: Ventilation und Drainage. Nachgewiesen wurden auch antivirale Effekte und Wirkungen auf das Immunsystem. Es ist seit Jahren das am häufigsten verordnete pflanzliche Arzneimittel in Deutschland. Die pharmakologischen Wirkungen, die Wirksamkeit und die Unbedenklichkeit von Sinupret sind in einer Vielzahl von Studien gezeigt worden, weshalb das Präparat auch vom BfArM neu zugelassen worden ist. Unabhängig davon wird im Projekt "Sphinx" weiter intensiv an Sinupret geforscht.

Ganz neu und wissenschaftlich sehr spannend ist eine altbekannte, neu entdeckte Arzneipflanze bei BIONORICA: Die Weidenrinde (Assalix®), die spätestens seit 1763 als Rheumamittel anerkannt ist. Der wesentliche Wirkstoff der Weidenrinde, das Salicin, wurde 1829 isoliert. 1877 kostete die synthetisch hergestellte Salicylsäure, ein Metabolit des Salicins, nur ein Zehntel des Salicins, war aber deutlich schlechter verträglich. Mit der Acetylierung änderte sich das, und die Erfolgsgeschichte von Aspirin begann.

Der Weidenrindenextrakt ist heute wieder therapeutisch und wissenschaftlich interessant. Jüngst wurde in mehreren klinischen Studien eine in Relation zur Salicin-Dosis unerwartet hohe Wirksamkeit von Weidenrinde gegen Schmerzen, wie sie z. B. bei Erkrankungen des rheumatischen Formenkreises auftreten, nachgewiesen. Im Tierversuch wirkt eine Dosis Weidenrindenextrakt entsprechend 120mg Salicin/kg genauso stark analgetisch und antiphlogistisch wie eine Dosis von 600mg Acetylsalicylsäure/kg und schädigt die Magenschleimhaut nur unwesentlich.

Pluspunkte der Phytopharmaka:
Compliance, Verträglichkeit, Wirksamkeit
Mit der Kräutertherapie des Mittelalters hat die heutige Phytotherapie nichts mehr gemeinsam. Das Inhaltsstoffprofil moderner Phytopharmaka ist präzise definiert und konstant, die Wirksamkeit durch klinische Forschung geprüft und die Verträglichkeit genau überwacht. Moderne pflanzliche Arzneimittel haben die Palette der Therapeutika, die eine fein abgestimmte, verträglichere Behandlung ermöglichen, beträchtlich erweitert, ihre Akzeptanz steigt ständig.

Seit 70 Jahren entwickelt BIONORICA pflanzliche Arzneimittel - in solchen Zeiträumen wird ein gewaltiges Know-how erarbeitet. Dieses fließt direkt in neue Entwicklungen ein, sodass aus dieser Verbindung von Theorie und Praxis eine ständige Optimierung der Prozesse resultiert.

Besonderes Augenmerk gilt dabei den Pflanzen und deren Inhaltsstoffen. Denn auch im Zeitalter des „molecular designs" sind Wirkstoffe aus der Natur hochinteressant, da in der Natur Strukturen existieren, auf die auch der kreativste Chemiker nicht so ohne weiteres kommt und die unter Umständen im Labor gar nicht synthetisch herzustellen sind. BIONORICA ist an dieser Forschung aktiv beteiligt - in erster Linie mit dem Ziel, zu optimierten Extrakten zu kommen und so die Komplexität der in der Natur vorgefundenen Wirkstoffe bei maximaler Wirksamkeit und Verträglichkeit auszunützen.

Die Bedeutung von Phytopharmaka ist inzwischen auch in den USA erkannt worden. Große Hersteller erweitern ihre Produktpalette um „botanical drugs" und auch BIONORICA's Sinupret® ist jetzt in den USA zu haben.

Guter Service für Arzt, Apotheker und Patienten
ergänzt die große Produktpalette
Gute Präparate werden durch gute Information noch besser, das gilt insbesondere bei Arzneimitteln. BIONORICA pflegt den Dialog mit Ärzten, Apothekern und Patienten auf Kongressen, in Seminaren und Publikationen. Wissenschaftler, Ärzte und Apotheker können sich auf nationalen und internationalen Kongressen über neue klinische pharmakologische Ergebnisse informieren und auf Seminaren praxisbezogene Themen diskutieren.

Da auch bei den Patienten das Interesse an Informationen über pflanzliche Arzneimittel und entsprechende Behandlungsmöglichkeiten stetig wächst, hat BIONORICA den Vortragsservice "BIONORICA-Gesundheitsinformation für Verbraucher" ins Leben gerufen. In enger Zusammenarbeit mit niedergelassenen Ärzten und Apothekern werden gesundheitsbewusste Laien bundesweit zu Vorträgen zur Phytotherapie eingeladen. Ein breitgefächertes Angebot an Informationsblättern und -broschüren ergänzt diese Aktivitäten.

BIONORICA hat es sich zur Aufgabe gemacht, die Leistungsfähigkeit von Phytopharmaka wissenschaftlich zu erforschen und sie in Prävention und Therapie für Patienten, Ärzte und Apotheker nutzbar zu machen.

BIONORICA AG
Kerschensteinerstraße 11-15 • 92318 Neumarkt/Opf.
Tel: 09181-23190 • Fax: 09181-231265

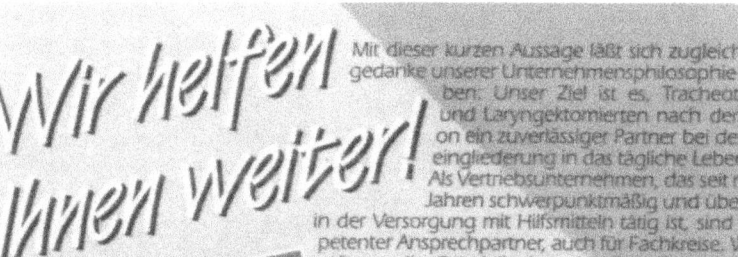

Wir helfen Ihnen weiter!

Mit dieser kurzen Aussage läßt sich zugleich ein Leitgedanke unserer Unternehmensphilosophie beschreiben: Unser Ziel ist es, Tracheotomierten und Laryngektomierten nach der Operation ein zuverlässiger Partner bei der Wiedereingliederung in das tägliche Leben zu sein. Als Vertriebsunternehmen, das seit mehreren Jahren schwerpunktmäßig und überregional in der Versorgung mit Hilfsmitteln tätig ist, sind wir kompetenter Ansprechpartner, auch für Fachkreise. Wir unterstützen die Rehabilitation der Betroffenen durch ein umfassendes Angebot an medizinischen Hilfsmitteln, beraten bei der Auswahl der verschiedenen Hilfsmittel und geben detaillierte Informationen zu den einzelnen Produkten. Wir legen sehr viel Wert auf einen optimalen Service im Interesse unserer Kunden, dazu gehört eine qualifizierte Beratung durch entsprechend geschulte Mitarbeiter ebenso wie eine schnelle und einwandfreie Lieferung der bestellten Ware. Unser Unternehmen orientiert sich am aktuellen Marktgeschehen. Produktveränderungen und Neuheiten werden von uns unverzüglich in Augenschein genommen und finden Berücksichtigung, so daß unser Produktsortiment und auch die begleitenden Produktunterlagen sich stets auf dem neuesten Stand befinden. Gleichzeitig sind wir immer darauf bedacht, eigene Erfahrungen sowie Anregungen von Ärzten, Betroffenen und Angehörigen sinnvoll zu nutzen, d. h. diese Informationen entsprechend weiterzuleiten und aufzubereiten, damit eine Entwicklung neuer Produkte bzw. Produktverbesserungen möglich werden.

Unser Produktsortiment ist breit gefächert. Neben der postoperativen Grundversorgung für Tracheotomierte und Laryngektomierte, die wir als sog. Erstausstattungs-Set anbieten, können alle Hilfsmittel für diesen speziellen Bereich der HNO-Heilkunde bei uns bestellt werden und sind überwiegend auch sofort lieferbar. Neben Standardgrößen, sind auch Sonderanfertigungen, insbesondere von Trachealkanülen und Tracheostomaschutz-Artikeln nach Absprache erhältlich. Daneben bieten wir ein spezielles Hilfsmittelsortiment für Kinder und Säuglinge an.

Unser Unternehmen besitzt einen eigenen Außendienst, so daß eine Versorgung vor Ort gewährleistet ist und auch den Ärzten und dem Pflegepersonal in den Kliniken ein kompetenter Ansprechpartner zur Seite steht.

Wir sind stets bereit, auf die persönlichen Wünsche unserer Kunden einzugehen und schaffen die Basis für eine optimale Versorgung, damit die Betroffenen sich ihr Leben so selbständig und vor allem so unabhängig wie möglich gestalten können.

ANDREAS FAHL
MEDIZINTECHNIK-VERTRIEB GMBH

Rösrather Straße 702 · 51107 Köln (Rath) · **Telefon 02 21/8 70 67-0**
Telefax 02 21/8 70 67-70 · Postfachadresse: Postfach 95 02 62 · 51087 Köln

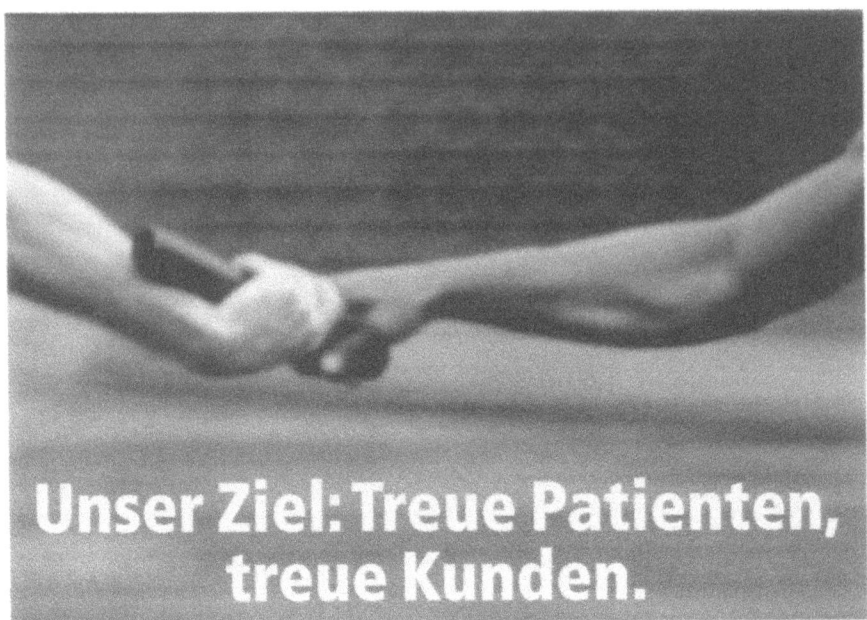

Unser Ziel: Treue Patienten, treue Kunden.

Morgen sitzt vielleicht ein Patient in Ihrem Wartezimmer, der von Geers kommt. Mit unserer **Infokarte** schicken wir Kunden, bei denen wir unsicher sind, ob eine Versorgung mit Hörtechnik angezeigt ist, zu ihrem HNO-Arzt.

Das **HörJournal** begleitet Ihren Patienten dann auf seinem Weg zum Hörerfolg. Es enthält den technischen Teil, den der Akustiker übernimmt. Und es enthält Termine für Untersuchungen und Begutachtungen in Ihrer Praxis.

Das patentierte, computergestützte Verfahren **A-Life®** schöpft die Möglichkeiten digitaler, programmierbarer Hörsysteme optimal aus. Ihr Patient arbeitet aktiv mit und sucht sich aus natürlichen Klangbildern die Situationen, die seiner Hörwelt entsprechen.

Ihr Patient wird zufrieden sein. Die **Geld-zurück-Garantie** und der **Geers-Schutzbrief** geben ihm Sicherheit. Wir informieren Sie gern über unser Konzept für zufriedene Patienten.

Geers Hörakustik AG & Co. KG
Otto-Hahn-Straße 35
D-44227 Dortmund
Telefon (02 31) 97 60-0
Telefax (02 31) 97 60-100
E-Mail: info@geers.de
Internet http://www.geers.de

Mehr als 100 Fachgeschäfte
in Europa

GEERS
HÖRAKUSTIK

An Geers Hörakustik, Postfach 10 13 63, 44013 Dortmund

C O U P O N

Bitte senden Sie mir
Informationen über das Verfahren A-Life®
und das Pro-situ-Gutachten des HNO-Arztes
(geprüft durch die Ärztekammer) ....

Ich bin
niedergelassener HNO-Arzt ....
niedergelassener praktischer Arzt ....
Chefarzt ....
Assistenzarzt ....
Logopäde, Sprachtherapeut ....

Praxisstempel oder Anschrift

HAAG-STREIT DEUTSCHLAND GmbH

MÖLLER-WEDEL, seit 1864 eine führende Produktionsstätte für Präzisionsgeräte, widmet sich heute im Bereich der Medizintechnik vor allem der Entwicklung und Herstellung von Systemen für die Mikrochirurgie. Bahnbrechende Entwicklungen wie an der Decke befestigte Stereo-Operationsmikroskope haben neue technologische Maßstäbe gesetzt. Die Hals-Nasen-Ohren-Heilkunde war eines der ersten medizinischen Fachgebiete, in denen Untersuchungs- und Operationsmikroskope eingesetzt wurden. Über die Jahre sind die Anforderungen gewachsen. So zeichnen sich beispielsweise die von MÖLLER-WEDEL konzipierten Untersuchungsmikroskope für die Oto-Rhino-Laryngologie neben hervorragender Optik auch durch besondere Beweglichkeit und einfache Bedienung aus; es gilt heute, den Zeitaufwand pro Patient zu minimieren. Ein Operationsmikroskop deckt das ganze Spektrum der HNO-Chirurgie ab. Dennoch bietet MÖLLER-WEDEL Geräte mit unterschiedlicher Ausstattung an, um auf einzelne Indikationen individuell eingehen zu können. Für Operationen am Mittelohr wie Tympanoplastik, Cholesteatomentfernung oder Stapedotomie ist ein Operationsmikroskop mit feststehendem Objektiv Standard; der Operationsbereich ist begrenzt und der Zugang durch den Gehörgang festgelegt. Für den Einsatz im Nasen- und Kehlkopfbereich ist der Anschluss von Lasern möglich. Ein Operationsmikroskop mit variablem Arbeitsabstand und Halterungen mit höherer Beweglichkeit bietet als Alternative mehr Komfort für den Chirurgen. Deshalb hat MÖLLER-WEDEL Hochleistungsoperationsmikroskope besonders für aufwendigere Operationen, z.B. am Innenohr oder nahe der Schädelbasis, entwickelt. Die Zukunft bringt wohl eine Verbindung zu CT/MRI oder Navigationssystemen. Dafür haben computergesteuerte Operationsmikroskope von MÖLLER-WEDEL ihre Tauglichkeit bis hin zur robotischen Ansteuerung schon im klinischen Einsatz bewiesen. Selbstverständlich erfüllt ein reichhaltiges Zubehörprogramm die Wünsche nach individueller Ausstattung für Mitbeobachtung und Dokumentation. Doch wie auch immer ein Operationsmikroskop von MÖLLER-WEDEL ausgerüstet ist, es wird nie zu einem technischen Ungetüm, sondern bleibt immer ein unkompliziertes, leicht zu handhabendes und zuverlässiges Arbeitsmittel für den untersuchenden und operierenden Arzt. Für Untersuchen und chirurgische Eingriffe in der Hals-Nasen-Ohren-Heilkunde bietet MÖLLER-WEDEL mehrere Operationsmikroskope an, die speziell für hohe Beweglichkeit und ergonomische Handhabung ausgelegt wurden. Hervorzuheben ist die hohe Qualität der Optik und Beleuchtung, die dem Benutzer schnelles und sicheres Arbeiten erlaubt.

Möller Spectra 500

Das ideale Einsteige- oder Ergänzungsmikroskop für kleinere Eingriffe. Merkmale:
- Hohe Flexibilität in allen Richtungen
- Frontlinsen 175 bis 400 mm (250 mm Standard)
- 3- oder 5-stufige Vergrößerung bis 24x
- Veränderliche Leuchtfeldgröße zur Reduzierung von Reflexionen
- Einschub mit Orange- oder Grünfilter
- Integrierte Ersatzlampe
- Optional Videokamera-Adapter (ohne Lichtverlust für den Betrachter)
- Ergonomische Handgriffe

Trägersysteme:
- Fußbodenstativ FS 1100
- Wandeinheit WU 1100
- Deckeneinheit CU 1100

UNIVERSA 300

Operationsmikroskop mit variablem optischen Fokus. Merkmale:
- Hohe Flexibilität durch kardanische Aufhängung
- Variabler Arbeitsabstand von 185 bis 285 mm
- 5-stufiger Vergrößerungswechsler
- Integrierter Strahlenteiler für Mitbeobachter oder Videoadapter
- Einschub mit Orange- oder Grünfilter und Spotblende
- Handgriffe mit Fokusbedienung

Folgende Trägersysteme sind für MÖLLER UNIVERSA 300 verfügbar:
- Fußbodenstativ FS 2001
- Deckenstativ CU 2001
- Wandstativ WU 2001

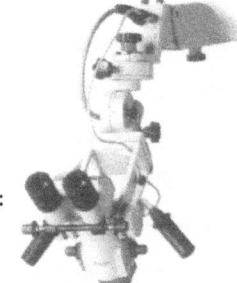

Universa 300

HAAG-STREIT DEUTSCHLAND GmbH
Rosengarten 10, 22880 Wedel, Tel:04103-70902, Fax: 04103-709370

Ihr zuverlässiger Ansprechpartner

für Medizintechnik in der HNO,

Neurochirurgie und Reha-Technik

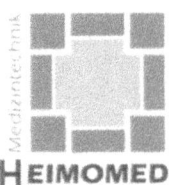

Seit 30 Jahren ist HEIMOMED Medizintechnik als spezialisierter Hersteller und Lieferant einer breiten Produktpalette Wegbegleiter der Deutschen Gesellschaft für HNO-Heilkunde und Partner für den niedergelassenen HNO-Arzt und die HNO-Abteilung von Krankenhäusern und Kliniken. Planung, Einrichtung und Ausrüstung von Klinik und Praxis sowie ein breites Angebot an Instrumenten und Medicalprodukten werden durch umfangreiche Dienstleistungen und einen 24-Stunden Reha-Service für Kehlkopflose ergänzt.

1970 als Heinze & Moritz GmbH gegründet, ist Heimomed heute ein mittelständisches Unternehmen, das weit über die Grenzen Deutschlands hinaus erfolgreich arbeitet. Eine konsequente Ausrichtung auf den HNO-Bereich und die Rehabilitation von tracheotomierten und laryngektomierten Patienten begründet die heutige Anerkennung im medizintechnischen Markt.

Ein fachkundiger eigener Außendienst berät den HNO-Bereich in allen Fragen des Bedarfs der ambulanten und stationären Einrichtung. Ein Schwerpunkt des Unternehmens ist die Entwicklung, Herstellung und der Vertrieb von chirurgischen Instrumenten und Geräten. Spezialanfertigungen und Neuentwicklungen in enger Kooperation mit den Ärzten charakterisieren die fachliche Kompetenz von HEIMOMED in dieser Fachrichtung.

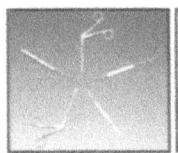 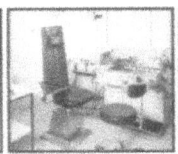 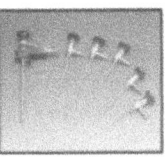

Die partnerschaftliche Zusammenarbeit mit dem medizinischen Personal begleitet HEIMOMED durch direktes Training der Patienten nach der Behandlung und Versorgung mit Hilfsmitteln und Geräten. Mitarbeiter schulen die Patienten im Umgang und in der Pflege der Produkte und erreichen dadurch eine hohe Wirksamkeit und Akzeptanz der von der Medizin verordneten Maßnahmen und Produkte.

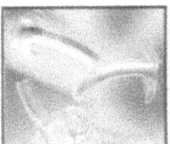 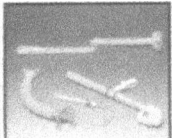 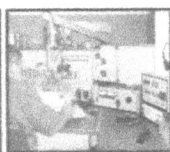

Lebensqualität ist das Ziel

HEIMOMED Heinze GmbH & Co.KG, Medizintechnik
Daimlerstraße 30, D-50170 Kerpen, Tel.: (49) (0) 22 73/98 49 -0 • Fax.: (49) (0) 22 73/98 49 -25
Greußener Straße 22, D-99718 Greußen, Tel.: (49) (0) 36 36/76 23 -0 • Fax.: (49) (0) 36 36/76 23-23
http://www.heimomed.de, E-Mail:info@heimomed.de

Köttgen Hörakustik

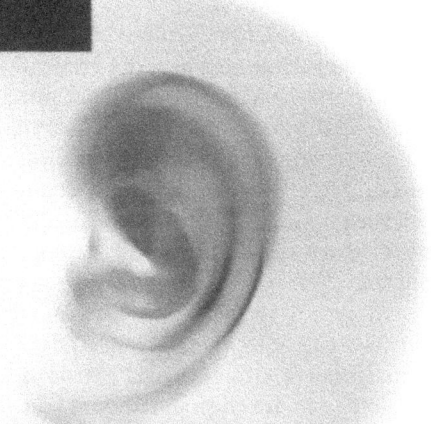

1951 gegründet, feiert das Unternehmen Köttgen Hörakustik in diesem Jahr sein fünfzigjähriges Jubiläum. So wie kein Ohr dem anderen gleicht, so individuell sind die Bedürfnisse schwerhöriger Menschen. Getreu diesem Motto hat Köttgen Hörakustik seit fünf Jahrzenten maßgeblichen Anteil an dem technischen und handwerklichen Fortschritt in der Hörgeräte-Akustik.

So fanden die ersten Meisterprüfungen 1969 unter der fachlichen Leitung von Firmengründer Karl Köttgen in Köln statt.

Köttgen Hörakustik investiert sehr stark in Aus- und Weiterbildung seiner Mitarbeiter und vertritt auf Verbandsebene die Interessen der Hörgeräte-Akustiker gegenüber Ärzteschaft, Krankenkassen, Politik und Industrie.

Köttgen Hörakustik unterhält eine eigene Werkstatt und ein eigenes Labor zwecks Qualitätssicherung und Service.

In 38 Meisterbetrieben werden Menschen mit Hörproblemen einfühlsam mit den umfangreichen Lösungsmöglichkeiten vertraut gemacht.

Gehörschutz und Musiker-Gehörschutz sind weitere Bereiche, in denen Köttgen Hörakustik erfolgreich viele verschiedene Systeme zur Vermeidung von Hörschäden anbietet.

Rund um's Hören

Zentrale:
Hohenzollernring 2-10
50672 Köln

Tel.: (02 21) 20 23 20
Fax: (02 21) 20 23 299
E-mail:
info@koettgen-hoerakustik.de
Internet:
www.koettgen-hoerakustik.de

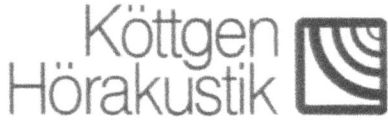

14x in Köln und außerdem in:
Aachen, Bad Neuenahr, Bedburg, Berg. Gladb.-Bensberg, Bergheim, 3x in Bonn, Dormagen, Erftstadt-Lechenich, Eschweiler, Frechen, 2x in Hagen, Hürth-Hermülheim, Kerpen, Leichlingen, 3x in Leverkusen, Pulheim, St.-Augustin, Troisdorf und Werdohl

Das Unternehmen

Den medizinischen Grundstein des Familienunternehmens legte der Firmengründer Heinz Kurz bereits 1958 mit der Dentaltechnik. Als Zahntechniker konnte er seine langjährige Erfahrung in der Metallverarbeitung und seine präzisen Materialkenntnisse für die neue Sparte Medizintechnik bestens nutzen.

Hochwertige Implantate aus Edelmetall für die Otologie und ein dazu speziell entwickeltes Sortiment an Instrumenten bieten ein breites Feld an neuen Herausforderungen.

Dank einer engen Verbindung zur Tübinger HNO-Klinik entstand bereits Mitte der 70er-Jahre das erste Paukenröhrchen aus Gold.

1986 wurden die ersten Mittelohrimplantate aus Feingold gefertigt. Ihre charakteristischen Formen gaben den zwei neu geschaffenen Implantaten ihren Namen: Die glockenförmige Teilprothese heißt BELL; die antennenartige Totalprothese wird AERIAL genannt.

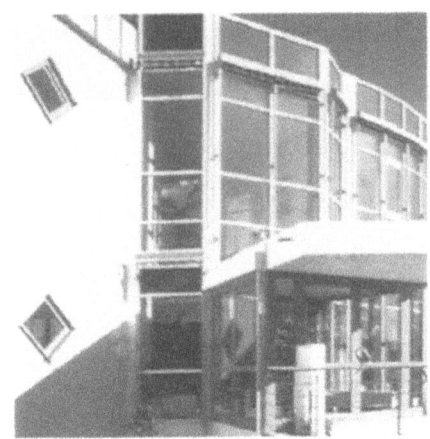

Eine neue Ära fürs Ohr

In den 90er-Jahren wurde Titan als otologisches Material in der Mittelohr-Chirurgie eingeführt. Als erster deutscher Hersteller brachte die Heinz Kurz GmbH Titan-Implantate auf den Markt. Titan wird vom Gewebe hervorragend vertragen und verfügt über beste mechanisch-akustische Eigenschaften. Diese Qualität kann sich dank hochtechnologischer Herstellungsverfahren bei den KURZ-Produkten optimal entfalten.

 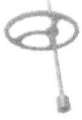

BELL   AERIAL

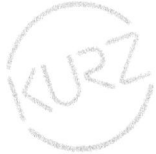

Heinz Kurz GmbH Medizintechnik
Tübinger Strasse 3
72144 Dusslingen, Germany
Phone: +49 (0) 70 72 91 79-0
Fax: +49 (0) 70 72 91 79-79
http://www.kurzmed.com

Kurz und Gut

Die Produktpalette deckt weitere Bereiche in der HNO-Medizin ab.

Medizintechnik bedeutet Fortschritt. Gemeinsam mit HNO-Ärzten aus dem In-und Ausland suchen wir nach immer besseren Lösungen. Dazu greift unser kleines, flexibles Team Ideen aus Praxis und Forschung auf, entwickelt sie im ständigen Kontakt mit dem Anwender weiter und setzt sie mit innovativer Technik und höchster Präzision um.

Das Wohl des Patienten liegt uns am Herzen.

Lösungen für den HNO-Arbeitsplatz

Seit fünf Jahrzehnten begleitet Medizintechnik von Otopront den Fortschritt in der HNO-Heilkunde.

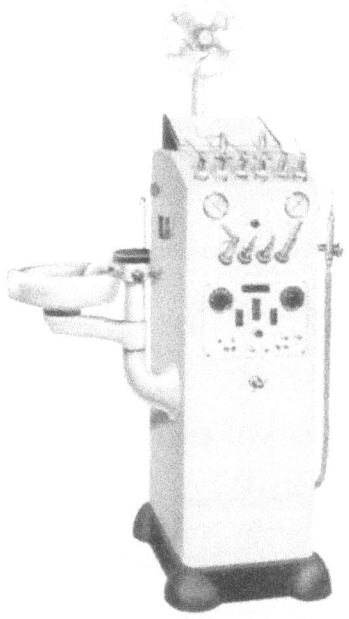

Otopront-Säule 1950

Bereits 1950 wurde mit der Entwicklung der weltweit ersten HNO-Behandlungseinheit ein bedeutender Schritt zur Gestaltung des modernen HNO-Arbeitsplatzes getan. Dem Ansatz eines multifunktionalen HNO-Gerätes lag das Ziel zugrunde, zeit- und raumeffizienter arbeiten zu können.
HNO-Fachkreise erkannten frühzeitig den Wert und Nutzen für die ärztliche Routine. Und zu Beginn der 60er-Jahre erlebte das junge Unternehmen dann auch international den Durchbruch.

Heute ist Otopront mit einer kompletten HNO-Produktlinie weltweit in mehr als 60 Ländern repräsentiert. Neben praxisgerechten Produkten bietet Otopront Dienstleistungen wie Planung, Beratung, Seminare und Service für Kliniken und niedergelassene HNO-Ärzte.

Und die Entwicklung geht weiter. Mit zukunftsweisenden Konzepten, die die Attraktivität des HNO-Arbeitsplatzes weiter steigern werden.

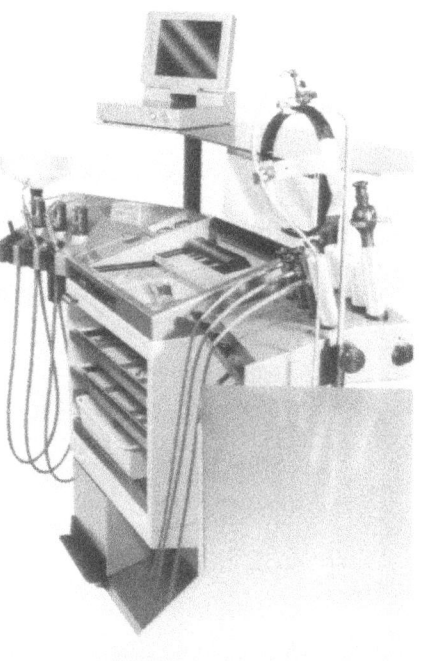

Happersberger Otopront GmbH
D-65329 Hohenstein · Postfach
Tel. 06120/92170 · Fax 06120/921760
info@otopront.de · www.otopront.de

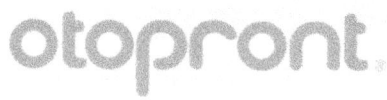

**SERVOX AG –
Seit über 50 Jahren
Dienstleistungen
für Mensch und Medizin.**

Wir versorgen und beraten seit über 50 Jahren kranke, behinderte und alte Menschen. Mit unserem logopädischen Fachteam und unserem Home-Care-Team sind wir eines der führenden Unternehmen im deutschen Gesundheitsmarkt, insbesondere dann, wenn es um die patientenorientierte Versorgung laryngektomierter und tracheotomierter Patienten geht.

Unsere elektronische Sprechhilfe SERVOX INTON ist weltweit das meistgenutzte Gerät, mit dem kehlkopfoperierte Menschen schnell ihre Kommunikationsfähigkeit wiederherstellen können.

Wir entwickeln und verbessern in enger Zusammenarbeit mit Betroffenen und Beteiligten, mit Ärzten, Therapeuten und Pflegeprofis nicht nur moderne medizintechnische Geräte und Hilfsmittel, sondern in jüngster Zeit verstärkt innovative Patientendienstleistungen.

Wir erarbeiten mit unseren Mitarbeiterinnen und Mitarbeitern richtungsweisende Konzepte, die eine erstklassige – ökonomisch und ökologisch durchstrukturierte – Versorgung von behinderten und kranken Menschen gewährleistet. Dabei beziehen wir das persönliche und soziale Umfeld der Patienten mit in die Beratung und Versorgung ein.

**Unsere Geschäftsfelder:
Laryngektomie · Tracheotomie
Enterostoma · Enterale Ernährung
Inkontinenz- und Wundversorgung**

Durch jahrzehntelange Erfahrung bei der Betreuung und Versorgung unserer Kunden, haben wir gelernt, immer spezifischer auf die Bedürfnisse der Patienten einzugehen und so erfolgreiche Hilfestellung zu geben. Dabei stehen die Anforderungen der Patientinnen und Patienten im Vordergrund. Unser Erfolg sind die individuellen, auf den einzelnen Patienten zugeschnittenen Lösungen.

Alles für Kunde-Patient:

**Das SERVOX-Team
engagiert sich für
Qualität und Sicherheit.**

Ein Element unserer umfassenden, zukunftsorientierten Qualitätssicherung war die Einführung eines umfangreichen, unternehmensweiten Qualitätsmanagementsystems, das durch den TÜV nach DIN EN ISO 9001 und DIN EN 46001 für Medizinprodukte ständig überprüft und entsprechend zertifiziert wird.

Als Dienstleister für Mensch und Medizin ständig präsent zu sein, das ist unsere wichtigste Priorität.

SERVOX AG
Servatiusstr. 69 d, 51109 Köln
Postf. 92 01 06, 51151 Köln
Telefon: 0221/8 99 00-0
Fax: 0221/8 99 00-77
e-mail: info@servox.de
Internet: www.servox.de

Spiggle & Theis Medizintechnik-Vertriebs GmbH
Firmenportrait

Im Jahre 1994 wurde das Unternehmen Spiggle & Theis Medizintechnik-Vertriebs GmbH in Dieburg gegründet, welches sich den Vertrieb von Spezialitäten für die Kopf- und Hals-Chirurgie zur Aufgabe gemacht hat.

Im Laufe der vergangenen Jahre konnte sich Spiggle & Theis als kompetenter Ansprechpartner in der Kopf- und Hals-Chirurgie etablieren. Nicht zuletzt dank überaus motovierter Mitarbeiter ist es möglich, Kundenservice auf höchstem Niveau zu bieten.

Um die Spiggle & Theis Produktpalette immer wieder erweitern und verbessern zu können, wird ständig nach neuen Ideen für innovative Produkte gesucht. Ideen und Anregungen der Operateure tragen maßgeblich zu unseren Produktentwicklungen bei. Während der vergangenen Jahre gingen verschiedene Spezial-Verbandstoffe für die HNO-Chirurgie in Serie, wie z. B. Ohrschutzverbände, Nasentamponaden usw.

Im Jahre 1998 wurde das weltweit erste kürzbare Mittelohr-Implantat aus Titan entwickelt und produziert. Die bestehende Produktpalette wurde zusätzlich durch Paukenröhrchen aus Titan ergänzt. Zur Zeit sind weitere Produkte aus Titan in Planung.

Die Spiggle & Theis Medizintechnik-Vertriebs GmbH freut sich auf zukünftige Herausforderungen des Marktes und wird auch weiterhin ein fairer und verläßlicher Partner für alle Kunden sein.

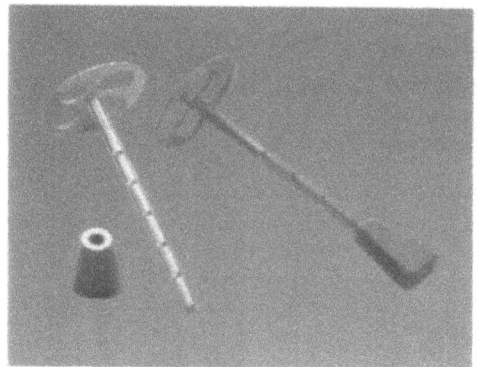
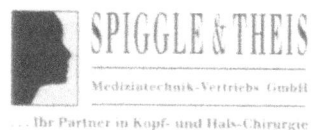

Lagerstraße 11 - 15
D-64807 Dieburg
Tel. +49 (0) 6071/9239-0
Fax +49 (0) 6071/9239-13
http://www.spiggle-theis.de
E-Mail: info@spiggle-theis.de

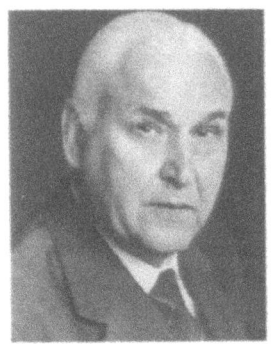

STORZ
KARL STORZ—ENDOSKOPE

Dr. med. h.c. Karl Storz
Rund 400 Patente und Gebrauchsmuster im In- und Ausland legen Zeugnis ab von einer Gründerpersönlichkeit, die für die folgenden Generationen zum Leitbild wurde.

Mit dem Bau von Endoskopen, Instrumenten und Geräten für die Hals-, Nasen- und Ohrenheilkunde hat Karl Storz 1945 die Arbeit begonnen; diesem Bereich der Medizin gehört nach wie vor die besondere Aufmerksamkeit des Unternehmens.

Ein komplettes Instrumentarium steht zur Verfügung: Stirnlampen und Binokularlupen, Instrumente für Mikrolaryngoskopie, Laryngoskope zur Diagnostik und zur Stroboskopie, Instrumente und Geräte zur funktionellen Nasennebenhöhlenchirurgie, Otoskope, Bronchoskope und nicht zuletzt flexible Endoskope für Diagnose und Operation.

Die unübertroffene Qualität der Endoskope, Instrumente und Geräte von Karl Storz hat eine weltweite Nachfrage ausgelöst. Aus der kleinen Werkstatt im elterlichen Haus, in dem vor mehr als 50 Jahren die Arbeit begann, ist längst ein Weltunternehmen geworden, dessen hochentwickelte medizintechnische Systeme in 140 Ländern der Erde eingesetzt werden. Durch die stetige Entwicklung neuer Instrumente, die einschließlich des gesamten Zubehörs in eigener Produktion gefertigt werden, gelingt es der Firma auch heute immer wieder, der Medizin neue Anwendungsbereiche zu eröffnen.

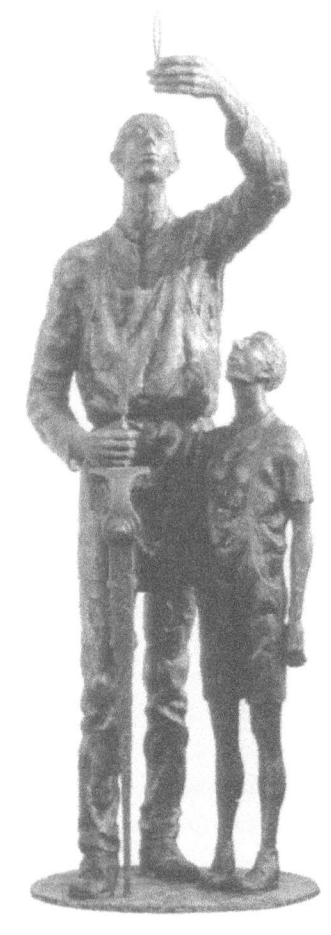

Der Instrumentenmacher
Bronzeplastik, zwei Abgüsse (Marktplatz Tuttlingen und Verwaltungsgebäude der Firma KARL STORZ): Traditionsreiche handwerkliche Präzision ist die Basis, auf der sich schwäbischer Erfindergeist und moderne Technologie entfalten.

GPSR Compliance

The European Union's (EU) General Product Safety Regulation (GPSR) is a set of rules that requires consumer products to be safe and our obligations to ensure this.

If you have any concerns about our products, you can contact us on

ProductSafety@springernature.com

In case Publisher is established outside the EU, the EU authorized representative is:

Springer Nature Customer Service Center GmbH
Europaplatz 3
69115 Heidelberg, Germany

www.ingramcontent.com/pod-product-compliance
Ingram Content Group UK Ltd.
Pitfield, Milton Keynes, MK11 3LW, UK
UKHW020657050526

12271UKWH00003B/9